糖尿病肾病中西医结合

诊疗与研究

李 平 谢院生 主编

中国医药科技出版社

内 容 提 要

本书分为上、中、下三篇：上篇（基础篇）介绍了糖尿病肾病发病机制、糖尿病肾病遗传学特点；中篇（临床篇）介绍了糖尿病肾病流行病学与循证方法学研究、糖尿病肾病的诊断与鉴别诊断、糖尿病肾病的西医治疗、糖尿病肾病的中医治疗、糖尿病肾病的营养治疗与生活调理、糖尿病肾病名医经验；下篇（展望篇）介绍了糖尿病肾病基础研究进展、糖尿病肾病的治疗进展。本书力求在中医方面继承和发扬辨证论治的精髓，在西医方面与国际先进水平接轨，力求"源于中医，高于中医，源于西医，高于西医"，吸取中西医双方的精髓，更好地造福于广大DN患者。

图书在版编目（CIP）数据

糖尿病肾病中西医结合诊疗与研究 / 李平，谢院生主编 . —北京：中国医药科技出版社，2018.4

ISBN 978-7-5214-0023-6

Ⅰ . ①糖… Ⅱ . ①李… ②谢… Ⅲ . ①糖尿病肾病—中西医结合疗法 Ⅳ . ① R587.2

中国版本图书馆 CIP 数据核字（2018）第 050299 号

美术编辑 陈君杞

版式设计 南博文化

出版 中国医药科技出版社

地址 北京市海淀区文慧园北路甲 22 号

邮编 100082

电话 发行：010-62227427 邮购：010-62236938

网址 www.cmstp.com

规格 $787 \times 1092mm\ \frac{1}{16}$

印张 $26\frac{1}{2}$

字数 464 千字

版次 2018 年 4 月第 1 版

印次 2018 年 4 月第 1 次印刷

印刷 三河市万龙印装有限公司

经销 全国各地新华书店

书号 ISBN 978-7-5214-0023-6

定价 85.00 元

编委会

前　言

随着人们生活水平的提高和社会生活习惯的改变，中国已经成为全球糖尿病（diabetes mellitus，DM）第一大国。目前，我国糖尿病患病率高达 11.6%，其中 30% 左右的糖尿病患者可发生糖尿病肾病（diabetic nephropathy，DN）。在美国、欧洲、日本等发达国家和我国发达地区，糖尿病肾病已经成为终末期肾病（end-stage renal disease，ESRD）的首位原因。然而，糖尿病肾病的发生发展机制仍然不很清楚，因此，治疗上还存在着许多难点和疑惑。

为了帮助临床医生和科研工作者更好地开展本病的基础与临床研究，以及普及和提高预防诊治知识，我们在 2009 年上海科学技术出版社出版、发行的《糖尿病肾病中西医结合研究基础与临床》基础上，进行了修订再版。本书分为上、中、下三篇：上篇（基础篇）补充了糖尿病胰岛素抵抗分子机制、糖尿病肾病表观遗传学和发育异常对糖尿病肾病的影响三部分内容；中篇（临床篇）增加了糖尿病肾病早期诊断和病情评估的生物标志物、糖尿病肾病的营养治疗与生活调理、名医治疗糖尿病肾病医案选介等内容，更新了糖尿病肾病发病机制、临床诊断以及中西医治疗方案；下篇（展望篇）纳入了糖尿病肾病临床代谢组学、动物模型研究和新药研究的最新进展。本书力求在中医方面继承和发扬辨证论治的精髓，在西医方面与国际先进水平接轨，力求"源于中医，高于中医，源于西医，高于西医"，吸取中西医双方的精髓，更好地造福于广大糖尿病肾病患者。

"十二五"期间以来，我们获得科技部国际合作项目"基于系统定位方法的糖尿病肾病创新中药研究"（2011DFA31860）、国家自然科学基金重点项目"基于整体观的中药复方（糖肾方）'系统－系统'的现代基础研究"（81130066）、国家自然科学基金重点国际（地区）合作研究项目"从糖脂代谢紊乱造成肝肾损伤的机制阐释糖肾方'肝肾同治'的科学内涵"（81620108031）等资助，开展了糖尿病肾病中西医结合基础与临床系列研究工作，丰富了中西医结合治疗糖尿病肾病的科学内涵，相关工作获得 2016 年国家科技进步二等奖，其中主要研究成果，如益气活血通络法治疗糖尿病肾病已在本书中体现，与读者共飨。

　　本书将具有中国特色的中医诊疗、与国际接轨的西医研究、团队原创的研究成果、符合国人体质的营养治疗与生活调理融为一体，既有前沿的科学研究进展，又有贴近临床的诊断与治疗，涵盖面广，可操作性强，是一部迄今为止糖尿病肾病中西医结合研究与临床诊疗较为新颖、全面、科学、实用的学术专著，可供肾脏病和内分泌代谢专科医生、非专科医务人员、糖尿病和糖尿病肾病患者及其高危人群阅读、参考。

编者

2017 年 11 月

目　录

基　础　篇

临 床 篇

第三章　糖尿病肾病流行病学与循证方法学研究 ·········· 80

展 望 篇

基 础 篇

第一章 糖尿病肾病发病机制

第一节 糖尿病胰岛素抵抗分子机制

一、胰岛素抵抗的定义

胰岛素抵抗（insulin resistance，IR）是指胰岛素的靶组织（肝脏、肌肉和脂肪组织等）对胰岛素作用的敏感性下降，即正常剂量的胰岛素产生低于正常生物学效应的一种病理生理状态。IR在2型糖尿病的发病过程中起决定性的作用，伴随着2型糖尿病发生、发展的全过程[1]。在2型糖尿病早期，即代偿期，就存在不同程度的IR，此时患者β细胞分泌胰岛素超过生理量，血浆中胰岛素呈高水平。随着病程发展β细胞长时间超负荷工作，其功能逐渐趋向严重不足，甚至衰竭，即进入失代偿期，血浆中胰岛素呈低水平，而IR日趋严重[2]。

IR在组织器官水平主要表现为：①肝脏IR，表现为肝糖原分解及糖异生增多，造成空腹高血糖症，同时肝糖产生及输出增多也是餐后血糖升高的原因之一；②骨骼肌IR，导致胰岛素刺激的葡萄糖摄取、利用减少，肌糖原生成减少，血糖升高；③脂肪组织IR，导致胰岛素的抑制脂肪分解作用减弱，血液游离脂肪酸增加，游离脂肪酸增高可同时促进肝糖产生和抑制肌细胞胰岛素介导的葡萄糖转运及肌糖原的合成。IR会导致血糖的显著升高，最终发展为2型糖尿病。

二、胰岛素信号通路

胰岛素通过与靶细胞膜上胰岛素受体（insulin receptor，InsR）结合触发胰岛素信号转导。InsR为$\alpha_2\beta_2$构成的异四聚体。胰岛素与α亚基特异结合并激活β亚基的酪氨酸激酶，进而使β亚基的三个酪氨酸残基（Tyr1158，Tyr1162，Tyr1163）磷酸化，活化的InsR可以招募不同的底物接头蛋白如胰岛素受体底物（insulin receptor substrate，

IRS）家族蛋白、Src同源区2结构域蛋白c（src homology domain 2 containing protein, Shc）等下游蛋白。IRS上酪氨酸被磷酸化后激活3条主要信号通路，从而实现胰岛素的生物学功能。①PI3K-AKT途径主要参与胰岛素控制的三大物质代谢：磷脂酰肌醇-3-激酶（phosphatidylinositol 3-kinase，PI3K）在胰岛素功能中起主要的作用，大部分是通过活化丝苏氨酸蛋白激酶（serine-threonine kinase，AKT）和蛋白激酶（protein kinase C，PKC）级联反应来完成的。活化的AKT通过抑制糖原合成酶激酶-3（glycogen synthase kinase 3，GSK-3）诱导糖原的合成，通过雷帕霉素受体蛋白（mammalian target of rapamycin，mTOR）和下游元件影响蛋白合成，通过激活固醇调节元件结合蛋白-1c（sterol regulatory element binding protein-1c，SREBP-1c），上游刺激因子（upstream stimulatory factor，USF1）和肝X受体（liver X receptor，LXR）来促进脂肪酸的合成。②MAPK途径主要介导有丝分裂、生长和细胞增殖：主要通过抑制几个促凋亡分子（bad、Forkhead家族转录因子、GSK-3等）促进细胞的存活。③CAP/Cbl/Tc10途径控制葡萄糖转运蛋白（glucose transporter type 4，GLUT4）膜转运功能：胰岛素促进肌肉和脂肪细胞对葡萄糖的吸收，这是因为它能促使含有GLUT4的囊泡转移到细胞膜上。GLUT4的易位需要PI3K/AKT通路的参与和InsR介导的Cb1相关蛋白（cb1-associated protein，CAP）的磷酸化和形成CAP/Cbl/CrkII复合体。

三、胰岛素抵抗的分子机制

绝大多数IR是胰岛素和InsR结合后信号转导过程发生障碍的结果，主要缺陷包括胰岛素受体的酪氨酸激酶活性下降、胰岛素信号转导异常、葡萄糖转运减少、葡萄糖磷酸化和糖原合成酶活性减弱等。胰岛素信号转导发生抑制或者阻断的方式大致包括以下四种：①胰岛素作用通路中任何蛋白表达减少或者代谢增加，都可以减少其下游通路的转导。某些情况下，通路中某一蛋白的表达增多或活化也可以负反馈抑制胰岛素作用通路的转导。②作用通路中某些蛋白的翻译后修饰可以影响所在通路的转导。脂肪代谢产物及中间体、促炎症细胞因子、氧化应激、内质网应激等众多应激因子可以激活c-Jun氨基末端激酶1（c-jun n-terminal kinase，JNK1）、IKB激酶β（IKB kinase β，IKKβ）、PKC等应激活化蛋白激酶，后三者可以磷酸化IRS，进一步抑制胰岛素作用通路的传导。③抑制性蛋白的失活，细胞因子信号传导抑制蛋白（suppressor of cytokine signaling，SOCS）是一类可被炎症反应激活的抑制性蛋白，其中SOCS-3可以抑制IRS胰岛素作用通路[3]。④某些磷酸酶的活性升高，可以导致一些中间蛋白的去磷酸化，从而影响胰岛素的作用通路。如酪氨酸磷酸酯酶、PIP3磷酸酶可以阻断胰岛素作用通路往下转导。以上这些机制可以独立或者联合阻断胰岛素信号的转导，导致 IR 的发生。

四、胰岛素抵抗涉及的关键分子

（一）胰岛素受体

InsR 是位于靶细胞膜的特殊糖蛋白，有 α 和 β 两个亚单位组成，与胰岛素具有特殊亲和力。正常状态下胰岛素分子一旦与 InsR 结合，即激活 β 亚单位中酪氨酸激酶，引起受体蛋白磷酸化，改变靶细胞膜的通透性，促进糖及氨基酸进入细胞内，由此产生一系列生化反应。受体基因突变或缺失、合成减少或降解加速、亲和力降低、β 亚单位酪氨酸激酶活性降低，均可以导致 IR 的发生。

（二）胰岛素受体底物

IRS 是 InsR 的重要底物，是胰岛素信号转导的关键元件。IRS 包括 4 个家族成员：IRS-1~IRS-4，一般经酪氨酸磷酸化活化进而激活下游 PI3K 通路，而其丝 / 苏氨酸位点的磷酸化可抑制其活性并阻碍下游信号的转导。不同的基因敲除模型的研究结果显示不同的 IRS 亚型在各个组织发挥其特殊的功能，其中与胰岛素作用相关的主要为 IRS-1、IRS-2。IRS-1 是骨骼肌、脂肪组织胰岛素信号的主要传递者，IRS-1 丝氨酸 307 位点的磷酸化是机体产生 IR 的主要机制。此位点的磷酸化可以相应减少 IRS-1 酪氨酸磷酸化，抑制胰岛素信号的正常转导[4]。IRS-2 对于肝脏胰岛素信号的转导非常重要。IRS-2 缺乏的小鼠会因肝脏的 IR 而表现为严重的高血糖。IRS-2 的丝氨酸残基 233 位点的磷酸化和 IR 密切相关[5]。

（三）磷脂酰肌醇 3 激酶

PI3K 由调节亚基 p85 和催化亚基 p110 组成，其功能是从膜磷脂中产生磷脂肌醇-3，4，5-三磷酸，后者被认为是胰岛素代谢效应中最关键的介导物[6]。p85-p110 异二聚体代表 PI3K 的活性。p85 单体和 p85-p110 异二聚体竞争 IRS 蛋白的同一位点，以调节 PI3K 的活性。有些激素可以增加 p85 的表达来影响 p85-p110 二聚体与 IRS-1 的结合能力，从而导致 IR 的发生。

（四）蛋白激酶 B 和蛋白激酶 C

蛋白激酶 B（protein kinase B，PKB）又称 AKT，是 PI3K 的靶蛋白，能够促进肝糖原生成、抑制肝糖原异生。同时 AKT 可以通过激活 GLUT4 从而把葡萄糖转入细胞内。

PKB的失活或者受到抑制将引起IR的发生。PKC持续激活可以使InsR以及IRS等胰岛素信号蛋白丝氨酸磷酸化，导致其酪氨酸磷酸化降低，减弱胰岛素作用从而引起IR[7]。

（五）葡萄糖载体蛋白

GLUTs为一组特异性跨膜蛋白，定位于不同的组织细胞，是胰岛素发挥其降糖作用的执行者。GLUTs分为1、2、3、4，四个亚型，其中GLUT-2分布于肝细胞。GLUT-4分布于骨骼肌及脂肪组织。基础状态下多数GLUTs被隔离在细胞内囊泡隔室中，胰岛素通过改变构象、增加生物合成和减少降解和易位到细胞表面等3种机制来调节GLUTs功能以增加组织对葡萄糖的摄取，它的变异、表达降低或者向胞膜易位减少会导致IR的发生。

（六）葡萄糖激酶

葡萄糖激酶（glucokinase，GK）是葡萄糖代谢的关键酶。GK促进肝细胞摄取葡萄糖并催化葡萄糖转化为6-P-葡萄糖。GK变异或者活性的降低将导致肝细胞对葡萄糖摄取和氧化磷酸化障碍，引起IR。

（七）细胞因子信号转导抑制物（SOCS）

包括SOCS1、SOCS3和SOCS6，是细胞因子激活途径的负反馈调节物。SOCS导致IR的机制包括竞争抑制IRS-1酪氨酸磷酸化、减少IRS与PI3K调节亚基p85的结合、促进IRS-1和IRS-2的降解。

五、导致胰岛素抵抗的重要因素及相关机制

（一）高糖血症与高胰岛素血症

调节IR最重要的临床参数是血糖升高和伴随的高胰岛素血症。高胰岛素血症和高血糖各自均可加重IR。其可能机制是高糖抑制细胞内InsR及IRS-1酪氨酸磷酸化、IRS-1蛋白的表达，而高胰岛素加强这种抑制，从而削弱了PI3K的活性以及胰岛素信号传递并诱导IR[8]。此外高血糖和高胰岛素还可以激活糖反应元件结合蛋白（carbohydrate response element binding protein，ChREBP）和SREBP-1c，导致肝脏脂肪合成增多，脂肪在肝脏沉积增多，进而通过激活PKCδ通路加重IR[9]。

（二）游离脂肪酸和脂质的异位沉积

血液中游离脂肪酸升高，进入肌肉组织和肝脏的脂肪酸相应增多。在肌肉组织，

脂肪酸可以酯化形成二酰基甘油（diacylglycerol，DAG），进而激活PKC θ，抑制葡萄糖的摄取和利用；在肝脏组织，脂肪酸酯化形成DAG可以激活PKCδ，从而抑制InsR酪氨酸激酶活性，阻断胰岛素信号通路[10]。最近还有研究报道，进入肝细胞的脂肪酸经β氧化可以形成乙酰辅酶A，从而激活肝脏糖异生的增加，加重IR[11]。此外研究证明FFA可以刺激2个不同的丝/苏氨酸激酶并增加IRS-1丝氨酸307位点的磷酸化，导致骨骼肌IR。

（三）氧化应激

氧化应激是体内活性氧化物产生多于清除、氧化系统和抗氧化系统失衡的病理状态，对于IR的发生发展起着关键性的作用。一方面，胰岛素抵抗导致血糖血脂利用减少，使得体内过剩的糖类物质和游离脂肪酸发生自身氧化产生大量自由基，引发氧化应激，损伤体内的细胞和组织。但同时氧化应激产生的活性氧（reactive oxygen species，ROS）作为功能性信号分子，干扰外周组织胰岛素信号转导通路，导致IR。其可能的分子机制主要包括[12]：①PKC通路，ROS可以通过活化磷脂酶A2生成DAG，从而激活PKC，持续激活的PKC可以使IRS-1丝氨酸磷酸化，从而降低其酪氨酸残基磷酸化程度导致IR，此外PKC的激活还可下调InsR的数目，促进IR的发生。②JNK是MAP丝氨酸/苏氨酸蛋白激酶超家族成员，有三种亚型，又被称为应激激活激酶，是细胞感受外界环境变化的重要途径，能够被氧化应激显著激活。激活后的JNK通过IRS-1上307位的丝氨酸磷酸化引起IR。③NF-κB/IKK通路，正常状态下NF-κB与抑制蛋白IκB结合，以无活性的异二聚体形式存在于细胞浆内，经氧化应激被激活后IκB磷酸化并与NF-κB解离，解除抑制的NF-κB调节众多基因的表达，直接抑制胰岛素的敏感性。同时IKKβ作为InsR和IRS-1的丝氨酸磷酸化激酶，可以导致IRS-1酪氨酸磷酸化受抑制，引起IR。④胞浆Ca^{2+}，氧化应激时可以导致胞浆内Ca^{2+}的瞬间升高，从而影响受体酪氨酸蛋白激酶活性而减弱胰岛素功能发挥。此外Ca^{2+}浓度升高进一步加强PKC激活，加重IR。

（四）线粒体功能受损

游离脂肪酸通过在线粒体内β氧化进行分解代谢，研究证实线粒体功能受损会导致肌肉组织内脂质堆积，脂质代谢物如脂酰辅酶A和二酰甘油增加，由此激活丝氨酸/苏氨酸激酶的级联反应，从而通过IRS-1的丝/苏氨酸磷酸化作用造成IR。现已明确获得性线粒体功能受损与衰老诱发老年人的骨骼肌内脂质积累有关，从而导致IR。

（五）内质网应激

内质网是细胞内具有合成活性的细胞器，可参与蛋白合成和转运、脂质合成、碳水化合物代谢、药物解毒及蛋白质糖基化等。内质网应激是IR形成的重要机制之一。应激因子使内质网内Ca^{2+}蓄积，促进蓄积的未折叠或错误折叠蛋白质产生应答（unfolded protein response，UPR），进而激活一系列的丝氨酸/酪氨酸激酶，特别是肌醇需求酶-1α（inositol requiring-1α，IRE-1α）-肿瘤坏死因子受体相关因子-2（TNFR-associated factor 2，TRAF2）复合体形成，激活JNK和IKKα信号通路，导致IR。内质网应激与IR的相关性在体内或者体外的研究中都有报道[13]。

（六）糖基化蛋白和晚期糖基化终末产物（advanced glycation end products，AGEs）

葡萄糖与蛋白质中的自由氨基酸缓慢反应形成糖基化产物。糖化血红蛋白被广泛用于评估高血糖存在与否，胰岛素自身也可形成糖基化导致生物学作用受损。糖基化产物进一步降解成为AGEs，这一过程在氧化应激时加速进行。AGEs可以与细胞表面的AGEs受体结合而被清除，但在高糖状态下该受体表达减少，导致AGEs毒性增强。AGEs可以影响IRS的酪氨酸残基磷酸化，导致IR。

（七）脂肪细胞因子

随着对脂肪组织是一内分泌器官的逐渐认识，人们发现脂肪组织内分泌功能失调是连接肥胖、IR和糖尿病的重要桥梁。而脂肪细胞因子表达异常是引起IR从而导致糖尿病的重要分子机制。①脂联素：肥胖糖尿病患者的IR与其脂联素分泌下降密切相关。进一步研究发现其与肝细胞表面脂联素受体结合后，促进过氧化物酶增殖物激活受体α（peroxisome proliferator-activated receptor，PPAR-α）和AMPK活化。活化的PPAR-α可增强调控脂肪酸β氧化酶转录，并发挥抗炎作用。AMPK活化通过调节乙酰辅酶A羧化酶活性和细胞内丙二酰辅酶A含量抑制肝脏脂质合成，并促进脂肪酸β氧化。因此脂联素可控制肝脏内脂质蓄积，从而很大程度上增强胰岛素的敏感性。此外脂联素还可以通过AMPK活化来降低糖异生中关键酶磷酸烯醇式丙酮酸激酶（phosphoenolpyruvate carboxykinase，PEPCK）和葡萄糖-6-磷酸酶（glucose-6-Phosphate，G-6-P）的活性，进而降低了肝糖输出；②瘦素：脂肪组织产生的瘦素具有抗脂肪变性的生物学活性，可以减少脂肪在肝脏等组织中的沉积，改善其胰岛素敏感性。瘦素缺乏及作用障碍使下丘脑分泌中枢抑制神经肽Y升高，导致高胰岛素血症、高皮质醇血症，使机体内脂肪增多，间接发生IR。瘦素通过PI3K调控外周组织代谢，并与胰岛素信号通路交互影响，

PI3K是瘦素和胰岛素信号通路的交汇点。瘦素对PI3K的激活是通过激活Janus蛋白酪氨酸激酶2（janus proten tyrosine kinase，JAK2），继之酪氨酸磷酸化IRS-2所致。③抵抗素：抵抗素具有抵抗胰岛素的作用，其可以促进靶细胞SOCS-3表达增多，后者可以与胰岛素竞争结合InsR，降低胰岛素敏感性，广泛的作用于胰岛素靶器官如肝脏、脂肪和骨骼肌等。抵抗素可以增加肝糖输出、脂肪细胞增生而导致肥胖。④脂肪细胞相关补体蛋白30（adipocyte complement related protein 30，ACRP30）ACRP30由脂肪细胞分泌，通过减少肝糖产生，促进骨骼肌中脂肪燃烧，以减少脂肪，降低循环和肝脏中脂肪酸浓度，降低血糖。将该蛋白注入糖尿病小鼠后可明显减轻胰岛素抵抗[14]。

（八）炎症

炎症是导致胰岛素抵抗的重要因素之一。InsR后的信号通路与炎症因子的信号转导存在交叉作用，非特异性炎症所产生的炎症因子干扰胰岛素IRS／PI3K信号转导通路，是炎症导致IR的主要分子机制[15]。①肿瘤坏死因子α（tumor necrosis factor-α，TNF-α）：TNF-α是有多种细胞尤其是激活的巨噬细胞分泌的一种细胞因子，在炎症导致的胰岛素抵抗过程中发挥重要作用。TNF-α抑制基因参与脂肪组织中非酯化脂肪酸的摄取和储存，因此，这些脂肪酸可以方便的进入肌肉组织和肝脏，增加脂肪的异位沉积，从而加重IR；TNF-α可诱导SOCS-3的表达，SOCS-3可抑制IRS-1的酪氨酸磷酸化，减少IRS与PI3K的调节亚基单位p85的结合，从而使胰岛素信号通路受到抑制；TNF-α激活蛋白激酶PKCζ和mTOR，诱导IRS-1的丝氨酸磷酸化而引起IR；TNF-α也可引起GLUT4易位到细胞膜作用减弱，造成IR。②白介素-6（interleukin 6，IL-6）：其是肝脏胰岛素信号转导的抑制因子，在无炎症状态下，血液IL-6主要来自脂肪组织，IL-6含量与肥胖密切相关，是发生2型糖尿病的预测因子。给予IR动物注射IL-6中和抗体，可使肝脏胰岛素敏感性恢复正常，从而抑制肝糖输出[11]。IL-6引起IR的作用机制大致如下：IL-6诱导IRS-1丝氨酸磷酸化，抑制其酪氨酸磷酸化，使胰岛素信号转导受阻；IL-6抑制脂联素的表达以及竞争性抑制瘦素作用，导致IR；IL-6促进脂肪分解使外周脂肪酸增加，从而抑制肌细胞糖代谢，促进肝糖异生，间接诱导IR[11]。

六、结束语

综上所述，胰岛素信号通路非常复杂，胰岛素抵抗机制涉及胰岛素信号级联反应的任一步骤，其功能缺陷将造成IR，甚至发展为2型糖尿病。随着对胰岛素信号通路及其异常的进一步揭示，能为我们提供更好的药物作用靶点，并为诊断、预防及治疗2型糖尿病提供更多新的路径。

参考文献

［1］ Groop LC. Insulin resistance：the fundamental trigger of type 2 diabetes. Diabetes Obes Metab. 1999, 1 Suppl 1：S1-7.

［2］ Kahn CR. Diabetes. Causes of insulin resistance. Nature. 1995, 373（6513）：384-385.

［3］ Taniguchi CM，Emanuelli B，Kahn CR. Critical nodes in signalling pathways：insights into insulin action. Nat Rev Mol Cell Biol. 2006，7（2）：85-96.

［4］ Bouzakri K，Karlsson HK，Vestergaard H，et al. IRS-1 serine phosphorylation and insulin resistance in skeletal muscle from pancreas transplant recipients. Diabetes. 2006, 55（3）：785-791.

［5］ Valverde AM，Burks DJ，Fabregat I，et al. Molecular mechanism of insulin resistance in IRS-2-deficient hepatocytes. Diabetes. 2003, 52（9）：2239-2248.

［6］ Terauchi Y，Tsuji Y，Satoh S，et al. Increased insulin sensitivity and hypoglycaemia in mice lacking the p85 alpha subunit of phosphoinositide 3-kinase. Natgenet. 1999,（2）：230-235.

［7］ Ng Y，Rammg, James DE. Dissecting the mechanism of insulin resistance using a novel heterodimerization strategy to activate Akt. J Biol Chem. 2010, 285（8）：5232-5239.

［8］ Hotamisligilg S. Inflammation and metabolic disorders. Nature. 2006, 444（7121）：860-867.

［9］ Samuel VT，Shulmang I. Mechanism for insulin resistance：common threads and missing links. Cell. 2012, 148（5）：852-871.

［10］ Samuel VT，Shulmang GI. The pathogenesis of insulin resistance：integrating signaling pathways and substrate flux. J Clin Invest. 2016, 126（1）：12-22.

［11］ Perry RJ，Camporez JP，Kursawe R，et al. Hepatic acetyl CoA links adipose tissue inflammation to hepatic insulin resistance and type 2 diabetes. Cell. 2015, 160（4）：745-758.

［12］ Henriksen EJ，Diamond-Stanic MK，Marchionne EM. Oxidative stress and the etiology of insulin resistance and type 2 diabetes. Free Radic Biol Med. 2011, 51（5）：993-999.

［13］ Ozawa K，Miyazaki M，Matsuhisa M，et al. The endoplasmic reticulum chaperone improves insulin resistance in type 2 diabetes. Diabetes. 2005,（3）：657-663.

［14］ Berg AH，Combs TP，Du X，et al. The adipocyte-secreted protein Acrp30 enhances hepatic insulin action. Nat Med. 2001, 7（8）：947-953.

［15］ Carey AL，Lamont B，Andrikopoulos S，et al. Interleukin-6 gene expression is increased in insulin-resistant rat skeletal muscle following insulin stimulation. Biochem Biophys Res Commun. 2003, 302（4）：837-840.

（彭亮）

第二节　糖尿病肾脏细胞损伤机制

糖尿病肾病（diabetic nephropathy，DN）是指糖尿病引起的肾脏结构、功能或临床指标异常的疾病，是糖尿病常见的微血管并发症之一，现已成为终末期肾病和糖尿病患者死亡的主要病因之一。DN基本病理改变是肾脏高灌注、高滤过、肾小球基底膜增厚和系膜细胞增生及细胞外基质成分增多，导致弥漫性或结节性硬化。临床表现为蛋白尿，渐进性肾功能损害或晚期出现严重肾功能衰竭。糖尿病肾病发病机制复杂，涉及到高血糖、多元醇通路的激活、肾素-血管紧张素系统活化、活性氧、蛋白激酶C通路的激活、糖基化终末期产物等。这些病理改变影响肾脏各类实体细胞，包括内皮细胞、足细胞、系膜细胞和小管间质细胞，引起细胞因子的异常分泌和细胞外基质成分增加，最终导致肾小球滤过屏障破坏和组织学改变。

在过去十年，足细胞损伤在糖尿病肾病发生、发展中的作用已经被逐渐证实并引起高度重视。但是越来越多的研究发现肾脏其他细胞也在DN早期病理改变中发挥重要作用。在疾病早期即蛋白尿正常阶段，足细胞损伤刚刚开始，而内皮细胞损伤已经存在。肾小管间质损害以前被认为是肾小球损伤的继发效应，但是现已证明其在糖尿病肾病发生、发展中具有重要意义。这些新证据提示肾小球滤过屏障和小管间质是一个综合的、动态的整体，任何一种细胞受损都将累及其他细胞，最终导致肾脏功能的紊乱。因此，本文就上述四种类型细胞的损伤特点和机制进行综述，以了解糖尿病肾病的发病机制。

一、糖尿病肾病肾小球内皮细胞的研究

（一）肾小球内皮细胞结构特点与功能

肾小球内皮细胞位于肾小球毛细血管腔侧，是连续覆盖整个管腔的高分化单层扁平细胞，是维持血管通透性的主要屏障，也是代谢物质和血流动力学信号调节肾小球微循环的靶点。肾小球内皮细胞还能够分泌产生多种物质，包括血管活性物质和细胞因子等[1]，调节肾小球功能，参与止血、血管生成等过程。

肾小球内皮细胞结构特殊，在肾小球选择性滤过中发挥了重要作用。肾小球内皮细胞含有窗孔结构，直径约为60~80nm，约占肾小球内皮细胞表面积的30%~50%。生理状态下窗孔上覆盖着由蛋白多糖等富含负电荷的物质构成的纤维状结构，称之为网状塞，网状塞的存在为内皮细胞的电荷和分子量筛选作用提供了物质基础，保证了肾小球内皮细胞对水分子具有高度通透性，同时又能限制蛋白质的滤过，从而满足正常的滤过功能。因此，窗孔结构的改变可能与肾功能衰竭和蛋白尿有关，一旦窗孔开口过大则容易引起蛋白质从肾小球滤过，形成蛋白尿[2]。

除此以外，内皮细胞的表面覆盖有一个凝胶状的被膜称为糖萼，糖萼同样主要由含有阴离子的硫酸蛋白多糖、糖蛋白和透明质酸构成，还黏附着血浆来源的带负电荷

的类黏蛋白。糖萼主要由内皮细胞分泌，位于内皮细胞与循环血浆蛋白及细胞成分的交界面，具有调节毛细血管渗透、减缓血细胞与血管壁的相互作用、调节血管机械换能和信号传递的作用。糖萼中硫酸乙酰肝素含量非常丰富，因其侧链带有负电荷，能有效防止白蛋白等带负电荷的大分子物质通过肾小球滤过屏障。因此，糖萼被认为是肾小球滤过膜电荷屏障的主要基础。DN病理状态下肾小球血管和肾小球基质中的葡萄糖胺聚糖浓度降低，导致血管内皮和基底膜的通透性发生障碍，使白蛋白漏出，产生过多的胞外基质蛋白，导致肾小球基底膜增厚，最终发生肾小球硬化，导致肾衰竭。此外，糖萼中硫酸乙酰肝素等多糖参与炎症反应，内皮细胞表面多糖结构受损后可能导致其对炎症反应防御能力的降低，引起肾小球进一步受损，加速疾病进展。

（二）糖尿病肾病肾小球内皮细胞损伤

在1型、2型DN中均存在肾小球内皮细胞损伤。Toyoda等人报道在蛋白尿正常的1型糖尿病患者中，内皮细胞窗孔结构占41%，微量蛋白尿患者该结构下降到32%，而大量蛋白尿患者此结构仅占25%。在2型糖尿病患者中也有内皮细胞窗孔结构减少的报道。足细胞解离被认为是各类肾小球疾病包括糖尿病肾病的一个关键事件，开始于糖尿病蛋白尿正常阶段，且与蛋白尿密切相关，但是内皮细胞窗孔结构的减少与尿白蛋白肌酐比相关性更强，这一研究结果说明内皮细胞损害和足细胞受损可能同时发生。以上结果提示肾小球滤过屏障是一个多层复合的整体，当其中一层受损会蔓延到其他层从而影响肾小球滤过屏障的整体功能。

在生理或病理情况下，内皮细胞可以脱落进入血液循环，增加循环中内皮的数量。正常时血液循环中的内皮细胞数目很少，而在糖尿病肾病时，内皮细胞损伤的标志物血管性假性血友病因子、可溶性血栓调节蛋白等升高，循环内皮细胞数目明显增多，且循环内皮细胞数与尿白蛋白存在一定相关性。DN时，肾小球毛细血管受到缺血、氧化应激等各种损伤因素的作用，血管内皮细胞发生坏死或凋亡从血管基底膜脱落进入循环系统，导致肾小球内皮细胞数目减少和功能障碍，同时循环内皮细胞数目增多。这种情况下，肾小球内皮突起回缩，或者细胞脱落导致内皮完整性受损，间隙增宽，血液中物质容易进入内皮下而形成沉积物，从而损伤肾小球滤过屏障。

在生理情况下，内皮细胞的促生长物质与抑制生长物质二者之间保持相对的动态平衡，共同维持微血管内皮的凋亡、再生和其正常生理功能。与健康人相比，2型DN患者血清中的血管内皮生长因子的表达均呈动态增加，且血管内皮细胞生长因子（vascular endothelial growth factor，VEGF）高表达与患者尿蛋白与肌酐比值（albumin/creatinine ratio，ACR）的对数值升高呈正相关，与估测肾小球滤过率（estimated glom erular filtration rate eGFR）呈负相关[3]。血液中高于生理浓度的VEGF促进肾小球毛细血管内皮细胞增殖、分裂，引起血管床重建，引发新生血管形成；另一方面也强烈地刺激微血管的通透性增高，导致血浆中的大分子物质易于滤出或沉积于血管基底膜。内抑素是与VEGF血管生成相关的调节因子，能特异性抑制血管内皮细胞的增生、迁移并诱导其凋亡，从而抑制新生血管的形成，VEGF升高的同时，内抑素水平也代偿性升高，这表明VEGF和内抑素共同参与了DN患者血管增生的肾脏病变和功能紊乱的发生。

（三）糖尿病肾病肾小球内皮细胞的损伤机制

1. 血管内皮生长因子对肾小球内皮细胞的影响

VEGF是一种内皮细胞的特异性丝裂原，可促进内皮细胞的生长增殖，诱导新生血管的生成；同时提高血管通透性，引起血浆蛋白外渗，形成蛋白尿；上调细胞间黏附分子-1（intercellular adhesion moleculel 1，ICAM-1）而介导白细胞与内皮的黏附，从而激活白细胞使其释放更多炎性介质，最终导致局部缺血、炎症、氧化损伤及新生血管形成。现已查明VEGF家族共五大成员：VEGF-A、VEGF-B、VEGF-C、VEGF-D和胎盘生长因子（placenta growth factor，PGF / PlGF）。VEGF是由单基因编码高度保守的同源二聚体糖基化分泌性多肽因子，相对分子质量为$34 \times 10^3 \sim 45 \times 10^3$ D。临床研究提示，DN患者血浆中VEGF较正常人明显升高。VEGF抗体促进高糖状态下人肾小球系膜细胞生长、增殖和迁徙能力。在链脲佐菌素制作的糖尿病大鼠模型中，大鼠肾小球VEGF及其受体2（vascular endothelial growth factor receptor 2，VEGFR2）表达明显增强，肾小球增大，系膜基质增多，间质区可见灶性淋巴细胞及单核细胞浸润，随着时间的延长，系膜基质明显增多，毛细血管壁增厚，细胞数增多，管腔变窄，肾小球部分上皮细胞开始空泡变性，内皮细胞排列紊乱，正常屏障结构丧失[4]。在糖尿病的临床治疗中，肾素-血管紧张素系统（renin-angiotensin-system，RAS）阻断剂的应用比较普遍。现有研究证明，血管紧张素受体阻滞剂除了具有降压、改善肾小球血流动力学等作用之外，还能够通过抑制VEGF及VEGFR2的表达而抑制内皮细胞的增殖、新生血管形成和通透性的增加，从而起到保护肾脏微血管的作用，这是RAS系统阻断剂类药物除对血流动力学改善之外的肾脏保护作用，也是一个有待进一步发掘的作用。

VEGF是一种自分泌和旁分泌的细胞因子，在肾小球中主要由足细胞分泌。其分泌入组织液后，与内皮细胞膜表面的VEGF受体特异性结合，产生胞内生物学效应。蛋白激酶C（protein kinase C，PKC）是一种重要的细胞内第二信使，能够活化胞内的多种效应蛋白而引起生物级联反应，导致细胞的生物行为和结构发生改变。

肾小球VEGF高表达的同时，PKC活性随病程延长而逐渐升高，伴随病理变化有肾小球体积增大，细胞数增多，以及典型的结节样变，且PKC活性升高与VEGF、肾脏肥大指数呈正相关，表明肾小球细胞内PKC的持续激活状态可能与整个病程中的VEGF持续高表达密切相关。VEGF可使足细胞数目增加，并共同影响肾小球滤过屏障。此外，RAS系统阻断剂ARB类药物能够恢复足细胞对损伤的应答，重新恢复其分泌VEGF-A的能力，VEGF-A作用于内皮细胞表面受体VEGFR2，能够通过包括p38分裂原激活的蛋白激酶（mitogen activated protein kinases，MAPK），MAPK / ERK等多个信号转导途径促进肾小球内皮细胞的损伤后重塑，完成血管内皮修复。

2. 肾素 - 血管紧张素系统对肾小球内皮细胞的影响

血管紧张素-II（angiotensin-II，Ang-II）是RAS的主要生物活性物质，有调节血管张力、促进细胞生长和增殖的作用。它在糖尿病肾病进展过程中发挥非常重要的作用。Ang-II能够使肾小球内皮细胞的F-actin发生解聚，密度降低，以细胞中央最为明显。F-actin是内皮细胞的一种骨架蛋白，是构成微丝的主要成分。F-actin组成不同的微丝束类型，如应力纤维、细胞周边的致密外周束和中央短纤维等，它们影响着内皮细胞形态和细胞间隙。Ang-II使肾小球内皮细胞出现时间和剂量依赖性脱落和破裂，内皮单层通透性增高，其机制可能与F-actin解聚有关。另外，Ang-II可诱导体外培养的内皮细胞衰老，并出现功能异常。在Ang-II诱导下，端粒酶逆转录酶和端粒酶活性显著下降，β-半乳糖苷酶活性升高，细胞周期抑制因子p16、p15和p14表达水平显著升高，而高糖对AngII诱导的血管内皮细胞衰老具有协同作用。此外，Ang-II处理后，血管紧张素II2型受体（human angiotensin II receptor 2，AT2R）蛋白表达上调，血管紧张素II1型受体（human angiotensin II receptor 1，AT1R）表达则下调。RAS系统阻断剂ARB类药物可抑制Ang-II诱导的内皮细胞衰老，并增加NO生成，降低$\cdot O_2^-$含量，改善内皮功能。

3. 一氧化氮对肾小球内皮细胞的影响

一氧化氮（Nitric oxide，NO）在体内由L-精氨酸经一氧化氮合酶（nitric oxide synthase，NOS）催化产生。内皮细胞表达诱导型（induced NOS，iNOS）和内皮型（endothelial NOS，eNOS）两种一氧化氮合酶，且后者只表达于内皮细胞。其中肾脏eNOS主要表达于肾小球内皮细胞。研究发现，内皮源性舒张因子NO在内皮功能调节中发挥着重要作用，并与DN密切相关。在肾脏，正常水平eNOS有维持肾血管舒张、肾小球血流量、调节免疫反应、拮抗Ang-II、抗系膜细胞增殖、抑制转化生长因子-β（transforming growth factor-β，TGF-β）生成、降低内皮细胞对蛋白的通透性、抑制血小板聚集及抗氧化应激等诸多作用。生理情况下，促内皮舒张因子、促内皮收缩因子之间保持动态平衡，而促内皮舒张因子、促内皮收缩因子之间的失衡将导致内皮功能障碍。eNOS表达增加导致肾脏NO合成增加，这在介导DN早期肾小球高灌注、高滤过中有重要作用。随着糖尿病病程进展，氧自由基生成增多而大量清除NO使其水平大大降低[2]，又降低了NO对肾小球血管襻的舒张作用。

4.氧化应激与内皮源性舒张功能障碍关系密切

氧化应激是活性氧族（reactive oxygen species，ROS）超过了体内抗氧化物系统的一种状态。氧化应激引起的内皮舒张功能障碍主要是因为血管内皮 $\cdot O_2^-$ 产生过多，$\cdot O_2^-$ 与NO作用产生过氧化氮（$ONOO^-$），后者可使内皮NOS无法配对，转而使NOS合成 $\cdot O_2^-$，同时又消耗了大量NO，导致了血管舒张功能障碍。ROS对血管内皮细胞产生直接损伤，主要与环氧化酶-2（cyclooxygenase-2，Cox-2），超氧阴离子所引起的血管收缩物质增加有关。肾脏内皮细胞直接暴露于循环系统，高血糖内环境可导致内皮细胞过氧化物损伤从而破坏内皮细胞。糖尿病患者由于代谢紊乱不仅影响清除自由基的各种抗氧化酶的活性，还可导致氧自由基水平升高，过多氧自由基造成的氧化应激能对血管内皮产生毒性作用。高糖刺激肾小球内皮细胞后ROS明显增加，产生了一个恶性循环，在这个循环中ROS诱导eNOS的解耦连，产生的eNOS单体增多，eNOS单体进一步引起 $\cdot O_2^-$ 产生，加重氧化应激。

5.血管生成素

维持肾小球内皮细胞的一个重要的血管生成素因子家族（Angiopoietins，Angpts）是血管生成素-Tek信号。Angpt1、Angpt2都是Tek酪氨酸激酶（Tek / Tie-2）配体。Angpt1可结合到内皮细胞表达的Tek受体，导致酪氨酸磷酸化，具有稳定血管、降低血管通透性和支持内皮细胞存活的作用。Angpt2作为拮抗剂不激活任何信号转导通路，但是也有证据表明Angpt2在特定情况下能够激活Tek磷酸化。Angpt1条件性基因敲除小鼠死于胚胎12.5天，Angpt2基因敲除鼠死于围产期。

Angpt1在肾小球发育中具有重要作用。Jeansson等人研究发现于胚胎期10.5天敲除Angpt1导致肾小球发育异常，但是于胚胎期13.5天敲除Angpt1不会对肾小球发育造成影响，这说明Angpt1仅在血管重构过程中发挥作用。Angpts在糖尿病中的作用已经被证实。研究发现，糖尿病患者Angpt2表达升高。同样，糖尿病动物模型中Angpt1表达降低，Angpt2表达升高。而且，STZ诱导小鼠整体敲除或者肾小球特异性敲除Angpt1将加速尿白蛋白进展，出现严重的系膜增生，肾小球硬化和早期死亡。STZ诱导的糖尿病小鼠足细胞特异性高表达Angpt1表现出糖尿病肾保护作用[5]。

二、糖尿病肾病足细胞的研究

（一）足细胞的结构特点与功能

足细胞即肾小囊脏层上皮细胞，是附着在肾小球基底膜（glomerular basement membrane，GBM）外侧高度分化的细胞，是肾小球中最易受到损伤的细胞。足细胞连同GBM和毛细血管内皮一起构成了肾小球血液滤过屏障。其突起伸向GBM形成足突，呈指状交叉覆盖于GBM外表面，并通过其表面的黏附蛋白$\alpha_3\beta_1$整合素和肌营养不良蛋白聚糖与GBM相连[1]。扫描电镜可见胞体伸出几个大的初级足突，进而分出许多指状的次级突起。相邻两个足细胞之间的次级突起相互交错穿插，形成栅栏状，紧贴于毛细血管基膜外面。相邻的足突之间有直径为30~40 nm的裂孔，并通过渗透性裂孔隔膜相互连接。一旦足细胞脱落就会导致GBM裸露，引起球囊粘连，诱发肾小球硬化。

（二）糖尿病肾病足细胞损害

足细胞在糖尿病时极易于受损，其早期的形态学改变是足突融合，随后发生一系列改变，包括足细胞胞体变小、假囊形成、唾液酸所带阴离子减少，最终足细胞从GBM上分离剥脱，于尿液中排出，足细胞数目减少。足细胞损伤时，能够通过有限的增殖来代偿缺失的足细胞；损伤进一步加重时，足细胞从GBM上剥脱的速度超过了足细胞的代偿能力，使GBM部分区域裸露，肾小球滤过膜的完整性遭到破坏，大量白蛋白从滤过膜漏出形成蛋白尿。

1. 糖尿病性蛋白尿与足细胞损害

足细胞损伤可发生于包括DN在内的多种人类或实验性肾小球疾病。在细胞数目改变之前，首先出现足细胞超微结构的改变。裂孔膜是肾小球滤过屏障的重要结构和功能单位，构成肾小球阻挡血浆大分子物质滤过的孔径屏障，由nephrin、podocin、CD2AP、FAT、P-cadherin等多种蛋白质组成，被称为"足细胞相关分子"网，这些蛋白质分子的相互作用，对维持足细胞正常的结构和功能具有重要意义。糖尿病肾病时，足细胞形态结构及相关分子表达的改变，包括某些蛋白的改变，均可能导致肾小球滤过屏障结构和功能的异常，从而促使尿蛋白形成。

DN时足细胞相关蛋白分子的变化可能是蛋白尿发生的分子基础。研究发现，DN患者和正常人肾脏中podocine、nephrin和podoplanin的信使核糖核酸（messenger ribonucleic acid，mRNA）表达上调，而三者的蛋白质水平却显著降低；足突宽度与nephrin蛋白质水平呈负相关，与podoplanin的mRNA水平呈正相关，表明DN足细胞相关蛋白在mRNA分子和蛋白水平均有变化。应用扫描电镜分析滤过裂隙，发现DN时电子致密物减少。此外，DN时podocalyxin表达量下降，进而裂隙膜完整性受到破坏，肾小球滤过电荷屏障减弱，促进蛋白尿的发生，加速了糖尿病肾病进展。Nephrin是肾小球足细胞足突裂隙膜的关键组成成分，参与构成肾小球滤过屏障，它通过介导上皮细胞与基质的相互作用影响GBM的通透性和基质的沉积。糖尿病患者和动物模型的研究发现，高糖导致肾小球足细胞nephrin表达减少，尿蛋白排泄增加，提示DN的发生可能与nephrin表达下调而增加GBM通透性和基质沉积有关。

随着DN的进展，足细胞逐渐出现显著的形态学改变和数目改变。Weil等[6]对10例正常人和37例2型糖尿病印第安患者的肾活检标本进行电镜分析，结果发现，正常人几乎没有足细胞分离，在糖尿病患者中，10例大量蛋白尿患者发生足细胞解离的比值显著高于11例正常蛋白尿和16例微量蛋白尿患者。虽然糖尿病患者肾小球容积显著高于对照组，但肾小球平均足细胞数量和足细胞密度明显低于正常对照组，糖尿病患者蛋白尿和足细胞数量及足细胞密度存在明显的负相关，提示糖尿病患者足细胞脱落与蛋白尿产生和加重有关[6, 7]。

2. 足细胞损害与系膜增生硬化

研究表明，足细胞缺失与肾小球硬化的发生密切相关，当足细胞减少10%~20%时肾小球硬化开始。对氨基核苷嘌呤霉素肾病大鼠的研究发现，足细胞从GBM上剥离后，肾小球存在着高滤过状态，肾小球毛细血管出现塌陷，GBM与壁层上皮细胞发生粘连，玻璃样变，最终形成肾小球硬化。Coimbra等[8]观察6周的Zuker大鼠，足细胞线粒体、胞质内脂滴均明显增加，10周出现肾小球高灌注，14周GBM显著增厚，18周出现局灶节段硬化，40周发生肾小管间质损伤和显著蛋白尿。上述病理改变进一步发展导致滤过屏障功能丧失，蛋白尿漏出和肾脏纤维化。

3. 足细胞与微血管损害

肾小球足细胞可合成分泌VEGF，肾小球内皮细胞表面表达VEGF受体。VEGF是目前已知最强的增加血管通透性的因子之一，与蛋白尿的形成有关。由于肾小球足细胞和肾小球内皮细胞是构成肾小球滤过膜的重要成分，VEGF被认为是足细胞直接调节肾小球滤过膜通透性、导致血管损害的重要因子。VEGF能够减少肾小球基底膜阴离子的数目，诱导内皮细胞小窗的形成，故VEGF可能通过同时影响肾小球基底膜的电荷屏障及机械屏障而调节肾小球的通透性。VEGF分泌的异常增加，可以导致肾小球滤过膜对血浆蛋白的通透性增加，从而导致蛋白尿形成。VEGF在蛋白尿中的作用已被大量研究证实。在糖尿病动物模型的肾组织中，VEGF mRNA的表达明显高于正常对照，并与蛋白尿水平呈正相关。足细胞分泌VEGF受到精细调节，过多或过少均对肾小球滤过膜造成不同程度的损伤，过表达VEGF可导致肾小球基底膜增厚，足突融合或消失以及大量蛋白尿形成。VEGF在大鼠足细胞中特异性表达，并且其表达增加与蛋白尿程度显著相关，并进一步研究证实CD2AP异常可促进VEGF作用。肾小球内VEGF主要来源于足细胞的分泌，在建立并维持肾小球滤过膜完整性中起到不可或缺的作用。

（三）糖尿病肾病肾素–血管紧张素–醛固酮系统激活在足细胞损伤中的作用

1. 糖尿病肾病时RAS系统激活对足细胞的影响

糖尿病肾病时有局部和全身RAS系统的激活。RAS系统中主要活性物质为Ang-II。Ang-II在肾小球血流动力学中起着重要作用，同时它对肾小球滤过屏障也有一定调节作用，而且该作用是通过改变足突在基底膜上的运动和裂隙膜蛋白的构象实现的，并不依赖于其对血流动力学的影响。活体成像显示Ang-II可诱导足细胞白蛋白转运。动物实验发现，输注外源性的Ang-II可成功的复制出肾脏损伤的动物模型，在该模型中，肾小球足细胞的超微结构发生改变，足突随病变进展而逐渐融合，足突间隙不均，随着病情加重出现球囊塌陷粘连。尿液中可以检测到足细胞，并且随病程延长而逐渐增多。Ang-II能够诱导足细胞特异蛋白nephrin表达和分布发生改变，使细胞骨架排列紊乱，足突融合，并逐渐出现细胞核染色质的浓缩、边集，伴有凋亡小体形成，TUNEL法显示有明显的足细胞凋亡现象。另外，高糖可能通过Ang-II瞬时受体电位阳离子通道蛋白6反馈信号通路损伤足细胞。足细胞损害的发生导致肾小球滤过屏障完整性受损，血浆蛋白滤出，进而形成蛋白尿。

2. 糖尿病肾病时RAS系统阻断剂对足细胞的作用

鉴于RAS系统在糖尿病肾病中的重要作用，RAS系统阻断剂被广泛地应用于糖尿病肾病的临床治疗。血管紧张素转换酶抑制剂（angiotensin converting enzyme inhibitor，ACEI）通过抑制Ang-II生成、阻断RAS作用，及抑制缓激肽降解、增强缓激肽效应；血管紧张素受体拮抗剂（angiotensin-II receptor antagonist，ARB）则通过拮抗AT1受体而阻断血管紧张素的生物学效应，阻断RAS信号途径而干预DN的发展。已经有大量的临床试验证明：ACEI和ARB药物的应用能够有效延缓DN的进展，两类药物单独应用的疗效相似。由于两类药物的作用机制不同，为两者的联合应用提供了理论基础。然而最近的研究发现，ACEI和ARB药物二者的联合用药，其疗效并不优于二者的单独使用，并且由于高血压和肾脏损伤等副作用的发生，使得该研究不得不提前终止。除此之外，阿利吉仑是肾素抑制剂，螺内酯和依普利酮是醛固酮拮抗剂，都可发挥RAS系统阻断作用。研究证实，RAS系统阻断剂可以通过保护足细胞而发挥肾脏保护作用。

RAS系统阻断剂对足细胞的保护作用主要体现在以下几个方面：首先，RAS系统阻断剂可增强足细胞与基底膜之间的黏附，减少足细胞脱落。正常时，足细胞通过整合素 $\alpha_3\beta_1$ 与基底膜密切结合。糖尿病肾病大鼠足细胞整合素表达下降，足细胞易于脱落。有研究表明，RAS系统阻断剂替米沙坦能够上调整合素的表达，增强足细胞与基底膜之间的黏附，减少脱落，减少足细胞的排泄。第二，RAS系统阻断剂可防止足突超微结构发生改变。Ang-Ⅱ可以诱导足细胞超微结构的破坏。输注外源性Ang-Ⅱ初始第一周，足突裂隙变得宽窄不均，第二周时，足突明显增生，间隙变狭窄。第3、4周中观察到肾小球足突部分融合、裂隙膜断裂和消失，甚至出现基底膜裸露。RAS系统阻断剂能够明显改善上述病变。第三，RAS系统阻断剂可保护裂隙膜蛋白分子。研究表明，苯那普利可能通过增加足细胞podocin表达而起到减轻蛋白尿的治疗效果；洛贝沙坦对DN肾脏的保护作用可能与其提高足细胞nephrin表达有关。但也有研究得出相反的结果：厄贝沙坦通过延缓或抑制nephrin蛋白而发挥减少尿蛋白、延缓DN进展的作用。第四，RAS系统阻断剂可通过抑制VEGF的表达保护足细胞。足细胞受损时VEGF的过度表达通过刺激内皮细胞增殖和导致微血管通透性增高，导致肾脏损伤进一步加重。洛沙坦能够抑制足细胞VEGF的过度表达而起到肾脏保护的作用。第五，RAS系统阻断剂可通过抑制白细胞浸润和炎症反应保护足细胞。肾脏局部炎症是导致足细胞损伤的因素之一。洛沙坦治疗能够抑制大鼠肾组织CD45和ICAM，减轻糖尿病肾组织局部炎症。

三、糖尿病肾病肾小球系膜细胞的研究

（一）肾小球系膜细胞的结构特点与功能

肾小球系膜细胞分为球外系膜细胞和球内系膜细胞，球内系膜细胞与其分泌的系膜基质共同组成肾小球系膜，系膜细胞表面有不同程度的突起，这种突起可与肾小球基膜及系膜基质相连；球外系膜细胞在球旁复合体中起信息传递的作用。

肾小球系膜细胞是肾小球毛细血管丛的主要支架，是肾小球内非常活跃的细胞，具有分泌细胞基质、产生细胞因子、吞噬和清除大分子物质及类似平滑肌细胞收缩的功能。DN状态下系膜细胞是极其重要的靶细胞及效应细胞，它可以通过基膜的多孔结构直接接触或释放细胞介质，参与细胞凋亡、溶解、迁移及活性氧、细胞因子等多个化学反应。肾小球系膜细胞过度增生及由此引起的各种细胞因子的分泌和细胞外基质的增生在肾小球硬化的发生、发展过程中起着十分重要的作用。它不但对许多炎性介质和细胞因子发生活化、增殖、舒缩和代谢反应，而且通过自分泌的方式产生许多活

性物质和基质成分参与肾小球的损伤和修复过程，促进炎症的发生发展，促进肾小球硬化[9]。同时，系膜细胞也有吞噬和清除大分子物质、支持和保护肾小球毛细血管袢等作用。目前普遍认为系膜细胞处于肾小球炎症的中心地位。

（二）糖尿病肾病肾小球系膜细胞的损伤机制

1. 高糖与肾小球系膜细胞损伤

在糖尿病状态下，高血糖、胰岛素抵抗、非酶糖基化、氧化应激、血液流变学及血液动力学异常是致肾损害的主要原因，其中高血糖是首要致病因素。高糖通过多种机制促进肾小球系膜细胞增殖和系膜基质纤维化。研究发现，高糖可以通过激活分裂原激活蛋白激酶 p38（mitogen activated protein kinase，MAPK p38）通路而促进肾小球系膜细胞的增殖，给予 p38MAPK 的抑制剂 SB203580 能够抑制其增殖，与此同时，高糖可以使系膜细胞 TGF-β、结缔组织生长因子、IV 型胶原、纤连蛋白（fibronectin，FN）等表达增强。TGF-β 是一组具有多种生物学功能的炎性细胞因子，其受体广泛分布于肾脏的系膜细胞、内皮细胞和上皮细胞，是导致糖尿病肾病最主要的细胞因子。在高糖条件下，随着时间的延长，TGF-β_1 mRNA 的表达也逐渐增加，而且远远高于正常的水平。TGF-β_1 表达的增加可以促进系膜细胞合成和分泌细胞外基质（extracellular matrix，ECM），抑制 ECM 的降解，加速其在肾小球系膜区的积聚，最终导致肾小球硬化。在肾小球系膜中，TGF-β_1 可激活下游的 MAPK，包括 p38MAPK、c-Jun 氨基末端激酶和细胞外信号调节激酶，从而影响糖尿病肾病的进展。TGF-β_1 还可以上调肾小球系膜细胞葡萄糖转运蛋白 -1 的表达，增加细胞内葡萄糖的浓度，加重 DN 的代谢异常。p38MAPK 抑制剂 SB203580 能通过部分抑制 p38MAPK 而抑制 TGF-β_1 诱导的 FN 合成，可能对糖尿病肾病纤维化具有一定的保护作用[10]。同时，在高糖环境下，系膜细胞中 ERK 信号转导通路可被激活，可进一步上调 TGF-β_1 表达，二者之间相互激活，共同加剧肾损害的进展。

血清和糖皮质激素诱导的蛋白激酶（serum and glucocorticoid induced protein kinase-1，SGK1）是一种丝氨酸 / 苏氨酸蛋白激酶，该通路激活能够促进肾小球系膜细胞合成结缔组织生长因子（connective tissue growth factor，CTGF）和系膜细胞 I 型胶原的分泌，促进肾脏的纤维化。王全胜等用带有 SGK1 激活型突变体的质粒和带有 SGK1 失活型突变体的质粒分别转染肾小球系膜细胞，再给予低糖和高糖刺激，结果发现转染 SGK1 激活型突变体质粒的肾小球系膜细胞在高糖刺激下，结缔组织生长因子合成明显高于转染 SGK1 失活型突变体质粒的肾小球系膜细胞，而在低糖时没有明显差异。研究发现高血糖和 TGF-β_1 能够增加糖尿病肾病大鼠肾脏的 SGK1 表达，其表达范围从系膜细

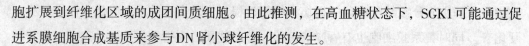

胞扩展到纤维化区域的成团间质细胞。由此推测，在高血糖状态下，SGK1可能通过促进系膜细胞合成基质来参与DN肾小球纤维化的发生。

2. 糖基化终末产物与肾小球系膜细胞损伤

持续高血糖状态下体内蛋白质发生非酶糖基化反应，最终形成糖基化终末产物（advancedglycation end products，AGEs）。AGEs在DN发生和进展中具有重要意义。糖基化终末产物能够通过激活p38MAPK信号通路促进肾小球系膜细胞增殖。此外，AGEs还能导致人肾小球系膜细胞CTGF及FN表达增加，并且随着时间的延长，CTGF、FN mRNA的表达逐渐增强。这些都是导致肾小球硬化的重要因素。慢性肾脏病是以基质增生和纤维化病变为特征的肾小球疾病。在人肾活检标本中CTGF表达显著增高。尤其是肾小球实质细胞，包括肾小球系膜细胞，其升高程度与肾小球硬化呈相关性。由此看来，CTGF在DN的发生发展中有重要作用。中药复方药物大黄、黄芪、川芎、白术、茯苓、菊花等能够在一定程度上抑制AGEs导致的肾小球系膜增生和基质增加。

AGEs作为糖尿病肾病的主要致病因子，至少通过两个途径引起DN。第一是大量AGEs在肾小球系膜、基底膜沉积引起蛋白质的共价交联，改变细胞基底膜的分子结构和理化特性。这种病理性交联能够导致蛋白基质的硬化。更重要的是通过与细胞表面的受体结合而激活细胞内第二信号系统，目前了解最多的是其受体（receptor for advanced glycation endproducts，RAGE）。RAGE能够捕捉AGEs并通过蛋白酪氨酸激酶、p38MAPK、核因子-κB（nuclear factor-κB，NF-κB）等多种途径调控细胞内信号转导，诱导氧自由基以及细胞因子如内皮素-1、血管细胞黏附分子-1、单核细胞趋化蛋白-1、血管内皮生长因子等的产生，引起血管内皮损伤、免疫细胞趋化作用增强、血流动力学和流变学、细胞外基质及新生血管形成等一系列病理变化，促进糖尿病慢性并发症的发生和发展。半乳糖凝集素-3也是AGEs的受体之一，能与AGEs高亲和力结合，并参与AGEs的内化和降解。AGEs干预后，半乳糖凝集素-3表达增高，增高半乳糖凝集素-3能够通过增加AGEs的清除，降低体内AGEs水平[11]。从这个意义上讲，半乳糖凝集素-3在糖尿病肾病的发生中起到保护性的作用。

3. 炎症因子与肾小球系膜细胞损伤

DN时，高血糖、胰岛素抵抗、非酶糖基化、氧化应激、血液流变学等异常激活了肾脏局部的炎症细胞，活化的炎症细胞及其释放的各种炎症因子加速肾脏病进展。糖尿病时的高糖、高胰岛素、过氧化物以及糖基化终末产物可通过激活PKC、p38MAPK、NF-κB等信号途径使肾小球系膜细胞MCP-1表达明显增加[12]。MCP-1不仅对单核细胞有强烈趋化作用，还作用于淋巴细胞和嗜碱性粒细胞等。在MCP-1的趋化下，大量单核细胞、淋巴细胞游走到肾脏局部活化，产生大量生物活性物质，在直接或间接介导的肾损害中有重要作用。巨噬细胞在这一环节中有重要作用。巨噬细胞活化后，能够分泌大量炎症因子，如NO、TNF-α。体外研究证明，在富含NO、TNF-α的巨噬细胞培养液中，肾小球系膜细胞发生增殖。在巨噬细胞衍化生长因子和TGF-β₁等作用下导致系膜增生和细胞外基质聚集；此外通过炎症细胞因子如TNF-α和IL-1β等的作用，还可上调黏附分子和趋化因子的分泌，从而进一步有利于白细胞渗入到肾小球，炎症因子网络共同导致了肾小球系膜细胞的增生和基质分泌增多，从而导致肾小球纤维化。

肾脏局部炎症损伤后，周围细胞包括系膜细胞，参与修复过程，可伴发细胞表型的转变，表达成纤维细胞标志物α-平滑肌肌动蛋白（α-smooth muscle actin，α-SMA）。其分泌的众多炎性和致纤维化细胞因子，通过自分泌或旁分泌方式刺激了一系列胶原和粘连蛋白等ECM产生，促进了肾小球慢性纤维化的进展。

四、肾小管间质细胞

肾小管间质包括管状体系、间质细胞和血管系统，占肾脏体积的90%。尽管肾小球损伤是糖尿病肾病的主要病理改变，但是小管间质同样发生损害并且参与疾病进展。肾间质是指肾泌尿小管之间少量的结缔组织，其间走行着血管、神经和淋巴管等。正常状态下，肾间质的量很少，只有在肾脏纤维化时，肾间质的量才会明显增多。肾小管上皮组织也来源于胚胎期的生后肾间充质干细胞，由单层上皮围成，上皮外有少量的基膜和结缔组织，分为近段小管、细段和远端小管。肾小管的主要功能是物质的重吸收和排泄，维持机体内环境的动态平衡。

（一）小管间质病理改变与糖尿病肾病进程相关

糖尿病早期肾小管肥大，小管基底膜增厚，间质出现炎症和单核细胞浸润。随着疾病进展，肾小管出现萎缩和小管间质纤维化。在1型和2型糖尿病中肾小管扩张均与血肌酐密切相关。Taff等人跟踪了47例糖尿病患者4年，肾穿刺结果表明肾皮质小管间质纤维化比肾小球改变更能反映肌酐清除率的降低，表明小管间质纤维化是糖尿病中重度肾损害。

此外，糖尿病肾脏中存在肾小球和肾小管连接异常。1型糖尿病伴微量蛋白尿患者肾穿刺样本发现4%的肾小球与肾小管连接异常，包括连接小管萎缩。大量蛋白尿期，71%肾小球球管连接异常，其中8%的肾小球没有与任何小管连接。2型糖尿病微量蛋白尿期也出现肾小球与萎缩小管连接。这些证据表明尽管小管间质异常主要见于糖尿病肾病晚期，但是在疾病微量蛋白尿期已经出现微妙变化。

（二）早期糖尿病患者尿液小管标志物增加

尿液标志物研究的数据同样表明 DN 早期即发生小管损伤。1 型糖尿病儿童尿液小管标志物 N- 乙酰 -β-D- 葡萄糖胺糖苷酶（N-acetyl-β-D-glucosaminidase，NAG）表达量较正常对照升高，且与尿蛋白排泄和血糖控制相关。前瞻性研究发现，1 型糖尿病伴微量蛋白尿的患者尿液 NAG 和肾脏损伤分子 -1（kidney injury molecular 1，KIM-1）水平较低的人群 2 年后蛋白尿出现逆转。同样，2 型糖尿病患者尿液 NAG 表达量随病程增加，而且明显早于尿微量白蛋白[13]。这些证据提示肾小管损伤是 DN 早期重要的病理改变。

（三）小管间质改变影响小球结构和功能

糖尿病肾小管间质改变被认为是肾小球蛋白泄漏的继发效应，但是最近已经表明小管改变同样能够导致小球结构和功能的改变。肾小管细胞特异性高表达 VEGF-A 的小鼠出现间质纤维化和小管囊肿，虽然没有显著蛋白尿，但是模型小鼠出现肾小球系膜增生等类似 DN 的病变，同时足细胞 VEGF-A 显著下调，说明小管过表达 VEGF-A 会抑制足细胞 VEGFA 的表达。

Sirtuin 1（Sirt1）是 NAD+ 去乙酰化酶。肾小管特异性敲除 Sirt1 导致蛋白尿增加并出现足细胞足突融合。STZ 注射进一步加重小管特异性敲除 Sirt1 小鼠的肾脏病变。肾小管特异性高表达 Sirt1 减轻 STZ 诱导的糖尿病小鼠肾小球超微结构改变和蛋白尿。上述研究表明近端小管 Sirt1 能够减轻糖尿病肾病损伤和保护足细胞功能同时也说明小管间质改变能够影响小球的结构和功能。

（四）糖尿病肾病肾小管上皮间充质转分化

上皮间充质转分化（epithelial to mesenchymal transformation，EMT）是上皮细胞分化，失去上皮特征，表达间充质细胞标志分子，如 α- 平滑肌肌动蛋白（α-smooth muscle actin，α-SMA）、肌间线蛋白和波形蛋白，并获得间充质细胞表型的生物过程。在单侧输尿管梗阻小鼠模型中基因标记近端小管，发现高达 36% 的间充质成纤维细胞来源于近端小管。最近研究发现单侧输尿管结扎模型中 35% 肌成纤维细胞来自骨髓，10% 来自内皮细胞，5% 来自小管细胞 EMT。同样，体内外研究均发现糖尿病肾病肾小管也有 EMT 样的改变，如波形蛋白表达升高，E- 钙粘素表达降低。肾穿刺样本也证实糖尿病肾病患者小管表达间质细胞标志物。肾小管上皮细胞 TGF-β 过表达被认为是

EMT的关键因子，导致小管细胞和纤维解离，而不是小管细胞的间充质转分化。Li J 等人采用遗传标记Tie2-Cre小鼠，发现AGE导致小鼠内皮细胞转化为成纤维细胞。

1.肾小管上皮细胞转分化的主要步骤

糖尿病时，多种因素都能够通过多种不同机制或相同机制诱导肾小管上皮细胞的表型转化。糖尿病时的高糖状态不仅能够明显地抑制肾小管上皮细胞的增殖，还能诱导细胞的表型转化。肾小管上皮表型转化是指以重吸收和排泌为主要功能的成熟肾小管上皮细胞在某些因素（缺氧、高血糖、蛋白尿等）的刺激下，发生形态和功能的改变，转变成以合成和分泌功能为特征的肌成纤维细胞。研究表明，该转化过程包括以下4个关键步骤：①肾小管上皮细胞间黏附丢失；②α-SMA的重新表达和肌动蛋白的重新组成；③肾小管基底膜的破坏；④细胞的移动和浸润增加。这4个步骤是小管上皮细胞转变为肌成纤维细胞的关键。

2.TGF-β_1的促肾小管上皮转分化作用

糖尿病肾病时，多种因素可以促进肾组织TGF-β_1表达。正常状态下肾小管上皮细胞通过细胞间黏附机制紧密连接在一起，E-cadherin蛋白是细胞间黏附分子的受体，是组成肾小管上皮细胞间紧密连接的重要成分，在保持细胞完整性和极性中起重要作用。而糖尿病时TGF-β_1高水平表达的同时，肾小管上皮细胞E-cadherin蛋白降低，同时伴有α-SMA表达的增加。α-SMA是肌成纤维细胞的骨架蛋白，正常成熟的肾小管上皮不表达α-SMA，它的出现标志着由肾小管上皮细胞到肌成纤维细胞的转分化。这说明TGF-β_1除了对肾小球硬化有关键作用之外，还参与了肾小管纤维化的形成。经TGF-β_1培养过的肾小球上皮细胞E-cadherin蛋白表达降低，同时出现α-SMA、Vim的表达和大量间质成分的聚集，如I型胶原、纤连蛋白等[14]。TGF-β_1可以很大程度抑制E-cadherin的表达，它的丧失使得肾小管上皮细胞的形态、结构、功能均可发生变化，从而启动了由肾小管上皮细胞到肌成纤维细胞的转分化的第一步。

虽然TGF-β_1介导的信号转导是多信号转导，但目前认为TGF-β_1/Smads途径是主要的作用途径。当TGF-β_1与其受体结合后使胞浆中Smad2/Smad3磷酸化激活，并结合Smad4形成复合物进入细胞核，作用于目标基因，从而完成TGF-β_1对基因的调控。其中包括抑制E-cadherin蛋白表达和促进成纤维细胞分泌CTGF表达等。E-cadherin蛋白降低是肾小管转分化的开始，也是间质纤维化的开始。CTGF是导致肾间质纤维化重要的细胞因子之一，在TGF-β_1高表达的同时也呈高表达状态。Smad7是抑制型Smads，属于抗Smads蛋白，也可与TGF-β_1的I型受体结合，但不能被活化，因此可阻止调节型Smads磷酸化，因此能够阻断Smad2和Smad3介导的作用，有抗肾小管上皮细胞转化的作用。糖尿病时，大鼠肾组织有一定量的Smad7的表达，但不足以对抗Smad2和Smad3所介导的致纤维化效应。具有负调控作用的Smad7蛋白低水平表达和后期的逐渐减少，可能是肾小管上皮细胞转分化的原因之一。

3.肝细胞生长因子抑制肾小管上皮细胞转分化的作用

在众多的细胞因子中，肝细胞生长因子（hepatocyte growth factor，HGF）可以抑制肾小管上皮细胞转分化，从而起到肾脏保护的作用。在糖尿病大鼠模型肾脏病早期，HGF先有一个升高的过程，且HGF伴随α-SMA的升高而升高，且明显强于α-SMA，此时肾脏病变主要表现为细胞的增生肥大。这是机体产生的一种代偿性防御反应，而后随着肾脏病理改变的逐渐加重，HGF表达下降，而α-SMA表达则持续上升。这表明HGF具有抑制肾小管上皮转化的作用，HGF的下降使得肾脏的病理损害进一步加重[15]。HGF还可以通过抑制CTGF的表达而发挥抗肾小管纤维化的作用。高糖可以诱导肾小管上皮细胞高表达CTGF促进间质纤维化，而培养液加入重组人HGF后，CTGF表达显著下降，但这种抑制缺乏特异性。

参考文献

［1］Maezawa Y，Takemoto M，Yokote K. Cell biology of diabetic nephropathy：roles of endothelial cells，tubulointerstitial cells and podocytes. J Diabetes Investig .2015，6（1）：3-15.

［2］赵鹏鸣.内皮细胞损伤在糖尿病肾病发病机制中的作用.中国糖尿病杂志.2016，24（2）：169-172.

［3］Shao Y，Lv C，Yuan Q，et al. Levels of Serum 25（OH）VD3，HIF-1alpha，VEGF，vWf，and IGF-1 and their correlation in type 2 diabetes patients with different urine albumin creatinine ratio. J Diabetes Res 2016，2016：1925424.

［4］倪伟建，丁海华，唐丽琴，等.小檗碱对糖尿病肾病大鼠肾组织VEGF 表达的影响.中国药理学通报.2015，31（6）：795-800.

［5］Dessapt-Baradez C，Woolf AS，White KE，et al. Targeted glomerular angiopoietin-1 therapy for early diabetic kidney disease. J Am Soc of Nephrol. 2014，25（1）：33-42.

［6］Weil EJ，Lemley KV，Mason CC，et al. Podocyte detachment and reduced glomerular capillary endothelial fenestration promote kidney disease in type 2 diabetic nephropathy. Kidney international. 2012，82（9）：1010-1017.

［7］Brinkkoetter PT，Ising C，Benzing T. The role of the podocyte in albumin filtration. Nat Rev Nephrol. 2013，9（6）：328-336.

［8］Coimbra TM，Janssen U，grone HJ，et al. Early events leading to renal injury in obese Zucker（fatty）rats with type II diabetes. Kidney Int. 2000，57（1）：167-182.

［9］Simonson MS，Ismail-Beigi F. Endothelin-1 increases collagen accumulation in renal mesangial cells by stimulating a chemokine and cytokine autocrine signaling loop. J Biol Chem. 2011，286（13）：11003-

11008.

[10] Qi W, Niu J, Qin Q, et al. glycated albumin triggers fibrosis and apoptosis via an NADPH oxidase / Nox4-MAPK pathway-dependent mechanism in renal proximal tubular cells. mol cell Endocrinol. 2015, 405: 74-83.

[11] Puglieseg, Iacobini C, Pesce CM, et al. Galectin-3: an emerging all-out player in metabolic disorders and their complications. Glycobiology 2015, 25 (2): 136-150.

[12] Ndip A, Jude EB, Boulton AJ. Inflammation in type 2 diabetes. Frontiers in Inflammation 2016, 1: 164-179.

[13] Patel DN, Kalia K. Efficacy of urinary N-acetyl-β-D-glucosaminidase to evaluate early renal tubular damage as a consequence of type 2 diabetes mellitus: a cross-sectional study. Int J of Diabetes Dev Ctries. 2015, 35 (Supplement 3): 449-457.

[14] Thakur S, Viswanadhapalli S, Kopp JB, et al. Activation of AMP-activated protein kinase prevents TGF-beta1-induced epithelial-mesenchymal transition and myofibroblast activation. Am J Pathol 2015, 185 (8): 2168-2180.

[15] Loeffler I, Wolfg. Epithelial-to-mesenchymal transition in diabetic nephropathy: fact or fiction? Cells 2016, 4 (4): 631-652.

（赵婷婷、赵海玲、王艳、沙洪）

第三节　糖尿病肾病分子机制

糖尿病肾病（diabetic nephropathy，DN）是最严重的糖尿病并发症，是一种较为常见的疾病，也是导致终末期肾病（end-stage renal disease，ESRD）的主要原因。DN从初期出现蛋白尿发展到肾性高血压、肾病综合征，最终引发肾衰竭甚至死亡的时间较短，其3年生存率仅50%左右。DN已成为我国临床慢性肾衰竭最主要的原发病，由此带来的巨大医疗资源耗费也给个人、家庭和社会造成巨大的经济负担和挑战，因此，对DN的发生和预防机制的研究迫切而意义重大。

DN早期的主要病理特征是肾小球肥大、肾小球和肾小管基底膜增厚及系膜区细胞外基质的进行性积聚；后期为肾小球、肾小管间质纤维化。临床上早期可表现为肾小球滤过率减少，继而出现微量白蛋白尿、动脉血压升高和蛋白尿，最终导致肾衰竭。DN发生的分子机制复杂，迄今尚未完全阐明。遗传因素（见第二章）、糖代谢异常（见第一章第一节）和血流动力学途径是导致糖尿病肾损伤的重要机制。近年来，国内外研究者对DN的发病机制进行了广泛而深入的研究，目前普遍认为，氧化应激、炎症和TGF-β超家族是参与糖尿病肾病发生、发展的重要分子机制。因此，本部分将着重介绍氧化应激、炎症和TGF-β超家族参与糖尿病肾病的分子机制研究进展。

一、糖尿病肾病血流动力学途径

大量研究表明，高血压一旦发生血管阻力升高，肾血流量下降，eGFR保持在正常范围，滤过分数则升高，这在高血压早期甚至高血压前期即可观察到。由于出球小动脉的收缩程度较入球小动脉更为显著，使eGFR在肾血流量下降的同时仍然保持在正常范围。高血压早期肾小球前小动脉即出现收缩，早期这种肾血管的收缩是功能性的、可逆的。随着高血压持续发展，肾血管结构发生改变出现肾小动脉结构发生改变，出现肾小球动脉硬化、肾小动脉顺应性下降、血管对药物的舒张反应消失，加之入球小动脉管壁增厚，管腔狭窄，使肾血流量进一步下降，eGFR随之下降，肾小球呈缺血性损害。

由于在部分高血压导致的肾小球硬化中并未观察到肾小球动脉硬化，有学者认为高血压性肾损害不完全是缺血性损害，更重要的是肾小球内高跨膜压和高滤过压导致的损伤。肾小球内高压的存在是促进肾实质损害尤其是肾小球硬化的主要元凶。大量研究表明，肾小球毛细血管的高跨膜压影响肾小球固有细胞的生长增殖和生物学功能，诱导局部细胞因子、血管活性物质的产生，进而导致肾小球结构上的损伤。首先肾小球内高压及高切应力引起血管内皮功能损伤，产生促血管收缩物质Ang-Ⅱ、内皮素-1（endothelin-1，ET-1）、TGF-β及血小板源性生长因子（platelet-derived grouth foctor，PDGF）。AngⅡ、ET-1、TGF-β及PDGF同样也具有促进系膜细胞增殖、胶原沉积的作用，并促进ECM合成和分泌增加。因此，球内高压导致肾小球内所有固有细胞损伤，最终使肾小球硬化、毁损、肾单位丧失，又进一步引起其他肾小球内高压，形成恶性循环。

AngⅡ和生长因子在介导DN的血流动力学和结构改变中起重要作用。在人类和DN实验动物模型中，ACEI和血管紧张素受体拮抗剂（ARBs）可以通过降低全身血压和肾小球毛细血管压而减轻肾脏受损。在肾小管、肾小球和间质细胞中，AngⅡ可以诱导蛋白合成、细胞肥大、增生和基质沉积，说明AngⅡ诱导的损伤中有非血流动力学机制参与其中。糖尿病循环肾素水平正常或降低，因此肾脏局部的RAS活化参与了肾脏受损。而且AngⅡ的这些生物学作用是直接或者通过其他如生长因子等介导分子完成。

RAS在血压组织灌注和细胞外容积的动态平衡上有着非常重要的作用。血管紧张素原（angiotensinogen，AGT）经肾素水解后生成血管紧张素Ⅰ（angiotensin Ⅰ，Ang Ⅰ），后者经血管紧张素转化酶（angiotensin converting enzyme，ACE）作用生成Ang Ⅱ。Ang Ⅱ可通过AT1R和AT2R介导多种生物学效应，而大多数生物学效应主要是通过AT1R介导。全身和局部RAAS介导的血液动力学效应影响肾脏组织细胞浸润和炎症，所以RAAS异常会导致高血压和肾脏组织损伤。

（一）肾素在糖尿病肾病中的作用

肾素能够在肾脏系膜细胞通过受体介导机制调节TGF-β_1的生成，进而促进PAI-1纤维蛋白和胶原I的生成。肾素处理后的细胞中，TGF-β_1和胶原IV的表达上调，而肾素抑制剂Aliskiren可抑制这种变化。进一步研究表明Aliskiren能够降低2型糖尿病模型db/db小鼠中TGF-β_1、胶原-IV、VEGF和PAI-1的含量。另外，肾素及其受体PRR在糖尿病肾病发生过程中起重要作用，PRR可通过增加肿瘤坏死因子α（tumor necrosis factorα，TNF-α）和白介素-1（interleukin-1，IL-1）等炎症因子的生成，从而导致DN的发生和发展[1]。因此，肾素可能通过提高肾脏中炎症因子的含量，从而参与肾病发生、发展全过程。

（二）血管紧张素-II（Ang-II）在糖尿病肾病中的作用

Ang-II是RAAS中最重要的生物活性物质。肾脏中Ang-II过度活化，会导致肾脏功能和结构发生变化，从而导致高血压和肾损伤。研究发现，Ang-II可促进IL-6和单核细胞趋化蛋白-1（monocyte chemotactic protein 1，MCP-1）等炎症因子的生成，同时激活NADPH氧化酶，使ROS生成增多，从而影响DN的病程。Ang-II可激活AT1导致足细胞损伤，Ang-II与各种自分泌和旁分泌因子相互作用，进而影响肾小球滤过率。另外，Ang-II增加了肾小球系膜细胞TGF-β_1 mRNA表达，增加了潜在的TGF-β和活化的TGF-β的水平，从而导致细胞外基质蛋白合成增多，同时抑制基质蛋白的降解，进而加速了糖尿病肾病的进展[2]。综上所述，Ang-II可能是糖尿病肾损伤中非常重要的中间物质。

（三）醛固酮在糖尿病肾病中的作用

醛固酮被认为是DN发生发展的主要媒介，是一种重要的盐皮质激素，盐皮质激素受体阻断剂可以预防糖尿病肾病的发生和发展。研究发现，高血糖能够诱导糖尿病大鼠醛固酮合成的酶基因CYP11B2表达而增加肾脏中的醛固酮水平，而使用醛固酮受体拮抗剂螺内酯则能显著降低醛固酮的含量并表现出良好的肾脏保护作用。在一个糖尿病肾病临床试验中发现使用螺内酯可以降低蛋白尿和肾小球系膜细胞分泌细胞外基质，并可以降低氧化应激和MCP-1的表达[3]。综上所述，醛固酮在糖尿病肾病的发生发展中

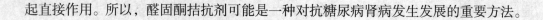

起直接作用。所以，醛固酮拮抗剂可能是一种对抗糖尿病肾病发生发展的重要方法。

二、糖尿病肾病氧化应激分子机制

人们对氧化应激的认识由来已久，发现其在DN发生发展中起到重要作用。生理情况下，机体氧化和抗氧化系统保持动态平衡，当受到有害刺激时，体内高活性分子如ROS、活性氮簇（reactive nitrogen species，RNS）等生成增多、清除减少，氧化与抗氧化系统失衡，会诱导细胞和组织损伤，即氧化应激，肾组织内同样如此。

（一）糖尿病肾病氧化应激产生途径

ROS生成增多导致DN氧化应激产生的途径主要有3条。①DN以长期血糖升高为主要表现，大量堆积的葡萄糖进入细胞，胞质内蛋白质发生糖基化引起AGEs生成，多元醇通路激活造成细胞内高渗，发生无氧糖酵解，磷酸戊糖途径中葡萄糖-6-磷酸脱氢酶（glucose-6-Phosphate dehydrogenase，G6PDH）活性改变等均可引起超氧阴离子（$\cdot O_2^-$）生成增多。②黄嘌呤氧化酶、NAD（P）H氧化酶和一氧化氮合酶（nitric oxide synthase，NOS）等酶活性增高，也是胞质内活性氧产生的来源，其中NAD（P）H氧化酶尤为重要。③线粒体呼吸链是ROS生成的另一来源。葡萄糖有氧氧化过程中，三羧酸循环产生的烟酰胺腺嘌呤二核苷酸（nicotinamide adenine dinucleotide，NADH）和还原型黄素腺嘌呤二核苷酸（flavin adenine dinucleotide，FADH2）是线粒体氧化磷酸化过程中分子氧的电子供体，一般情况电子传递过程中产生的$\cdot O_2^-$小于1%。但是高糖状态或线粒体功能异常时，线粒体呼吸链中复合物Ⅰ及Ⅲ发生电子漏，会导致ROS大量产生。

除ROS生成增多外，抗氧化剂大量消耗和活性改变也是造成肾组织氧化损伤的原因。机体内存在非酶和酶两类抗氧化系统，维生素C、维生素E、类胡萝卜素、谷胱甘肽（glutathione，GSH）等属于非酶抗氧化系统。其中GSH是机体内重要的抗氧化剂，NADPH是其还原酶的辅酶，高糖可激活蛋白激酶A（protein kinase A，PKA）使G6PDH活性改变，NADPH生成减少，进而引起GSH生成减少，肾组织氧化损伤增加。此外，持续的高糖刺激可导致抗氧化酶如超氧化物歧化酶（superoxide dismutase，SOD）、过氧化氢酶（catalase，CAT）、谷胱甘肽过氧化物酶（glutathione peroxidase，GSH-Px）、血红素加氧酶（heme oxygenase，HO）等发生糖基化，酶活性降低，削弱了组织抗氧化能力。近年来，PHD-HIF信号通路[4]及Keap1/Nrf2信号通路在DN氧化损伤中的保护作用也引起了大家的关注。

（二）氧化应激致糖尿病肾损伤的机制

糖尿病或高糖状态下，肾组织内过多的ROS可作为信号分子，介导细胞内多条信号通路的级联反应，如p38丝裂原活化蛋白激酶（p38 mitogen-activated protein kinases，p38MAPK）、c-Jun氨基末端激酶（c-Jun N-terminal kinase，JNK）、磷脂酰肌醇3激酶/丝氨酸-苏氨酸激酶（phosphoinositide 3-kinase / serine-threonine kinase，PI3K / Akt）、Janus蛋白酪氨酸激酶（janus protein tyrosine kinase，JAK）等，进而诱导转录因子活化蛋白-1（transcription factor activated protein，AP-1）、核因子-κB（nuclear factor-κB，NF-κB）、信号传导与转录激活因子（signal transducer and activator of transcription，STAT）等入核，启动TGF-β、MCP-1、ET-1等的表达，引起肾脏组织发生炎症、纤维化、凋亡等一系列反应，最终导致DN。

1. 氧化应激引起的肾小球损伤

作为肾小球滤过屏障中直接暴露于血液的部分，内皮细胞极易受到各种因素的攻击，造成血管通透性增加、肾小球高滤过和高灌注。一氧化氮（nitric oxide，NO）与ROS生成失衡、eNOS减少是糖尿病内皮损伤的主要原因，O_2^-与NO反应生成的过氧亚硝基可通过激活RhoA减少eNOS表达，引起内皮细胞损伤。ROS还可促使四氢生物蝶呤（tetrahydrobiopterin，BH4）氧化成非活性代谢物，促使eNOS解偶联，并使前列环素合酶失活。解偶联的eNOS单体反过来也会引起O_2^-产生，造成恶性循环[5]。

肾小球系膜细胞位于毛细血管袢间，与基底膜或内皮细胞相邻，具有支撑、调节毛细血管血流量和滤过面积、分泌多种生物活性物质、合成系膜基质等多重生物学作用。糖尿病时，高糖、高脂等状态下，系膜细胞内NADPH氧化酶表达增加、线粒体呼吸链功能异常等引起ROS大量生成，进而介导多条信号通路的级联反应，引起AGEs生成增多、PKC激活、RAAS激活、TGF-β激活、慢性炎症反应和纤维化等，导致系膜细胞肥大，系膜基质合成增多、降解减少，基底膜增厚[6]。

足细胞位于肾小球滤过屏障的最外层，是终末分化的上皮细胞，具有阻遏蛋白漏出、维持毛细血管腔开放、清除肾小囊腔内大分子物质等作用。足细胞损伤和减少被认为是DN最早期表现之一。高糖持续刺激可使足细胞内细胞色素P450 4A家族（cytochrome 4A P450 family，CYP4A）表达升高，引起20-羟基二十碳四烯酸（20-hydroxyeicosatetraenoic acid，20-HETE）生成增加，进而刺激NADPH氧化酶表达，产生大量ROS，最终引起细胞凋亡。ROS还可介导瞬时受体电位通道-6（transient receptor potential channels 6，TRPC6）激活引起钙离子（Ca^{2+}）内流，造成足突消失、足细胞脱落。TRPC6是2005年新发现的裂孔隔膜蛋白，具有氧化还原敏感性，在肾组织多种细胞内表达，是ROS介导肾组织损伤的下游机制。不仅如此，氧化应激引起晚期蛋白氧化产物（advanced oxidation protein products，AOPPs）增多可下调足细胞裂孔蛋白nephrin和podocin表达，使滤过屏障遭到破坏。此外，microRNA、缓激肽、雷帕霉素等也参与了ROS介导的足细胞损伤。

2. 氧化应激引起的肾小管间质损伤

氧化应激可通过诱导caspase级联反应、线粒体膜电位降低、细胞色素C释放，介导肾小管早期损伤和凋亡。高糖导致ROS大量生成还可激活NLRP3炎症体，促进IL-1β、IL-18释放引起炎症反应[7]；激活细胞外信号调节激酶1/2（extracellular signal-regulated kinase1/2，ERK1/2）和Smad2，促进TGF-β_1、FN合成引起EMT和间质纤维化。高糖状态下，肾组织内血流改变引起氧供减少，低氧诱导因子1α（hypoxia-inducible factor-1 α，HIF-1α）是细胞对低氧适应的主要调节因子，可调控VEGF、红细胞生成素（erythropoietin，EPO）、葡萄糖转运蛋白-1（glucose transporter-1，Glut-1）、磷酸甘油激酶（phosphoglyceric kinase，PGK）的基因表达，改善氧利用度、加强葡萄糖吸收和代谢。ROS是HIF-1α的重要调节剂，低水平的ROS可保持HIF-1α稳定，大量ROS生成可持续刺激HIF-1α，使其对低氧反应迟钝，失去调节作用，造成肾小管间质缺氧损伤。

三、糖尿病肾病的炎症机制

炎症是机体针对各种刺激物（如感染）和组织损伤的一种生理性应答，包括急性和慢性两类。急性炎症反应作为固有免疫和适应性免疫的一部分，通常是有益的。而慢性、过度或失控的炎症反应则导致组织损伤。过往，学者并不认为DN是典型的炎症疾病。然而，近年来研究表明肾脏炎症是促进DN发展的关键因素，它可能诱导代谢以及血流动力学紊乱等损伤。因此，我们将讨论炎症参与DN发生发展的分子机制。

（一）炎症细胞

白细胞产生前炎症因子，例如IL-1，TNF-α，干扰素-γ（interferon-γ，IFN-γ）。这些前炎症因子又能够介导肾脏固有细胞产生一系列细胞因子，包括白介素-8（interleukin，IL-8）、MCP-1等。这些细胞因子直接迁移到在肾脏聚集的白细胞中，并且启动炎症循环。即使在DN早期，也有巨噬细胞、T细胞在肾小球和小管间质沉积。

1. 巨噬细胞

巨噬细胞是介导肾脏炎症的关键炎症细胞。活化巨噬细胞释放大量促炎因子、促纤维化因子和抗血管形成因子，例如TNF-α，IL-1，IL-6，ROS，纤溶酶原激活物抑制剂（plasminogen activator inhibitor，PAI-1）、金属基质蛋白酶（matrix metallo preteinases，MMP）、TGF-β、血小板生长因子（platelet derived growth factor，PDGF）、Ang-II以及内皮素。临床研究发现，DN患者肾小球及小管间质的巨噬细胞积聚与血肌酐、尿蛋白及间质纤维化相互关联。与临床研究结果相似，巨噬细胞在DM小鼠肾脏的积聚和活化与长期高血糖状态，肾小球免疫复合物沉积，以及日益增多的细胞因子和进展性纤维化密切相关。为了进一步研究巨噬细胞在DN中的作用，学者利用抗c-fms抗体治疗db/db小鼠，发现该抗体能够抑制巨噬细胞引起的DN病变。c-fms是集落刺激因子（colony stimulating factor-1，CSF-1）的受体，能够促进巨噬细胞募集、活化以及存活[8]。此外，抑制巨噬细胞游走抑制因子（macrophage migration inhibitory factor，MIF）能够减少巨噬细胞在糖尿病时肾脏的激活，可能是治疗DN的潜在作用靶点。

以上这些研究提示我们，巨噬细胞的浸润与慢性的、低度的炎症反应相关。巨噬细胞能够与肾脏固有细胞相互作用产生前炎症微环境，进而加速肾脏损伤。

2. 淋巴细胞

在伴随肾功能不全和蛋白尿的1型DM年轻患者肾脏中常见T细胞聚集。重组激活基因1（recombination activating gene-1，RAG1）缺陷小鼠缺乏成熟的T细胞和B细胞，因此淋巴细胞不能募集至肾脏，不能保护肾脏病理学改变和减少肌酐清除率。然而，RAG1缺陷DM小鼠的蛋白尿却明显减少，提示我们B细胞和免疫球蛋白的沉积可能是肾小球炎症和蛋白尿发生的潜在因素。此外，STZ诱导的DM小鼠外周血、脾脏和淋巴结可见调节性T细胞（regulatory T cell，Treg）表达增加。db/db小鼠缺失Treg则加重肾脏炎症，导致更严重的蛋白尿和肾小球高滤过状态；若将外源性Tregs转入db/db小鼠，则能够增加胰岛素敏感性，并且减轻肾脏病变。这些发现提示我们若能调控Treg的数量和功能将有益于改善DN的炎症状态。

3. 免疫沉积

一项关于1型DM的研究发现，来源于循环中的免疫复合物IgG抗体浓度与血肌酐、蛋白排泄率呈负相关[9]。这些免疫复合物能够通过刺激胶原产生而促进肾小球纤维化。Ox-LDL免疫复合物也能够激活补充经典通路，诱导巨噬细胞产生IL-1，IL-6和TNF-α等促炎因子。这些免疫反应的发生，通过系膜细胞和巨噬细胞上Fcγ受体，或与p38 MAPK，JNK以及PKC等通路的激活有关。DN患者肾活检研究也证实存在免疫复合物沉积。在一项对567名DM患者肾活检的分析发现，将近30%肾小球疾病患者存在免疫复合物沉积。与临床数据一致，实验证实DM动物模型肾脏中存在免疫复合物沉积，提示免疫复合物在DN中起重要作用。

（二）炎症因子

1. 肿瘤坏死因子

TNF-α 主要由单核细胞、巨噬细胞和 T 细胞产生。此外，肾脏固有细胞也能够产生 TNF-α。大量研究证实，TNF-α 在 DM 动物肾脏中表达增加。TNF-α 的作用包括促进局部 ROS 产生，增加白蛋白渗透率等。2 型 DM 患者的尿液中 TNF-α 与微量白蛋白尿密切相关，它可能作为独立的 DN 早期生物标志物。

2. 白细胞介素

研究发现，IL-1 在 DN 动物模型中表达增加，IL-1 能够增加 ICAM-1、血管细胞黏附分子 -1（vascular cell adhesion moltcule-1，VCAM-1）以及钙粘素的表达。此外，IL-1 还能够介导内皮细胞渗透性增强，通过影响前列腺素合成而改变肾小球血流动力学，刺激系膜细胞和成纤维细胞增生。IL-6 由内皮细胞、白细胞、脂肪细胞以及系膜细胞产生。IL-6 被认为调节内皮细胞渗透，系膜细胞增殖。有报道称，升高的 IL-6 与 2 型 DM 患者 GBM 增厚和肾小球扩张相关。IL-6 在 1 型及 2 型 DM 肾损害患者中表达上升，并且相较于微量蛋白尿或正常蛋白尿患者，在大量蛋白尿患者中 IL-6 表达更高。白介素 -18（interleukin-18，IL-18）是一个潜在的炎症因子，主要由肾小管上皮细胞产生。它能够介导前炎症因子，上调 ICAM-1，也能引起内皮细胞凋亡。有报道称，日本 2 型 DM 患者血清以及尿液 IL-18 表达增加，且与尿蛋白呈正相关[10]。

（三）趋化因子

MCP-1 促进单核细胞和巨噬细胞迁移和活化，上调黏附分子以及其他促炎因子的表达。肾脏多种细胞能够产生 MCP-1。MCP-1 缺陷的 DM 动物模型表现出较轻的肾脏损伤。1 型和 2 型 DN 患者尿液中 MCP-1 排泄增加，提示其可能作为早期 DN 损伤的标志。抑制 ACE 或盐皮质激素受体都能够抑制肾脏 MCP-1 的产生。

（四）黏附分子

不同的黏附分子参与、启动局部组织的免疫应答。ICAM-1、VCAM-1 都参与白细胞到内皮细胞的黏附。

1. 细胞间黏附分子

ICAM-1 是细胞表面糖蛋白，作为白细胞整合素配体参与白细胞向内皮细胞的黏附。ICAM-1 能够被高糖、AGEs、氧化应激、高脂及促炎因子等诱导。研究发现，ICAM-1 在 DM 动物模型中表达上升，其机制可能是通过激活 PKC / NF-κB 通路，TGF-β₁ / Smads 通路以及 p38MAPK 通路。在 1 型非裔美国 DN 患者中，可溶性 ICAM-1 表达增加，预示大量蛋白尿以及肾功能不全进程[11]。在给予DN患者加强胰岛素治疗后，尿液中ICAM-1能够显著下降。

2. 血管内皮黏附分子

VCAM-1是参与白细胞向内皮细胞黏附的另一个分子，它能够促进炎症时白细胞在脏器的聚集。VCAM-1的表达在DN患者及动物模型中增加。DM患者血浆中可溶性VCAM-1表达增加，且与蛋白尿进程相关，提示我们可溶性VCAM-1可能是DM肾脏损伤的生物标志物。

（五）脂肪因子

脂肪细胞分泌多种脂肪因子，它们在肥胖及2型DM时表达异常。这些脂肪因子，如脂联素、瘦素、抵抗素、内脂素等已经被证实与2型DM的代谢异常及微炎症状态相关。

1. 脂联素

脂联素（adiponectin）是脂肪细胞分泌的一种激素。它能够调节胰岛素敏感性，具有抗炎和抗氧化作用。研究表明，脂联素能够抑制白细胞聚集，减少巨噬细胞分泌TNF-α，参与白细胞的滚动和黏附。尿液及血清中的脂联素水平可作为DN进展的标志物。而血清脂联素水平可判断2型DM患者的肾功能。脂联素受体（adiponectin receptors，ADIPORs）1、2被证实与内皮细胞功能、炎症细胞功能相关。依替米贝能够调节db/db小鼠脂联素水平，增强脂联素受体表达，并减少蛋白尿和减轻肾小球肥大。过表达脂联素能够改善DM大鼠的内皮功能。在代谢综合征、肥胖、2型DM及冠状动脉疾病患者血液循环中，脂联素水平明显降低[12]。有研究发现在DN早期，患者脂联素水平显著低于正常对照；但在大量蛋白尿和肾功能不全期的DN患者中，血清脂联素水平上升并且与胰岛素抵抗呈负相关。这些数据提示我们，脂联素在DN不同阶段可能发挥不同作用。

2. 瘦素

瘦素（leptin）对于通过抑制食物摄入和刺激能量消耗来调节体重至关重要。与脂联素相反，瘦素表现为促炎症作用，包括刺激炎症信号通路以及氧化应激，损伤内皮功能和血小板聚集。过表达瘦素加重肾脏纤维化及蛋白尿。临床研究发现2型DM患者的血清瘦素水平与蛋白尿相关，相较于正常蛋白尿的2型DM患者，出现微量白蛋白尿和蛋白尿的2型DM患者则表现出较高的瘦素水平。进一步研究发现，瘦素合成增加能够通过激活MAPK通路上调可溶性ICAM-1加速DM进程。

3. 抵抗素

抵抗素（resistance）促进ET-1，VCAM-1和MCP-1的表达，也能通过ERK和Akt

信号通路，抑制胰岛素信号通路促进血管平滑肌细胞增殖和eNOS的激活。在2型DM患者中，接受祥利尿剂而非噻嗪类利尿剂的患者抵抗素水平有所提高。在进展期慢性肾脏病（chronic kidney clisease，CKD）患者中，血清抵抗素水平也有所上升。

（六）Toll样受体

在哺乳动物中，Toll样受体（toll like receptors，TLRs）通过病原体相关分子模式（pathogen-associated molecular patterns，PAMPs）识别多种信号通路，包括蛋白、碳水化合物、脂类、核酸以及先天免疫反应。一旦组织损伤或炎症发生，多种损伤相关分子模式（damage-associated molecular patterns，DAMPs），例如热休克蛋白、脂肪酸、修饰的LDLs、高迁移率族蛋白B1（high-mobilitygroup box 1，HMGB1）及AGEs被释放。它们的体内配体即被TLR2和TLR4识别。TLRs被认为参与糖尿病引起的炎症和血管并发症。有临床研究发现，1型DM患者白细胞中TLR2及MyD88增高提示存在早期炎症反应，可能是尿微量白蛋白的危险因素。TLR2在DM大鼠肾小球中表达增加，激活NF-κB信号通路并增加TGF-β表达。DN小鼠敲除TLR2后可减少蛋白尿排泄，可能与抑制MyD88依赖信号通路，减少TGF-β表达、巨噬细胞浸润及保护足细胞有关[13]。

TLR4与肾小管间质炎症过程密切相关。在DN患者肾小管中TLR4表达上升，且与内源性TLR4配体HMGB1相关。敲除TLR4或抑制其表达，能够抑制高糖或游离脂肪酸引起的肾脏炎症及纤维化，并能够保护足细胞。

（七）核转录因子

许多转录因子，如上游激活因子1、2（upstream stimulatory factor 1、2，USF 1、2），激活蛋白1（activator protein 1，AP-1），NF-κB，cAMP反应元件结合蛋白（cAMP-response-element-binding protein，CREB），活化T细胞核因子（nuclear factor of activated T-cells，NFAT）以及Sp1在高糖环境下都会被激活。这些转录因子调节的基因与炎症、ECM转分化相关，其中以NF-κB通路被研究的最为透彻。

NF-κB能够被细胞因子、氧自由基、吸入性小分子、紫外照射、细菌或其他病毒产物广泛的激活。蛋白尿本身是NF-κB的重要激活产物，也是对小管细胞主要的促炎症刺激。NF-κB1或NF-κB2与REL（v-rel avian reticuloendotheliosis viral oncogene homologue）绑定。RELA和REL用来形成NF-κB复合物，后者被IκB（inhibitory κB）蛋白抑制。失活的NF-κB存在于细胞质。IκB蛋白丝氨酸磷酸化剩余物通过泛素化途径被破坏，从而能够激活NF-κB复合物。激活的NF-κB复合物转录进入细胞核并与DNAκB结合序列相结合。NF-κB结合在不同基因的启动子区域，从而在DN发生中起关键作用。这些基因包括编码TGF-β1，MCP-1以及ICAM1。NF-κB也能够参与如PKCβ，RAS，AGEs以及氧化应激等多种信号通路，进而参与DN进展。应用噻唑烷二酮类或姜黄素等药物可抑制NF-κB活化，从而减缓DN进展，提示NF-κB是DN重要的治疗靶点。

（八）核受体

因为核受体调节脂质及葡萄糖代谢的下游效应，故细胞核激素受体是2型DM和脂代谢紊乱的分子靶标。此外，核受体对炎症，氧化应激和纤维化具有负调节作用。这些作用可以作为DN的治疗靶点。

1.Vitamin D 受体

Vitamin D受体（vitamin D receptor，VDR）是一种细胞内激素受体。它能够特异性结合并调节1，25（OH）$_2$D$_3$（1-α，25-dihydroxyvitamin D$_3$）。Vitamin D可以通过激活巨噬细胞，抑制高糖诱导的NF-κB和MCP-1发挥抗炎作用。VDR的肾脏保护作用在STZ诱导的VDR敲除小鼠中被证实。1，25（OH）$_2$D$_3$能够抑制高糖诱导的系膜细胞RAS激活和TGF-β表达。vitamin D激动剂和RAS抑制剂联合应用可对缓解DN发挥协同作用。

2.法尼醇受体

法尼醇受体（nuclear receptor subfamily 1，group H，member 4，又被称为 farnesoid X receptor，FXR）是一种孤儿受体，在肝脏、肠道、肾上腺及肾脏中高表达。初级胆汁酸是FXR最丰富的内生配体。FXR在胆汁循环，甘油三酯和胆固醇稳态发挥重要调节作用。FXR激动剂GW4064能够减少高脂诱导的C57BL / 6J小鼠肾小球硬化，小管间质纤维化以及蛋白尿。在肾小球系膜细胞，过表达FXR或给予GW4064治疗同样能够抑制固醇调节元件结合蛋白-1（sterol-regulatory-element-binding protein-1，SREBP-1）及其他脂肪相关基因，提示FXR可能在调节肾脏脂代谢和炎症、纤维化方面发挥作用；而FXR敲除小鼠表现出加重的肾脏损伤。相反地，给予FXR激动剂INT-747则会减缓肾脏损伤，如减少蛋白尿、肾小球硬化、小管间质纤维化、调节肾脏脂质代谢、巨噬细胞浸润、减少肾脏SREBPs、生长因子、氧化应激酶的表达。

3.过氧化物酶体增殖剂激活受体

作为核受体家族的成员，PPARs活化受靶基因调控。它能够被食物脂肪酸以及它们体内代谢物激活，可以作为脂质传感器，一旦被激活，能够启动机体代谢。PPARα在近端肾小管及髓袢表达。它在脂肪酸β-氧化调节能量利用过程中起重要作用。有研究发现在STZ诱导的PPARα缺陷DM模型大鼠中，蛋白尿和肾小球硬化都随着血清自由脂肪酸和甘油三酯的下降而得到改善。贝特类药物通过减少肾脏脂毒性、炎症反应、纤维化和氧化应激从而缓解 DN 症状。然而，需要注意非诺贝特可能造成已明确肾脏疾病患者的肾功能不全。

PPARγ 主要在脂肪组织中表达，也在肾脏组织表达，参与脂肪细胞分化。噻唑烷二酮类（thiazolidinediones，TZDs）能够通过减轻氧化应激、炎症反应、减少 DM 患者及动物蛋白尿排泄。

PPARδ 在全身表达丰富，仅在肝脏中表达较低。PPARδ 具有显著的燃烧脂肪作用，是脂肪酸分解代谢以及能量稳态的有利调节者。激活的 PPARδ 能够改善胰岛素抵抗，肥胖以及血浆 HDL 水平。PPARδ 激动剂 GW0742 能够不依赖调节 DM 大鼠血糖减少尿蛋白排泄率，并且改善巨噬细胞渗透，系膜基质增生以及胶原沉积。体外研究表明 PPARδ 激活能够增加抗炎症辅抑制物 B 细胞淋巴瘤 6（B-cell lymphoma-6，BCL-6）表达，后者能够抑制 MCP-1 和骨桥蛋白表达。

炎症在 DN 发展中的作用毋庸置疑。DM 状态下的高血糖、免疫复合物都可能激活肾脏固有细胞释放细胞因子，上调细胞黏附分子。单核细胞及淋巴细胞浸润至肾脏，可能使之分泌各类损伤因子，例如前炎症细胞因子、活性氧。它们会放大炎症反应，并促进细胞损伤及纤维化。

许多研究证实与炎症相关的分子和信号通路在 DN 进展中起关键作用。这些分子和信号通路都有可能作为治疗 DN 的新靶点。它们中的一些，例如 TNF-α 和 IL-6 已经在风湿性关节炎等疾病中被研究用来作为潜在治疗靶点。然而它们是否可以用来治疗 DN 还有待进一步研究。目前对于 DN 的治疗强调控制血糖，但是还没有证据说明各类降糖药和胰岛素制剂是否对于长期亚临床以及轻微的炎症状态有益。因此，只有明确炎症在 DN 发病中的分子机制，才有可能找到治疗 DN 的潜在有效新靶点。

四、糖尿病肾病纤维化信号通路

肾脏纤维化是各种原因引起的慢性肾脏病的重要标志。肌成纤维细胞增殖和细胞外基质积聚是肾脏纤维化的特征性改变。目前认为，肾脏纤维化程度能可靠地反映肾脏病的预后。近几十年来，肌成纤维细胞的来源颇具争议。传统观点认为肌成纤维细胞起源于固有的成纤维细胞，但是循环中的纤维细胞、肾小管 EMT 和内皮细胞向间充质细胞的分化均被认为是其可能的来源。目前遗传命运图谱验证了传统观点，证明了肾脏固有成纤维细胞转化为肌成纤维细胞，这些发现对肾脏纤维化研究具有重要意义。在肾脏纤维化形成过程中，炎性细胞浸润，肾脏固有细胞在致纤维化因子、细胞因子和生长因子的作用下，细胞表型发生转化是肾脏纤维化形成的主要机制。此外，

ECM的产生与降解过程失调，导致ECM过度积聚，进一步促进肾脏纤维化、硬化和肾功能进行性恶化及肾单位丧失。肾脏纤维化主要包括肾小球纤维化、肾小管和肾间质纤维化。肾小球和肾小管纤维化的组织学表现类似，均以细胞外基质积聚和肾间质成纤维细胞增生为主要特征。其中，肾小球纤维化主要表现为系膜细胞分泌的胶原 I、胶原IV等细胞外基质积聚，最终导致肾小球硬化。肾小管-间质纤维化则表现为细胞外基质中胶原 I、胶原III的沉积与积聚，破坏肾功能，最终导致间质纤维化形成。在肾脏纤维化形成过程中，受到多种炎性介质、PDGF、TGF-β、血管活性因子的影响，其中TGF-β超家族是目前研究的热点，因此，本文主要以TGF-β超家族多个成员为切入点，探讨糖尿病肾纤维化的分子机制。

（一）TGF-β1 / Smads 信号通路

TGF-β 是TGF-β超家族最早发现的成员，其家族包括活化素、抑制素、生长分化因子（growth differentiation factors，GDF）和骨形成蛋白（bone morphogenetic protein，BMP）等。TGF-β在各种不同类型的细胞中具有广泛的生物学功能，肾脏TGF-β信号通路的激活是肾脏纤维化发生、发展中关键环节。近年来，该通路抑制剂或拮抗剂治疗肾脏纤维化已见诸报道。

TGF-β 受体（TβR）有三类：TβRI、TβRII，TβRIII，其中只有I、II型受体是TGF-β信号通路激活必需分子，它们都是跨膜糖蛋白。Smads是TGF-β下游分子，哺乳动物Smads目前发现有8种，根据结构和功能可分为三类：第一类是受体激活-Smads（receptor-activated Smads，R-Smads），包括Smad 1、Smad 2、Smad 3、Smad 5和Smad 8；第二类普通-Smads（common Smads，Co-Smads），包括Smad 4；第三类为抑制型Smads（inhibitory Smads，I-Smad），包括Smad 6和Smad 7。Smad 2、Smad 3、Smad 4和Smad 7参与TGF-β信号通路，其他Smad参与BMP和活化素等信号通路。TGF-β和TβRII结合，激活TβRI激酶，然后活化的TβRI使受体调节的Smad（R-Smad）、Smad 2和Smad 3磷酸化。磷酸化的Smad 2和Smad 3与Smad 4形成低聚复合物。该复合物转移至细胞核调节靶基因的转录，如与胶原基因启动子结合，促进胶原合成。

TGF-β 及其下游Smad级联反应的上调在多种肾脏疾病中普遍存在，是公认的肾脏纤维化关键性介导因素。最近发现损伤的肾小管上皮细胞周期停滞在G2 / M期，产生大量的TGF-β。TGF-β通过刺激细胞外基质产生，同时抑制降解而参与进展性肾纤维化，此外，其还可以诱导损伤的肾小管上皮细胞转分化。抑制TGF-β信号通路的方法包括使用中和性抗体、核心蛋白聚糖、可溶性受体和受体丝氨酸 / 苏氨酸激酶的小分子抑制剂。在几种不同类型的动物模型中TGF-β的中和性抗体都表现出有效治疗作用并有很好耐受性，甚至在一些情况下其可以逆转糖尿病肾病早期改变。给予抗TGF-β抗体合并ACE抑制剂或血管经张素受体阻断剂，可对糖尿病肾病发挥更多保护性作用。

Smads是TGF-β信号通路参与慢性肾脏病肾纤维化和炎症的重要分子机制。Smad6和Smad7属于Smads家族中的抑制性蛋白，同时阻断TGF-β和骨形成蛋白信号通路，不同的是Smad6只部分抑制TGF-β信号。TGF-β可迅速诱导内源性Smad7，反过来Smad7通过负反馈环路抑制TGF-β通路的早期反应，即R-Smad磷酸化，从而下调了TGF-β信号通路。研究发现内源性Smad7的表达水平较低，不能逆转肾小管上皮细胞R-Smad激活相关联的TGF-β的促纤维化作用。然而诱导Smad7过表达可阻断Smad2激活，并抑制TGF-β介导的肾小管上皮细胞间质转分化及Ⅰ、Ⅲ、Ⅳ型胶原基因和蛋白的合成。Smad2/3的激活增多而Smad7的减少造成信号通路失衡是肾间质纤维化发生发展中共同的一个机制和通路。因此，恢复肾脏Smad7的表达可抑制Smad2/3的活化，使通路重新达到平衡而抑制肾纤维化。在单侧输尿管梗阻小鼠模型基础上去除Smad7外显子，发现Smad7的功能缺失加重了原有模型小管间质的纤维化，以及进一步促进α-SMA、Ⅰ型胶原和细胞外基质的增加，这些均与肾TGF-β上调及Smad2/3激活密切相关。相反，过表达Smad7可阻断Smad2的激活，从而抑制TGF-β诱导的肾小管上皮细胞转分化和胶原生成。

除了TGF-β/Smad信号通路，Smad非依赖的TGF-β信号通路在肾脏纤维化中发挥重要作用。研究发现，TGF-β1可以活化肾小管上皮细胞中的RhoA，RhoA是调控细胞骨架的重要分子，活化的RhoA参与EMT过程中胞间连接结构的消失以及细胞形态的改变，因此，TGF-β1可诱导RhoA介导的肾小管上皮细胞EMT，导致肾脏纤维化。另外，TGF-β1还可以通过激活ERK1/2、p38MAPK及JNK通路发挥作用，其中最具代表性的是JNK/p38MAPK通路。MAPKs可以磷酸化Smads从而使TGF-β1/Smads信号通路作用加强。TGF-β1可以激活系膜细胞的ERK1/2、JNK信号通路，进而活化AP-1等转录因子，使胶原蛋白和纤连蛋白（Fibronectin，FN）表达增加，从而导致ECM的沉积。TGF-β1与p38MAPK之间可形成正反馈效应，TGF-β1激活产物TAB1使p38MAPK自动磷酸化，而p38MAPK又能上调TGF-β1的表达。

表观遗传学研究表明DNA甲基化以及组蛋白修饰参与基因的转录调控。新近研究发现，TGF-β1显著增加组蛋白去乙酰化酶-2（histone deacetylase 2，HDAC-2）的活性，改变组蛋白乙酰化修饰水平，影响基因转录。HDAC-2抑制剂可以抑制TGF-β诱导的肾小管上皮细胞EMT。另外，TGF-β1可以上调DNA甲基转移酶1的表达及其核转位，导致Rasal1基因启动子区域高甲基化，抑制Rasal1基因表达，从而促进成纤维细胞的增殖活性。

（二）TGF-β通过microRNA调控糖尿病肾脏纤维化

微小RNA（microRNA，miRNA）是近年来发现的一种内源性非编码RNA，通过与靶基因信使RNA（messenger RNA，mRNA）的3'非编码区碱基互补结合，抑制翻译水平，阻遏蛋白质合成，参与靶基因的转录后调控。目前研究发现，TGF-β可通过调节糖尿病肾组织中microRNA的异常表达，介导糖尿病肾纤维化病理改变。因此，探索TGF-β介导的miRNAs在DN中的具体作用有助于进一步认识DN的发病机制。

miRNA是长度为21-24个核苷酸的单链非编码RNA，广泛存在于植物及动物体内，通过与靶基因信使3'非编码区碱基互补结合，起降解mRNA或抑制靶基因翻译的作用。根据最新miRNA数据库的统计数字，目前已有超过2500个人类miRNAs被证实，至少靶向调节60%的蛋白编码基因。miRNAs参与肿瘤的发生，细胞凋亡、分化、免疫应答及胰岛素分泌等一系列生物学过程。miRNAs的调节异常与心血管疾病、神经系统功能紊乱及某些肿瘤的发生关系密切。近年来，miRNAs在肾脏领域的研究报道越来越多，特异性敲除小鼠足细胞Dicer酶后，导致足细胞中miRNAs的丢失，从而触发大量蛋白尿、足细胞损伤及肾脏纤维化改变，因此足细胞中的miRNAs在维持肾脏的正常结构及功能方面起重要作用。miRNAs作为关键的调控因子参与DN的发生、发展，并且几种与DN发生有密切关系的miRNA已经被证实。

我们已经知道TGF-β1通过与受体结合，触发Smad依赖及Smad非依赖信号通路，从而发挥对下游基因的转录调控作用。目前的研究揭示，TGF-β1作为一种上游调控因子还可以通过调节miRNAs的异常表达使肾脏发生纤维化病理改变；TGF-β1可上调miR-21、miR-192、miR-377、miR-216a及miR-215的表达；下调miR-29、miR-200的表达。进一步研究发现，miR-21，miR-29和miR-192参与Smad依赖的TGF-β1促纤维化作用[14]。体内和体外实验研究表明，下调miR-21和miR-192的表达或者高表达miR-29和miR-200皆可有效抑制肾脏纤维化标志分子的表达，说明TGF-β / Smad3信号通路可以通过调控miRNAs表达发挥其促纤维化作用。

以miR-29为例，miR-29家族包含miR-29a、miR-29b、miR-29c，可抑制多种胶原纤维的表达，起抗纤维化作用。研究发现在纤维化病变的肾脏中，miR-29呈低水平表达，体外研究表明TGF-β1或高糖处理的系膜细胞、肾小管上皮细胞及足细胞中，miR-29家族的表达水平下降，并且低表达的miR-29可诱导肾脏纤维化标志分子的表达。miR-29是经典TGF-β₁ / Smad促纤维化信号通路的下游分子，Smad3可通过与miR-29基因启动子的结合抑制其转录。而miR-29靶基因是一组与组织纤维化发生有关的基因，包括胶原纤维Col1a1、Col3a1、Col4a1、Col5a1、Col5a2、Col5a3、Col7a1、Col8a1，MMP-2和整合素β_1。因此，糖尿病状态下，TGF-β_1 / Smad3信号通路通过下调miR-29，使与肾脏纤维化相关的基因表达升高，导致细胞外基质沉积，加速DN的进展。

基于这些研究，microRNAs是肾脏纤维化或EMT过程中TGF-β_1信号通路的重要下游分子。TGF-β_1信号通路相关的microRNAs可能是治疗糖尿病肾脏纤维化新的特异性靶点。随着人们对于miRNA研究的不断深入，有助于更清晰地了解DN的发生、发展机制，为DN治疗提供新的分子靶点。

（三）TGF-β_2

除了TGF-β_1之外，TGF-β家族的其他成员也参与肾脏纤维化过程。虽然相关的研究并不多，但人们认为TGF-β_2发挥了促纤维化作用。研究发现，将人的重组TGF-β_2每日注射给成年大鼠可导致肾脏ET-1（endothelin-1）和Ang II（angiotensin II）表达升高，进而引起肾小管间质纤维化和血管纤维化。人们利用STZ诱导的糖尿病大鼠和有糖尿病遗传倾向的生物杂交鼠，检测了TGF-β系统各分子的表达，包括TGF-β_2。结果发现STZ诱导后的30天内，TGF-β_1 mRNA水平升高，而蛋白水平没有变化。然而TGF-β_2恰恰相反，其mRNA水平没有明显的变化，但其蛋白水平升高了2倍。最终在STZ诱导90天后，TGF-β II型受体蛋白表达水平升高了3倍。进一步研究发现，与STZ诱导的糖尿病大鼠相比，利用TGF-β_2的单克隆抗体（anti-TGF-β_2）处理糖尿病大鼠的肾脏重量，尿白蛋白分泌率和I型胶原的蛋白合成都显著下降。因此，anti-TGF-β_2发挥了肾脏保护作用，而I型胶原表达的下降表明TGF-β_2可促进糖尿病状态下的肾脏纤维化。目前TGF-β家族中，表达丰度最高、研究最为明确的仍然是TGF-β_1，而TGF-β_2以及TGF-β_3的作用还不清楚，因此，对TGF-β家族进行深入研究，有助于明确各家族成员在糖尿病肾病中发挥的重要作用。

（四）骨形成蛋白7信号通路

BMP7是TGF-β超家族的成员，是一个35kDa的同源二聚体，能拮抗TGF-β的促纤维化功能。BMP 和I型、II型丝氨酸 / 苏氨酸激酶受体结合，现已鉴定小鼠来源的三种BMP I型受体-BMPR1a / Alk3、BMPR1b / Alk6、ActR1a / Alk2有高度同源性，但对配体的亲和力、组织分布及在胚胎发育和成人组织中的功能都是不同的。与配体结合后，II型受体使I型受体磷酸化，I型受体的磷酸化使R-Smad磷酸化。随后，这些R-Smad与Smad4形成低聚复合物，转移至细胞核，激活靶基因的转录。Smad1、Smad5、Smad8是BMP信号通路上的R-Smad。除了Smad信号通路外，其他信号通路如丝裂原激活蛋白激酶也可以被BMP激活。

BMP7在肾组织中高表达，该基因缺失小鼠出现肾发育缺陷而导致围产期死亡。有研究显示给予药理剂量的BMP7能抑制和修复急慢性动物模型肾损伤。1998年，Vukicevic等首次证明了重组BMP7能治疗双侧肾动脉梗阻后的急性肾衰。他们发现BMP7保留了肾功能，提高了生存率。BMP7在糖尿病肾病中的有效性通过足细胞和近端小管BMP7过表达转基因小鼠和药理学方法均得到了证实。Zeisberg等证实BMP7在中毒性肾炎导致的慢性肾损伤模型中可修复严重受损的肾小管上皮细胞，从而逆转慢性肾损伤。BMP7在各种肾实体细胞中均发挥保护性功能：它能拮抗TGF-β依赖的纤维化，减少肾小管上皮细胞和足细胞凋亡。通常直接拮抗TGF-β分子可能会促进炎症，而BMP7则可减弱肾脏炎症因子的表达，并减少了炎症细胞浸润。

越来越多的研究表明BMP在肾脏发育和疾病中具有保护作用，因此BMP的拮抗剂是导致肾脏疾病的不利因素。在BMP的众多拮抗剂中，研究较多集中在子宫敏感性相关基因1（uterine sensitization-associated gene-1，USAG-1）和gremlin两个分子的作用。在USAG-1敲除小鼠的肾损害过程中，肾脏BMP信号显著增强，而给予中和性抗体拮抗BMP7，则肾保护作用消失，表明USAG-1在调节BMP7的肾保护作用中发挥至关重要的作用[15]。而gremlin敲除小鼠因为肾脏缺失和肺隔膜缺陷导致新生期死亡。而体内转染gremlin-siRNA质粒使糖尿病肾病早期病变逆转，表明以gremlin为靶点可能有治疗作用。

参考文献

［1］Kang YS, Lee MH, Song HK, et al. Aliskiren improves insulin resistance and ameliorates diabetic vascular complications in db / db mice. Nephrol Dial Transplant. 2011, 26（4）: 1194-1204.

［2］Stohr R, Marx N. Renin-angiotensin-aldosterone system antagonists and the prevention of type 2 diabetes mellitus. Curr Pharm Des. 2012, 18（7）: 958-962.

［3］Tsuruya K, Toyonaga J. Significance of RAAS inhibition in diabetic nephropathy. Nihon Rinsho. 2012, 70 Suppl 5: 411-418.

［4］Abdo S, Zhang SL, Chan JS. Reactive oxygen species and nuclear factor erythroid 2-related factor 2 activation in diabetic nephropathy: a hidden target. J Diabetes Metab. 2015, 6（6）:10.4172/2155-6156.100057.

［5］Cheng H, Harris RC. Renal endothelial dysfunction in diabetic nephropathy. Cardiovasc Hematol Disord Drug Targets. 2014, 14（1）: 22-33.

［6］Al-Kafajig, Sabry MA, Bakhiet M. Increased expression of mitochondrial DNA encoded genes in human renal mesangial cells in response to highglucoseinduced reactive oxygen species. Mol Med Rep. 2016, 13

（2）：1774–1780.

［7］Ding W，guo H，Xu C，et al. Mitochondrial reactive oxygen species–mediated NLRP3 inflammasome activation contributes to aldosterone–induced renal tubular cells injury. Oncotarget. 2016，7（14）：17479–91.

［8］Lim AK，Ma FY，Nikolic–Paterson DJ，et al. Antibody blockade of c–fms suppresses the progression of inflammation and injury in early diabetic nephropathy in obese db / db mice. Diabetologia. 2009，52（8）：1669–1679.

［9］Hunt KJ，Baker N，Cleary P，et al. Oxidized LDL and AGE–LDL in circulating immune complexes strongly predict progression of carotid artery IMT in type 1 diabetes. Atherosclerosis. 2013，231（2）：315–322.

［10］Nakamura A，Shikata K，Hiramatsu M，et al. Serum interleukin–18 levels are associated with nephropathy and atherosclerosis in Japanese patients with type 2 diabetes. Diabetes Care. 2005，28（12）：2890–2895.

［11］Roy MS，Janal MN，Crosby J，et al. Markers of endothelial dysfunction and inflammation predict progression of diabetic nephropathy in African Americans with type 1 diabetes. Kidney Int. 2015, 87（2）：427–433.

［12］Ohashi K，Yuasa D，Shibata R，et al. Adiponectin as a target in obesity–related inflammatory state. Endocr Metab Immune Disord Drug Targets. 2015，15（2）：145–150.

［13］Ma J，Wu H，Zhao CY，et al. Requirement for TLR2 in the development of albuminuria，inflammation and fibrosis in experimental diabetic nephropathy. Int J Clin Exp Pathol. 2014，7（2）：481–495.

［14］Kantharidis P，Wang B，Carew RM，et al. Diabetes complications：the microRNA perspective. Diabetes. 2011，60（7）：1832–1837.

［15］Tanaka M，Asada M，Higashi AY，et al. Loss of the BMP antagonist USAG–1 ameliorates disease in a mouse model of the progressive hereditary kidney disease Alport syndrome. J Clin Invest 2010, 120（3）：768–777.

（赵海玲、王华、孙斯凡、赵婷婷）

第二章

糖尿病肾病遗传学特点

第一节　糖尿病肾病易感基因

　　DN是一种由环境因素和遗传因素共同作用而发病的多基因遗传性疾病，随着分子生物学的迅速发展及人类基因组计划的进行，对DN相关基因的定位和识别以及从基因水平阐明DN发病机制已成为研究的热点。近些年，越来越多关于DN发生发展的遗传因素被研究者们所关注。在临床上1型和2型DM患者中只有一部分患者进展为DN，另一部分DM患者终生不进展为DN[1]，相关研究发现DN和终末期肾病的发生存在家族聚集性和种族差异[2]，并且相关研究也证实DN先证者的同胞患DN的风险是无DN患者同胞的2.3倍[3]。这些研究结果均说明遗传因素在DN的发生发展中起着重要作用。

　　相关研究认为糖尿病肾病的遗传度在0.2~0.46之间，一项关于白种人2型糖尿病的研究表明，在调整年龄、性别、平均动脉血压、药物治疗和HbA1c后，估算的肾小球滤过率遗传度为0.75[4]。国内外多个研究现已证实DN的发病与多种基因的多态性存在相关性，例如血管紧张素转换酶基因、葡萄糖转运蛋白1基因、载脂蛋白E基因、内皮细胞型一氧化氮合酶基因等。了解DN的致病因素和其发病机理将会有利于降低DN的发生率、早期治疗、降低死亡率，并且对全球公共健康卫生是一项非常有价值的贡献。目前，关于DN易感基因的研究主要通过候选基因研究、家系连锁研究以及全基因组关联研究（genome-wide association study，GWAS），已有多个位点被发现在DN的发生中有促进或保护作用。

　　本章将对目前糖尿病肾病检测候选基因的研究情况进行总结，并简要介绍候选基因的研究方法。

一、DN 候选基因的研究现状

（一）与糖代谢有关的基因

1.醛糖还原酶（aldose reductase，AR）基因

　　AR是多元醇（主要是山梨醇）代谢途径的限速酶，也是多元醇通路的主要限速

酶，与糖尿病的慢性并发症的发生发展密切相关。在DM高血糖条件下，多元醇通路被激活，导致细胞内山梨醇大量积蓄伴肌醇下降、细胞渗透性水肿、Na^+、K^+-ATP酶功能的紊乱、前列腺素以及糖基化产物增加，均可能参与糖尿病慢性并发症的发生。

人功能性AR基因定位于染色体7q35，AR基因全长18kb左右，包括10个外显子，存在多个多态性酶切位点。1995年KO等研究显示，在香港的中国人群AR基因转录起始点的上游2.1kb处存在（AC）n微卫星多态性DNA标志，并发现Z-2等位基因与糖尿病视网膜病变有密切关系。大量相关研究也揭示了醛糖还原酶基因多态性复杂的一面，首先是不同种族（AC）n等位基因的个数就存在差异，如中国人主要有Z-6至Z+6之间的7个等位基因，而Ng等报道在澳大利亚人群中则有Z-6至Z+10之间9个等位基因，Demaine等在英国人种则发现Z-8至Z+8之间的9个等位基因。此外，无论是在等位基因的分布频率、基因多态性与微血管病变的相关程度，还是在不同等位基因在微血管损伤或保护机制中所起的作用等诸多方面，研究之间均存在较大的差异。不同的研究间比较一致的结果是无论在1型糖尿病或2型糖尿病患者中，Z-2等位基因是糖尿病肾病的遗传危险因素。徐明彤等的荟萃分析结果显示：尽管入选研究间的结果存在较大差异，但是经随机效应模式进行数据合并后，其总OR值显示在中国人中Z-2等位基因是2型糖尿病合并糖尿病肾病的遗传危险因素。

AR基因启动子区也存在rs759853多态性，该多态性是AR基因启动子106位置C变成T的突变，大量研究对该多态性与DN的关系进行了分析，一部分研究结果认为该多态性是DN进展的风险因素，另一部分研究结果认为该多态性对DN的进展没有作用。Cui W等[5]对来自12篇文章的4735例患者荟萃分析结果发现，rs759853多态性与DN易感性相关，但并不与DN进展相关。张并璇等的荟萃研究结果显示中国人群中T等位基因携带者患DN的风险显著增高，是C等位基因携带者的1.58倍。目前，AR基因C-106T多态性与DN相关性的分子机制仍未阐明，由于该变异位点位于AR基因的启动子区，因此它有可能从转录水平影响了AR基因的表达。Makiishi等研究显示，TT基因型个体红细胞中AR含量明显高于TC和CC基因型的个体。然而Yang等通过构建多个不同AR基因启动子突变质粒，并将其转染至HepG2细胞后发现与T等位基因相比，C等位基因具有更高的转录活性，但是由于其构建的突变质粒同时包含了（CA）n突变和C-106T突变，因此，很难判断C等位基因的直接影响。

2. 糖代谢有关的葡萄糖转运蛋白相关基因

GLUT是胞膜上的跨膜蛋白，介导胞外葡萄糖顺浓度进入胞内，调节葡萄糖的利用。目前已发现6种，其中GLUT1是一种葡萄糖高亲和性转运蛋白，广泛分布于各种组织。GLUT1是肾小球部位主要的葡萄糖运载体，其基因变异引起系膜细胞代谢改变，可使细胞外基质 ECM 沉积，在 DN 的病理生理过程中起着重要的作用。GLUT1 蛋白由 SLC2A1 基因编码，该基因位于 1 号染色体。SLC2A1 基因作为 DN 的候选基因被广泛关注，该基因的多个单核苷酸多态性（single nucleotide pdymorphisms，SNP）位点在多个人群中被许多学者所关注，包括 Xba I（rs841853），Enh2-1（rs841847），Enh2-2（rs841848），Hae Ⅲ（rs1385129）和 HpyCH4V（rs710218），但结果具有争议。关于 rs841853 基因多态性与 DN 的关系，不同的研究得到不一致的结果，一些研究认为该 SNp 是 DM 进展为 DN 的危险因素，另一些研究认为该多态性在 DM 进展至 DN 中没有作用，而 Grzeszczak 等对高加索人中的 444 例 T2DM 患者的研究结果却认为 XbaI（-）等位基因对 DN 的进展有保护作用。各研究结果不同的原因可能为种族差异或其他因素的影响，关于 GLUT1 基因与 DN 的关系，还有待进行更大规模的，多种族的流行病学和分子生物学研究。

3. RAGE 基因

在长期高血糖状态下，体内高血糖对葡萄糖分子与循环蛋白在非酶促条件下，形成糖基化终末产物 AGEs 的形成可使 GBM 结构改变，滤过膜功能损伤，ECM 增生，最终导致肾小球硬化和蛋白尿的产生。AGEs 致 DN 的作用机制主要分为直接毒性作用和间接毒性作用。直接毒性作用包括：引起 ECM 的分子结构和功能发生改变。间接毒性作用是通过其细胞受体-RAGE 的介导而实现的。细胞表面的 RAGE 与 AGEs 结合而被激活，进而激活细胞内各种信号转导通路，促进多种细胞因子和炎性介质的释放，进而加重细胞功能紊乱，促进 DN 的发生发展。

编码 RAGE 的基因位于染色体 6p21.3，由 11 个外显子组成。RAGE 基因的多个多态性被报道与 DN 相关，其中 G82S（位于外显子 3）、1704G / T（位于内含子 7）和 429T / C（位于启动子区域）3 个位点被广泛关注。Kang P 等[28] 荟萃结果显示 RAGE 基因多态性（G82S、1704G / T、429T / C）与 DN 患病风险均无相关性。

4. eNOS 基因

NO 是一种简单小分子物质，类似自由基，是由 L-精氨酸（L-Arg）在 NO 合酶（nitric oxide synthase，NOS）的催化下生成的，其性质活泼，主要通过激活可溶性鸟苷酸环化酶（guanylate cyclase，GC），使靶细胞内 cGMP 水平升高而发挥生理作用。体内 NO 具有两个主要的生理作用：细胞间的信使传递或信使作用和细胞毒作用。NOS 是内源性 NO 生成的限速酶。哺乳动物心血管细胞存在两种类型的 NOS：存在于血管内皮细胞中的 NOS 属于结构型（constitutive NOS，cNOS），包括神经元型（neuronal NOS，nNOS）和内皮细胞型（endothelial NOS，eNOS）；存在于血管平滑肌细胞的 NOS 属于 iNOS。人 eNOS 基因位于 7q35-36 区域，长约 21kb，含 26 个外显子和 25 个内含子。eNOS

基因转录生成的mRNA全长4345bp，编码1203个氨基酸的蛋白质。

早期肾脏NO增多的机制为：①高血糖使细胞外扩容，肾脏及全身毛细血管扩张，肾内皮NO的生成和释放增多。②DM时肾脏局部收缩血管的物质如内皮素增多，肾脏内皮通过反馈机制刺激NO生成，以对抗内皮素的缩血管作用。③iNOS活性增高诱导生成大量NO。这一点已有研究表明DM大鼠早期iNOS mRNA表达增加且活性增加。大量生成的NO使入球小动脉扩张，阻力下降，而出球小动脉对NO的这种作用却不敏感，造成肾小球高灌注状态这一DN早期的病理改变。而DM后期肾脏NO生成减少的原因可能与糖基化终末产物形成、醛糖还原酶活性升高及eNOS活性下降有关。

目前研究发现，eNOS基因的4种多态性位点与DN遗传易感性存在明显关联，包括G894T、第4内含子27bp可变数目串联重复序列多态（variable numble of tandem repeats，VNTR）、T786C及第13内含子（CA）n微卫星多态。其中研究最多的是G894T和27bP VNTR。

研究报道eNOS基因第7外显子G894T多态性可使密码子298位谷氨酸（Glu）被天门冬氨酸（Asp）替代，从而影响酶的一级或二级结构，导致酶的活性下降，降低NO生成[6]。谢志海等荟萃分析发现，G894T基因多态性与亚洲人群糖尿病肾病有明显易感性，携带TT基因型易患糖尿病肾病的风险是携带GG基因型的1.953倍；携带TG基因型比携带GG基因型患糖尿病肾病的风险增加了1.533倍；携带TT或TG基因型易患糖尿病肾病的风险比携带GG基因型增加了1.553倍，同时也发现了携带TT基因型比携带TG或GG基因型更易发展为糖尿病肾病。Ezzidi等研究发现，在突尼斯的阿拉伯人中Asp298是诱发糖尿病肾病的独立危险因素。

第4内含子27bp的短串联重复序列多态是在内含子4上的4a/4b变异（根据27bp核心序列的串联重复次数不同，a为4个核心序列，b为5个）。Tsukada等证实携带eNOS 4a/4a基因型者较eNOS 4b/b基因型者血清NO水平降低约23%，认为内含子4的多态性影响转录后mRNA的剪接过程。Zhang Y等对31个研究的荟萃分析结果显示4a等位基因在全球人群明显增加DN的患病风险。

（二）载脂蛋白E（ApoE）基因

载脂蛋白E（ApoE）是由299个氨基酸组成的糖蛋白，是血浆中重要的载脂蛋白，编码ApoE的基因位于19号染色体的长臂（19q13.2）。ApoE基因有三个常见同种型（E2，E3和E4），以6种不同的表型存在：3种纯合子（E2/E2、E3/E3、E4/E4）和3种杂合子（E2/E3、E3/E4、E2/E4），其中以E3/E3表型在健康人群中的分布最广，含E3的杂合子（E3/E4、E2/E3）居中，E2/E2、E4/E4、E2/E4表型分布最低。ApoE基因多态性是由于19q13.2第4号外显子112位点和158位点密码子的碱基替换引起的，E3基因型的多肽链112位点是Cys，158位点是Arg；E2基因型的多肽链112位点是Cys，158位点是Cys；E4基因型的多肽链112位点是Arg，158位点是Arg。ApoE基因多态性是影响机体血脂水平，特别是血清胆固醇水平最重要的遗传因素之一，ApoE结构和功能异常是Ⅲ型高脂血症形成必不可少的分子基础，Ⅴ型高脂血症也与ApoE关系密切。ApoE等位基因不同，其与低密度脂蛋白受体与脂蛋白颗粒的亲和力也有所变化。ApoE基因E3等位基因在人群中的出现频率约为79%，具有正常的功能，也称为"野生型"。与E3等位基因相比，载脂蛋白E2与低密度脂蛋白受体和脂蛋白颗粒的亲和力降低，因此，有利于血浆中富含甘油三酯脂蛋白部分分解产物的积累。ApoE基因E4携带者表现出低密度脂蛋白受体和脂蛋白颗粒的亲和力增加，从而导致富含甘油三酯脂蛋白代谢加快，血清中LDL水平升高。

迄今为止，许多研究调查ApoE基因多态性和DN之间的关系，但目前已经发表的结果是有争议的。大多数文献支持ApoE基因E2可能是DN一个危险因素，而E4基因型可能使T2DN风险降低，但也有报道的结果与上述不符。

Li等人对1994年至2009年的23个研究进行了荟萃分析，包括6012糖尿病患者，其中糖尿病肾病患者2979例，非糖尿病肾病患者3033例，结论是的ApoE E2等位基因多态性与DN有显著相关性，E2基因的携带者患糖尿病肾病的风险比非携带者高31.6倍。此外，Mooyaart等在11项研究的基础上（糖尿病肾病患者1257例，糖尿病不伴糖尿病肾病患者1555例）进行荟萃分析的结果是，ApoE E2的等位基因对于糖尿病肾病是一个危险因素，ApoE E4等位基因为DN保护因素。

ApoE E2等位基因可能作为糖尿病肾病的促进因素之一，ApoE E4等位基因可能作为降低糖尿病肾病易感性的基因之一，尚需要进一步调查与较大样本量的研究来进一步阐明APOE基因多态性与糖尿病肾病的关系。

（三）肾素血管紧张素相关基因

肾脏血液流变学的改变是DN的重要特点，肾素-血管紧张素-醛固酮系统（renin angiotension aldosterone system，RAAS）对肾脏的血流动力学有明显的调控作用，以及应用ACEI能延缓糖尿病肾病的进展，使RAS基因成为糖尿病肾病最受重视的候选基因之一，其级联反应效应过程中的3个关键基因与糖尿病肾病的易感性的关系尚有争论。

1.血管紧张素原基因

血管紧张素原（angiotensinogen，AGT）基因位于染色体1q42-q43，大约13kb，为

单拷贝基因，由5个外显子和4个内含子组成。人类AGT cDNA由1455个核苷酸组成，编码含有485个氨基酸的蛋白质。至今已发现AGT基因有15种变异，其中两种最为常见，即AGT-M235T（rs699）和AGT-T174M（rs4762），前者为位于外显子2第704bp的T变为C，M235T突变导致编码产物第235号甲硫氨酸变为苏氨酸。M235T等位基因频率在白种人为0.35；在亚洲人为0.75；在非洲人最高为0.93。AGT基因的另一错义突变是T174M，后者为位于外显子2第521bp的C变为T。该突变导致编码产物第174号苏氨酸变为甲硫氨酸，该变异与M235T呈完全连锁不平衡。Reis等研究发现M235T多态性TT基因型与土耳其人群DN具有相关性。Wang等研究了180例2型DM患者（其中96例伴DN组，84例不伴DN组）和98例正常对照组的AGT基因M235T多态，发现DN组T等位基因和TT基因型频率明显高于对照组；而在不伴DN组与对照组间无差异。他们认为，AGT基因M235T多态性与2型DN有关联，TT基因型可能是中国2型DM患者并发DN的一个独立危险因素。Lovati等研究发现，糖尿病终末期肾病患者与非DN患者相比AGT-TT基因型频率升高（P<0.05），此基因型与肾小球肾炎患者更快进展为终末期肾病有关，而且与ACE-DD基因型共存时进展更快。

日本学者Ohnode也未能发现M235T突变与2型糖尿病中DN的关系，但他认为这并不能完全排除AGT基因与DN的相关性，因为单一的多态性不能完全评价包含在一个基因内部的全部信息，而且回顾性的研究可能造成选择上的偏倚。Rogus等则认为，在病例对照研究中，有时由于病例与对照对象间存在的某些未注意到的差别，可能影响研究结果，所以他们选择了以受累家庭为研究对象的方法：一个家庭中接受父母致病等位基因的子女为观察组，接受父母正常等位基因的子女则为对照组。这样每个家庭中都有其内在对照，可消除由于病例与对照搭配不当造成的假阴性结果。同时他们采用了传递不平衡检验（transmission disequilibrium test，TDT）以提高检验效能。其结果发现在1型糖尿病中，伴DN的男性患者多接受父母的T等位基因（P<0.05），而且这种关系在终末期肾病中更为明显（P<0.04）。从而支持AGT M235T多态性在DN进展中的作用。但也有相当多的相关研究得出否定结论。Ding等对来自于34个病例对照研究的荟萃分析中未发现M235T与DN有相关性。

2. 血管紧张素 I 转换酶基因

由于肾素-血管紧张素系统在血管活性及血压的调节中起重要作用，血管紧张素转化酶（angiotensin-converting enzyme，ACE）是RAS系统的关键酶，所以ACE基因控制血浆和细胞内ACE水平的表达，可通过两种途径发挥作用：一是协助血管紧张素的生成，血管紧张素是强烈缩血管物质，当糖尿病患者ACE水平升高时，肾脏血流动力学发生改变，引起肾小球滤过压增高，这正是糖尿病肾病的早期变化之一。二是在肾脏部位，ACE又是激肽释放酶激肽系统的组成部分，它可使缓激肽失活，同时使AT-Ⅱ生成增多，从而影响肾脏血流动力学。

ACE基因编码RAAS系统中将血管紧张素Ⅰ转化为血管紧张素Ⅱ的关键酶。ACE基因控制血浆和细胞内ACE水平的表达，可通过两种途径发挥作用：一是协助血管紧张素的生成，血管紧张素是强烈缩血管物质，当糖尿病患者ACE水平升高时，肾脏血流动力学发生改变，引起肾小球滤过压升高，这正是糖尿病肾病早期变化之一。二是在肾脏部位，ACE又是缓激肽释放酶激肽系统的组成部分，它可使缓激肽失活，同时使血管紧张素Ⅱ生成增多，从而影响肾脏血液动力学。ACE基因位于人类17q23，在肺、血管、内皮组织、肾脏、心脏和睾丸等组织中表达，由26个外显子和25个内含子组成，第16内含子中287bp碱基序列的插入（insertion，I）和缺失（deletion，D）是导致血清中ACE水平差异的主要原因。基因内含子16插入或缺失多态性（rs179975）与DN的发生密切相关，是DN易感基因研究最为广泛的基因。Mooyaart等荟萃结果显示，等位基因D多态性与T1DN和T2DN易感均明显相关；与亚洲人群DN易感相关，和欧洲人群无相关性。Parchwani等研究结果显示在印度群体中DD基因型明显高于对照组，DD基因型可以显著增加DN患病的风险，但与DN的严重程度无关。Wang等荟萃分析发现在任何遗传模型下D等位基因均与DN易感明确相关，根据种族分层分析后，亚洲人群D等位基因均与DN易感明确相关，其他多个研究也认为ACE rs179975多态性与DN易感相关。

但也有早期部分研究认为rs179975多态性与DN易感无关。Gutierrez等对高加索人群2型DM患者（193例）的研究表明，ACE基因多态性对DN易感性无影响。Schmidt等对德国2型DM及DN患者作ACE基因多态性研究，认为ACE基因I/D多态与DN无关，其基因型频率和等位基因频率在DN、DM组的分布无差异。

3. 血管紧张素受体基因

血管紧张素受体基因（angiotensin. receptor gene，AGTR）分为AGTRⅠ、AGTRⅡ两个亚型，分布于肾脏和血管平滑肌的主要是AGTRⅠ，血管紧张素Ⅱ主要通过与该受体结合而发挥作用。人AGTRⅠ是一种G蛋白偶联受体，在肾素-血管紧张素系统发挥其生物学作用，主要存在于血管平滑肌细胞中。AGTRⅠ基因位于染色体3q22，长约2.2kb，编码区全长1080bp，仅一个外显子，无内含子结构，编码一个由359个氨基酸组成的蛋白质。编码区两侧有若干kb的5'及3'非翻译区（untranslatedregion，UTR），对编码区有调控作用。该基因有5种多态性，即T537C、A1062G、A1166C、G1517T和A1878G，与临床关系密切的是A1166C（rs5186），A1166C基因多态性首次被Bonnardeaux等报道。A突变为C后，产生3种基因型：未突变纯合子（AA型）、突

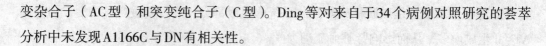

变杂合子（AC型）和突变纯合子（C型）。Ding等对来自于34个病例对照研究的荟萃分析中未发现A1166C与DN有相关性。

（四）氧化应激相关基因

1. NAD（P）H氧化酶基因

NAD（P）H氧化酶是吞噬细胞、血管平滑肌细胞和肾小球膜细胞产生超氧化物的关键酶。心血管系统的NAD（P）H氧化酶是膜结合酶，以NADH或NADPH作为电子供体催化氧的还原，其活性表明它构成了血管组织和心肌组织的主要氧化酶。它主要由与膜相连的异二聚体细胞色素b588和结合其上的3个胞质内游离黄素蛋白组成，b588是呼吸爆发氧化酶的催化中心，包含一个较大的糖蛋白gp91phox和一个较小的蛋白p22phox，前者是NAD（P）H氧化酶核心部分，后者则与酶的活性密切相关。Guzik等报道糖尿病患者血管中超氧化物的产生是由PKC通路上调NAD（P）H氧化酶活性介导。NAD（P）H氧化酶激活后，整个电子的转运均在细胞色素内完成，胞质因子通过与p22phox亚单位结合而使细胞色素b588起着最终将电子从NADH / NADPH运输到血管内或细胞外氧原子的作用，从而形成超氧阴离子（$\cdot O_2^-$）及其衍生物。因此p22phox亚单位在维持氧化酶的正常功能及产生 $\cdot O_2^-$ 中起着重要作用。

p22phox亚单位由基因座CYBA编码，位于染色体16q24，长约8.5kb，有6个外显子共有600bp，含5个内含子。P22phox基因有多个多态性，研究较多的是C242T基因多态性。该多态性位于4号外显子上，242号核苷酸C→T，使编码的72号氨基酸由组氨酸变为酪氨酸。Inoue等报道，在日本人群中携带242T基因型者的冠心病（coronary heart disease，CAD）危险性低。P22phox72和94号氨基酸分别有一个组氨酸残基，是结合血红素部位，由于基因改变使得p22phox结合血红素能力下降，从而影响了NAD（P）H氧化酶活性。但对其他CAD和脑血管疾病患者的研究却得出不同的结论。还有研究表明该多态性与动脉粥样硬化患者血管中基础的以及NADH刺激的血管超氧化物产生显著减少相关。

日本学者Seiko等报道P22phox基因242位点的CT+TT基因频率低于2型糖尿病无肾病组，由此推断P22phox基因242位点T等位基因是DN的保护性因素；Sabina等研究意大利的高加索人种结果显示P22phox基因242位点T等位基因是糖尿病肾病的易感基因。而金光明等对延边地区朝鲜族研究显示在正常对照组和DN患者中该基因的分布差异无统计学意义；杨斯韬等对昆明地区人群研究显示DN组P22phox基因242位点的CT+TT基因型频率明显高于糖尿病无肾病组，表明在昆明地区汉族人中，P22phox基因242阳性基因型可能与DN相关。

（五）细胞因子和生长因子基因

近些年，多种细胞因子、生长因子成为DN检测和治疗的热点，与其有关的基因多态性的研究也被重视。

1. 血浆纤溶酶原激活物抑制物1（plasminogen activator inhibitor，PAI-1）

PAI-1是机体纤维蛋白水解和细胞外基质降解的关键调节因子，其活性增加可使机体纤溶活性降低，促进血栓形成和细胞外基质积聚。Zheng等发现DN患者PAI-1 mRNA水平相对于对照者明显增加。人PAI-1基因位于染色体7q21.3-q22，PAI-1基因启动子区-675bp处由于单个鸟嘌呤G的插入或缺失形成了4G/5G基因多态性（rs1799889）与DN的关系被多个研究所关注。PAI-1基因多态性可以增加人血浆中PAI-1的水平或活性。4G/4G基因型相对于4G/5G和5G/5G基因型具有更高的PAI-1表达水平，因此调节PAI-1表达的4G/5G变异可能影响DN的发生风险。Wong等对2型糖尿病合并肾病患者的研究显示PAI-1 4G/4G基因型患者DN的发生率明显升高，提示4G/5G多态性与PAI-1活性密切相关，4G/4G基因型可能是T2DM者易发DN的遗传标记。李长贵等的研究结果显示，2型DM患者中4G纯合子携带者DN的相对危险度明显增加，但4G纯合子携带者PAI-1活性明显高于5G纯合子和4G杂合子携带者，而5G纯合子和4G杂合子携带者PAI-1活性差异性不显著，提示该多态性可能通过影响PAI-1基因表达，影响DN的发生和发展。Xue C等荟萃结果显示4G/4G基因型可能与DN易感相关。

2. 细胞间黏附分子-1基因（intercellular adhesion molecule-1，ICAM-1）

ICAM-1属于免疫球蛋白超家族的成员，通过识别其受体淋巴细胞功能相关抗原-1（lymphocyte function associated antigen -1，LFA-1）和巨噬细胞分化相关抗原-1（macrophage differentiation associated antigen -1，Mac-1）而促进炎症和免疫反应。有研究证实，伴蛋白尿的1型和2型DM患者血浆ICAM-1明显升高，它在DN中的作用已越来越得到重视。ICAM-1可能通过细胞黏附机制及炎症细胞浸润肾小球时的免疫损伤影响DN的发生。ICAM-1基因位于19p13.3-13.2，含7个外显子和6个内含子。ICAM-1基因多态性多达10余种，目前研究较多且与疾病有较大相关的基因多态性有3种，分别是位于第4外显子G214R、G241R和位于第6外显子K469E多态性。目前K469E（rs5498）与DN的相关性的研究较多，K469E为腺嘌呤被鸟嘌呤所替换，导致所编码的469位谷氨酸代替赖氨酸，有KK、KE、EE三种基因型。该多态性处于Ig样结构5区，而这一区域包含了能够影响ICAM-1与其受体LFA-1相互作用的部位。Kamiuchi等在日本2型糖尿病眼病患者中发现ICAM-1基因K469E多态性分布与糖尿病眼病明显相关，KK基因型和K等位基因的分布在眼病组比无眼病组更为常见，KK基因型可使糖尿病眼病的危险性增加3.51倍。Ma J等研究发现在GokinD人群等位基因G能够降低女性T1 DM患者患DN的风险。Su X等[7]荟萃结果显示K469E等位基因多态性等位基因A能够增加亚洲人种糖尿病微血管并发症的风险，在高加索人种中未发现这一相关性。在隐性遗传模型下，等位基因A能够增加DN的患病风险。

3. 白细胞介素（interleukin）

（1）IL-6

IL-6可经肾小球系膜细胞产生，通过旁分泌或自分泌形式与系膜细胞上的IL-6受体结合，刺激肾小球系膜的增殖和细胞外基质的产生，使肾小球滤过膜增厚。通过刺激系膜产生氧自由基造成内膜损伤；刺激间质细胞合成与释放脂质酶和其他细胞外蛋白酶，引起在基底膜处带负电荷的糖蛋白降解，导致血浆中带负电荷的蛋白质渗漏；通过合成黏附分子和化学诱导剂，提高白细胞的杀伤吞噬能力，增加肾小球毛细血管通透性，导致蛋白尿发生。有研究发现2型糖尿病病人大量蛋白尿组与正常蛋白尿组相比，其IL-6基因启动子区-634G/G基因型和携带-634G等位基因者显著增多，多元回归分析显示：IL-6-634C/G基因多态性是T2DM肾脏病变恶化的相关变量，提示IL-6基因启动子区（-634C/G）的基因多态性与T2DM病人的DN进展相关，有学者发现位于IL-6启动子区域-634C/G多态性可能与2型DN的疾病进展有关，携带G等位基因的患者分泌IL-6能力较强，说明IL-6-634C/G多态性是2型DN的遗传易感因子。

（2）白细胞介素18（interleukin-18，IL-18）

IL-18作为主要由活化的单核-巨噬细胞分泌的多功能细胞因子，是近年来鉴定的新型细胞因子，为分子量在18~19kd之间的多肽片段。编码IL-18的基因位于人类染色体11q22，包含6个外显子和5个内含子。IL-18是具有多种生物学活性的细胞因子，主要通过自分泌及旁分泌发挥生物学作用，它通过控制细胞周期G1期向S期转化来抑制细胞增生、诱导细胞肥大；同时它能增加肾小球上皮细胞、系膜细胞、肾近曲小管上皮细胞和成纤维细胞ECM蛋白分子的合成，抑制基质降解蛋白酶如胶原酶的合成，阻止ECM的降解，结果使ECM成分稳定升高，促进肾小球硬化，因而IL-18在糖尿病肾病中可能起着一定的作用。IL-18基因启动子区域存在-137G>C多态性，该多态性将改变组蛋白H4基因独特性转录因子1（H4gene specific transcription factor，H4TF-1）的结合位点，影响其与IL-18基因启动子的结合能力，可能影响IL-18表达水平，并进一步影响IFN-γ表达水平及TH1型细胞免疫功能。陈军宁等研究发现IL-18-137G>C多态性分布与正常人比较差异具有显著性意义，C等位基因可能是DN的遗传易感基因。

IL-18基因 -607C / A多态性与DN的发病无相关性。

4.转化生长因子 β_1

TGF-β_1 是具有多种生物学活性的细胞因子，高血糖状态刺激 TGF-β_1 生成并使其活化。TGF-β_1 通过促进细胞外基质的成分如 IV 型胶原、FN 等合成；抑制组织细胞蛋白水解酶 mRNA 的表达、合成和分泌；促进纤溶酶原激活物抑制因子及金属蛋白酶组织抑制因子（tissue inhibitor of metalloproteinases，TIMP）等蛋白酶抑制因子的表达等机制促进 ECM 增加，对 DN 的发生、发展有重要作用。无论是在 STZ 诱发的糖尿病大鼠的肾脏，还是在自发性糖尿病大鼠以及自发性糖尿病小鼠的肾脏，TGF-β_1 mRNA 的表达和其蛋白质含量均明显升高，同时伴肾脏肥大和细胞外基质增多。人体研究也表明，DN 时无论在肾小球还是肾小管间质部 TGF-β_1 水平均升高。2型DM并发DN者肾小球TGF-β_1 mRNA 在病变早期就显著升高。研究还发现1型、2型DM患者尿中 TGF-β_1 水平均较正常人高。Ziyadeh 等观察到高浓度葡萄糖培养条件下系膜细胞过量合成的 I 型胶原可被抗 TGF-β_1 抗体所减少，经过处理的系膜细胞生长在正常糖浓度的培养液中，此时再往培养液中加入重组的 TGF-β_1 可出现类似高糖的效应，提示高糖诱导的 I 型胶原的增加，至少部分是由于 TGF-β_1 自分泌活化所致。另外，TGF-β_1 可抑制胶原酶的合成，阻止参与 ECM 降解的金属蛋白酶的合成，并通过增加激活剂蛋白 -1 （activator protein 1，AP-1）的分泌，抑制纤溶酶原 - 纤溶酶级联反应系统对 ECM 的降解，促进 ECM 聚集。体外给予 TGF-β_1 中和性抗体可以明显缓解高血糖状态下肾脏病变过程。

TGF-β_1 基因位于人类染色体19q13，包含6个内含子和7个外显子，它的启动子区有2个重要位点来启动转录并具有多种调节机制，基因启动子区多态现象可以引起转录异常。1996年 Cambien F 等报道了7个 TGF-β_1 基因多态性，其中3个位于 TGF-β_1 基因5'末端区域（-988C / A、-800A / G、-509C / T），有3个位于编码区（L10P、R25P、T263L），另外还有1个位于5'非翻译区域存在 +72insC。Yokota 等研究认为 TGF-β_1 发生 T869C（Leu10Pro）的转换致信号肽第10位氨基酸由脯氨酸取代亮氨酸，致新合成的 TGF-β_1 蛋白与内质网识别的关键部位结构改变出现识别障碍，导致 TGF-β_1 前蛋白原的转运失调，进而通过多途径促进肾小球硬化和肾间质纤维化而最终导致慢性肾脏疾病进行性发展，直至肾功能衰竭。2003年 Hwa 等研究证实 T869C 是和 DN 关系密切的位点，进一步发现 TGF-β_1 基因 C 等位基因是导致中国香港地区人群 DN 易感性的关键因素。Zhou 等认为 TGF-β_1 T869C CC基因型在亚洲人、高加索人及非洲人中均与 DN 风险相关。Raina 等[8]对北印度庞大的人口样本研究发现 CC 基因型人群患终末期肾脏疾病的风险增加3.1~4.5倍，CC基因型或可作为T2DM肾功能恶化的预测因子。国内刘丹丹等对中国汉族人群TGF-β_1基因T869C基因多态性荟萃分析结果显示在中国汉族人群中该多态性与DN易感性相关，该位点CC基因型可能会增加中国汉族人群DN的发病风险。Salgado等TGF-β_1基因研究认为T869C和G915C基因多态性与DN易感相关，T869C多态性中TT基因型与较低的胆固醇和甘油三酯水平相关，869T等位基因是DN的保护性因素。

5. 趋化因子（chemokine）

趋化因子是一类结构相似、分子量约8~10KD、具有趋化功能的细胞因子，主要由肾小球系膜细胞表达和分泌。在高糖环境中，系膜细胞对各类化学趋化因子的表达增加，介导白细胞外渗的作用也相应增强，是构成DN的重要发病机制。其中，人类系膜细胞单核细胞趋化蛋白1MCP-1和正常T细胞表达和分泌的活性调节蛋白的表达、分泌增加经与C-C族细胞趋化因子受体（C-C chemokine receptor or chemotactic cytokine Receptor，CCR）的相互作用可能介导或促使单核/巨噬细胞在肾组织的浸润、分化和活化，继而释放多种生长因子和细胞因子，从而促进细胞外基质的扩增和肾小球的硬化，而肾小球基底膜的增厚和细胞外基质的聚积正是DN肾小球硬化的主要病理学特征。因此，细胞趋化因子及其受体的表达与活性在DN的发生中可能具有不可忽视的作用。

MCP-1属于含有4个保留性半胱氨酸基序的低分子量趋化因子，是一种可溶性碱性蛋白质。通过基因定位研究发现，人类MCP-1基因位于染色体17q11.2-q12，人类基因组的MCP-1 cDNA开放阅读框架含有297个碱基对，编码99个氨基酸残基的蛋白质。MCP-1基因的多态性位点主要是位于启动子区的A-2518G（rs1024611）和A-2136T（rs1024610），此两个启动子区的多态性位点主要通过影响与转录因子的结合，从而调节MCP-1基因及蛋白表达。国外有研究认为MCP-1 A（-2518）等位基因与糖尿病和糖尿病肾病发展存在相关性，白种人1型糖尿病患者的A等位基因和AA基因型频率显著增高，即MCP-1基因-2518多态性位点的A等位基因可能与白种人的1型糖尿病患病存在相关性[9]。韩国也有研究显示MCP-1基因的A等位基因位点可能与糖尿病发展过程中出现的肾衰竭存在相关性，考虑到其多态性位点的A等位基因可能关系到糖尿病肾病的发展。Steinmetz等研究显示，MCP-1 A-2518G多态与高加索人IgA肾病的发病和病情进展无相关性，与肾小球和肾间质浸润的CD68阳性单核巨噬细胞数目亦无相关性。

CCR5基因位于人染色体3p21。Imperatore等利用家系为基础的同胞共同发病遗传连锁分析法，对2型糖尿病Pima印第安人进行全基因组扫描研究，得出CCR5是2型糖尿病微血管并发症的易感基因。CCR5基因59029g/A位点多态性（rs1799987），影响CCR5基因的转录及其表达水平，研究显示59029A等位基因增加启动子的活性。Nakajima等研究显示，日本人群DN患者中CCR5 59029A阳性基因型频率较正常白蛋白尿患者的频率明显增高，多元回归分析表明CCR5 59029A阳性基因型与DN明显相关。Mokubo等回顾性分析发现CCR5 59029A阳性基因型与T2DN的发生和发展呈正相关。程洁等研究结果认为CCR5 59029等位基因A可能是2型DN的易感基因，AA基因型可能是湖南汉族人群2型DN的易感基因型。

6. 血管内皮细胞生长因子基因

VEGF又称血管通透因子（Vascular permeability factor, VPF），是1989年Ferrara等从牛垂体滤泡星状细胞体外培养液中提取的一种分子量为45KD，能与肝素结合的二聚体糖蛋白。由于这种蛋白对血管内皮细胞具有特异性促分裂和促增殖的作用，故被命名为VEGF，它对于正常生理性血管生长和异常病理性血管形成都有着重要的调节作用。人类VEGF基因位于染色体的6p21.3，编码区长14kb，包括8个外显子和7个内含子。由于mRNA剪接方式不同产生6种变异体蛋白，VEGF121、VEGF145、VEGF148、VEGF165、VEGF189、VEGF206。

在糖尿病肾病的形成过程中，在高血糖、$TGF-\beta_1$等致病因素刺激下，肾小球上皮细胞VEGF产生增多，使基底膜的通透性增高，导致蛋白尿的发生。在此基础上，病变继续发展使细胞外基质堆积，GBM增厚，系膜病变加重，出现大量蛋白尿，最终发展成为肾小球硬化。研究表明，无论是NIDDM或是IDDM，血浆VEGF水平均高于正常人，而在伴DN者中，则更显著。VEGF的表达受其基因的调控。人VEGF基因5'-UTR呈高度多态性，包括-460C/T、+405C/G、+813C/T、-1154G/A、-2578C/A、-2549D/I等。其中一些SNPs发生频率较高，而且与VEGF表达量相关。Shahbazi等对30例健康人VEGF基因启动子区C2578A多态性和VEGF表达量进行研究发现，2578C/C纯合子VEGF表达量明显高于2578A/A纯合子，2578C/A杂合子VEGF表达量居中。

Yang等对VEGF基因启动区2549位点18bp的I/D多态性研究结果发现DD基因型在DN患者（40.2%）明显高于非DN者（22.7%），同时发现该基因与ALRZ+2等位基因有协同作用，故认为该基因多态与DN的发病机理有关。Amle D等对印度人群VEGF基因启动区2549 I/D多态性研究结果认为DD基因型或等位基因D与DN易感有关。Fathi M等研究认为VEGF +405G/C（rs2010963）多态性与T2DM微量蛋白尿有关。Awata T等研究发现-634G/C多态性与2型糖尿病视网膜病变有关，含有C等位基因或CC基因型的患者DR的发生率明显增加。Logistic回归分析发现-634G/C多态性与并发DR的危险性明显相关，同时也发现含有C等位基因或CC基因型的健康人血浆VEGF水平显著增高。英国学者Ray等对高加索人种的研究显示VEGF-634G/C基因多态性与DN无关。产生不同结论可能是研究对象的种族、病例选择上不同。Ray等的研究中近1/3病例为2型糖尿病患者，而另2/3为1型糖尿病患者。

（六）其他DN相关基因

1. 亚甲基四氢叶酸还原酶（methylenetetrahydrofolate reductase，MTHFR）基因

同型半胱氨酸属于含硫氨基酸，是甲硫氨酸循环的重要中间产物，可导致血管损伤，是促进糖尿病大、小血管并发症的因素之一。MTHFR是Hcy代谢中的关键酶，由MTHFR基因编码，主要生化功能是催化亚甲基四氢叶酸还原为甲基四氢叶酸，而后者再将甲基转移给Hcy使其生成甲硫氨酸。

人MTHFR基因定位于染色体1p36.3，全长约2.2kb，有11个外显子和10个内含子。MTHFR基因rs1801133多态性位于MTHFR基因第4外显子，677位胞嘧啶被胸腺嘧啶所取代，相应蛋白位置丙氨酸被缬氨酸所取代，造成MTHFR活性和耐热性下降，MTHFR基因纯合突变TT型的酶活性只有正常的30%，杂合CT型的酶活性只有正常的65%，MTHFR酶活性明显下降引起血清叶酸水平异常，导致高同型半胱氨酸血症。高同型半胱氨酸通过损伤血管促进DN发生，具体机制可能与同型半胱氨酸具有血管毒性作用，通过氧化应激损伤血管内皮细胞、刺激血管平滑肌细胞增殖和胶原合成、增加血小板黏附聚集及协同糖基化等作用，使肾小球的电荷选择性、孔径大小发生改变，导致肾小球滤过率增加，进而参与到DN的病变过程有关。

目前发现有10多种基因突变，rs1801133多态性最常见，产生3种基因型：TT型、CT型、和CC型。研究发现，MTHFR基因1298A→C多态也与酶活性有关，即正常型（1298AA）酶活性最高；杂合型（1298AC）较低；纯合型（1298CC）最低，且所有纯合突变型（1298CC）其677位核苷酸为纯合突变型677TT，间接表明1298A→C多态可能与2型糖尿病DN有关。

目前关于MTHFR基因C677T基因多态性与DN相关性的研究尚存在分歧。由Yang等[10]在白种人之间做的一项Meta分析中，表明了MTHFR C677T基因多态性与DN风险有相关性，MTHFR C677T的突变导致了白种人中2型糖尿病患者发生DN的风险增加。由Niu等进行的Meta分析结果显示MTHFR基因TT基因型能够适度增加DN和糖尿病视网膜病变（diabetic retinopathy，DR）的风险。Chang等在中国人群之间的一项荟萃分析结果显示MTHFR基因C677T多态性可能与DN的易感性相关，但与糖尿病易感性无关。但由Maeda等在患有2型糖尿病的日本人群中进行研究显示在高血糖状态下，

MTHFR 基因易感性在 DR 中起着重要作用，但与 DN 无相关性。

2. 脂联素基因（adiponectin）

脂联素作为一种新型的由脂肪细胞特异性分泌的蛋白质，自 1995 年被 Sherer 发现以来，研究证实脂联素与肥胖、动脉粥样硬化、胰岛素抵抗、2 型糖尿病有关[11]。Chen 等研究发现脂联素被磷脂酰肌醇-3 激酶活化后，通过 AMPK 磷酸化而活化一氧化氮合酶引起 NO 合成增加，NO 可导致肾小球高压、高滤过，直接参与 DN 的发生发展。该基因位于染色体 3q27，全长 17kb，由 3 个外显子和 2 个内含子组成，编码多态有 224 个氨基酸。对 ADIPOQ 基因组扫描发现脂联素基因有多个发生频率较高的 SNP 位点，其中关注较多的 SNP 是启动子区的 -11391G>A（rs17300539）、-11377C>G（rs266729）、+45T>G（rs2241766）位点。目前研究证实编码区基因突变所导致的低血脂联素水平与糖尿病、代谢综合征和糖尿病肾病等疾病相关。而启动子区多态性作为基因调控区域可以影响下游编码区基因表达，从而影响血清脂联素水平以及向糖尿病肾病的发展。Vionnet 等首次报道了 ADIPOQ 与 1 型糖尿病微血管病变有关联，发现丹麦人的 ADIPOQ 启动子区域 G / A 上的 A 等位基因可以增加 1 型糖尿病患者患 DN 的风险，G 等位基因可以降低该风险，而在芬兰和法国人群中未发现这种关联。Zhang 等研究发现在美国 DN 女性患者 -11377 上 G 等位基因频率高于糖尿病组，对 SNP-11391g / A 和 -11377 C / G 二倍体分析，G-C / G-C 与 DN 有显著相关，但在男性患者中未发现此关联。Lin 等荟萃分析结果显示 -11391A 等位基因可以增加 DN 患病风险，而 +45T>G 多态性在高加索人种与 DN 风险相关。Chung 等[12]发现在台湾男性 T2DM 患者中 +45T>G 与 DN 进展相关。

3. 非肌性肌球蛋白重链 9 基因（non-muscle myosin heavy chain 9gene, MYH9）

MYH-9 基因位于 22q12.3~13.1，基因全长约 110kb，包含 40 个外显子，该基因在遗传过程中高度保守。MYH-9 基因编码非肌性肌球蛋白重链 Ⅱ A。所有肌球蛋白 Ⅱ 型均具有相似的结构，是由一对分子量约 171~224kD 重链和两对分子量 16~23kD 的轻链组成的六聚体。非肌性肌球蛋白 Ⅱ 在细胞收缩性、细胞形态学、细胞分裂、细胞极性及细胞迁移等方面有着十分关键的作用。MYH-9 基因编码的产物主要在肾小球，特别是足细胞，肾小管周围毛细血管，肾小管表达。肌球蛋白的异常聚集，肾小管上皮细胞及足细胞细胞骨架的损害都可能造成肾脏病的进展。文献表明 MYH-9 基因多态性在欧洲人群和欧裔美国人群的 FSGS 和 CKD 的发病，以及约 45% 的非裔美国人群各种原因导致的 ESRD 的发病中起着举足轻重的作用。MYH9 基因第 23 号内含子的 rs4821480、rs2032487 和 rs4821481 位点上的 SNP 及连锁基因型与慢性肾病相关[13]。O'Seaghdha 等[14]研究证实 MYH9 区域的 rs4821480 位点的 SNP 与欧洲裔非糖尿病肾病相关。

二、总结

迄今为止，国内外对2型糖尿病肾病易感基因的研究尚未取得明确结论。其原因可能有以下几个：第一，糖尿病为多基因遗传病，每种基因的单独作用可能很微弱，在病例对照研究中需要非常大的样本量才可能得到阳性的统计结果；第二，基因多态性的分布与种族背景有关，也与环境因素的参与有关，入选人群的遗传背景混杂将导致假阳性或假阴性结果的发生；第三，某些基因可能与影响糖尿病发病的真正功能基因存在连锁不平衡性，基因型与表型的相关性研究可能因为这种连锁不平衡关系的存在而得出假阳性的结论。因此，在研究中有必要收集一些糖尿病肾病家系进行连锁分析来解决这些问题。DN易感基因多态位点研究能否获得成功，得出可靠结论，有赖于在了解DN病理生理基础上挑选正确的候选基因，以及使基因多态位点快速而准确定位的分子生物学实验室技术的发展，另外，与样本含量、遗传统计分析方法也有很大关系。

目前，DN易感基因的研究有多种研究策略[15]：

（1）候选基因研究策略：候选基因法就是将感兴趣的基因定为候选基因，选择候选基因中的多态性标记，然后比较多态性标记的基因型在病例组和合适的对照人群中的频率分布差异，从而找出与疾病表型相关的基因变异。候选基因的选择是基于大量的证据资料，比如掌握的生物学功能、发现的疾病的差异性表达、与别的疾病的共同的表型、或来源于动物模型和相关组织等。这种方法是假设驱动的，且结果很容易解释，多态位点选择简单，找到的候选基因有生物合理性，并且展示了对感兴趣疾病有意义的功能序列、总费用低、易于实施。缺点是限制已知或未知的可能参与疾病的基因，从而减少了发现新的可能影响疾病的基因的机会。并且缺乏统计支持和结果重复性差，基因多态性覆盖率不足等。其中，结果重复困难受多因素的影响，主要与不好的研究设计、研究人群样本量少，缺乏足够的对照组人群，遗传异质性、研究队列间的不同环境暴露以及统计学分析的自限性等因素有关。

（2）定位克隆策略：定位克隆的方法是一个假说独立的、依靠对疾病遗传家系的研究分析，最先用于家族调查研究。为找到与研究疾病相关的表型，标记物随机分布在整个基因组。如果发现特定标记物与表型之间存在关联，则进一步分型的遗传标记物将辅助更准确地定义关键区域的致病基因。虽然这种方法不需要假设某种基因与疾病的易感性有关，但它需要大量的分子遗传研究，需要大量的时间和精力。不像许多候选基因的研究，通过定位克隆技术鉴定的易感基因，在一般情况下，在随后的研究中更容易被重复，尽管定位克隆的基因也可能被证明有时难以复制。

（3）全基因组关联研究：全基因组关联研究是新近出现的筛查复杂性疾病的有力工具。近些年来，基于SNP基因分型技术的应用，革新了复杂疾病的遗传基础研究，使得我们有机会识别巨大数量的SNP，以及通过基因组水平的连锁不平衡，识别了不同种族人群的遗传特征。GWAS研究现在已经彻底改变了复杂的常见疾病遗传因素的研究模式。自2005年Science杂志报道了首个基于GWAS平台与年龄有关的视网膜黄斑变性的研究，随后多个研究基于该平台相继报道了多个表型，为人类基因组的不同位点提供了数百个强有力的、有意义的统计关联。全基因组假设独立的关联研究不像连锁定位克隆法，不需要收集大型家庭为基础的样品和其表型；GWAS可以分析人类基因组的所有基因，不受候选基因的限制。

DN是由遗传因素和环境因素共同作用的结果，最近全基因组关联研究和高通量测序的应用必将从基因水平揭示DN的发病机制，从而有利于早发现易感人群，并进行早期干预和治疗。

参考文献

[1] Marshall S M. Natural history and clinical characteristics of CKD in type 1 and type 2 diabetes mellitus. Adv Chronic Kidney Dis. 2014, 21（3）: 267-272.

[2] Skrunes, R, Svarstad E, Reisaeter AV, et al., Familial clustering of ESRD in the Norwegian population. Clin J Am Soc Nephrol. 2014, 9（10）: 1692-1700.

[3] Harjutsalo, V, Katch S, Sartic C, et al. Population-based assessment of familial clustering of diabetic nephropathy in type 1 diabetes. Diabetes. 2004, 53（9）: 2449-54.

[4] Langefeld, CD, Beck SR, Bowden DW, et al. Heritability of gFR and albuminuria in Caucasians with type 2 diabetes mellitus. Am J Kidney Dis. 2004, 43（5）: 796-800.

[5] Cui WP, Du B, Cui YC, et al, Is rs759853 polymorphism in promoter of aldose reductasegene a risk factor for diabetic nephropathy? A meta-analysis. Eur J Med Res. 2015, 20: 14.

[6] Wang CH, Li F, Hiller S, et al, A modest decrease in endothelial NOS in mice comparable to that associated with human NOS3 variants exacerbates diabetic nephropathy. Proc Natl Acad Sci USA. 2011, 108（5）: 2070-2075.

[7] Su X, Chen X, Liu L, et al. Intracellular adhesion molecule-1 K469E gene polymorphism and risk of diabetic microvascular complications: a meta-analysis. PLoS One. 2013, 8（7）: e69940.

[8] Priyanka R, Ruhis Ramandeep K, et al. Association of transforming growth factor beta-1（TGF-β_1）genetic Variation with Type 2 Diabetes and End Stage Renal Disease in Two Large Population Samples from North India. OMICS. 2015, 19（5）: 306-317.

[9] Karadeniz M, Erdogan M, Cetinkalp S, et al., Monocyte chemoattractant protein-1（MCP-1）2518G /

Agene polymorphism in Turkish type 2 diabetes patients with nephropathy. Endocrine. 2010, 37（3）: 513-7.

［10］Yang S, Zhang J, Feng C, et al. MTHFR 677T variant contributes to diabetic nephropathy risk in Caucasian individuals with type 2 diabetes: a meta-analysis. Metabolism. 2013, 62（4）: 586-94.

［11］Mansourian M, Javanmard SH. Adiponectingene polymorphisms and susceptibility to atherosclerosis: a meta-analysis. J Res Med Sci. 2013, 18（7）: 611-616.

［12］Chung HF, Long KZ, Hsu CC, et al. Adiponectingene（ADIPOQ）polymorphisms correlate with the progression of nephropathy in Taiwanese male patients with type 2 diabetes. Diabetes Res Clin Pract. 2014, 105（2）: 261-70.

［13］Nelson GW, Freedman BI, Bowden DW, et al. Dense mapping of MYH9 localizes the strongest kidney disease associations to the region of introns 13 to 15. Hum Molgenet. 2010, 19（9）: 1805-1815.

［14］O'Seaghdha CM, Parekh RS, Hwang SJ, et al. The MYH9 / APOL1 region and chronic kidney disease in European-Americans. Hum Molgenet. 2011, 20（12）: 2450-2456.

［15］吐尔逊阿依．买买提，张秦，郑宏．过敏性疾病易感基因研究方法进展．中国免疫学杂志．2015, 31（4）: 560-564.

（马亮、姜永玮、肖诚）

第二节　糖尿病肾病的表观遗传机制

目前关于糖尿病肾病（diabetic nephropathy，DN）发生发展过程中关键的信号转导和基因调控机制已基本明确，特别是有关高血糖、转化生长因子β_1和血管紧张素II在DN中的作用研究很多，涉及氧化应激反应、炎症反应、细胞因子、趋化因子、生长因子等复杂的病理生理过程。尽管有这些发现，目前临床尚缺乏可以有效防止DN进展的治疗方法，提示还有其他的机制参与糖尿病肾病的发生发展，需要进一步探讨。此外，来自临床试验的数据证明了由高血糖引起的糖尿病并发症如DN，在血糖控制后仍存在"代谢记忆"。

功能基因组学、高通量测序技术、表观遗传学和系统生物学等新方法的出现，不仅极大地扩展了我们在DN方面的知识，而且有助于发现新的参与DN的分子机制。表观遗传是指基因组DNA序列未发生变化，而基因表达和基因功能的诱导和维持却发生可遗传性的改变。主要包括DNA甲基化、染色质组蛋白修饰、新颖的转录产物和非编码RNA（non-coding RNA，ncRNA）如微RNA（micro RNA，miRNA）和长非编码RNA（long non-coding RNA，lncRNA），它们都可以单独和 / 或共同的调节基因表达，可能影响机体的生理和病理过程。

在本节中，我们将着重讨论表观遗传机制包括DNA甲基化、染色质组蛋白翻译后修饰和ncRNA在DN的发病机制和代谢记忆方面的重要作用，及其潜在的临床用途，如作为DN早期诊断生物标志物和作为治疗DN的新方法。

一、DN 表观遗传机制

（一）表观遗传学和染色质

表观遗传学是对基因表达的遗传变化进行研究，并不涉及DNA序列的改变。表观遗传调控在发育、细胞识别、基因组印记、X染色体失活、免疫细胞的功能、干细胞的可塑性、疾病易感性、鉴别单卵双胎以及细胞对环境的反应等过程中发挥关键作用[1]。

在哺乳动物细胞中，染色体DNA被紧密包装成染色质，组成高级结构的亚基称为核小体。每个核小体由组蛋白八聚体组成，包括四种组蛋白（H2A，H2B，H3和H4）的两个拷贝，由染色体DNA的147个碱基对包裹。核小体组蛋白的翻译后修饰和DNA甲基化是代表性的表观遗传学修饰[2]。这些修饰，与ncRNA如miRNA和lncRNA共同形成表观基因，调节染色质功能和基因表达，并存储细胞类型特异性基因表达的信息。

随着高通量全基因组测序方法的进步，人们对表观基因及其相关表型的各个方面的理解更加深入。表观状态的改变对基因调控和基因表达产生深远的影响，并涉及多种疾病的发生。此外，异常的表观遗传标记，在原来的刺激停止后，仍可继续介导疾病进展，并表现出对常规疗法的抵抗性。值得注意的是，胎儿期的环境和产妇营养能促进表观遗传的变化，从而影响成人期的代谢水平。胎儿期的营养过度或营养不良也可能导致其后代表观遗传标记的变化，使其易患代谢异常，也可能影响DN的发展[3]。因此，对疾病条件下的表观遗传学改变的评估不仅可以从新的视角来研究糖尿病并发症的发病机制，而且可以转换为新的生物标志物，并且可能作为新的治疗靶点。

（二）为什么要在DN研究表观遗传学？

目前的研究认为，遗传因素在DN的发生、发展中起重要作用。包括全基因组关联研究在内的大量研究，旨在确定与该疾病相关的致病基因或SNP，并明确致病基因和SNP在DN的潜在功能和病理学作用。另一方面，假设环境可能是影响DN的关键因素，而表观遗传学是介于遗传学和环境之间的分子平台，越来越多的研究人员认为表观遗传学可能在常见的人类疾病如糖尿病和DN中发挥重要作用。由环境因素导致的表观遗传学的改变可能与遗传学相互协作，赋予疾病相关的基因变异以新的功能，例如在1型糖尿病的易感基因座发现了组蛋白的表观学修饰。另一项研究显示，与无DN的糖尿病患者相比较，来自DN患者和ESRD患者的唾液样品中的DNA甲基化的基因序列发生了与肾脏疾病相关的改变。此外，大部分与疾病相关的SNP存在于基因组的非编码区，包括启动子，增强子和非编码RNA区域[4]，可以通过改变转录因子的结合效率，影响靶基因的表达。因此，表观遗传学和基因之间的相互作用可能是参与DN发生发展的一部分因素，而对DNA甲基化、组蛋白修饰和ncRNA等表观遗传学方面的研究，可以为DN的发生发展机制提供新的有价值的信息。

（三）DN的表观遗传机制

1. 与DN相关的DNA甲基化

DNA甲基化，是公认的表观遗传学标记之一，通常发生在CpG二核苷酸中胞嘧啶的第五个碳原子上，并由特定的DNA甲基转移酶催化。一般来说，发生在基因启动子区的DNA甲基化导致基因表达下调，而发生在基因体区域的DNA甲基化可以调节转录延伸和剪接。DNA甲基化能够识别染色质标识，并通过招募不同的甲基结合蛋白（转录辅阻遏物）来抑制基因表达。DNA甲基化也可以通过与转录因子结合或影响核小体定位等方式干扰启动子，从而抑制基因表达[2]。

一些关于DNA甲基化作用的研究强调，在1型糖尿病、2型糖尿病和遗传性代谢病中，环境因素在调节表观遗传修饰从而影响表型过程中发挥关键性的作用。

DNA甲基化在DN和ESRD的作用已经引起研究人员很大的兴趣，并且关于DN的全基因组关联研究已经获得了一些易感基因位点。对伴有DN和不伴有DN的糖尿病患者的基因组DNA进行了差异化DNA甲基化谱的研究，发现几个基因存在甲基化差异，包括介导高血糖环境下肾小球细胞凋亡的UNC13B基因，提示UNC13B基因DNA甲基化的差异可能与DN的发病和病理变化相关。已经在ESRD患者与仅有慢性肾病而未发生ESRD患者的唾液分析中发现了若干DNA甲基化的差异。DNA甲基化也牵涉在肾小球纤维化和TGF-β_1的作用中。在成纤维细胞中提高RASAL1甲基化水平，可以增加Ras激活，从而导致细胞增殖和纤维化的发生。值得注意的是，从慢性肾脏疾病（包括DN）和正常对照组获得的显微肾小管的DNA甲基化图谱分析显示，有几个与DNA甲基化相关的表观基因出现明显差异，其中纤维化相关基因的甲基化差异最显著，且这种甲基化大多位于增强子区，大大增强了该调节区的重要性。另外，一些最新的研究报告强调了DNA甲基化在调节纤维化相关基因和DN相关的其他基因方面的重要作用，并且认为，DNA甲基化与基因变异的组合可以改进对疾病结果的预测。

2. 与DN相关的组蛋白翻译后修饰

除了DNA甲基化，染色质核小体组蛋白的翻译后修饰，也属于调节基因表达的表观遗传学范畴[1]。事实上，使用染色质免疫共沉淀方法（chromatin immunoprecipitation，

CHIP）进行的组蛋白全基因组分析已经证明，细胞类型特异性调节基因（启动子和增强子）和转录区域可以由特定组蛋白存在来区分[5]。组蛋白的翻译后修饰包括赖氨酸乙酰化（Kac），赖氨酸甲基化（Kme）和泛素化，丝氨酸和苏氨酸磷酸化以及精氨酸甲基化等[1]。一般来说，组蛋白Kac（如H3K9ac和H3K14ac）集中在基因启动子区和转录活跃区，而去乙酰化与基因抑制有关。H3K4me1/2/3和H3K36me2/3通常与基因转录活跃的区域相关联，而H3K9me3，H3K27me3和H4K20me3则与基因转录抑制的区域相关[1]。增强子区域富含H3K4me1和H3K27ac（两种组蛋白激活的标记）。发育基因的二价启动子区域富含增强性（H3K4me3）和抑制性（H3K27me3）标记，因此处于平衡状态。组蛋白H3K4me3（启动子）和H3K36me3（基因体）标记染色质基因组转录活跃区域，可以用于区别已知的和未知的全基因组ncRNAs的转录。

组蛋白Kac由组蛋白乙酰基转移酶如P300和CREB-结合蛋白催化，同时也充当转录共激活因了；组蛋白脱乙酰酶（histone deacetylase，HDAC）和乙酰化酶（chistonc acetyltransferase，HAT）催化去除乙酰化标记，并可作为转录共阻遏因素。Kme由组蛋白赖氨酸甲基化酶（histone lysine methyltransferase，HMT）和组蛋白赖氨酸去甲基化酶（histone lysine demethylase，KDM）催化[1]，HMT和KDM是赖氨酸残基甲基化程度（Kme1/2/3）的特异性标记。例如，HMT SUV39H1介导H3K9me3（阻遏标记），而KDM特异性的赖氨酸脱甲基酶1则催化H3K4me1/2的移除。

一些研究表明，主要的组蛋白翻译后修饰参与糖尿病发病机制相关基因的调节，如胰岛素和胰岛特异性转录因子。另外，有研究表明组蛋白翻译后修饰在脂肪细胞相关的2型糖尿病、肥胖和代谢综合征发挥作用。越来越多的证据表明组蛋白的翻译后修饰在糖尿病的发病机制中扮演关键角色。理论上讲，组蛋白的翻译后修饰可能也影响糖尿病并发症（包括肾相关的器官）靶基因的染色质结构。

研究证明，体外培养细胞的组蛋白翻译后修饰，参与调节纤维化等DN发病关键的病理过程。在大鼠肾小球系膜细胞中，TGF-β$_1$和高糖环境能够促进H3K9/14ac、HATp300和CREB-结合蛋白在PAI-1和p21基因的启动子附近的Smad和SP1结合位点区域富集。组蛋白H3K9/14ac是影响上述基因对TGF-β$_1$应答的关键因素。此外，TGF-β$_1$诱导表达胶原α$_1$（I）链、CTGF和纤溶酶原激活物抑制因子-1（plasminogen activator inhibitor-1，PAI-1），与大鼠系膜细胞启动子区的Kme活化标记（H3K4me1/2/3）的富集和抑制标记（H3K9me2/3）的降低相关。使用小分子干扰RNA技术使大鼠系膜细胞的H3K4me HMT SET7基因沉默，可以减弱TGF-β$_1$诱导的基因表达，提示H3K4me和SET7在系膜细胞的纤维化基因表达中发挥关键作用。高浓度葡萄糖处理也引起系膜细胞的纤维化基因和细胞周期基因（p21基因）的启动子区域出现类似的组蛋白翻译后修饰。

体内实验结果也证明，在DN动物模型存在组蛋白翻译后修饰的改变。一些研究发现，在糖尿病小鼠的肾小球，组蛋白翻译后修饰与DN纤维化基因和细胞周期基因表达有关。CHIP实验证明，与非糖尿病对照组相比，糖尿病小鼠肾小球，H3K9 / 14ac在邻近API-1和p21基因启动子的Smad和SP1结合位点的富集，引起上述基因的表达增加。由于组蛋白翻译后修饰的组合所形成的组蛋白代码可以调节基因表达和染色质结构，通过CHIP分析的方法研究了糖尿病db / db小鼠和对照的db- / +小鼠肾小球基质的差异，结果显示db / db小鼠肾小球表现出RNA聚合酶II活性的增加和某些活性组蛋白标记的富集，以及在PAI-1和AGER基因启动子区域关键性的阻遏组蛋白标记水平的下降，可能通过上述机制的配合，增加转录因子的结合。Komers等报道，尽管大鼠和小鼠存在物种差异，在小鼠和大鼠DN模型均发现了RNA聚合酶II的招募、H3K4me2的水平增加和H3K27me3水平降低，与DN相关基因的表达有关。有趣的是，在db / db小鼠，氯沙坦（血管紧张素II受体阻滞剂）治疗10周后，可以改善DN的关键指标，并逆转组蛋白H3K9ac的表达水平，但其他组蛋白方面未发生明显变化。由此推测，在一些DN患者中，血管紧张肽II 1型受体阻断的效率相对较低，可能与表观遗传方面的不完全抑制有关，这一发现也引发了是否有必要在传统的DN药物治疗基础上，增加表观遗传疗法的讨论。

3.与DN相关的miRNA

DNA甲基化、组蛋白翻译后修饰和非编码RNA之间的相互作用和相互影响可以作为环境变化的标记，并且调节表观遗传方面的基因转录[6]，其平衡的破坏和相互作用的失调可导致糖尿病及包括DN在内的慢性并发症。

miRNA是内源性的小的非编码RNA（约20-22个核苷酸），它通过关键的转录后机制调节基因的表达。哺乳动物的miRNA能够通过与靶mRNA 3'-非翻译区的碱基配对，沉默靶基因的表达，以促进翻译抑制和 / 或mRNA降解。目前已经鉴定了超过1000种的miRNA，具有调节约60%的人类蛋白编码基因的潜力[7]。因此miRNA能够通过调节基因的表达，改变关键的细胞功能，从而影响疾病的进程。

miRNA在细胞核中转录，在RNA聚合酶II作用下形成初级转录物（pri-miRNA），再由核糖核酸酶IIIDrosha酶对pri-miRNA进行切割形成pre-miRNA（约为70个核苷酸的茎-环结构），这些pre-miRNA被exportin-5蛋白转移到细胞质中。在细胞质中，pre-miRNA再次被核糖核酸酶、Dicer酶切割，加工形成成熟的miRNA。成熟的miRNA双链随后结合到RNA诱导的沉默复合物，包括Argonaute蛋白质家族。在这个复合物中，miRNA与靶mRNA的3'-非翻译区相互作用并诱导翻译抑制或mRNA降解，目前公认的模式是由蛋白质组成的miRNA微处理器复合物进一步调节miRNA的作用，但也有报道其他的新的机制。

由于在几种疾病过程中观察到了miRNA的失调或突变，对miRNA的研究在过去10年间成倍增长。因为miRNA能够调节与糖尿病并发症关键病理生理过程相关的基因的表达，它们很可能会影响DN的进展。因此这些miRNA小分子，可以用于评估DN的发展，也可能成为糖尿病并发症的潜在新型生物标志物和治疗靶点。

研究发现五种miRNA（miR-192，miR-194，miR-204，miR-215和miR-216A）在肾脏的表达明显高于其他器官，提示这些miRNA在肾脏可能具有重要的功能。对糖尿病并发症条件下miRNA的最早的研究始于糖尿病肾病动物模型。在糖尿病肾病小鼠中观察到与蛋白尿、足细胞融合与缺失、凋亡、肾小球硬化和肾小管间质纤维化伴肾功能衰竭等相关的Dicer酶的缺乏，提示miRNA参与糖尿病肾病的具体过程。

已经证实在DN条件下，肾脏细胞和动物模型体内miRNA表达异常，与肾脏纤维化和DN进程有关。研究发现，与非糖尿病对照组相比，在TGF-β_1处理的小鼠肾小球系膜细胞、在糖尿病的小鼠模型（链脲霉素注射诱导的1型糖尿病小鼠和2型糖尿病db / db小鼠）的肾小球，几种miRNA表达上调（miR-192，miR-200b / C，miR-216a和miR-217）。这些研究揭示了miRNA在DN的作用，miR-192可以在肾小球系膜细胞上调导致纤维化的关键基因COL1A2和COL4A1的表达；通过靶向减少Zeb1和Zeb2（E-box阻遏物），来上调系膜细胞其他的miRNA如miR-216A / miR-217和miR-200B / C表达，从而促进胶原蛋白的表达。在TGF-β_1处理的小鼠肾小球系膜细胞，miR-216A / miR-217通过靶向作用于Pten基因导致Akt的活化，从而揭示了miRNA介导的TGF-β_1诱导的Akt激活和细胞肥大机制。miR-200B / C也可以调节胶原表达和通过抑制Zeb1来促进TGF-β_1的自动调节。与非糖尿病对照组相比，在糖尿病小鼠的肾皮质TGF-β_1、p53和miR-192基因表达水平均增加，与肾小球增生和纤维化相关[8]。miR-192基因敲除的小鼠，注射链脲霉素制备成糖尿病模型，与对照组糖尿病小鼠相比，miR-192基因敲除的糖尿病小鼠没有出现DN的特征。在培养的肾小球系膜细胞中进行的机制研究揭示，TGF-β_1可以诱导miR-192和p53的相互活化，miR-192靶向作用于Zeb2，从而增加肾小球膜细胞的ECM基因表达，导致肾小球肥大。深入研究表明，在TGF-β_1处理的肾脏细胞，miR-192的启动子是启动组蛋白Kac，由Smads C-ets-1蛋白和染色体重塑来调控的[9]。总之，这些研究已经明确在TGF-β_1处理的肾小球系膜细胞，miR-192是主要的miRNA调节器之一，并且能增加与DN相关的细胞外基质的基因表达。

在高浓度葡萄糖或TGF-β_1条件下培养的近端肾小管上皮细胞，miR-192表达下调，在Apoe-/-糖尿病小鼠，miR-192表达下调，且具有增加肾小管纤维化的作用。但是，另一项研究显示，在用TGF-β₁处理的肾小管细胞，miR-192的表达上调，与纤维化程度增加相关。miR-192表达的复杂情况，可能是由于其存在细胞类型特异性，以及动物模型之间的差异造成的。另外，细胞特异性转录因子也可以决定miRNA的作用。例如在TP53-/-或ETS1-/-小鼠系膜细胞，TGF-β₁并不能诱导miR-192表达，因此，miR-192对TGF-β₁的细胞类型特异性反应，可以由细胞的p53或C-ets-1蛋白状态来解释。类似地，有报告显示在TGF-β₁处理的近端肾小管上皮细胞，miR-200a的水平下降，这可能与纤维化有关，因为其伴随着miR-200a的靶基因TGF-β₂的上调。Gregory等的开拓性工作，提示miR-200家族通过对E-cadherin，Zleb1和Zleb2的靶向转录抑制，成为上皮细胞表型的主要调节器。这些研究提示在细胞，尤其是在癌细胞，miRNA如miR-200，TGF-β₁的作用和EMT之间存在着重要关联。然而，目前还不清楚miRNA调节EMT是否在DN的肾脏纤维化发挥重要作用。另外，EMT主要是在永生化培养的细胞系中观察到的，而在人类或动物模型中并没有观察到。由于永生化细胞系可能具有肿瘤抑制基因如p53和癌基因的突变，因此原代细胞和永生化细胞，对TGF-β₁的细胞特异性反应可因细胞状态的不同和特异性转录因子的不同而发生改变。

也有报道其他miRNA参与调节DN相关基因的表达，其中，miR-21由于其相关的靶基因，受到了较多关注。在OVE26 1型糖尿病小鼠肾皮质miR-21表达上调，可以靶向作用于Pten并促进mTOR激活，此二者均与DN有关。通过小鼠模型对miR-21抑制剂在治疗DN方面的作用进行了评估，在KK-AyDN小鼠模型中，miR-21表达上调，并且靶向作用于金属蛋白酶-9和金属蛋白酶抑制剂-1，从而在肾小球纤维化发挥调节作用；但是，在db/db小鼠，miR-21通过靶向作用于Smad7加速TGF-β₁信号传导。Chau等的实验发现，在miR-21-/-小鼠，及用抗miR-21的寡核苷酸处理的野生型小鼠，由肾损伤所引起的间质纤维化明显降低[10]。相反，一项研究报告称，在db/db小鼠miR-21表达下调，其过度表达阻止肾小球膜细胞增殖。在高糖或TGF-β₁处理的系膜细胞，miR-377表达上调，并通过抑制锰超氧化物歧化酶和p21活化酶，增加纤连蛋白的表达。Long等人发现，与对照组相比，在糖尿病db/db小鼠的肾小球，高糖处理的足细胞和肾脏微血管内皮细胞，miR-93是VEGF-A表达下调的关键的miRNA，提示miR-93有抗血管生成的作用，而在类似的条件下，miR-29c，miR-192和miR-200b表达上调。miR-29c靶向作用于Spry-1，从而激活Rho激酶，随后导致细胞外基质蛋白的积累和足细胞凋亡。然而，在TGF-β₁处理的糖尿病小鼠来源的肾小管细胞、系膜细胞和足突细胞，发现miR-29家族成员表达下调，具有直接增加胶原蛋白I，胶原III和胶原IV水平的作用。在研究肾脏纤维化的非糖尿病动物模型，也证明了miR-29家族成员的抗纤维化作用。在TGF-β处理的糖尿病db / db小鼠来源的肾小球系膜细胞，miR-192和miR-215表达上调，提示其可以通过靶向作用于连环蛋白相互作用蛋白-1（β-catenin-interacting protein 1，CTNNB-1）诱导肾小球系膜细胞的表型转变。研究发现miR-22主要通过调节BMP-7和BMP-6的表达，进一步增加TGF-β$_1$的信号转导。miR-30家族的表达减少，可以靶向上调结缔组织生长因子的表达，可能与DN加速有关。miR-433通过靶向作用于抗酶抑制物-1（调节多胺合成），增加TGF-β$_1$信号传导和纤维化。在早期DN的db / db小鼠，miR-451表达下调，靶向作用于MAPK（促分裂原活化蛋白激酶）。在TGF-β$_1$处理的肾脏细胞，let-7可以上调TGF-β1的1型受体和胶原的表达，因此可能与肾脏纤维化有关。

一些miRNA牵涉氧化应激这一DN发病机制的主要参与因素。NADPH氧化酶4，（NADPH oxidase4，NOX4），是DN发生发展的关键因素，在大鼠模型，miR-25表达减少可上调NOX4，从而促进氧化应激的发生和肾功能障碍的出现；另外，在高糖处理的内皮细胞，miR-25表达减少引起其下游miR-146a表达降低，从而调节NOX4的表达。在HK-2肾小管上皮细胞，miR-205表达下调与HO和SOD引起的活性氧的增加相关联。在肾小球系膜细胞，miRNA级联反应，（miR-192，miR-216A和miR-217）激活Akt，抑制FOXO3A / SOD2。报告显示，在肾小球系膜细胞和糖尿病小鼠肾脏，醛糖还原酶能够下调miR-200a-3p和miR-141-3p，通过靶向作用于Keap-1，从而调节Keap1-Nrf2，TGF-β$_1$ / TGF-β$_2$和Zeb1 / Zeb2信号转导。在糖尿病肾病，尚需要进一步研究来确定氧化应激和miRNA是如何相互调节的。

目前已明确miRNA直接参与或通过靶向作用涉及纤维化、炎症、氧化应激和信号转导等反应，加速DN的进程。一些miRNA参与级联的放大循环，而另一些则具备自主效应和细胞特异性作用。尽管miR-192、miR-29和miR-21在DN的发生发展过程发挥重要作用，但是针对单个miRNA的治疗可能不是治疗DN最好的方法。随着新技术的发展和动物模型制备方面的进步，我们期望看到在这个领域中的新进展。

4. 与DN相关的lncRNA

从ENCODE和全转录组测序（RNA-seq）的数据库获得的数据，已经证实，大多数基因组转录产生的RNA，大部分是非编码的。此非编码RNA不仅包括小非编码RNA，如miRNA，也包括长非编码RNA（>200个核苷酸到约1000个碱基），两者都具有调节功能。lncRNA与mRNA相似，但缺乏蛋白质编码（翻译）的潜力[1]。越来越多的证据表明，lncRNA的功能涉及各种生物过程，包括基因表达和转录、表观遗传调控、细胞周期控制、分化和免疫应答等。lncRNA可以通过包括招募组蛋白修饰物来影响染色质状态，并且调节转录因子的活性。有趣的是，lncRNA可以作为

miRNA宿主，lncRNA具备独立的结构域，能够特异性地与DNA，RNA和／或蛋白质结合。lncRNA也可以影响与其结合的蛋白质的活性及定位，例如，可作为蛋白质的关键的辅助激活因子参与转录调控。lncRNA研究还处于初级阶段，但是已经引起了很多科学家的重视，因lncRNA的表达失调，与一级序列突变一样，与人类疾病高度相关。

只有少数文献报道lncRNAs参与DN的发生发展。早期的研究表明，在肾小球系膜细胞，TGF-β_1与宿主的lncRNA、RP23共同诱导关键的miRNA（miR-216a和的miR-217）。在血管平滑肌细胞，血管紧张素Ⅱ能够诱导几个lncRNA，其中一个lncRNA是miR-221和miR-222的宿主基因，能介导血管平滑肌细胞增殖。在肾小球系膜细胞中，miR-192与其宿主的lncRNA CJ241444共同被调节，由TGF-β_1通过启动子Smad结合元件诱导，经由蛋白C-ets-1和组蛋白乙酰化共同进行表观遗传调控。证据表明，lncRNA、浆变异易位1（PVT1），可能参与DN的病理过程，在肾小球系膜细胞，该lncRNA能够上调PVT1和TGF-β_1的表达。在全基因组SNP基因分型研究中，PVT1被发现是糖尿病ESRD的潜在基因标识。在高糖处理的肾小球系膜细胞，PVT-1表达增加，且针对PVT-1特异性的si-RNA能减少ECM关键蛋白的表达水平。已发现几种miRNA（miR-1204、miR-1205、miR-1206、miR-1207和miR-1208）定位映射到PVT1 162位点，在高糖处理的人肾小球系膜细胞上述miRNA表达增加，并调节ECM的表达。另一项研究，在两种肾脏纤维化模型上发现21种lncRNA表达上调，但在Smad 3基因敲除的小鼠发生表达下调。总之，这一新兴领域有望发现与DN有关的更多lncRNA及其功能。

总体而言，随着新技术的不断进展，我们可能会看到在表观遗传学和DN相关性方面更多的研究。由于表观遗传学存在细胞类型特异性，相关研究需要在肾脏的主要组成细胞完成，包括足细胞，肾小球系膜细胞，内皮细胞和上皮细胞；并且从处于DN不同阶段的各种动物模型甚至人类活检样品获得肾组织，以检测在DN不同阶段，DNA甲基化、组蛋白修饰以及ncRNA表达模式。

二、表观遗传学和代谢记忆

（一）DN与代谢记忆

在多个大规模临床试验中观察到，尽管血糖控制良好，糖尿病并发症如DN等仍会继续发展，可能是由于靶细胞对之前暴露于高血糖的记忆，导致有害作用在葡萄糖水平正常后的持久性存在。

在一项英国的糖尿病前瞻性研究中，采用胰岛素进行强化降糖治疗的2型糖尿病患者中，发现了类似的现象，称为"遗留效应"。然而，一些临床试验表明，虽然强化血糖控制可有效降低糖尿病视网膜病变，但在伴有心血管疾病的糖尿病患者，强化降糖治疗可能会增加患者的死亡风险，与增加低血糖发生率有关[12]。由于在DN发生和发展过程中，肾脏Akt的活化增加，进行强化降糖治疗所使用的胰岛素可能通过Akt激活增加糖尿病肾脏损害。

目前，研究人员已经在几种细胞模型和实验动物模型观察代谢记忆现象。从2型糖尿病db / db小鼠主动脉分离的血管平滑肌细胞，与来自非糖尿病的db- / +小鼠的血管平滑肌细胞相比，在体外培养过程中，炎症反应明显增加。在高浓度葡萄糖培养基短时间培养的内皮细胞，即使后来持续在正常浓度葡萄糖培养基培养，仍表现出氧化应激的增加和炎症基因表达升高。代谢记忆现象也已在糖尿病视网膜病变的模型进行了研究。这些临床和实验研究表明，代谢记忆的存在是触发DN潜在分子机制的关键，也是DN治疗所面临的主要挑战之一。值得注意的是，表观遗传因素也牵涉在代谢记忆过程中，高血糖症的早期影响可能在易受并发症攻击的靶组织被记忆。

（二）表观遗传在代谢记忆中的作用

目前已经在研究表观遗传在代谢记忆中的作用。许多研究探讨了持续改变关键的病理基因组蛋白KME（一个相对稳定的标志），是如何导致代谢记忆的。从2型糖尿病的db / db小鼠获得的血管平滑肌细胞，即使是在体外培养后，与对照的db- / +小鼠相比，炎症基因表达和迁移明显增加，同时在这些基因启动子区，代表性标记H3K9me3永久性损失；相应的，H3K9me3 HMT SUV39H1的表达下调，这至少部分是由于db / db小鼠miR-125b水平增加所导致的。提示在糖尿病存在miRNA和表观遗传组件之间的相互作用。另外，在内皮细胞短暂暴露于高糖环境后，H3K4me1和SET7的持续富集，导致P65的持续表达[13]。

代谢记忆与人类DN的相关性方面需要更多的研究。目前已经报道了第一例分析1型糖尿病患者表观基因改变对代谢记忆的影响，该研究比较了EDIC研究的病例组（最初在DCCT常规治疗组，出现DN和DR的进展），与对照组（最初在DCCT的强化治疗组，未出现DN和DR的进展）的结果。与对照组相比，病例组的单核细胞出现H3K9ac的显著富集；此外，在病例组与糖尿病并发症相关的炎症基因周围出现大量顶端超乙酰启动子的富集。并且在DCCT和EDIC期间，单核细胞H3K9ac的聚集程度与平均HbA1c水平有关，提示HbA1c和H3K9ac在人类代谢记忆方面存在潜在的表观遗传学解释。

由于表观分析技术的进步，表观遗传学领域已经出现了重大发现，如ENCODE。具体地说，下一代DNA测序平台已被用于CHIP-SEQ，bisulfite-SEQ，FAIRE-SEQ等分析技术，后全基因组的表观遗传分析已经初具规模。将RNA测序所获得大量转录组数据进行整合，已经检测到包括lncRNA在内的新的转录体[14]。公共数据库与来自NIH的表观基因组测绘路线图是推进表观遗传研究有价值的参考工具。目前有几个实验室正在应用这些技术对来自DN患者和DN小鼠研究模型的血细胞和肾组织进行研究。这些表观基因组的关联研究很可能会大大提高我们对与DN和代谢记忆相关的表观变化的认识。

三、表观遗传学研究的潜在临床意义

（一）作为诊断DN的新的生物标志物

体液和组织中的miRNA作为DN的生物标志物是目前临床转化研究的一个非常活跃的领域。DN的早期发现对临床诊疗以及防止肾功能衰竭是非常有用的，因此能够预测DN发生的生物标志物将具有非常重要的临床意义。目前已经报道的与DN进展相关的生物标记物大多数为蛋白质、多肽、生长因子和细胞因子。miRNA作为一种高灵敏性、非侵入性和能够定量的生物标志物，尤其是在体液（血浆和尿液）具有良好的稳定性，并且在体外能够通过改进检测方法（包括测序）进行定性和定量检测。大量报告已经描述了在各种肾脏疾病的患者miRNA的变化，并且与肾脏病理变化和纤维化有不同的相关性。但是上述的研究只集中在一个或者少数miRNA分子，并没有确定它们的细胞来源。

排出体外的尿液成分，大部分来自于肾脏细胞，是研究肾脏疾病miRNA表达谱极其宝贵的资源。miR-145在微量白蛋白尿的1型糖尿病患者的尿液中表达增加，在高糖处理的肾小球系膜细胞表达也是增加的。对DN不同阶段的1型糖尿病患者的尿液中700多种miRNA进行了全面的研究，提示miRNA表达谱可以作为预测DN的有效的生物标志物。值得注意的是，miRNA在石蜡切片中是相当稳定的，由此为分子预测提供了另一种标本。然而，miRNA作为DN预测生物标志物尚需要更多的独立研究进行验证，另外，体液中的miRNA是来自于患病细胞还是死亡的细胞也需要进一步明确。尽管如此，miRNA可能成为有价值的生物标志物，特别是用于肾脏疾病的早期诊断。关于lncRNA，其在尿液和血浆中的稳定性尚不明确，因此其作为无创生物标志物潜在价值尚需要进一步研究。

（二）作为DN的潜在的治疗方法

目前，在治疗DN方面已经有许多药物在临床上使用或者正在研发，在此不再赘述。在DN动物模型，抗TGF-β抗体治疗DN是部分有效的，目前有临床试验正在验证靶向TGF-β抗体以及靶向TGF-β抗体与抗纤维化药物联合应用的临床作用[15]。临床研究表明，1型血管紧张素II受体阻滞剂可以减缓DN的进展。在糖尿病db/db小鼠，氯沙坦（1型血管紧张素II受体）治疗可以逆转大部分DN的生理学和组织学改变，并改变关键基因的表达。但是氯沙坦治疗仅能够逆转部分在db/db小鼠中观察到的表观遗传改变，提示在部分DN患者氯沙坦治疗无效可能是由于对表观遗传学改变的不完全逆转。因此，在未来，常规疗法与表观遗传疗法相结合的治疗可能是控制DN和代谢记忆更有效的方法。

如前所述，DNA的表观遗传和组蛋白修饰的改变在肾纤维化和DN的发生发展过程中发挥重要作用。一般表现遗传标记是可逆的，可能成为DN治疗的目标，因此，对DN的表观遗传学干预是深入研究的焦点。研究筛选出了在急性肾损伤后能够加速恢复的小分子，确定了HDAC抑制剂，甲基-4-（苯硫基）丁酸乙酯，作为治疗候选药物。HDAC抑制剂的作用也已经在DN动物模型中进行测试。然而，由于大多数HDAC抑制剂是非选择性的，它们治疗DN作用的确切机制尚不明确，因此继续开发高度选择性的HDAC抑制剂是非常有必要的。HDAC Sirt1通过Nrf2的途径，上调肾小球系膜细胞抗氧化基因的表达，从而抑制糖基化终末产物诱导的纤维化基因表达。一些为治疗癌症和其他疾病开发的药物如HAT和HMT抑制剂具有表观治疗的潜力，因此，这些化合物也可以进行DN治疗的评估。

现在已经证明在DN患者存在miRNA失调，针对miRNA失调的治疗可能是有价值的干预方法。为了评估这种治疗方法的潜力，在临床前动物模型中下调或上调这些miRNA表达水平，并采用多种方法评估其对模型动物的影响。传统意义上，miRNA水平是由miRNA模拟物或反义微RNA决定的，但是技术进步可以为miRNA的抑制剂和模拟物提供稳定的抗核酸酶的寡核苷酸。可以采用miRNA sponge、反义寡核苷酸或miRNA沉默等技术使上调的miRNA失活。锁定的核酸（locked nucleic acid，LNA）、经过修饰的抗miRNA或RNA拮抗剂可以抑制特定的miRNA活性，并且也有些临床试验评估其疗效。LNA修饰的抗miR-192可以有效抑制正常小鼠及链脲霉素诱导的糖尿病小鼠肾皮质miR-192及其下游的miRNA（miR-216A，miR-217和miR-200家族）和p53的表达，并能够改善DN的主要指标。在其他研究中，db/db小鼠注射miR-29c特异性的2'-O-甲基反义寡核苷酸治疗可以减少DN的发生率。其他体内靶向递送方式，例如腺病毒相关载体，miRNA sponge也被使用，研究证明噬菌体MS2病毒样颗粒能够下调过表达的miRNA。这些发现表明抗miRNA疗法可以在未来用于人类DN的治疗。

基于miRNA的疗法正在一些临床试验中积极进行。已经获得几个合成的、稳定的、可生物降解的miRNA载体，需要明确最佳的体内运载方式，以保证这些miRNA的治疗效果同时避免可能存在的毒性，克服未知的不利影响。克服在非靶基因和非靶组织的效果，尤其是在肾脏这样的非均相器官，面临相当大的挑战。尽管如此，鉴于目前已获得的研究成果，我们可以预见miRNA疗法在DN领域的进展。

lncRNA在治疗DN方面也具有广阔的潜力，最近，lncRNA也被列为治疗DN的靶点。抗lncRNA的LAN修饰也可有效抑制lncRNA活性。

（三）作为指导DN治疗的生物标志物

表观遗传学的改变，对包括人体在内的哺乳动物基因组有广泛而深入的影响。如前所述，表观遗传学改变，特别是miRNA参与维持肾脏内环境的稳定，在体外和动物模型体内的研究已经表明，miRNA在糖尿病肾病的发展和肾纤维化的进展中发挥关键作用。与健康人群相比，在糖尿病肾病患者的外周血单核细胞、尿液和肾脏组织，均发现了miRNA表达的差异。因此，理论上可以根据表观学修饰能够被环境因素、化学药物所逆转的原理，通过对个体外周血、尿液等的miRNA表达水平研究，来判断、监测药物治疗的效果，从而更好地协助临床医师对DN进行治疗。

通过表观遗传学研究来指导临床治疗，是目前临床研究的前沿和热点，相关报道较少。因此，通过对体液、组织中的表观遗传学研究是否能够更好地指导临床治疗，尚需要更多的、大规模的临床研究来证实。

四、结论

DN的发病机制涉及代谢因素和血流动力学因素之间复杂的相互作用。我们着重介绍了一些新发现的机制，表观遗传修饰、miRNA、lncRNA，他们能够相互作用。糖尿病引发的表观遗传修饰和改变的长期存在可能是导致代谢记忆的潜在机制。1型和2型糖尿病患者在表观遗传修饰和lncRNA调控糖尿病肾病方面既存在相似性，又存在差异性，除了血糖升高之外，2型糖尿病也与胰岛素抵抗和血脂异常相关，而这些附加的致糖尿病因素可以增加或协同致高血糖的作用。几个HMT和相应的组蛋白翻译后修饰，以及众多的miRNA均与DN的纤维化和炎症基因的表达相关。控制或者恢复这些分子的改变可能成为DN新疗法，甚至可能逆转代谢记忆。此外，对体液和分泌物的这些miRNA进行分析，可以为DN的早期检测和诊断提供新的无创的生物标记物。大量的研究正在进行，以评估从糖尿病肾病患者获得的生物样品（如血细胞和肾组织等）表观遗传和miRNA表达谱的变化，将实验和芯片所获得的数据整合后，可能会加快对DN进展新介质的识别。

显然，关于DN表观遗传领域的迅速而大量的新的发现主要归功于技术和科学的进步。表观基因组学或表观基因组关联研究与其他的基因组分析研究相互配合，还可以帮助确定遗传变异的功能和意义，特别是在非编码调控区中出现的大量片段。与遗传学不同，表观遗传学的改变是可逆的，因此，为开发DN的新的生物标志物和治疗方法提供了重要机遇。

参考文献

[1] Kouzarides， T. Chromatin modifications and their function. Cell, 2007, 128（4）: 693 - 705.

[2] Jones P A Functions of DNA methylation: islands, start sites, gene bodies and beyond. Nat Rev Genet, 2012, 13（17）: 484 - 492.

[3] Simmons R. Epigenetics and maternal nutrition: nature v. nurture. Proc Nutr Soc, 2011, 70（1）: 73 - 81.

[4] Maurano M T, Humbert R, Rynes E, et al. Systematic localization of common disease-associated variation in regulatory DNA. Science, 2012, 337（6099）: 1190 - 1195.

[5] ENCODE Project Consortium. An integrated encyclopedia of DNA elements in the humangenome. Nature, 2012, 489（7414）: 57 - 74.

[6] Guttman M, Rinn J L. Modular regulatory principles of large non-coding RNAs. Nature, 2012, 482（7385）: 339 - 346.

[7] Bartel D P. MicroRNAs: target recognition and regulatory functions. Cell, 2009, 136（2）: 215 - 233.

[8] Deshpande S D, putta S, wang M, et al. Transforming growth factor-â-induced cross talk between p53 and a microRNA in the pathogenesis of diabetic nephropathy. Diabetes, 2013, 62（9）: 3151 - 3162.

[9] Kato M, Darg T, Wang M, et al. TGF-â induces acetylation of chromatin and of Ets-1 to alleviate repression of miR-192 in diabetic nephropathy. Sci Signal, 2013, 6（278）: ra43.

[10] Chau B N, Xin C, Hartner J, et al. MicroRNA-21 promotes fibrosis of the kidney by silencing metabolic pathways. Sci Transl Med, 2012, 4（121）121ra18.

[11] Cabili, M N, Trap necc C, Goft L, et al. Integrative annotation of human large intergenic noncoding RNAs reveals global properties and specific subclasses. Genes Dev, 2011, 25（18）1915 - 1927.

[12] ADVANCE Collaborative group. Intensive bloodglucose control and vascular outcomes in patients with type 2 diabetes. N Engl J Med, 2008, 358（24）: 2560 - 2572.

[13] Tonna S, El-Osta A, Cooper M E, et al. Metabolic memory and diabetic nephropathy: potential role for epigenetic mechanisms. Nat Rev Nephrol, 2010, 6（6）: 332 - 341.

[14] Guttman M, Amit I, Garber M, et al. Chromatin signature reveals over a thousand highly conserved large non-coding RNAs in mammals. Nature, 2009, 458（7235）: 223 - 227.

[15] Declèves A E, Sharma K. New pharmacological treatments for improving renal outcomes in diabetes. Nat. Rev. Nephrol. 2010, 6（6）：371-380.

（姜永玮）

第三节　发育异常对糖尿病肾病的影响

一、胰腺和肾脏的正常发育

胰腺的发育是指从胚胎的原始前肠内胚层萌出胰芽并发育成为胰腺组织的过程。胚胎原始前肠内胚层的背侧面首先出现细胞增生并向外突起，形成背胰芽，随后腹侧面也有类似突起，形成腹胰芽，人类胚胎出现背胰芽和腹胰芽的时间为妊娠第28天。此后，上皮细胞迅速增生形成条索状，并进一步分支卷曲成中空的管道样结构，相互连通形成网，外被间充质包绕。妊娠第49天时背胰芽和腹胰芽融合，形成胰腺腺体。在上皮细胞间散在分布的内分泌细胞向间充质内迁移，并形成以β细胞为中心、其他几种内分泌细胞排列在周边的胰岛样结构。妊娠90天时人体胰腺基本成形[1]。

肾脏起源于间叶中胚层体节外侧的生肾索，哺乳动物（包括人）其胚胎发育过程，按时间头尾顺序依次经过前肾（pronephros）、中肾（mesonephros）、后肾（metanephros）三个发育阶段。三个阶段的发育是连续的，前肾诱导中肾的发生，中肾诱导后肾的发生。前肾和中肾是暂时的，在胚胎发育过程中相继退化，后肾则发育为永久性的肾脏。后肾发生始于妊娠第5周（人类）、12.5天（大鼠）或10.5天（小鼠）；在人类约在妊娠36周完成肾脏的发育，而小鼠肾脏的发育约持续到出生后2周（小鼠妊期约21天）[2]。初始形成的后肾由输尿管芽（ureteric bud，UB）和后肾间充质（metanephric mesenchyme，MM）组成。UB来源于中肾的Wolffian管，最后发育为肾脏的集合管、肾盏、肾盂、输尿管及膀胱三角组织。弥散分布于UB分支顶端周围的未分化的MM细胞，在UB信号的诱导下增殖并聚集成团，形成以UB为中心的帽状间充质（cap mesenchyme），帽状间充质细胞首先被诱导分化为肾小囊体（renal vesicle），肾小囊体细胞进一步增生分化形成特征性的逗号形体（comma-shaped body），继而再延长成为具有明确上皮细胞特征的S形体（S-shaped body），S形体的上皮细胞分别发育形成肾单位的不同节段，包括肾小球足细胞、近端小管、亨利襻和远端肾小管。S形体来源的远端小管与输尿管芽来源的集合管融合形成连续的集合系统。在S形体分化成为肾单位不同节段的时候，内皮细胞和系膜细胞浸入并形成肾小球毛细血管。然后形成成熟的肾单位[3]。部分MM分化发育为基质细胞，最后形成肾脏包膜、肾内间质和纤维结缔组织。

二、发育异常对糖尿病的影响

流行病学研究显示宫内发育受限与成人糖尿病密切相关。美国、英国、瑞典等国家的大型研究均证实，出生时体重越小，成年后发生糖尿病的可能性越大（出生时体重<2500g，称为低出生体重儿）。这由遗传因素和环境因素共同决定。

遗传因素是指宫内发育受限与糖尿病具有相同的易感基因。胰岛素受体亚单位1基因Gly72Arg、线粒体DNA16189等与低出生体重相关的基因同时也是成人胰岛素抵抗的候选基因[4, 5]。葡萄糖激酶基因突变可引起"青少年起病的成年糖尿病-2"（maturity-onset diabetes of the young-2，MODY-2），同时由于胎儿胰岛素分泌的减低，也可引起新生儿低出生体重[6]。

环境因素是指宫内发育受限与成人糖尿病的关联是由于不利的环境因素作用于胎儿生长发育的关键时期，使胎儿内分泌系统出现适应性改变，并随年龄逐渐放大。宫内发育受限可导致胰腺发育不良，β细胞比例下降，胰腺重量减轻，胰岛素分泌不足，表现为1型糖尿病；还可导致肾脏InsR-B蛋白表达降低且出现胰岛素抵抗，同时造成个体对外源性胰岛素反应延迟，葡萄糖稳态异常，成年后表现为2型糖尿病。研究发现单卵双胎与双卵双胎的低出生体重儿，成年后发生糖尿病的危险无差异，这可能是环境因素的证据支持之一[7]。

由遗传和环境因素共同决定的表观遗传机制改变也是导致糖尿病的重要因素。不良宫内发育环境影响基因的甲基化、组蛋白修饰，从而改变染色质结构，进而造成胚胎组织器官基因表达的永久性改变。

三、发育异常对肾病的影响

宫内发育受限相关的糖尿病、高血压等可增加肾病的风险。发育异常导致的先天性肾单位数量减少也是发生肾脏疾病的重要原因。在肾脏发育过程中，宫内的任何不良因素如缺血、缺氧等环境变化都会影响到肾脏发育。而肾单位的发育停止后，终生不可再生。宫内发育受限还会引起肾素、血管紧张素分泌增加、受体数量上调，从而导致肾脏血管收缩，肾脏出现缺血、缺氧损伤，最终导致肾小球数目减少、体积缩小。研究发现宫内发育受限胎儿的肾脏体积比正常胎儿的肾脏体积明显缩小，肾小球数目也显著减少。肾单位数目与出生体重明显相关，出生低体重是终末期肾衰的危险因素[8]。有宫内发育受限史的婴儿出生时可能就已存在肾脏损害，随着生长发育，由于肾单位总数减少，剩余肾单位处于高灌注状态，发生慢性肾脏病（chronic kidney disease，CKD）和终末期肾病的风险都有所增加。在出生后的发育过程中如果出现追赶生长反而会导致肾功能的进一步下降[9]。如原有妊期营养不良、宫内发育受限、出生低体重、肾小球数目较少及肾小球肥大，出生后营养过剩、肥胖，很容易出现糖尿病、高血压和肾损害。

妊娠期糖尿病也是导致肾脏发育不全的重要原因，可使其发生率升高3.98倍[10]。而且，胎儿越早暴露于高糖环境，发生肾输尿管先天异常（congenital anomalies of the kidney and urinary tract，CAKUT）的风险就越高[11]。

四、发育异常对糖尿病肾病的影响

某些肾脏发育调控基因与肾脏疾病的发生密切相关。骨形成蛋白7（bone morphogenetic protein-7，BMP-7）在胚胎时期肾脏发育过程中起重要作用，调控肾脏上皮和间充质成分的存活和生长，若阻断BMP-7由母体向胎儿转移，则可能导致肾脏发育早期缺陷，出现肾衰竭[12]。而在肾脏疾病过程中，BMP-7通过拮抗TGF-β引起的肾脏损伤作用，在糖尿病肾病中发挥重要的肾脏保护作用。糖尿病肾病小鼠内源性BMP-7表达下降，伴纤维化形成，而外源性重组BMP-7能够缓解间质纤维化的程度。用抗氧化的Tiron抑制高糖诱导的氧化应激，可逆转肾小球系膜细胞BMP-7和BMP-7 Ⅱ型受体的表达下调，进而保护肾功能[13]。

参考文献

［1］Edlund H. Developmental biology of the pancreas. Diabetes. 2001，50 Suppl 1：S5-9.

［2］Reidy KJ，Rosenblum ND. Cell and molecular biology of kidney development. Semin Nephrol. 2009，29（4）：321-337.

［3］Schedl A. Renal abnormalities and their developmental origin. Nat Revgenet. 2007，8（10）：791-802

［4］Bezerra RM，de Castro V，Sales T，et al. Thegly972Arg polymorphism in insulin receptor substrate-1 is associated with decreased birth weight in a population-based sample of Brazilian newborns. Diabetes care. 2002，25（3）：550-553.

［5］Casteels K，Ong K，Phillips D，et al. Mitochondrial 16189 variant，thinness at birth，and type-2 diabetes. ALSPAC study team. Avon Longitudinal Study of Pregnancy and Childhood. Lancet. 1999，353（9163）：1499-1500.

［6］Hattersley AT，Beards F，Ballantyne E，et al. S. Mutations in theglucokinasegene of the fetus result in reduced birth weight. Naturegenetics. 1998，19（3）：268–270.

［7］Barker DJ，Hales CN，Fall CH，et al. Type 2（non–insulin–dependent）diabetes mellitus，hypertension and hyperlipidaemia（syndrome X）：relation to reduced fetal growth. Diabetologia. 1993，36（1）：62–67.

［8］Hughson M，Farris AB 3rd，Douglas–Denton R，et al. WE，JF. Glomerular number and size in autopsy kidneys：the relationship to birth weight. Kidney Int. 2003，63（6）：2113–2122.

［9］Hershkovitz D，Burbea Z，Skorecki K，et al. Fetal programming of adult kidney disease：cellular and molecular mechanisms. Clin J Am Soc Nephrol. 2007，2（2）：334–342.

［10］Parikh CR，McCall D，Engelman C，et al. Congenital renal agenesis：case–control analysis of birth characteristics. Am J Kidney Dis. 2002，39（4）：689–694.

［11］Dart AB，Ruth CA，Sellers EA，et al. Maternal diabetes mellitus and congenital anomalies of the kidney and urinary tract（CAKUT）in the child. Am J Kidney Dis. 2015，65（5）：684–691.

［12］Oxburgh L，Dudley AT，godin RE，et al. BMP4 substitutes for loss of BMP7 during kidney development. Dev Biol. 2005，286（2）：637–646.

［13］Yeh CH，Chang CK，Cheng MF，et al. Decrease of bone morphogenctic protcin–7（BMP–7）and its type II receptor（BMP–RII）in kidney of type 1–like diabetic rats. Horm Metab Res. 2009，41（8）：605–611.

（董哲毅、谢院生）

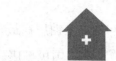

临床篇

第三章

糖尿病肾病流行病学与循证方法学研究

第一节　糖尿病肾病的流行病学

糖尿病肾病（diabetic nephropathy，DN）是糖尿病最常见的微血管并发症，也是糖尿病患者致死、致残的主要原因，严重危害国民健康。更为严峻的是由于糖尿病人群基数的膨胀，同时受生活方式的改变和人口老龄化的影响，DN的患病率呈快速增长趋势。

一、糖尿病的流行病学

全世界糖尿病的患病人数高达3.47亿[1]。中国大型流行病调查数据显示，糖尿病患病率自1980年的0.67%快速增长至2009年的9.7%[2]，患病成人达9240万，前驱糖尿病患病率为15.5%（1.482亿成人）。2010年糖尿病患病率达11.6%，患病人数约1.139亿，居全球首位[3]。据国家卫计委《2015中国卫生和计划生育统计年鉴》数据，糖尿病已上升为我国城乡慢性病患病率的第6位，调查地区居民糖尿病患病率由2003年的0.56%升至2013年的3.51%，糖尿病的住院率在城市和农村都有明显升高，总体上升约3.3倍。2014年卫生部门医院出院病人疾病转归情况统计报告的154种疾病中，糖尿病占疾病构成的2.28%（第8位），病死率为0.31%（第65位），平均住院日11.08天（第51位），人均医疗费用7808.4元（第82位），见表3-1。

表3-1　中国主要年份调查地区居民糖尿病相关数据统计

统计信息	合计			城市			农村		
	2003年	2008年	2013年	2003年	2008年	2013年	2003年	2008年	2013年
患病率（‰）	5.6	10.7	35.1	16.3	27.5	48.9	1.9	4.8	21.3
疾病别住院率（‰）	0.6	1.6	2.6	1.6	3.9	3.6	0.2	0.7	1.6

二、糖尿病肾病的流行病学

一般认为糖尿病患者中DN的发生率为25%~40%[4]。而2016年最新的尸体解剖研究显示，组织学诊断为DN的检出率为63%（106 / 168），远高于之前报道的临床DN发生率[5]。1998年至2008年美国三次全民健康和营养调查（National Health and Nutrition Examination Surveys，NHANES）结果显示，普通人群DN的患病率由2.2%增加至3.3%；糖尿病人群DN的患病率始终居于高位，三次调查结果分别为36.4%、35.2%和34.5%[6]。上海糖尿病并发症研究（SHDCS）基于2005年3月至2006年2月城市社区3714人流行病学调查数据的结果显示：糖尿病患者中微量白蛋白尿、显性蛋白尿、CKD的患病率分别为22.8%、3.4%和29.6%，显著高于非糖尿病人群[7]。2009年至2012年我国社区2型糖尿病患者中DN的患病率为30%~50%[8]，住院患者中约为40%[9]。一项基于2010~2015年在3级医院住院的3530万例患者的数据分析显示，21.3%的糖尿病患者患有CKD，我国估计有2430万的DN患者[10]。2016年最新的流行病学调查数据显示上海地区2型糖尿病患者中CKD的发生率为27.1%，蛋白尿的发生率为25.2%[11]。而全球多中心多种族2型糖尿病患者微量白蛋白尿的患病率和危险因素研究对超过32000名2型糖尿病患者进行研究，发现在2型糖尿病患者中白蛋白尿的发生率接近50%，其中微量白蛋白尿发生率为39%，大量蛋白尿为10%。55%的亚洲和西班牙患者的尿白蛋白 / 肌酐比升高，而白人患者最低，为40.6%。中国42个中心5000余例的结果与总体结果极为相似[12]。意大利肾功能不全和心血管事件研究（RIACE研究）数据显示，2046例2型糖尿病患者微量白蛋白尿和大量白蛋白尿的患病率分别为23.2%和4.9%[13]。丹麦研究数据显示，成人2型糖尿病患者微量白蛋白尿和大量白蛋白尿的患病率分别为21%和3%[14]。澳大利亚糖尿病、肥胖和生活方式研究（AusDiab 研究）纳入11247例25岁以上的成人，糖尿病患者中微量白蛋白尿和大量白蛋白尿患病率分别为21%和4.3%[15]。

三、糖尿病肾病的危害及经济负担

（一）糖尿病肾病导致终末期肾衰

美国肾脏数据系统（United States Renal Data System，USRDS）2015年年度报告显示2013年终末期肾衰患者中DN占33%。USRDS 2009年报道了多个国家由糖尿病导致的终末期肾衰发病率分别为马来西亚58%，墨西哥60%，日本、新西兰、韩国、中国香港、中国台湾、泰国、以色列、菲律宾的发病率均大于40%。日本全国性统计分析数据显示截至2009年底，接受透析治疗的患者为290661例，与2008年相比增加了7240例（2.6%），其中DN占44.5%。澳大利亚和新西兰肾脏登记数据表明，需要肾脏替代治疗的DN患者的比例由1980年的17%上升至2009年的35%。由解放军总医院陈香美院士主持的我国全国血液透析登记系统数据显示，2011~2015年的5年间我国新增血液透析患者中DN的比例由18.04%增长至21.15%。DN已成为终末期肾衰和透析的主要原因。

（二）糖尿病肾病增加心血管事件和死亡风险

2012年，英国前瞻性糖尿病研究通过对2642例2型糖尿病患者随访15年发现，45%的患者存在微量白蛋白尿，20%的患者存在大量蛋白尿，蛋白尿与患者的死亡率增加有关，尤其与心血管并发症死亡率增加有关。DN患者肾功能下降将导致预期寿命低于平均值，而且还会增加心血管疾病的风险，心血管疾病是2型糖尿病患者中的首位死亡原因。与1990年相比，2013年我国因DN死亡的人数增加140.1%，因单纯糖尿病死亡的人数仅增加2%。瑞典国家糖尿病注册中心数据显示，对于年龄≤55岁的终末期肾病患者，糖尿病患者死亡风险是正常人的14倍。年龄55~64岁的终末期肾病患者，糖尿病患者死亡风险是正常人的7倍，而65~74岁的终末期肾病人群，糖尿病患者死亡风险是正常人的7倍。

（三）糖尿病肾病带来经济负担

美国2013年USRDS年度报告显示糖尿病合并慢性肾脏病患者年人均医疗支出约为25000美元。澳大利亚慢性肾脏病（chronic kidney disease，CKD）1~4期糖尿病患者总花费2.05千万美元，而合并糖尿病终末期肾衰患者总花费高达4.463亿美元；2009年至2010年，由糖尿病导致的终末期肾衰患者肾脏替代治疗年人均花费73527美元，保守治疗年人均费用为12174美元。昂贵的医疗费用给国家和家庭带来沉重的经济负担，成为影响国计民生的一类重要慢性疾病。

参考文献

［1］Danaeig, Finucane MM, Lu Y, et al. National, regional, and global trends in fasting plasmaglucose and diabetes prevalence since 1980: systematic analysis of health examination surveys and epidemiological studies with 370 country-years and 2.7 million participants. Lancet. 2011, 378（9785）: 31-40.

［2］Yang W, Lu J, Weng J, et al. Prevalence of diabetes among men and women in China. N Engl J Med. 2010, 362（12）: 1090-1101.

［3］Xu Y, Wang L, He J, et al. Prevalence and control of diabetes in Chinese adults. JAMA. 2013, 310（9）:

948–959.

[4] Macisaac RJ, Ekinci EI, Jerumsg. Markers and risk factors for the development and progression of diabetic kidney disease. Am J Kidney Dis, 2014, 63（Suppl 2）：S39–62.

[5] Said SM, Nasr SH. Silent diabetic nephropathy. Kidney Int, 2016, 90（1）：24–26.

[6] De Boer IH, Rue TC, Hall YN, et al. PJ, NS, J. Temporal trends in the prevalence of diabetic kidney disease in the United States. JAMA, 2011, 305（24）：2532–2539.

[7] Jia W, gao X, Pang C, et al. Prevalence and risk factors of albuminuria and chronic kidney disease in Chinese population with type 2 diabetes and impaired glucose regulation：Shanghai diabetic complications study（SHDCS）. Nephrol Dial Transplant, 2009, 24（12）：3724–3731.

[8] Lu B, gong W, Yang Z, et al. An evaluation of the diabetic kidney disease definition in chinese patients diagnosed with type 2 diabetes mellitus. J Int Med Res, 2009, 37（5）：1493–1500.

[9] 汪珊珊，陈冬，东明卫，等. 代谢综合征对2型糖尿病患者糖尿病肾病的影响分析. 中国慢性病预防与控制，2011, 19（5）：509–511.

[10] Zhang L, Long J, Jiang W, et al. Trends in chronic kidney disease in China. N Engl J Med, 2016, 375（9）：905–906.

[11] Guo K, Zhang L, Zhao F, et al. Prevalence of chronic kidney disease and associated factors in Chinese individuals with type 2 diabetes：Cross–sectional study. J Diabetes Complicat, 2016, 30（5）：803–810.

[12] Parving HH, Lewis JB, Ravid M, et al. Prevalence and risk factors for microalbuminuria in a referred cohort of type II diabetic patients：a global perspective. Kidney Int, 2006, 69（11）：2057–2063.

[13] Puglieseg, Solini A, Fondelli C, et al. Reproducibility of albuminuria in type 2 diabetic subjects. Findings from the Renal Insufficiency And Cardiovascular Events（RIACE）study. Nephrol Dial Transplant, 2011, 26（12）：3950–3954.

[14] Knudsen ST, Mosbech TH, Hansen B, et al. Screening for microalbuminuria in patients with type 2 diabetes is incomplete ingeneral practice. Dan Med J, 2012, 59（9）：A4502.

[15] Tapp RJ, Shaw JE, Zimmet PZ, et al. Albuminuria is evident in the early stages of diabetes onset：results from the Australian Diabetes, Obesity, and Lifestyle Study（AusDiab）. Am J Kidney Dis, 2004, 44（5）：792–798.

（董哲毅　谢院生）

第二节　糖尿病肾病中西医结合临床研究的现状及方法学问题

糖尿病病因和病情复杂，自从胰岛素及抗菌药物问世后，糖尿病酮症及感染的发生率已大大减少，病死率也明显下降。但是，糖尿病的一些其他并发症，如糖尿病肾病、糖尿病心血管病变、糖尿病神经病变、糖尿病眼病变等，现代医学尚缺乏特效药物，提倡中西医结合治疗。中医药治疗糖尿病（包括糖尿病肾病）有着悠久的历史。糖尿病基本相当于中医"消渴病"，糖尿病肾病与消渴病继发的水肿、胀满、尿浊、关格症相关，与古代所谓的"肾消"也密切相关。临床中，医生将中医药疗法与现代医学疗法相结合对糖尿病肾病进行综合诊断和治疗。

一、糖尿病肾病中西医结合临床研究的现状

建国后，随着糖尿病肾病中西医结合治疗的广泛开展，各科研机构和医院进行了大量的中西医结合临床研究。在临床流行病学的范畴中，有疾病普查/抽样调查、诊断试验及评价、防治研究及评价、预后/预后因素研究、病因/危险因素研究等多方面内容。鉴于糖尿病肾病中西医结合临床研究绝大多数以治疗性研究为主，故在此详细介绍。

常用的临床研究有多种类型，不同的研究设计可以针对不同的研究问题，达到预期的研究目的。临床研究有多种分类方法，主要包括按照是否应用随机方法分类和按照研究性质分类。按照是否应用随机方法，可以将临床研究分为随机研究，即随机对照临床试验（randomized controlled trial，RCT）；非随机研究，包括除了专家意见和随机对照试验以外的所有其他研究类型，如半随机对照试验、历史性/同期对照试验、队列研究、病例对照研究、病例系列和单个病例研究等。按照研究性质，可以将临床研究分为系统综述、试验性研究（随机对照试验、半随机对照试验、群集随机对照试验）、非随机和观察性的比较研究（非随机的对照研究或队列研究、病例对照研究等）和病例系列研究。

在各种临床研究类型中，随机对照临床试验内在真实性高，可以判断干预措施真实的疗效，能够证明因果关系，是学术界广泛接受和认可的疗效评价方法，其研究结果被认为是最高等级的临床证据。虽然1964年世界医学协会第18次大会所通过的赫尔辛基宣言关于进行人体医学研究的准则和方法获得了国际上广泛的公认，但中医药领域的随机对照临床试验直到20世纪80年代才陆续开始发表。

通过文献检索和阅读，我们发现了反映糖尿病肾病中西医结合临床研究的一些特征：

①糖尿病肾病的中医治疗研究中绝大多数都同时采用了中药加西医基础治疗的中西医结合治疗方式；

②与其他疾病包括糖尿病的中西医结合治疗随机对照试验的数量比较，糖尿病肾病的中医药临床研究的数量尤为突出；

③文献所报告的各类型临床研究结果绝大多数得出中西医结合疗效优于对照组的结论；

④临床中医医师对糖尿病肾病的病机认识逐渐趋向一致；

⑤辨证论治自拟方的应用频率远远高于成方和古方；

⑥病例系列、病例报告和专家经验介绍性质的研究文章在报告的文章总数中仍然占有相当的比重；

⑦临床研究类型中出现了少量病例对照研究和队列研究的报告；

⑧国际上应用中药、针灸或中西医结合疗法治疗糖尿病肾病的研究尚未开展起来，仅有极少数研究见诸报道。国外糖尿病肾病或肾病领域的中医药或中西医结合治疗方法的临床应用和研究，长久以来一直受制于中药肾毒性报道给医学界和患者带来的负面影响。

二、糖尿病肾病中西医结合临床研究的方法学问题

（一）缺乏高质量的临床研究

1. 随机对照试验中的方法学问题

基于大量中西医结合治疗糖尿病肾病的随机对照试验文献的综述和方法学评价发现，该领域中已经发表的研究报告质量普遍偏低，折射出大量的临床试验方法学问题。

2005年发表的一篇研究对中西医结合治疗糖尿病肾病随机对照临床试验质量进行了评价[1]。该研究共筛查了2000年1月~2004年1月期间收录于维普数据库的全部中医药治疗糖尿病肾病的临床试验（共119篇），选择纳入中医药合并口服降糖药或皮下注射胰岛素治疗的，有明确的纳入标准，有或无排除标准，有治疗组和对照组的平行设计随机对照临床试验，共68项。评价发现：①中医药治疗多为临床观察，临床研究中随机对照试验采用率低，缺少严格的科研设计，或临床科研课题设计论证强度不够。②68个临床试验研究基本没有就受试者随机分组方法、盲法、失访处理、患者依从性等作出论述，因此，总体来看，关于糖尿病肾病的中医药治疗试验文献水平较低。③观察和随访中对中医药治疗糖尿病肾病复发率和不良反应发生率观察不足，导致无法对中医药远期疗效和安全性进行正确判断。④研究缺乏公认的诊断标准和疗效判定标准。

2011年，有学者系统梳理了糖尿病肾病中医药／中西医结合研究临床治疗的研究趋向[2]。该研究以维普咨询中文科技期刊数据库（1989~2009）、中国期刊全文数据库（CNKI）（1979~2009）、万方数据库（1982~2009）、中国生物医学文献数据库（CBM）（1990~2009）、中文生物医学期刊数据库（CMCC／CMCI）（1994~2009）为资料源，全面检索1984~2009年间的糖尿病肾病中医药治疗类文献，分析了研究现状、特点及

发展走向。结果共检索出文献2300篇，其中涉及临床经验或个案类文章196篇、病因病机研究类53篇、辨证治疗类58篇、各中医治法治疗类117篇、自拟方及成方治疗类613篇、中成药和单味中药治疗类563篇、中药联合ACEI／ARB研究类700篇。研究发现临床经验或个案研究、辨证治疗研究起步较早，近年来RCT研究成为热点，不过目前RCT文献质量仍需进一步提高，设计科学、方法严谨、大样本、多中心的糖尿病肾病中西医结合RCT研究为今后重要发展方向。

以上两项研究得出了基本相同的结论，结合我们对600多篇随机对照试验的评价，中西医结合治疗糖尿病肾病随机对照试验中存在的方法学问题可以大致概括如下：

（1）随机化中存在的问题

①对随机化概念理解的偏差：许多随机对照试验按照患者就诊顺序来交替分配入组，或根据患者的性别、年龄、生日等基本特征为分组的依据，如生日末尾数字为奇数的分配到治疗组，偶数的分配到对照组，认为这样的分组方法是"随机"的，其实，这是一种极其常见的错误。"随机"不是随意和随便，而是使参与研究的每一个分配单位（小至单个的患者，大到社区或城市）都有同等的机会被分配到某一治疗组中去，也就是机会均等的原则，而分配本身是不可预测的[3]。如上例中这种有规律可循的简单重复，由于非常容易被破解，因此被称为"假随机（pseudo-random）"或"半随机（quasi-random）"，国际上将其判为"非随机"研究。

除此之外，随机隐藏也是随机化概念中非常重要但也是经常被忽视的部分。随机隐藏与随机序列的生成共同构成随机化的完整含义。随机隐藏是试验实施过程中对随机序列进行隐藏的方法，以确保试验研究人员、医生和患者不能够看到随机序列，因此就不能预知患者分配的顺序，是保证盲法有效实施的关键辅助因素。有研究表明，没有恰当随机隐藏的随机对照试验的疗效将可能被夸大30%~50%[4]。

②"随机化"的滥用：有些"随机"在临床研究中是不合理的（如外科领域有的干预评价）、不必要的（如疗效是显著而公认的）、不恰当的（如违反伦理学原则），甚至不足以回答有关临床上的重要问题。我国在世界上首次成功地进行了十指断指再植手术，这样的疗效是不需要随机试验来证明的，而是以历史对照作比较。青霉素抗感染、胰岛素治疗糖尿病的疗效是显著而公认的，也是无需随机临床试验加以验证的。有的指征很明确的外科手术，如急性阑尾炎，进行随机分组让对照组病人接受保守治疗则是违反伦理学原则的。同样，对于中医药治疗，由于多数患者存在对治疗的选择，因此，对患者的"随机"分组会带来伦理的问题。另外，评价药物罕见的或严重的副作用，随机临床试验也不是恰当的研究设计，往往需要较大规模的流行病学观察性研究来评价。此

外，有的干预措施由于经济上的限制、患者的依从性差、结局事件罕见或需要长期随访而退出率很高等原因，也不太适合于采用随机临床试验的设计，而可以采用病例对照研究或队列观察等方法。一般来说，随机临床试验适用于对疗效微弱或具有适度疗效的医疗干预措施的评价，也就是我们常说的干预措施效果的不确定性原则（uncertainty principle）[3]。

（2）盲法的问题

盲法一般分为双盲和单盲。双盲是盲受试者和治疗／结局评价的医生，使他们无法得知受试者所服用的药物或所接受的治疗措施。单盲指的是盲受试者。盲法的主要目的是减少由于医生和受试者对不同干预措施疗效、副作用等方面的预期对试验结果造成的影响。

在中西医结合的临床试验中，盲法的实施存在着很大的困难。中西医结合疗法就注定了治疗组干预措施的多样性，在绝大多数的情况下，治疗组的干预措施都会包括了中药（片剂、颗粒剂、胶囊、水丸、蜜丸，甚至汤剂）和西药／注射，治疗的过程体现在辨证论治。这种干预的复杂性就直接导致了对双模拟安慰剂，甚至是多模拟安慰剂的需要，否则在具体临床实施过程中，受试者和医生都将非常容易识破分组而导致破盲。绝大多数已发表的中西医结合治疗糖尿病肾病的随机对照试验均未采用安慰剂对照和盲法。

但是，抛去干预措施复杂性的问题，中西医结合治疗糖尿病肾病的随机对照试验特别需要对结局评价者施盲，这也是相比盲患者和盲医生更容易实施的盲法。由于中西医结合治疗的疗效需要用全面的结局指标来评价，所以除了客观性精确的指标（如血糖、蛋白尿测定）以外，还需要一些涉及主观性的，不甚精确的疗效指标（如受试者的自我感觉、症状变化、证候变化、生活质量）。对于这种主观性的结局指标，如果不用盲法来检测，则可能由于受试者、医生和结局评价者的期望、倾向性等出现较大的偏倚。最典型的偏倚为"霍桑效应"，即患者为了迎合医生对治疗的期望而主动报告阳性结果的倾向而导致效果评价的夸大。

（3）对照设置的问题

在已发表的大量随机对照试验中，有相当比例的试验选择使用上市中成药或西药作为对照。然而，如果我们没有这些对照药物与安慰剂比较的临床试验证据表明它们的疗效，通常，这样的对照药物设置是不够科学合理的。对照的目的是为了建立一个参照系体现试验措施的疗效。对照干预措施的疗效就好像是坐标系的原点和坐标轴上的刻度。如果原点的位置和刻度的长短不稳定，则这样的参照系就无法建立，也就无法来评价位于参照系中点或线的位置和特征。由于除了公认有效的药物或现有的标

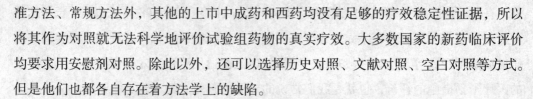
准方法、常规方法外，其他的上市中成药和西药均没有足够的疗效稳定性证据，所以将其作为对照就无法科学地评价试验组药物的真实疗效。大多数国家的新药临床评价均要求用安慰剂对照。除此以外，还可以选择历史对照、文献对照、空白对照等方式。但是他们也都各自存在着方法学上的缺陷。

（4）选择安慰剂对照的问题

在已发表的中西医结合治疗糖尿病肾病的随机对照试验中安慰剂的使用并不常见。对于严重的糖尿病肾病患者，单纯采用安慰剂作为对照存在伦理学的问题。若采用双模拟或多模拟的方法，则会使每组的受试者均增加一倍的服药次数，给患者带来多余的负担，也会导致一定的伦理问题。若为注射途径给药，则伦理问题更为突出。特别是对糖尿病肾病的患者，静脉注射的溶剂种类和剂量，以及口服给药的饮用量等都是需要特别关注的。

除了上述问题以外，中西医结合治疗的安慰剂制作非常困难。首先，由于安慰剂要求形、色、味都与真药无法识别，而中药又有明显的形、色、味特征，所以要想做出以假乱真的安慰剂很难；其次，若治疗组使用汤药，由于保鲜问题，安慰剂的制备将更加困难。

（5）样本量估算的问题

理论上，样本量越大试验结果越接近真实值。但是由于现实的限制，临床试验的样本数量不可能无限大，所以需要通过统计学的方法确定显著性检验要求达到的最适样本大小。

样本量的估算一直是中医药临床试验中的难点，也是中西医结合临床试验中的难点。现有已发表的相关文献中，几乎没有报告在试验前进行了样本量估算的研究。在临床研究的设计中，样本量估算是十分重要的环节，它可以保证试验结果有足够的"说服力"，即下阳性或阴性结论时有多大的信心。如果研究的问题和目的不明确，则无法估计样本量。根据不同的临床试验类型和目的，样本量估算的公式也有差异（具体可参照相关的统计学或临床流行病学教科书）。但是无论哪种算法，都需要试验设计者从临床医生或科研工作者那里获得试验目标疾病的流行病学资料。这一点对于中医药研究人员显得尤为困难。中医证候、疗效评定标准的不统一，使得相应信息难以获得。若一概采用现代医学流行病学信息，则在结局评价中又会遇到一定的障碍。

（6）统计学方法的问题

无论试验设计得再严谨，实施得再严格，对结局的错误统计将使前期努力功亏一篑。在众多统计错误中，统计方法选择不当首当其冲。现将这方面的常见统计学错误分析如下[5, 6]：

①在分析定量资料中存在的问题和解决方法　许多研究在统计时忽略参数检验的前提条件。参数检验的前提条件一般指独立性、正态性和方差齐性，当然对配对设计、重复测量设计定量资料不要求受试（实验）对象间满足独立性要求。正态性要求各组定量资料分别取自正态分布的总体，方差齐性要求各试验（实验）因素的各水平组的总体方差相等；而对于具有重复测量设计的定量资料，还要检查其是否满足 Huynh–Feldt（H–F）条件，需做球性检验或用混合模型处理。

许多研究对于试验类型的认识不清。在医学实验中，经常能见到单因素 κ（$\kappa \geqslant 3$）水平设计、析因设计和重复测量设计等。每种研究设计类型都有一些特殊的统计方法，比如重复测量资料如果忽略其多次随时间推移进行测量的结果，及其内在变化趋势，而仅仅采用均数，或末次测量结果进行统计，则会丢失很多宝贵信息。这样的问题经常在发表的文章中见到。若资料满足前提条件，可选用重复测量定量资料的方差分析；如不能同时满足以上条件，则需进行适当的变量变换或采用混合模型来分析。

②在分析二分类/等级变量资料中存在的问题和解决方法　当检验的两个指标都是二分类变量时，需要将其分类整理成 2×2 列联表或 $R \times C$ 列联表的形式后再处理。许多人不考虑表中两个分组指标的性质，一律用 x^2 检验，这样做在很多情况下不合适。统计前应该先按表中两个分组指标是无序变量还是有序变量来划分列联表的种类，再根据资料所具备的不同条件，选择相应的统计分析方法。

对于 2×2 表资料的统计，有如下统计方法：完全随机设计根据例数和理论频数的不同，可选用 x^2 检验、校正 x^2 检验或 Fisher 精确检验直接算出概率；配对设计二分类变量资料可采用配对 x^2 检验、U 检验或 Kappa 检验；单侧固定设计资料可采用一般的 x^2 检验，也可以先对资料作 Logistic 转换，然后再用 U 检验分析。

对于 $R \times C$ 表资料的统计，有如下方法：双向无序列联表之全部网格内频数均 >5 者，可选用 Pearson 独立性 x^2 检验，若每个网格内中小频数次数较多，若仍用此法易导致假阳性的检验结果，应该改用 Fisher 精确检验方法；单向有序列联表应选用秩和检验、Ridit 分析或有序变量的 Logistic 回归分析。对于双向有序且属性不同的列联表和双向有序属性相同的列联表，若其分组变量的最初取值是定量或半定量的数据，对这种资料，研究者往往关注于两个有序变量之间是否存在相关关系，此时，应该选用相关分析，若再进一步考察两个有序变量之间是否具有显性变化趋势，则应用线趋势检验；对分组变量定量程度较差的双向有序属性相同的列联表，研究者往往更关心两个分组变量临床意义之间吻合度程度的高低，故宜选用一致性检验或称 Kappa 检验。

（7）试验结果报告的问题和解决方法

试验结果的报告是整个研究过程的最后一步，也是重要的一步。虽然试验设计的严谨性和实施过程的严格性是保证研究质量最关键的因素，但是研究结果的报告却是所有工作的具体体现，也是其他临床和科研工作者评价这个试验质量时和应用试验证据时的最主要资料依据。

从大的方面来讲，中西医结合治疗糖尿病肾病的随机对照试验的报告中存在两大方面的问题：

①试验质量尚可，但报告质量偏低：在我们检索到的中西医结合治疗糖尿病肾病的随机对照试验报告中，普遍存在着试验方法学和干预手段具体内容报告不充分的现象。如有相当大比例并未说明具体随机的方法和随机隐匿。虽然可能实施随机隐藏的试验较少，但这其中许多的试验都应该有严密的随机方法（随机序列生成者、生成方法等）。再比如，相当多的文章中均未报告中西医结合疗法中所用中药的厂家、批号，更缺乏高压液相、指纹图谱、毒性检验等重要信息，还有中、西药名称、剂量、给药方法、疗程说明不全等问题。以上问题在对照组干预措施的报告中尤为欠缺。

此类问题的普遍存在，刊载临床试验的杂志具有不可推卸的责任。受某些编辑人员、审稿专家试验方法学水平和纸制杂志版面大小的限制，一些原本在投稿时详细说明的重要细节，如必要的药物检验、必要的试验方法说明、必要的参考文献等内容，被编辑或审稿专家建议删减。虽然国际上已经有临床试验的统一报告标准（CONSORT声明[7]）和专门针对草药临床试验报告的统一标准（草药CONSORT声明[8]）以及针对针刺临床试验干预措施报告标准STRICTA[9]出台，并已经应用于国际主流医学杂志多年，但是可能是考虑到整体科研水平的问题，国内医学杂志尚未施行。但如果由于报告质量的问题而影响到读者对整个临床试验质量的评价，就是科研本身不应该承受的损失。对CONSORT声明、草药CONSORT声明及STRICTA的详细介绍请参见本章第四节。

②报告质量尚可，但试验质量偏低：在当前发表的研究中可能存在部分的虚假文献。这些文献的共性就是参考试验报告的标准和临床流行病学试验方法的要求来报告试验结果和过程，而实际试验设计和实施过程并非按照规定严格执行。这种文献带有很大的欺骗性，非常不容易被分辨出来，给整个临床科研带来了极恶劣的影响。评价一篇报告质量良好的文献的真实性，应该着重从深入的医学知识、试验目标疾病特性、目标人群特点、干预手段特点、试验结局设置合理性、试验结局检测合理性和可行性、随访可行性和长短、疗程可行性和长短等方面进行逻辑性和知识性分析，单纯用国际上现有的研究质量方法学评价的相关工具，如CONSORT声明、Jadad评分[10]等无法对其进行正确估计。

（8）"中医"特点与随机对照试验方法结合的问题

虽然中西医结合治疗疾病的过程中中医疗法的介入是必须的，但是在不同医院，或治疗不同靶疾病时，中医疗法的地位存在着差别。在一些研究中，中医疗法是作为对西医疗法的补充，而在另外一些研究中，中西疗法平分秋色，也有以中医为主的研究。不同的医生、研究者对此看法不同。

但是无论中医疗法是作为补充还是作为主要治疗，中西医结合疗法的随机对照试验设计和实施都必须将中医的特点考虑在内。也就是说，中西医结合疗法的随机对照试验需要同时满足现代临床流行病学试验设计方法学和中医个体化辨证论治和整体化治疗模式的双重要求。相比单纯的西医随机对照临床试验而言，中西医结合疗法的试验方法会更加复杂。目前适合中医个体化辨证论治和整体化治疗模式的随机对照临床试验方法研究已经成为各方面关注的热点问题。

已经发表的糖尿病肾病的中西医结合疗法的随机对照试验基本上都采用了西医糖尿病肾病的诊断标准，有些研究也同时考虑了中医诊断；几乎没有研究设置了患者的中医纳入／排除标准；有些研究采用了标准化的西医治疗方案和中医治疗方案，没有中医个体化辨证论治和随证加减；有些研究没有选择能够体现中医整体疗效的结局指标，如症状变化、患者自评、生活质量等。

有研究表明，其纳入的68个中西医结合治疗糖尿病肾病的随机对照试验中仅有3个使用了辨证分型；中药组治疗结果全部优于西药组；对中医药治疗糖尿病肾病复发率和不良反应发生率观察不足，中医药远期疗效尚不明确；研究缺乏统一的诊断和疗效判定标准，系统高水平研究报道较少[11]。

经典的随机对照试验是随机、双盲、安慰剂对照的试验，是目前国际上公认的评价干预措施效果的金标准方案。将其应用于中医药的临床疗效评价具有重要意义。我国的《新药审批办法》中也规定了Ⅱ、Ⅲ期临床试验采用随机的方法。多中心、双盲、随机临床试验是国际发展趋势。随机临床试验可用于评价两种干预措施的优劣，确定某一干预措施的利弊，证实某干预措施的有效性和安全性。因此，严格设计的随机试验将对干预措施的效果做出肯定或否定的结论，通过推广应用有效的治疗，摒弃无效的治疗，能够节省医疗卫生资源，避免低水平的重复研究造成人力、时间、物力的浪费，提高医疗质量。按病种或疗法进行系统评价为医疗实践、正确的科研选题提供可靠的依据，并有助于确定临床相关的结局评价指标，为新药开发提供线索[3]。

虽然双盲安慰剂对照试验是国际上倡导的研究方法，但将其应用在中医药的研究尚有其局限性。①难以体现中医辨证论治的特点：随机对照临床试验将众多因素固定，把研究对象理想化，只选择同质性较好的对象，只考虑其中一两个因素的影响；而中医的个体化治疗使大样本的随机对照临床试验难以达到标准化。单纯采用固定配方或中成药治疗难以体现中医辨证论治的优越性[11]；②不能很好体现中医整体观念：例如中医临床疗效的产生是整体诊疗过程的结果，良好的医患关系、医生权威地位的确立、患者对治疗的信念，医生对病因和病机的深浅适度地合理解释，医生对患者没有注意到的致病因素的通告，医生对患者没有特殊留意到的症状、体征表现与主诉症状的内在联系的解释，和医生对患者生活起居、饮食禁忌的嘱咐和规范等方方面面的内容都在临床上将中医诊疗过程真正变成了亲密的人际互动，体现人文关怀。已经有国外的研究表明在针灸临床中，整体性诊疗过程对试验结果的影响很大[12]。

有一些特殊类型的随机对照试验和临床试验方法可以在一定程度上从不同的角度提高中西医结合疗法的试验设计水平：

1）分层随机对照研究：可以考虑以中医的辨证分型作为分层因素。可参考Hsieh KH等进行的中药治疗儿童哮喘的临床研究[13]。

2）单病例随机对照试验：单病例随机对照试验是一种以单个病例自身作为对照，评价某种药物与安慰剂或另一种药物比较的疗效，对单个病例进行双盲、随机、多次交叉的试验。慢性疾病的对症治疗研究。可参考Estrada等的研究[14]。

3）实用性临床试验：实用性的临床试验通常强调某一干预措施在常规的临床实际条件下的获利、风险和成本，因此，决定了其特征为：①选择评价的干预措施为临床实践中经常使用的；②纳入研究的对象要有代表性，通常不作严格的限制，以尽可能地接近临床的实际情况；③对象的来源要尽可能地代表不同的医疗机构，如社区医疗机构、专科医院和综合性医院；④资料收集与评价更注重与健康相关的结局；⑤试验样本量相对较大、随访时间较长。[20]可参考Vickers等的研究[15]。

4）集团随机对照试验：随机分配以群体为单位，比如家庭、病房、医院、学校的班级、社区、城市等，这种随机称为集团随机（cluster randomisation）[3]。一些群体的预防干预常采用这样的集团随机化。可参考英国正在进行的一项腰背痛试验[16]。

2. 非随机的对照试验中的方法学问题

非随机的对照试验包括两个主要因素：设立与试验组同期的对照组，受试者的入组过程不是随机的，可以是医生的决定或患者的选择。在糖尿病肾病的中西医结合临床研究中，这种研究方法非常常见。由于没有随机，所以此类研究最大的问题就是两组受试者的基线资料难以保证可比性，而且如果按照受试者的好恶或根据医护人员的主观意见来分配入组，则会导致选择性偏倚。

与随机对照试验相似，现有国内已经发表的糖尿病肾病的此类研究普遍存在缺乏明确的纳入与排除标准，缺乏中医的辨证分型，没有计算样本量、样本量太小、对照组设置不当、结局评价者没有施盲、结局指标缺乏公认度等方法学和质量问题。

3.病例系列和病例报告中的方法学问题

病例系列是对曾暴露于某种相同干预下的一批病人的临床结果进行描述和评价，没有对照组。包括两种类型：仅有治疗后结果的病例系列和有治疗前后对照的病例系列。病例系列中最有价值的是"全或无病例系列"。单个病例研究是对单个病人暴露于某种干预下产生的某种结果进行描述和评价，例数较少。如中医文献中常见的"典型病案"。病例系列和单个病例研究均属描述性研究，用来记录事件。二者本身存在外在真实性不确定，对其他病人的可应用性不明确，不能证明因果关系，存在严重的发表偏倚，由于对混淆因素分析不全，经常高估观察结果等方法学问题。特别是由于没有设立平行对照，结果论证强度较低，虽然可以提供参考，但是几乎无法为临床推广应用提供证据。相对而言，更适合报告临床典型病例，报告疗法的潜在危险和不良事件，以及描述一种新病或罕见病的临床表现和诊治措施、新的手术方法、护理方法或其他保健措施[3]。

中西医结合治疗糖尿病肾病临床研究中有相当多的病例系列和病例报告。主要存在以下问题：

①观察的对象不具备特殊性：由于糖尿病肾病是常见病，所以完全有条件进行大规模的对照研究。但如果是终末期糖尿病肾病患者出现疾病期的逆转，则很有报告价值。

②没有充分观察并发症和不良反应：长期的观察和随访，以及每一位患者全方位信息掌握正是病例系列和病例报告的优势和价值体现。而糖尿病肾病的此类研究绝大多数只关心疗效，而忽视了安全性问题。

③诊断的准确性：准确的诊断是治疗的基础，更是疗效评价、并发症防治和不良反应分析的基础。如今一些研究报告中没有准确说明诊断标准，或者诊断标准并非公认，或者过时，导致诊断的可靠性下降，研究结果之间的比较存在问题。

④病例资料的完整性：病例系列和病例报告对病例资料的完整性要求很高。因二者是描述性研究，故只有资料完整才能说明问题。目前的相关研究缺乏详细的研究期限、地点、对象、事件说明，包括患者个人基本信息、初诊资料、治疗过程记录、详尽的处方用药、实验室检查和结果、复诊资料、转诊病历、复查、随访、不良反应、

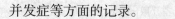

并发症等方面的记录。

4. 缺乏队列研究、病例对照研究

队列研究（cohort study）是将特定人群分为暴露于某因素和未暴露于某因素或不同暴露水平的亚组（比如中医临床常规的治疗措施可视为暴露于保护性因素），然后追踪观察一定时间，比较暴露组和非暴露组的发病率（病死率）或治愈率（对保护因素而言），可用于中医药防治效果的评价。目前已经有针对中医药治疗糖尿病肾病的探索性队列研究实例[17]。但将队列研究用于中医药疗效评价面临诸多方法学挑战，如基金资助时间过短，无法进行长时程的研究；患者就诊流动性大，跟踪随访困难，院外就医（服药）现象严重，资料准确性保障难度大；患者队列迁移情况较多，再加上暴露与否及暴露级别人为划分的公认性需要保证；由于患者的选择性偏好，比较组可获得病例数非常容易相差悬殊，基线不可比风险高等[18]。

病例对照研究主要用于关联性研究，比如探讨病因、危险因素或预后因素。它是选定患有和未患有该病的人群，分别调查其既往暴露于某个（或某些）危险因子的情况及程度，以判断暴露危险因子与某病有无关联及关联程度大小的一种观察性研究方法[3]。病例对照研究用于中医药的疗效评价可以建立某种结局与中医药治疗的相关性，为进一步的临床前瞻性试验提供线索和依据。在进行队列研究的同时，收集新发病例，并以此作为病例组，按照一定原则进行匹配来获得对照组，从而形成巢式病例对照研究。目前也有研究针对糖尿病肾病进行了探索性研究[19]。

二者都属于观察性的研究方法，在不改变原有临床过程的前提下进行的前瞻性和/或回顾性研究，实施相对简单。特别是队列研究，虽然由于取消了随机对照试验的随机化分组、患者和医生盲法，以及强制性干预措施规定，而无法达到随机对照试验疗效评价的精准度，但是却能够更真实地在中医临床个体化辨证论治和整体化诊疗模式的背景下反映中医的疗效。

（二）缺乏定性研究、生态学研究和文化人类学研究的补充

定性研究、生态学研究和文化人类学研究的研究方法和研究问题都与上述临床研究方法截然不同，他们可以揭示医学科学的社会学属性和群体属性，是对上述临床研究方法的有益补充。

定性研究是与定量研究相对而言的，主要是通过观察和访谈的方法对研究的事物或现象进行描述和思维逻辑分析，其所获的信息主要以文字为载体，分析的过程和结论的形成都是依托于文字、语义分析、背景分析和思维逻辑分析，而不是数学统计。

与定量研究不同，定性研究不仅可以展现经验和经历，更可以揭示人们对中医疗法的深层次理念和感受，因此是更加适合研究中医整体性诊疗过程和本质的现代研究方法。

生态学研究是一种描述性的研究，它是指在收集疾病或健康状态以及某些因素的资料时，不是以个体为分析单位，而是以群体为分析单位。即它描述某疾病或健康状态在各人群中所占的百分数或比数，以及有各项特征者在各人群中所占的百分数或比数。从上述两类群体数据可以分析某疾病或健康状态的分布与人群中哪个特征分布相接近。这个群体有时可大到一国、一省，也可以是一个单位或一组特殊人群。这是从许多因素中摸索病因线索的一种方法。在糖尿病肾病的中西医结合治疗临床研究中，可以应用这种方法来探索不同地域疗效的差别，接受中西医治疗的患者群体特征差别等。可以参考Nagata等的研究[20]。

文化人类学是把人置于更为广阔的文化、社会、历史和传统中加以思考，从人的活动性和创造性出发，来解释人对文化的超越性以及文化对人的制约性[3]，可以用来研究中医文化与中国传统文化的关系，研究中医文化与西方文化的差别，还可以深入研究中医的哲学内涵和中医理论的社会、文化、历史和传统。对于糖尿病肾病而言，这种方法可能能够揭示出不同文化、社会、历史和传统中西医结合疗法的具体实施方法和疗效的异同及原因。

参考文献

[1] 杨宇峰，石岩. 糖尿病肾病中医药治疗评价. 中医药学刊. 2005，23（11）：2052–2053.

[2] 张乐，严美花，肖雅等. 糖尿病肾病中医药／中西医结合研究临床治疗的研究趋向分析. 热带医学杂志. 2011，11（3）：278–281.

[3] 刘建平主编. 循证中医药临床研究方法. 北京：人民卫生出版社. 2009.

[4] Schultz KF，Chalmers I，Hayes FJ，et al. Empirical evidence of bias：dimensions of methodological quality associated with estimates of effects in controlled trials. JAMA. 1995，273：408–412.

[5] 高辉，胡良平，金松华等. 常见试验设计定量资料统计分析错误辨析. 中西医结合学报. 2008，6（9）：979–982.

[6] 胡良平，刘惠刚. 医学论文中定性资料统计分析方面的错误辨析与释疑. 中西医结合学报. 2007，5（5）：591–597.

[7] Schulz KF，Altman DG，Moher D CONSORT 2010 Statement：Updated guidelines for reporting parallel group randomized trials. Ann Intern Med. 2010，152（11）：726–732.

[8] Gagnier JJ，Boon H，Rochon P，et al. Reporting randomized，controlled trials of herbal interventions：an elaborated CONSORT statement. Ann Intern Med.2006，144：364–367.

[9] MacPherson H，Altman DG，Hammerschlag R，et al. Revised standards for reporting interventions in

clinical trials of acupuncture（STRICTA）: extending the CONSORT statement. PLoS Med. 2010，7（6）: e1000261.

［10］Jadad AR，Moore RA，Carroll D，et al. Assessing the quality of reports of randomized clinical trials: is blinding necessary. Controlled Clin Trials. 1996，17: 1-12.

［11］刘建平. 单个病例随机对照试验的设计与应用. 中国中西医结合杂志. 2005，25（3）: 252-254.

［12］MacPherson H，Thorpe L，Thomas K. Beyond needling--therapeutic processes in acupuncture care- a qualitative study nested within a low-back pain trial. J Altern Complement Med. 2006，12（9）: 873-880.

［13］Hsieh KH. Evaluation of efficacy of traditional Chinese medicines in the treatment of childhood bronchial asthma: clinical trial，immunological tests and animal study. Pediatr Allergy Immunol. 1996，7（3）: 130-140.

［14］Estrada CA，Young MJ. Patient preferences for novel therapy: an N-of-1 trial of garlic in the treatment for hypertension. Jgen Intern Med. 1993，8（11）: 619-621.

［15］Vickers AJ，Rees RW，Zollman CE，et al. Acupuncture for chronic headache in primary care: large，pragamtic，randomised trial. BMJ. 2004，328（7442）: 744.

［16］UK BEAM Trial Team. United Kingdom back pain exercise and manipulation（UK BEAM）randomised trial: effectiveness of physical treatments for back pain in primary care. BMJ. 2004；329（7479）: 1377-1381.

［17］李青，张惠敏，费宇彤等. 中西医结合治疗糖尿病肾病多中心前瞻性队列研究. 中国中西医结合杂志. 2012，32（3）: 317-321.

［18］费宇彤，张颖，刘建平. 再论"队列研究"在中医药临床疗效评价中的应用. 世界中医药. 2014，9（10）: 1261-1263.

［19］刘兆兰，李青，牟钰洁等. 巢式病例对照研究在中医药治疗糖尿病肾病疗效评价中的应用探讨. 中西医结合学报. 2012，10（9）: 991-996.

［20］Nagata C. Ecological study of the association between soy product intake and mortality from cancer and heart disease in Japan. Int J Epidemiol. 2000，29（5）: 832-836.

（费宇彤、刘建平）

第三节　糖尿病肾病中西医结合治疗的循证医学系统评价

一、循证医学的起源和发展

循证医学（evidence-based medicine，EBM）是1992年首次由加拿大著名临床流行病学专家Gordon Guyatt和David Sackett提出，他们认为"循证医学是指慎重、准确和明智地应用当前所能获得的最好的研究证据来确定对患者的治疗措施"[1]。随着循证医学的推广和发展，其核心思想和内涵也在不断扩充和完善：循证医学要求将当前可获得的最佳临床证据与医生的临床经验、技能和患者的独特价值观和处境相结合来完成临床决策的医学模式[2]。

（一）循证医学四要素

循证医学包括了4个要素[2]：最佳研究证据、临床经验和技能、患者价值观、患者处境。

最佳研究证据是指当前所能获得的最好的研究证据，具体指真实可靠的临床相关研究证据，虽然有时也包括了医学基础研究证据，但主要包括了以患者为中心的临床研究，诊断性试验（含临床实验室检查）的准确性，预后标志性指标的把握度、治疗性、康复性和预防性临床干预方案的效力和安全性等各个方面。不断产生的新证据一方面会推翻原有的诊断试验和治疗方案，一方面会用更加准确、更加有效、更加安全的手段代替原有的诊断试验和治疗方案。

临床经验和技能是指医生运用临床技能和既往经验以快速辨识患者的独特健康状态和诊断的能力，快速发现患者从可能会接受的治疗干预手段中获益或承担的特异风险的能力，以及快速发现患者独特的处境和对医疗的期望的能力。

患者价值观指的是患者就诊时所抱有的个性化偏好、顾虑和期望，这些在临床治疗决策时都必须被医务工作者考虑在内。

患者处境指的是患者的个性化临床状态、临床就医条件、患者经济条件。

（二）循证医学的医学价值和社会价值

1.医学模式的转变

循证医学是一种新的医学模式，它一方面要求临床决策要基于现有最好证据，一方面将医生的临床经验和技术，患者的个体化情况和需求等人文特征结合到纯医学科学中去。相比传统的生物医学模式，更加具备社会属性，更加人性化，更加贴近医学为人类健康服务的核心本质；与传统的经验医学相比较，循证医学摆脱了对学术权威的盲目崇拜，要求一切临床决策需要基于实实在在的证据。

2.抛弃错误信息和过时信息，应对信息爆炸，提供即时更新的最新信息

有研究表明医学院校较科学的信息严重落后于临床实际[3]，导致医学院校毕业生在独立临床之前需要长时间的过渡期；专家经验有时候是错误的[4]；说教性的继续教育往往是无效的[5]；医学杂志文献对于临床实践而言往往过多、过长、变异性过大[6]而令人无所适从。

循证医学的一个主要任务是提供即时更新的临床证据。系统评价和证据平台建设是两种主要手段，当前已有相关专业人士致力于临床试验的系统评价以产生可靠的综

合证据，也有相应的网络和多媒体证据平台诞生。虽然尚处于起步阶段，但是这样的工作综合了当前研究结果而形成一个易于理解，可应用性强的简短证据概要，已经节省了应用系统评价和证据平台的临床医生检索文献、筛选文献和阅读、抽提有用信息的大量时间。

（三）循证医学与Cochrane协作网

循证医学强调利用最佳研究证据有效地提高临床和医疗卫生的质量。系统综述是鉴定并获取证据的最佳方法。Cochrane协作网对随机对照试验进行的系统综述被国际公认为高质量的系统综述。英国流行病学家Archie Cochrane1979年在其专著《疗效与效益：医疗保健中的随机对照试验》中，首次讨论了医疗保健如何才能做到既有疗效、又有效益的问题，提出各临床专业和分支专业应对所有随机对照试验进行整理和评价，并不断收集新的结果以更新这些评价，从而为临床治疗实践提供可靠依据。这一建议得到了医学界的积极响应，对临床医学产生了广泛和深远的影响。由于Cochrane这一先驱贡献，国际Cochrane协作网以他的姓氏而命名。循证医学的出现虽然只有20余年时间，但是该学科对临床医疗实践和医疗卫生决策产生了重大影响。1993年在英国成立的"Cochrane协作网"（一个国际性的循证医学组织），从事医疗干预措施效果的系统评价研究，并将结果（证据）通过电子媒体和杂志向全世界传播。目前已在全球43个国家和地区建立了循证医学中心，共有37000多来自130多个国家的成员参与这项跨国学术合作。

循证医学的概念自20世纪90年代后期引入中国，之后得以迅速传播，成为临床医学领域的热门话题。部分主要城市已经建立了循证医学中心或研究所，如北京、上海、成都、广州、香港、济南等；少数医学院校为研究生开设了循证医学的课程。经过了最初的起步阶段，循证医学的研究与实践在中国正开始进入蓬勃发展阶段。

二、临床研究证据等级

循证医学强调使用"现有最佳证据"指导临床决策，因此，正确认识各种证据是正确收集证据、评价证据和使用证据的前提条件，是循证医学的基础，更是循证医学系统评价的基础。

（一）临床研究证据的来源和种类

临床证据来自于不同的临床研究类型，不同的临床研究类型能够提供不同级别、不同效能的证据。所以，在此首先介绍一下临床研究的类型。

1. 按照是否应用随机方法分类

Cochrane 协作中心采用此种分类方法，将临床研究大体上分为随机研究、非随机研究和专家意见。具体纳入的研究种类如图3-1所示。

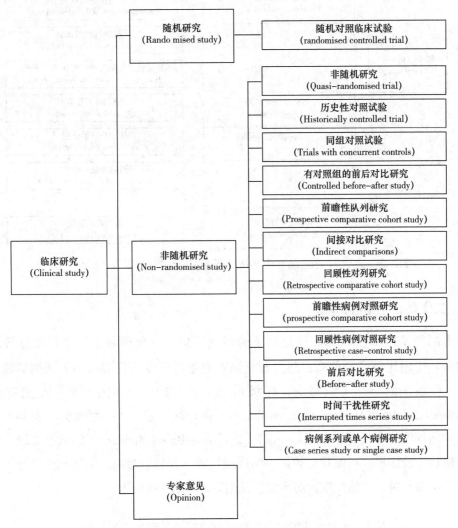

图 3-1　Cochrane 协作中心的临床研究分类[7,8]

2. 按照研究性质分类

大多数研究机构采用这一分类法，将临床研究分为试验性研究（experimental study）和观察性研究。也有人将其称为纵向研究（longitudinal study）和描述性研究（descriptive study）。

例如澳大利亚国家卫生与医学研究委员会（National Health and Medical Research Council，NHMRC）用来评价临床治疗方法的研究类型就采用此种分类法，如图3-2所示。

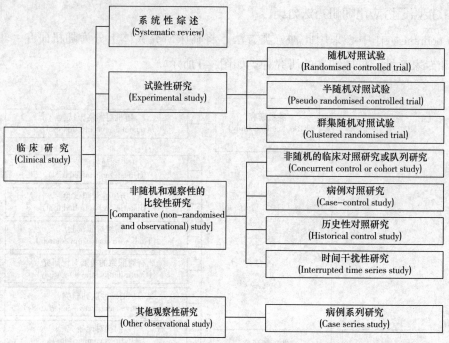

图3-2　澳大利亚国家卫生与医学研究委员会的临床研究分类[7, 9]

（二）临床证据的等级

不同类型的临床研究能够提供不同级别证据。目前国际上有多种证据等级划分方法。应用比较广泛的有：澳大利亚国家卫生与医学研究委员会的证据等级，采用Ⅰ~Ⅳ级来划分，Ⅰ级最高，Ⅳ级最低（表3-2）；美国国家临床指南交换所（Nationalguideline Clearinghouse，NGC）的证据等级，使用A~C级划分（表3-3）；牛津大学循证医学中心（Oxford-Centre for Evidence-Based Medicine）的证据等级，划分方法相对比较详尽，从治疗或预防、病因或损害、预后、诊断、决策和经济分析等方面采用A~D分级，对治疗或预防研究的证据等级如表3-4所示。

表3-2　澳大利亚国家卫生与医疗研究委员会的证据等级[7, 9]

等级	证据
Ⅰ	证据来自所有相关的随机对照临床试验的系统综述
Ⅱ	证据来自至少一个正确设计的随机对照临床试验
Ⅲ-1	证据来自设计良好的半随机对照临床试验（交替分组或其他分组方法）
Ⅲ-2	证据来自有对照组的比较性研究（包括这些研究的系统综述），包括非随机的同期对照研究、队列研究、病例对照研究或有对照组的时间干扰性研究
Ⅲ-3	证据来自历史性的比较性研究、两个或多个无对照组研究、或没有对照组的时间干扰性研究
Ⅳ	证据来自病例系列，包括仅有治疗后结果的病例系列和治疗前后对照的病例系列

表3-3　美国国家临床指南交换所的证据等级[7, 10]

等级	证据
Ⅰa	证据来自随机对照临床试验的Meta-分析
Ⅰb	证据来自至少一个随机对照临床试验
Ⅱa	证据来自至少一个设计严谨的非随机对照研究
Ⅱb	证据来自至少一个其他类型的设计严谨的半随机对照临床研究
Ⅲ	证据来自设计严谨的非试验性描述性研究，如比较性研究、相关性研究和病例研究
Ⅳ	证据来自专家委员会报告或意见和（或）有关专家的临床经验

建议分级：

A：需要至少一个随机对照临床试验作为高质量和连贯性地提出具体建议的文献整体的一部分（证据来自Ⅰa和Ⅰb）；

B：需要与主题相关的完成良好的临床研究，但没有随机对照临床试验（证据来自Ⅱa、Ⅱb和Ⅲ）；

C：需要来自专家委员会的报告或意见和（或）临床经验，但缺乏直接的高质量的临床研究（证据来自Ⅳ）。

表3-4　牛津大学循证医学中心的证据等级[7, 11]

等级		证据
1	1a	随机对照临床试验的系统综述
	1b	单个随机对照临床试验
	1c	全或无病例系列（all or none case series）
2	2a	队列研究的系统综述
	2b	单个队列研究、低质量随机对照临床试验
	2c	结局／疗效研究
3	3a	病例对照研究的系统综述
	3b	单个病例对照研究
4		病例系列、质量不高的队列研究和病例对照研究
5		未经批判性评估的专家意见

建议分级：

A：来自第1级的一致性研究；

B：来自第2或3级的一致性研究，或从第1级研究推断而来；

C：来自第4级研究或从第2或3级研究推断而来；

D：来自第5级证据或任何类别中不一致或结果不确定的研究。

近年，随着GRADE系统（The grading of Recommendations Assessment，Development and Evaluation）被超过100家学术机构认可和应用于证据综合和指南制定领域，GRADE的证据分级水平依据也越来越被接受和采纳。

表3-5　GRADE证据分级水平及依据[12]

证据类别	病因、治疗、预防证据	预后
1a	同质性良好的RCT系统综述	同质性良好的队列研究系统综述
1b	95%可信区间较窄的单项RCT	单项起点一致的队列研究，随访率>80%
1c	全或无（传统治疗全部无效）	系列病例报告全部死亡或者全部生存
2a	同质性良好的队列研究的系统综述	回顾性队列/对照组为治疗的/RCT的系统综述
2b	单项队列研究及质量差的RCT	单项回顾性队列/对照组为治疗的/RCT
2c	结局研究	结局研究
3a	同质性良好的病例对照研究的系统综述	
3b	单项病例对照研究	
4	系列病例分析或质量差的病例对照研究	系列病例报告/质量差的队列，随访率<80%
5	没有分析评价的专家意见或在病理生理基础上的意见	系列病例报告/质量差的队列，随访率<80%

三、系统评价的概念和范畴

（一）概念

系统评价又称为系统综述，是指就一个特定的题目（病种或疗法），收集所有能够收集到的试验（包括所有语种的），整合起来进行全面和客观的分析，从而得出这种疗法究竟是否有效的综合结论[13]。这是一种在原始研究基础上的二次研究。有的系统综述中运用了统计学定量分析方法——Meta-分析来整合原始研究的结果。因此，过去又把使用这种统计学方法的系统综述称作Meta-分析。

（二）范畴

根据所使用的研究方法学，系统综述包括运用Meta-分析定量综合原始研究结果的系统综述和不适合而未运用Meta-分析来综合原始研究结果的系统综述。

根据所纳入的原始研究设计的种类，系统综述可分为随机对照临床试验的系统综述（只包括一种原始研究设计）、非随机研究的系统综述（可包括一种或多种原始研究设计）以及随机和非随机研究均包括的系统综述（包括两种以上原始研究设计）。大多数Cochrane综述只包括随机对照临床试验。但近年来Cochrane协作组织已认识到非随机研究的重要性，于1999年成立了非随机研究方法组进行非随机研究系统综述的方法学探讨，从事非随机研究的系统综述工作。

系统综述通常用于评估药物／疗法的疗效，也可用于研究药物／疗法的不良反应。开展中医临床文献的系统性评价，既可以对原始研究质量的水平作出评估，也可以对中医治疗疾病的有效性和安全性作出客观的评估，有利于中医的国际化。

目前最被广泛接受和应用的是随机对照临床试验的系统综述。随机对照试验被认为是评估干预措施的"金标准（gold standard）"，而基于此"金标准"试验结果的综合被认为能够为医疗决策提供最完善、最可靠、最权威的证据。中医药领域中已有很多此类综述评估中医的疗效，例如评估中药治疗特异性湿疹、2型糖尿病、结肠直肠癌病人化疗的副作用、急性支气管炎、急性胰腺炎、子宫内膜异位症和慢性乙型肝炎等的系统综述。这些系统综述中只纳入了随机对照临床试验。

四、系统评价的方法

Cochrane系统评价是目前公认的高质量系统评价，故现以其步骤、方法、撰写和质量考察为例对系统评价的方法的关键知识点进行简要介绍。

①Cochrane系统综述可以用RevMan软件来撰写，报告以电子出版物的形式在"Cochrane图书馆（The Cochrane Library）"上发表。

②对初次从事系统综述的人员来说，获得方法学上的指导是十分重要的。一种途径是邀请有关方法学专家（如临床流行病学专家或卫生统计学专家）作为评价者加入系统综述；另外可向有关的系统综述专业组协调员请教。Cochrane协作网（www.cochrane.org）现有50余个专业评价小组（CRG），覆盖临床各科疾病和医疗卫生各领域，通过各专业组和所在地区Cochrane中心寻求帮助和方法学上的指导。此外，充分利用RevMan软件（http：// www.cochrane.org / resources / revpro.htm）的用户指南和Cochrane图书馆中的手册，可得到很多有用的信息和指导。

③系统综述要求研究者获取最全的相关研究，包括各种语言、时间、国别的研究，包括已发表的和未发表的研究。有的时候需要电子检索，手工检索，参加相关会议，与活跃的科研人员联系以及与作者联系。

④系统综述要求对搜集到的相关研究先进行质量评价，一般用Jadad评分法[25]，只有达到预设标准的研究才会被纳入。

⑤系统综述的目的是对收集到的研究资料进行综合分析，确保结果的真实可靠。也就是要对某一干预措施的效果和（或）安全性进行全面评价，得到一个综合的结论，以指导决策或促进临床实践。制作系统综述的过程要求从符合纳入标准的研究中提取

原始资料，并用统计学方法对这些资料进行分析和概括。

⑥在数据合成时，常犯的一个错误是对所有阳性结果进行简单的相加，而不考虑每一研究的样本大小、其研究的质量和事件结局的发生率等问题。第二个常见错误是不用统计学方法进行分析，而仅仅比较阳性研究和阴性研究的数量。还有一种倾向，容易忽视效果不大但有临床意义的效应，尤其是将那些统计学上无显著性意义的结果作为阴性结果来看待。

⑦使用统计学方法并不能保证系统综述结果就一定是真实可靠的。同其他工具一样，统计学方法也有被误用的时候，造成合并分析结果的可靠程度并不一定比某个原始研究高。

⑧定性分析是对单个研究的结果进行描述性综合。通常在各研究间资料性质不相同的情况下使用，可对资料类型、相对效应、研究特征、研究结果进行叙述性分析。

⑨计数资料，主要指二分类资料，意为每一个体必处于两种状态之一，如生与死，阳性与阴性，有或无等。这样的资料可用比值比（OR）、相对危险度（RR，也有的称为危险比）、相对危险度降低（relative risk reduction，RRR）来表示。

⑩连续变量，某些测量值如身高、体重、血压、血转氨酶水平等属于连续资料，可用均数（means）来表示，在系统综述中通常用组间均数的差值（means differences）、标准化的均数差值（standardised mean difference，SMD）来合并效应量。

⑪生存率资料或时间–事件资料，常常见于癌症的治疗研究，主要的结局指标是观察某一时间段后发生的结局事件如死亡或残疾。这类资料常用风险比（hazard ratios，HR）表示。

⑫一般情况下，五类信息将用于结果汇总与分析：①代表研究对象特征的某些关键变量，如性别或者年龄段；②决定干预措施特征的主要变量；③决定结局特征的关键变量；④以自然单位表示的结果；⑤使各研究之间结果能够比较而不至于产生误导的标准化结果。前三种为独立变量，能对结果进行解释。第四种独立变量涉及每一项纳入的研究的内部真实性。在研究撰写方案时应当针对研究之间可能存在的重要差异设立各种假设。

⑬大多数Cochrane系统综述的目的是对某一干预的效应得出可靠的估计。通常，对各个研究的效应并不是简单地相加，而是对每一研究根据其变异的程度赋予一定的权重，即效应的估计越精确（指大样本具有较高的事件率的研究）被赋予的权重也越大。有时也根据研究本身的方法学质量来赋予权重的大小。权重越大的研究其结果在合并的总效应中所占的比重就大。

⑭如果一组研究之间观察到的变异性（也称为异质性）未达到统计学显著性，则对该组结果进行合并是合理的。如果研究间存在显著的异质性，则应该从多个方面如

研究对象特征、干预措施的变异程度等探讨异质性存在的原因，必要时需进行敏感性分析或亚组分析以解释异质性。

⑮亚组分析通常是指针对研究对象的某一特征如性别、年龄段、疾病的亚型等进行的分析，以探讨这些因素对总效应的影响及影响程度；而敏感性分析主要针对研究特征或类型（如方法学质量，通过除外某些研究如低质量研究、非盲法研究等探讨对总效应的影响）。详细的Meta分析方法见RevMan的操作指南。

⑯随机效应模型与固定效应模型是Meta分析中两种数学模型。在实际操作中，往往使用固定效应模型与随机效应模型分别计算结果，然后根据避免偏倚的原则决定选取哪个模型的结果，随机效应模型得到更保守的估计（可信区间更宽），若无异质性，两个模型的结果应该一致。如异质性检验有统计学意义以及研究间的结果差异有实际意义，应选择随机效应模型的结果。系统综述者应避免过分解释不同模型所得可信区间的较小差异。

⑰在系统评价结果分析的时候，需要将研究的真实性评价与Meta分析结果相结合。

⑱发表偏倚会严重影响系统评价结果和质量。可用"倒漏斗"图形（funnel plot）来分析。RevMan软件可自动生成该图形。在没有偏倚存在的情况下，图形呈对称势态。当其图形不对称时，除了考虑发表偏倚的可能性以外，还要考虑以下几种因素也可导致不对称：小样本、方法学质量低下的研究、机遇的作用、干预的变异性和假的报告等。

五、系统评价的报告标准和质量评价标准

继QUOROM[14]（The quality of reporting of Meta-analyses）系统综述报告质量的标准之后，PRISMA（Preferred Reporting Items for Systematic Reviews and Meta-Analyses）标准[15]成为公认的报告标准。PRISMA声明由27个条目清单组成。该声明的目的在于帮助作者改进系统综述和Meta分析的撰写和报告。PRISMA主要针对的是随机对照试验的系统综述，但是PRISMA也适合作为其他类型研究系统综述报告的基础规范，尤其是对干预措施进行评价的研究。PRISMA也可以用于已发表系统综述报告质量的评价。

表3-6　PRISMA系统综述或Meta分析报告条目清单

项目	编号	条目清单	所在页码
标题	1	明确本研究报告是针对系统综述、Meta分析，还是两者兼有	
结构式摘要	2	提供结构式摘要包括背景、目的、资料来源、纳入研究的标准、研究对象和干预措施；研究评价和综合的方法、结果、局限性、结论和主要发现；系统综述的注册号	

续表

项目		编号	条目清单	所在页码
前言	理论基础	3	介绍当前已知的研究理论基础	
	目的	4	通过对研究对象、干预措施、对照措施、结局指标和研究类型五个方面（participants, interventions, comparisons, outcomes, study design, PICOS）为导向的问题提出所需要解决的清晰明确的研究问题	
方法	方案和注册	5	如果已有研究方案，则说明方案内容并给出可获得该方案的途径（如网址），并且提供现有的已注册的研究信息，包括注册编号	
	纳入标准	6	将指定的研究特征（如PICOS，随访的期限）和报告的特征（如检索年限，语种，发表情况）作为纳入研究的标准，并给出合理的说明	
	信息来源	7	针对每次检索及最终检索的结果描述所有文献信息的来源（如资料库文献，与研究作者联系获取相应的文献）	
	检索	8	至少说明一个资料库的检索方法，包含所有的检索策略的使用，使得检索结果可以重现	
	研究选择	9	说明纳入研究被选择的过程（包括初筛，合格性鉴定及纳入系统综述等步骤，据实还可包括纳入meta分析的过程）	
	资料提取	10	描述资料提取的方法（例如预提取表格、独立提取、重复提取）以及任何向报告作者获取或确认资料的过程	
	资料条目	11	列出并说明所有资料相关的条目（如PICOS，资金来源），以及作出的任何推断和简化形式	
	单个研究存在的偏倚	12	描述用于评价单个研究偏倚的方法（包括该方法是否用于研究或结局水平），以及在资料综合中该信息如何被利用	
	概括效应指标	13	说明主要的综合结局指标（如危险度比值risk ratio，均值差difference in means）	
	结果综合	14	描述结果综合的方法，如果进行了meta分析，则说明异质性检验的方法	
	研究偏倚	15	详细地评估可能影响数据综合结果的可能存在的偏倚（如发表偏倚，研究中的选择性报告偏倚）	
	其他分析	16	对于研究中其他的分析方法进行描述（如敏感性分析或亚组分析，meta回归分析），并说明哪些分析是预先制定的	
结果	研究选择	17	报告初筛的文献数、评价符合纳入的文献数，以及最终纳入研究的文献数，同时给出每一步排除文献的原因，最好提供流程图	
	研究特征	18	说明每一个被提取资料的文献的特征（如样本含量，PICOS，随访时间）并提供引文出处	
	研究内部偏倚风险	19	说明每个研究中可能存在偏倚的相关数据，如果条件允许，还需要说明结局测量水平的评估（见条目12）	

续表

项目		编号	条目清单	所在页码
结果	单个研究的结果	20	针对所有结局指标（有效或有害性），说明每个研究的：（a）各干预组结果的简单合并，以及（b）综合效应值及其可信区间，最好以森林图形式报告	
	结果的综合	21	说明每个meta分析的结果，包括可信区间和异质性检验的结果	
	研究间偏倚	22	说明对研究间可能存在偏倚的评价结果（见条目15）	
	其他分析	23	如果有，给出其他分析的结果（如敏感性分析或亚组分析，即meta回归分析，见条目16）	
讨论	证据总结	24	总结研究的主要发现，包括每一个主要结局的证据强度；分析它们与主要利益集团的关联性（如医疗保健的提供者、使用者及政策决策者）	
	局限性	25	探讨单个研究和结局水平的局限性（如偏倚的风险），以及系统综述的局限性（如检索不全面，报告偏倚等）	
	结论	26	给出对结果的概要性的解析，并提出对未来研究的提示	
资金支持		27	描述本系统综述的资金来源和其他支持（如提供资料）；以及系统综述的资助者	

六、现有糖尿病肾病中西医结合治疗的循证医学系统评价介绍

关于中医药和中西医结合疗法治疗糖尿病肾病的传统综述数不胜数，但是较之系统综述，传统综述存在着多方面的问题。一项研究以中医药治疗糖尿病肾病为例进行了对中医药治疗性传统综述的质量评价[15]。该研究参考QUOROM对1989年1月–2005年6月期间中文期刊发表的中医药治疗糖尿病肾病的传统综述性文章进行质量评价。共纳入符合标准的传统综述108篇。作者数是1人的占38%；99%的传统综述没有明确的目的；所有文章均没有交代资料的来源和所引用的参考文献标准，缺乏对引用文章的设计类型和真实性的质量评价。该研究提出传统综述研究目的不明确，论述的范围较广；由于缺乏明确的纳入标准，传统综述可能存在选择性偏倚、引用偏倚和发表偏倚；对所引用的研究资料缺乏定量或定性综合，因此，结论的立论依据不足。

目前已经发表了近50篇中医药／中西医结合治疗糖尿病肾病及其并发症的系统综述及临床研究质量评价研究。通观各项研究，随着时间的推移，中医药治疗糖尿病肾病的临床研究仍旧以小样本、低质量的随机对照试验为主体。在临床研究方法学上的局限，仍与十年前相似。尚未发现能够给出肯定性高质量证据的系统综述。

但是，随着研究方法学知识的传播，越来越多正在进行或正在投稿阶段的研究具有了更好的质量。但是随着系统综述方法的迅速普及，大量低质量的系统综述也涌现出来，继而低质量的循证临床实践指南也大量出现。上述情况是中医药临床研究相关领域面临的新挑战。

参考文献

[1] Sackett DL, Straus SE, Richardon WS, et al. Evidence - Based Medicine: How to practice and teach EBM. London: Elsevier Churchil Livingstone, 2000.

[2] Sharon E, Straus W, Richardson S, et al. Evidence - Based Medicine: How to practice and teach EBM. London: Elsevier Churchil Livingstone, 2005.

[3] Antman EM, Lau J, Kupelnick B, et al. A comparison of results of meta-analyses of randomised control trials and recommendations of clinical experts. JAMA. 1992, 268: 240-248.

[4] Oxman A, Guyattg H. The science of reviewing research. Ann N Y Acad Sci. 1993, 709: 12-34.

[5] Davis DA, Thormson MA, Oxman AD, et al. Changing physician performance: a systematic review of the effect of continuing medical education strategies. JAMA. 1997, 247: 700-705.

[6] Haynes RB. Where's the meat in clinical journals [editorial]? ACP Journal Club. 1993, 119: A22-23.

[7] 刘建平主编. 循证中医药临床研究方法. 北京: 人民卫生出版社, 2009.

[8] Oslen, O. Chapter 2: What types of study designs should be included in Cochrane reviews. The Cochrane Library, 2002.

[9] National Health and Medical Research Council. How to use the evidence: assessment and application of scientific evidence. Canberra: Commonwealth of Australia, 2000.

[10] National guideline Clearinghouse. Attention deficit and hyperkinetic disorders in children and young people: A national clinicalguideline Edinbwgh. National guideline Clearinghouse, 2005.

[11] Phillips, B. Levels of evidence and grades of recommendation. Oxford: Centre for Evidence Based Medicine, 1998.

[12] Guyattg H.GRADE: an emerging consensus on rating quality of evidence and strength of recommendations. BMJ. 2008, 336: 924-926.

[13] Mayer, D. Essential evidence-based medicine. UK: Cambridge University Press, 2004.

[14] Improving the quality of reports of meta-analyses of randomized controlled trials: the QUOROM statement checklist, www.consort-statement.org.

[15] 艾艳珂, 万霞, 刘建平. 中医药治疗性传统综述的质量评价——以中医药治疗糖尿病肾病为例. 首都医科大学学报. 2007, 28 (2): 189-191.

（费宇彤、刘建平）

第四节　糖尿病肾病的临床疗效评价方法研究

大样本、多中心、双盲、安慰剂对照的随机对照试验是糖尿病肾病的临床疗效评价的金标准，其他类型的随机对照试验，如实用性随机对照试验、单病例随机对照试验等，也可以用来评价疗效；除此以外，队列研究、病例对照研究等观察性研究方法亦可以用于疗效的观察。下面主要介绍随机对照试验和队列研究的设计、实施和报告。

一、随机对照试验的设计、实施和报告

（一）随机对照试验的设计

随机对照试验是使用随机方法将病人分配到治疗组（干预组）或对照（安慰剂）组，并对治疗结果进行观察和比较，差别的大小显示干预措施效果大小的临床研究方法。

1.随机对照试验的设计方案

临床试验设计方案是临床试验实施的重要指南，应当包括试验的背景、重要性、立项依据、前期药理毒理资料、试验目的、提出的假说、研究设计、对象、干预方案、对照设置、随机化方法、盲法、样本量计算、统计分析方法、依从性、经费来源等。以下分别介绍各部分的主要内容和撰写方法。

①前言和背景：通过广泛的查阅文献，概括前人在该领域已经完成的工作和研究的重要性，包括疾病的负担，社会经济影响，现有的措施及其存在的问题，该试验研究的立论根据，并提出假设。如果涉及药物研究，需要提供相关药物的药理学和毒理学资料。

②研究目的：试验要解决的问题，干预性研究通常包括试验对象、试验干预措施、对照、及评价的结局。可分为主要目的和次要目的。

③试验设计：随机对照试验需表明是否为多中心、有无采用双盲法和安慰剂对照、平行组或交叉试验、样本量计算、研究场所、随机方案的产生（method forgenerating random allocation sequence）、随机隐藏（allocation concealment）、脱落失访病例的处理（withdrawal and dropout）、有无意向性治疗分析（intention to treat analysis）及统计分析方法。

④研究对象：叙述试验对象注册和纳入的方法、疾病的诊断标准、纳入与排除标准、知情同意及试验对象基线资料的收集与保存。

⑤干预措施：中药需描述药物的组成、来源（产地）、制剂的质量、剂型、给药途径、剂量、疗程，如系辨证论治，需要提供治法治则的依据，基本方加减的原则；有无其他辅助干预措施。对照药物需提供详细信息，安慰剂对照需提供与试验药在外观、包装、颜色、味道、剂型、用法等方面一致性的信息，以及双盲法实施的过程。试验期间药物的派送与分发。

⑥疗效测量：首先需明确疗效评价的指标，测量与记录方法、时间、重复的次数，是否盲法测试，有无随访，还需对效应大小的表述进行定义。

⑦安全性和不良事件测量：确定安全性检测的指标、时间、方法，报告的形式，出现紧急情况下的破盲措施及处理方法。定义严重与非严重的不良事件，以及不良事件的记录、报告与处理方法。

⑧临床经济学：有时研究人员对干预的成本有兴趣，可选择涉及成本评价的指标。直接指标有药物或非药物治疗的成本，以货币形式表达；间接成本包括住院时间、病休时间、工作能力丧失等间接经济损失。

⑨研究经费来源：说明资金筹措的渠道、金额、预算等。

⑩组织管理、出版与发表的政策：研究小组尤其是多中心研究，需明确各承担单位的职责与权益，明确过程的管理办法，违背研究方案的处理办法及发表文章署名、版权等问题。

2. 随机对照试验设计和实施中的关键问题

（1）随机化和随机化的方法

随机化在临床试验中是十分必要的，随机分配可以保证在选择对象时没有偏倚，而且大大减少条件和预后因素不同所致的影响。由于没有遵循随机化的原则，各组的差异不符合概率论和数理统计的原理，从而使统计学的检验成为无效，无法对结果做出正确的判断。

首先，在保证了等待入组的受试者确实符合试验要求的前提下，必须在随机分组前对受试者进行知情同意。只有在完成了如上步骤之后，真正的随机化过程才能开始。

随机化制定受试者所接受的处理组别，成为随机分配（random allocation）。一般在治疗开始前已准备好随机分配表（一般包括受试者编号和相对应的组别代码），然后根据随机分配表分配每一位受试者。如果为多中心试验，则应分别为各中心准备一张随机分配表，称为分中心随机化。其目的是保证每个中心中各组的病例数相同或相近，从而使对比各组在各中心的病例比例相同或相近。统计学将这种方法称为分层随机化。

随机分配表可以编写程序获得，也可以利用计算机所产生的随机数来得到，还可以用随机数字表来产生。在盲法试验中，随机分配表原则上应当由不参加试验的人员来编写，并放在密封签章的信封中（盲底）。在揭盲前，应对所有参加试验者保密，盲底可以由主要研究者和申办者保存。

具体施行随机化的简单做法是按照随机分配表编制一套按患者来诊顺序编号的信封交给医师，信封上标有患者的来诊编号，信封内有该患者应当接受的治疗方法。医师应按照患者的来诊顺序，依照信封中心的治疗方法把药物发给患者。这样做的缺点是研究者知道患者所用的治疗方法，但是也可以只在信封中和药物的包装上写上药物代码，这样就可以做到患者和医生的双盲[1]。通常这只能限于安慰剂对照的研究。

另外一种常用的方法是先按照随机分配表上患者来诊号（患者编码）和药物代码（也是组别代码）的对应关系，在相应的药盒（试验组用药和对照组用药的药盒外观应该完全相同）上标明试验中心代码和患者来诊号，如Ⅰ-2代表第一家医院的第2位患者；Ⅱ-2代表第二家医院的第2位患者。然后再将编好号的药盒打乱组别顺序，而按照中心和患者来诊号顺序重新排列后提供给临床。医生在患者来诊时，按病人的顺序发药，这样就不容易弄错，同时也保持了双盲。

对随机分配序列在实施分配期间进行隐藏（concealment of allocation sequence）叫做随机隐藏。只对患者用随机的方法进行分组是不完整的随机化，只有实施了分配方案隐藏才称得上是完整的随机化。随机化的方法学研究表明，没有进行恰当的随机隐藏的试验将可能夸大疗效达30%~50%[2]。

随机分配表的编制方法有简单随机化、区组随机化、分层随机化和动态随机化等多种方法，具体内容请参见专业书籍。

（2）对照的设置

试验中设立对照的主要原因是为了正确地了解疗效和安全性。事实上，各种治疗方法的效果往往随着所选患者、治疗季节、指标检测时间等的不同而发生变化，没有同样的患者做对照比较，或没有一组同时治疗的平行对照，就很难判定试验组的疗效。

常见的对照有如下类型：

①空白对照：空白对照是指对对照组不施加任何处理措施。虽然空白对照简单易行，但是容易引起试验组和对照组心理上的差异，从而影响试验结果的真实性，在临床上一般不提倡。有时也经常存在伦理学问题。而且也无法使用盲法。常用于预防性干

预措施的评价。

②标准对照：标准对照是以公认有效的药物或现有的标准方法、常规方法作为对照，称为阳性对照。这在目前临床研究中应用较多[1]。但是存在的主要问题在于标准疗法和常规疗法的疗效可能缺乏足够证据。

③安慰剂对照：安慰剂对照是指用一种对疾病自然病程不产生药理作用的制剂作为对照，通常是用不具有药理活性，也无毒副作用的中性物质如淀粉、葡萄糖、生理盐水等，制成与试验药物外形完全一致、气味相同的剂型以便于盲法的应用。

（3）盲法的设计、实施和揭盲：盲法可以大致分为单盲和双盲两种。单盲是指受试者盲法；双盲是指实施治疗的医师盲法和结局评价者盲法。其实在临床试验过程中，有许多角色，一个好的盲法，应该对所有参与者施盲，除了以上三方以外，还包括随机序列生成者、盲底编制者、试验用药编码者、负责受试对象的分组者、监查员、数据管理者、统计分析者等。

随机试验中的双盲法多用于口服试验药与阳性对照药或安慰剂的比较。双盲试验是让受试者、施治医师和结局评价者都不知道哪一位受试者用的是哪一种药。盲法的原则自始至终贯彻于整个试验中。双盲试验可以避免受试者接受不同治疗时产生的心理变化，这种心理变化可能会影响他们的依从性，甚至还会影响病情；可以避免施治医师由于了解情况而影响对计量的修改、检察受试者的频度，以及其他辅助治疗的应用等，而且医师的暗示也会对许多症状有缓解作用；还可以避免结局评价者失去客观性。

前面讲过的安慰剂的制备要求，随机分配配合随机编码的生成，以及药物编盲与盲底保存等方面都是盲法中的关键步骤，它们与随机的实施和随机序列的隐藏相辅相成。

当试验结束后，编码的公开称为揭盲。揭盲分为两步。数据文件经过盲态审核，病人确定正确无误后所有资料将被锁定，之后进行第一次揭盲。第一步揭盲是在统计分析前公开随机数字列表的药物编码，以便分析出哪一个编码的药物疗效较好，但此时药名还未公开。第二次揭盲是公开药名的编码。两次揭盲的优点是在第一次揭盲后仍然可以客观地解释受试者的反应。

当试验进行过程中出现紧急情况需要对受试者采取急救措施时，需要及时破盲。为了应对这样的突发事件，应该在试验开始前，药物编盲时就给每一个编盲号设置一份应急信件，信件内容为该编号的受试者所列入的组别和所用的药物。应急信件应密封，随相应编号的试验用药发往各临床试验单位，由该单位负责保存，非必要时不得拆阅。当急需时，由研究人员按试验方案规定的程序拆阅，并向主要研究者及申办者报告。应急信件一旦被拆阅，该编号病例即终止试验，研究者应将终止原因记录在病例报告表（CRF）中。应急信件在试验结束后随病例报告表一起收回，以便盲态审核[1]。

（4）纳入和排除标准的设计

对于一位新来就诊的可能能够进入试验的患者，研究人员首先应该用纳入标准来衡量和筛选，待满足纳入标准后，再用排除标准来进一步排除掉不合格的患者。纳入标准和排除标准的具体内容主要是根据医学知识由研究的主要负责单位制定，需要有明确、严谨的指标和标准引用出处。对于中医药或中西医结合治疗的试验，应该在纳入和排除标准中适度体现必要的中医内容。

（5）结局指标的设置

结局指标的设置主要根据疾病的具体特征和研究条件而定。现在许多研究重视实验室检查、影像学检查等"硬指标"，而不够重视症状、体征、感受、中医证型等"软指标"。这些"硬指标"又称为"替代指标"，能够间接反映病情，方便标准化、量化和统计。这些"软指标"能够直接反应患者的病情，但是往往是半定量指标，不易标准化。此外，在一些合适的疾病中，应该注重终点指标的设置。终点指标是反映患者生存和死亡的指标。对于中医药和中西医结合治疗的试验，应该注重症状、体征、患者感受等指标。此外，许多试验缺乏安全性指标，如血常规、肝功能、肾功能等。对于糖尿病肾病而言，肾功能是主要的疗效评价结局指标。

（6）其他

除了上述关键点外，样本量估算、统计方法选择、意向性分析、病例报告表的设计、标准操作规程（SOP）的设计、数据管理等都是随机对照试验中的重要内容，请参考专业书籍。

（二）随机对照试验的优点和局限

1.随机对照试验的优点

随机对照试验设计本身决定其具有很多优势，这点已被学术界广泛接受和认可，包括：

①内在真实性高：前瞻性设计，资料收集发生在决定进行研究之后，试验通过随机分组，控制已知和未知混杂因素以避免系统误差、最小化偶然误差。应用意向性分析（intention to treat analysis，ITT）按照治疗分组进行数据分析，可避免分析中的偏倚，从而提高内在真实性。

②易检测到治疗效果：试验中治疗／干预措施标准化，使研究者明确正在研究什么，病人经过严格纳入和排除标准进行筛选，使试验具有更好的同质性样本，使试验结果便于推广应用。对病人进行严格的控制，可进行随访和分析。这种标准化设计和同质性对象人群更容易检测到治疗效果，而且结果的临床和统计学重要性可以进行一致性比较和分析。

③能够证明因果关系：试验的标准化设计控制了各种变量、混杂因素等，决定了其能够证明治疗效果与干预措施之间的高度相关性。

④提供未来研究方向：试验资料为临床治疗病人提供了讨论的起点，为将来的研究提供方向和主题。

2.随机对照试验的局限性

①外在真实性低：参加试验的医生和病人不能代表日常临床实践中的人员。试验有很严格的纳入和排除标准，儿童、老人、妊娠妇女和少数民族通常被排除在随机对照试验之外。而且，实际生活中的病人通常同时患有多种疾病，但这在试验中为了获得同质性样本时已被设计者排除。试验结果不可能完全等同于临床效果。试验中方法学上的不足之处很少在评估干预措施时加以考虑，因而试验结果在实践中的作用很有限。

②高估或低估试验结果：系统误差，又称为偏倚（bias）。随机对照试验设计的目的就是避免或减少偏倚。偏倚会造成结果的估计效果高于或低于真实的效果。当研究设计、实施或分析等方面存在缺陷时，相关的偏倚就会出现。随机误差是一种表达机遇作用的概念。随机误差随机地发生，原因未明，对结果估计偏高或偏低，难以预测。减少随机误差的主要方法是增大样本量（从而增加了把握度），样本量越大则随机误差越小。样本量小且异质性高的随机对照试验，不可避免地会产生随机误差。

③发表偏倚（publication bias）：所谓发表偏倚是指研究者在根据研究目的收集资料时，往往易收集到有阳性结果的资料，导致阳性结果的文章容易被发表，阴性结果的文章不易被发表，造成的偏差。发表偏倚普遍存在，控制的方法在于客观报道试验结果，鼓励阴性结果文章的发表。

④样本量有限：样本量不足使研究没有足够把握度检出可能有用的效果，造成研究结果呈现出假阴性。

⑤费用昂贵：随机对照试验属于干预性研究，涉及费用较高。

⑥安慰剂的使用：中药由于其特有的颜色、气味和味道，要求需要花费很大努力

制作出与中药颜色和气味相同但没有药效的安慰剂（液体或固体）。

⑦需要特别注意中医特点的体现：随机对照试验难以体现中医辨证论治的诊疗特点。在随机对照试验中，众多因素需要加以固定，高度选择研究对象，只考虑其中一两个因素的影响，而中医的个体化治疗使大样本的随机对照试验难以达到标准化。单纯采用固定配方或中成药难以体现中医辨证论治的优越性。经典的随机对照试验很难体现中医整体观念。只考虑一两个因素势必人为地分割中医药的疗效与各因素之间的联系和过程的体现。中医药作为一种复杂干预，不适合用评价单一因素的设计方案，而且存在伦理学问题，尤其是在中国，许多肿瘤病人都愿意接受中医药治疗，甚至有些晚期肿瘤病人只能依赖于中医药治疗，此时，随机盲法的设计就不适用了。

（三）随机对照试验的报告

国际上普遍认可的临床试验报告标准是由国际医学杂志编辑委员会（ICMJE）于2001年发表的具有普适性的22项临床试验报告统一标准（Consolidated Standards of Reporting Trials），即CONSORT声明，并在2010年进行了修订。鉴于草药本身的特点，直接用CONSORT声明来规范其临床试验报告存在缺陷。为此，Gagnier等专家在2001版22项CONSORT条目基础上，修订扩展而成《草药随机对照临床试验的报告：CONSORT声明细则》（以下简称《国际草药CONSORT声明》），专门用来规范草药临床试验的报告，以期提高草药随机对照试验报告的质量。

《国际草药CONSORT声明》沿用了CONSORT声明的22个项目，细化了其中的9项，以使其更加适应草药临床试验的报告，包括对8个项目的小建议（第1项［标题和摘要］，第2项［背景］，第3项［受试者］，第6项［结局］，第15项［基线资料］，第20项［解释］，第21项［可推广性］，第22项［综合证据］），和对1个项目的细化建议（第4项［干预］）。具体内容见表3-7。

表3-7 草药随机对照临床试验的报告：CONSORT声明细则

文章结构		项目	描述信息
标题和摘要		1	1.参加者如何被分配入组（例如："随机"） 2.标题和摘要中至少有一处标出该试验中所应用的草药产品的拉丁名，入药部位和剂型。
引言	背景	2	1.科学背景和原理解释 2.包括简短说明进行此项试验的理由和使用该特定草药制品的依据，如果可行话，请报告是否有关于此药物适用证的新的或传统的研究。

文章结构		项目	描述信息
方法	受试者	3	1.参加者的入选标准、数据收集的场所和地点。 2.如果要检验的是传统适用证，那么就要对这种传统理论和观念进行描述。例如：参加者纳入标准应该反映出支持这一传统适用证的理论和观念。
	干预	4	详细描述每组的干预措施，包括给药时间和方法。
		4A：草药产品名称	1.每种草药成分的拉丁双语名、植物学权威名和科名；常用名。 2.正确的商品名（例如：商标名称）或提取物名称（例如：EGb-761），制造商名称。 3.该药品在试验实施地是否经过认证（注册，登记）。
		4B：草药产品的特征	1.生产该药品或提取物所采用的植物部位。 2.药品类型（生药［鲜或干］，提取物） 3.提取所用溶剂的类型和浓度（例如：80%酒精，100%水，90%甘油等）；草药提取比例（例如2：1） 4.生药材的鉴定方法（例如：如何鉴定，鉴定人是谁）和批号。说明是否贮存了凭证标本（例如：保留样品）及其贮存地和编号。
		4C：给药方案和定量描述	1.用药剂量、疗程，及其依据。 2.所有的定量草药产品（含生药和添加剂）的每单位剂量药物的重量、浓度等指标（适当时，可用范围来表示）。添加剂材料，例如黏合剂、辅料和其他赋形剂（如17%麦芽糊精，3%二氧化硅／片），也需要在文中列出。 3.标准化产品，必须列出活性／标志性成分的每单位药剂量。
		4D：定性检验	1.产品的化学指纹及其检测方法（设备和化学参比标准品）和检测者（如，试验室名称），是否贮存了产品样品（如保留样品）及贮存地。 2.描述进行过的全部特殊检验／纯度测定（如重金属或其他污染物测定），报告去除了哪些物质，及去除方法。 3.标准化：被标准化的对象（如产品中哪种化学成分）和方法（如化学过程或生物／功能性活性测定）。
		4E：安慰剂／对照组	对照／安慰剂的说明。
		4F：研究人员	描述研究人员情况（如培训和实践经验）。
目的		5	特定目的和假说
结局		6	1.清楚定义了主要和次要结局指标，并且如果适合的话，说明进行过的任何用以提高测量质量的方法（如多次观测和结局评价者培训）。 2.如果适合的话，结局指标应反映干预措施和适应证的基础理论。
样本量		7	样本量如何决定的，如果适合的话，解释所有的期间分析和终止条件。

文章结构		项目	描述信息
随机	序列产生	8	产生随机序列的方法，包括任何限制的细节描述（如区组、分层）
	分配隐藏	9	执行随机分配序列的方法（如有编码的序列信封或中心电话），说明序列是否直到干预措施分配结束之前都一直处于隐藏状态。
	实施	10	说明分配序列制作人，受试者登记人，受试者分配人。
	盲法（掩饰）	11	对受试者，干预措施实施者和结局评估者是否使用盲法，如使用了盲法，如何评价盲法的成功。
	统计方法	12	用于比较组间主要结局的统计学方法；附加分析方法，如亚组分析和校正分析。
结果	参与者流程	13	推荐用流程图报告各阶段受试者流程。特别是报告参加随机分组、接受治疗、完成研究方案、参加主要结果分析的受试者数目。描述实际研究情况与研究方案之间变异的情况及其原因。
	募集受试者	14	明确定义募集受试者的时间和随访的时间。
	基线资料	15	1.基线人口统计学和临床特征。 2.包括联合使用的医疗措施，草药和替代治疗。
	数据分析	16	纳入每一分析的受试者数（分母），是否采用了意向性分析。如可能，采用绝对数字来表述结果（如10 / 20而不是50%）。
	结局和效应值	17	对每一个主要和次要结局给出每组汇总的结果，效应估计值及其精确性（如95%可信区间）。
	辅助分析	18	报告所进行的其他任何分析以说明方法的多样性，包括亚组分析、校正分析。指出哪些是预先制定的，哪些是临时添加的分析。
	不良事件	19	各组所有重要不良事件或副作用。
讨论	解释	20	1.结果解释应考虑研究假设、潜在偏倚和不精确的原因，及与结果和分析的多样性相关的危险因素。 2.根据产品 / 给药方案解释结果。
	可推广性	21	1.试验结果和结论的可推广性（外部真实性）。 2.可能时，讨论本试验所用的草药产品和给药方案与在自我保健和 / 或临床实践中应用的关系。
	综合证据	22	1.根据当前证据，概括解释结果。 2.联系其他产品的试验，讨论本试验结果。

注：普适的22项CONSORT为宋体，草药CONSORT对其的补充为楷体。

带有"如果适合"字样的建议表明：该建议所要求报告的全部信息可能在某些类型的草药干预试验中不适用。例如，一种仅仅用来当药茶饮用或作为水煎剂服用的含有生药材（例如，叶和枝干）的草药产品不需要描述"所用溶剂类型和浓度，及草药的提取比例"（第4B.2项）。同样，也不是所有的草药干预手段都有最终的产品或提取物名称或生产厂家（第4A.2项），它们可能只是试验实施人员为该项研究而特制的。在这种情况下，试验报告者必须报告所有用来炮制和制备该药品的方法。与此相似的还有，当草药试验中，试验实施人员不参与施加干预时，则不需要报告第4F项。除了以上这些特例以外，该小组建议所有草药试验都要报告本文列表中的所有信息。

草药CONSORT延用CONSORT流程图（图3-3）如下：

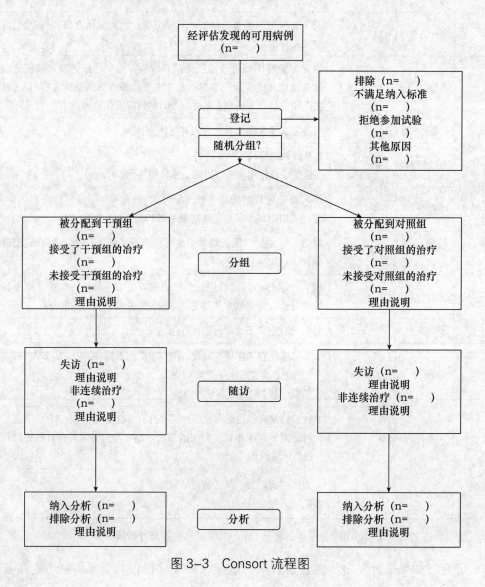

图3-3　Consort 流程图

《国际草药CONSORT声明》在用来规范报告草药临床试验时可与22项普适

CONSORT联用。该声明同样适用于其他类型的草药科研设计，包括临床前研究（例如体内或体外研究）和其他类型的临床研究（如单病例随机对照试验）。

由于中药里中包括了大量的植物药，所以中药的临床试验可以在一定程度上参照《国际草药CONSORT声明》来报告。但是，当试验所用的中药里面中存在动物药和矿物药时，《国际草药CONSORT声明》则不能很好地对其进行规范。此时则需要在试验报告中详细说明动物药和矿物药的来源种属或类别、出产地、出产时间、成分说明、鉴定方法及炮制方法等重要质量考察因素。此外，由于中药具有独特的中医理论背景，而《国际草药CONSORT声明》并非专为中药而设，所以其无法高质量地体现中医中药临床的特点。

当前，国内外尚无中药临床试验报告的统一标准，各中医药专业期刊杂志长期以来都形成了各自的风格，对中药临床试验的投稿要求、格式要求、审稿要求也都略有差异。有研究表明现阶段中药临床随机对照试验报告的总体质量较低，需要制定专门的规范来指导中药临床试验的报告。

需要说明的是，中药的临床试验设计和报告应该根据不同的中药类型和试验目的制定不同标准。现在的中药有多种形式，大致可分为两类。一类是以中医药理论指导临床应用的中药，如传统的汤药和一些传统加工的成药等。此类中药临床试验的报告应体现辨证论治内容，特别是在受试者、干预、对照和结局（PICO）部分，如报告能够体现中医辨证分型的纳入和排除标准等。《国际草药CONSORT声明》中没有对辨证论治等中医内容的针对性要求，这是其指导中药临床试验报告时需要细化和完善的地方。另一类是从植物药，或中药有效成分（或有效部位），或复方中经过提纯而成的类似于现代化学药品的药物。由于人们对其结构和功能的认识已经脱离了传统中医学的范围，所以此类药物的临床试验可以在更大程度上参照《国际草药CONSORT声明》来报告。

（四）临床试验方案设计指导性工具SPIRIT

SPIRIT（standard protocol items：recommendations for interventional trials）是基于改进临床试验方案内容的目的，由来自17个国家的专家组成的专家小组制定的临床试验方案规范指南。SPIRIT主要用于指导临床试验方案的内容设计，可提高所设计试验的透明度和内容的全面性（英文官方网站：http：//www.consort-statement.org/resources/spirit）。SPIRIT的具体内容见表3-8。

表3-8　SPIRIT 2013条目清单：临床试验方案及相关文件发表条目建议[3, 4]

条目		编号	描述
试验管理信息	题目	1	题目应描述该研究的设计、人群、干预措施，如果适用，也要列出题目的缩写
	试验注册	2a	试验的标识符和注册名称。如果尚未注册，写明将注册机构的名称
		2b	WHO临床试验注册数据所包括的所有数据集（附表，可查阅 www.annals.org）
	试验方案的版本	3	日期和版本的标识符
	基金	4	基金的财政、物资和其他支持的来源和种类
	角色和责任	5a	方案贡献者的名称、附属机构和角色
		5b	试验赞助者的名称和联系方式
		5c	如有试验资助者和赞助者，其在研究设计、收集、管理、分析及诠释资料、报告撰写、出版等环节的角色，以及谁拥有最终决策权
		5d	试验协调中心、指导委员会、终点判定委员会、数据管理团队和其他监督试验的个人或团队的组成、作用及各自的职责，如果适用（参见21a有关于资料监控委员会的内容）
引言	背景和理念	6a	描述研究问题，说明进行试验的理由，包括对相关研究（已发表的与未发表的）中每个干预措施的有效性及不良反应的总结
		6b	对照组选择的解释
	目的	7	特定的目的或者假设
	试验设计	8	试验设计的描述，包括试验种类（如平行组、交叉、析因以及单一组）分配比例及研究框架，（如优劣性、等效性、非劣势性、探索性）
方法（受试者、干预措施、结局指标）	研究设置	9	研究设置的描述（如小区诊所、学术性医院）资料收集的国家名单、如何获得研究地点的信息数据
	合格标准	10	受试者的纳入、排除标准。如适用，行使干预措施的研究中心和个人的合格标准（如外科医生、心理治疗师）
	干预措施	11a	每组的干预措施，有足够的细节可以重复，包括怎样及何时给予该干预措施
		11b	中止或者修改已分配给受试者干预措施的标准（如由于危害或受试者要求或病情的改善/恶化等而改变药物的剂量）
		11c	提高干预方案依从性的策略，及其他监督依从性的措施（如药物片剂的归还，实验室的检查等）
		11d	在试验期间允许或禁止使用的相关护理和干预措施
	结局指标	12	主要、次要和其他结局指标，包括特定的测量变量（如收缩压）量化分析，（如从基线开始的改变；最终值；至终点事件发生的时间等）整合数据的方式，（如中位数、比例）及每个结局指标的时间点。强烈推荐解释所选有效或危害结局指标与临床的相关性

条目		编号	描述
方法（受试者、干预措施、结局指标）	受试者时间表	13	招募、干预措施（包括预备期和洗脱期）评估和访问受试者的时间表。强烈建议使用示意图（参见图表）
	样本量	14	预计达到研究目标而需要的受试者数量以及计算方法，包括任何临床和统计假设
	招募	15	为达到足够目标样本量而采取的招募受试者策略
干预措施的分配方法（针对对照试验）	分配序列产生	16a	产生序列分配的方法（如计算机产生随机数字）及分层法中任何需考虑的因素。为了减少随机序列的可预测性，任何预设的限定细则（如区组法）应以附件的形式提供，而试验招募者或干预措施分配者均不应获得这些数据
	分配隐藏机制	16b	用于执行分配序列的机制（如中央电话；按顺序编码，密封不透光的信封）描述干预措施分配之前的任何为隐藏序号所采取的步骤
	分配实施	16c	谁产生分配序号，谁招募受试者，谁给受试者分配干预措施
	盲法	17a	分配干预措施后对谁设盲（如受试者、医护提供者、结局评估者、数据分析者）以及如何实施盲法
		17b	如果实施了盲法，在怎样的情况下可以揭盲，以及在试验过程中揭示受试者已分配的干预措施的程序
数据收集、管理和分析方法	数据收集方法	18a	评估和收集结局指标、基线和其他试验数据的方案，包括任何提高数据质量的相关措施（如重复测量法、数据评估者的培训），以及研究工具（如问卷、化验室检测）可靠性和准确性的描述。如数据收集表没有在研究方案中列出，应指明可以找到其内容的信息数据
		18b	提高受试者参与性和完成随访的方案，包括退出或更改治疗方案的受试者需收集的结局数据
	数据管理	19	录入、编码、保密及储存的方案，包括任何用来提高数据质量的相关措施（如双重录入、资料值的范围检查），如数据管理的具体程序没有在研究方案中列出，应指明可以找到其内容的信息数据
	统计方法	20a	分析主要和次要结局指标的统计方法。如统计分析方案具体程序没有在研究方案中列出，应指明可以找到其内容的信息数据
		20b	任何附加分析的方法（如亚组分析和校正分析）
		20c	统计分析未依从研究方案的人群定义（如按照随机化分析）和其他统计方法用来处理丢失数据（如多重插补）
监控方法	资料监控	21a	数据监控委员会的组成；简介其角色和汇报架构；表述其是否独立于赞助者和存在利益冲突；如具体的章程没有在研究方案中列出，应指明可以找到其内容的信息数据。反之，如不设数据监控委员会亦需解释其原因

续表

条目		编号	描述
监控方法	资料监控	21b	描述中期分析（或者）和停止分析的指引，包括谁（可以）将取得这些中期分析的结果及中止试验的最终决定权
	危害	22	有关干预措施或试验实施过程中出现任何不良事件和其他非预期反应的收集、评估、报告和处理方案
	审核	23	审核试验实施的频率和措施，以及这种审核是否会独立于研究者和赞助者
伦理与传播	研究伦理的批准	24	寻求研究伦理委员会/机构审查委员会（REC / IRBs）批准的计划
	研究方案的修改	25	向相关人员（如研究者、REC / IRBs、试验受试者、试验注册机构、期刊、协调者）沟通重要研究方案修改（如纳入标准，结局指标，数据分析等）的计划
	知情同意	26a	谁将从潜在的受试者或监护人获得知情同意以及如何取得
		26b	如需收集和使用受试者的数据和生物标本作其他附属研究，应加入额外同意条文
	保密	27	为了保密，在试验前、进行中及完成后如何收集、分享和保留潜在和已纳入的受试者的个人资料
	利益申报	28	整个试验的主要负责人和各个研究点的主要负责人存在的财政和其他利益冲突
	数据采集	29	谁可以取得试验最终数据库的说明；以及限制研究者取得试验最终资料的合同协议的披露
	附属及试验后的护理	30	如果有的话，附属及试验后的护理，以及对于参与试验而引起危害而赔偿的相应条款
	传播政策	31a	试验者及赞助者将试验结果向受试者、医疗专业人员、公众和其他相关团体传递的计划（如通过发表、在结果数据库中报导或者其他数据分享的安排）包括任何发表限制
		31b	合格的著作权指引及（使用任何专业作者的描述）会否使用专业撰写人员
		31c	如果适用，确保公众取得整个研究方案，及受试者层面的数据集和统计编码的计划
附录	知情同意材料	32	提供给受试者和监护人的同意书模板和其他相关文件
	生物学标本	33	如临床试验或未来的附属试验需采集生物学标本进行基因或分子测试，其收集、实验室分析和储存的方案

二、队列研究的设计、实施和报告

（一）队列研究的设计

1.队列研究的概念

队列研究是一种观察性的研究方法。队列（cohort）是指具有共同经历、暴露或特征的一群人或研究组。队列研究（cohort study）是将特定人群分为暴露于某因素和未暴露于某因素或不同暴露水平的亚组，此暴露因素可以是危险因素、致病因素或保护因素，比如中医临床常规的治疗措施可视为暴露于保护性因素；然后追踪观察一定时间，比较暴露组和非暴露组的发病率（死亡率）或治愈率（对保护因素而言）。队列研究又称为群组研究、定群研究，一般为前瞻性的研究。队列研究可用于中医药防治效果的评价。

观察性的研究方法与干预性的研究方法有着本质上的不同。观察性研究中，研究者作为观察者，并不干扰和控制研究对象的活动。在中西医结合疗法治疗糖尿病肾病的队列研究中，研究者不干预临床医生的具体治病方法，只是观察不同的治疗方法会对结果产生什么样的影响。而干预性研究方法则会给临床治疗规定治疗方案，与常规状态下临床的治疗差距很大。

2.队列研究的分类

（1）按照病例来源不同分类

按照两个队列病例来源是否是同一样本人群，可以将队列研究分为同群体队列研究和不同群体队列研究。

①同群体队列研究

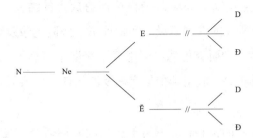

N：拟研究的样本人群，Ne：合格的样本人群，E：暴露于某因素（治疗），Ē：未暴露于某因素（治疗），D：发生某结局（事件），Đ：未发生某结局（事件）

②不同群体的队列研究

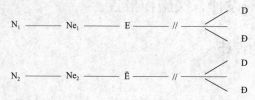

（2）按照时间不同分类

队列研究多数是前瞻性的，少数是回顾性的。

①前瞻性队列研究：在研究开始的时候，将特定人群分为暴露于某因素（如接受中西医结合治疗）和未暴露于某因素（如不接受中西医结合治疗）或不同暴露水平（如接受连续中西医结合治疗和接受间断中西医结合治疗）的亚组，此暴露因素可以是危险因素、致病因素或保护因素（比如中医临床常规的治疗措施可视为暴露于保护性因素），然后在研究开始后追踪观察一定时间，比较暴露组和非暴露组的发病率（死亡率）或治愈率（对保护因素而言）。

前瞻性队列研究可以根据研究需要收集资料，相比回顾性队列研究费时、费力、费财。

②回顾性队列研究：回顾性队列研究（retrospective cohort study）又称为历史前瞻性研究（historical prospective study）。它是根据已有的记录按过去暴露于某因素的情况，将被观察的人群分为暴露和非暴露队列，然后查明过去和现在各队列成员的发病或死亡情况，并可再从现在继续观察将来各队列成员的发病或死亡情况，再计算各队列一定时期的发病率或死亡率，既可作队列间的比较，也可与人群发病率或死亡率比较。

回顾性队列研究的研究方法与病例对照研究、前瞻性队列研究相同，但要求具备下列条件才可进行：①从记录可以识别过去某段时间存在的某些人群的成员（队列），如一个科室诊治的所有对象等；②在该段时间内所需要的研究因素有可靠的记录，或者可从其他来源补足这些记录；③对原有队列所有成员的结局（患病或死亡）必须有准确的记载。此点可从所存的常规记录、死亡证书、医院记录及调查表等得到。

相比之下，回顾性队列研究可能或因患者记忆混杂、病史不全等原因造成难以避免的混杂，但是研究周期短，适用于少见疾病及潜伏期长的疾病。

（3）病例队列研究

病例队列研究（case cohort study）属于前瞻性队列研究，是将队列设计和病例对照研究设计相互交叉，融合两者的优点后形成的一种设计方法[5]。其设计原理（图3-4）为：首先确定某个人群作为所研究的队列（全队列），然后按一定比例在该队列中随机抽取一个样本（即子队列，subcohort）作为对照组，再收集全队列中所有的欲研究疾病（结局）的所有发病者（无论是否在子队列内），用一定的统计方法比较分析随访后的两组资料，以探讨影响疾病（结局）发生、疾病生存时间、预后等的因素。资料分析时，子队列中的发病病例需排除于子队列分析。

子队列的人数＝发病总人数／（1－发病率）。统计分析方法可用病例对照研究的分析方法统计OR值，用准似然危险度估计RR值，用Cox模型进行多因素分析等。

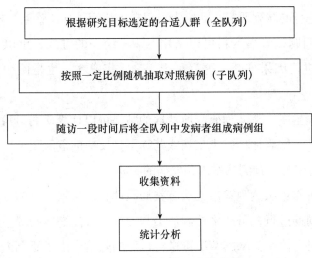

图3-4　病例队列研究流程图

3.队列研究的步骤

（1）确定研究目的：队列研究的目的常是验证病例对照研究提出的因果关系假设和评价防治措施的效果。

（2）拟订研究计划：研究计划应当包括确定所要研究的因素及其特征，对暴露组（治疗组）和非暴露组（非治疗组或其他治疗组）或暴露程度不同的亚组（如不同治疗剂量或给药途径）的要求，组的划分和研究对象的来源，样本大小及各组人数的比例，调查分析方法、内容和时间；可能发生的偏倚及其控制方法，调查人员的培训，器材准备及预期结果等。

（3）检验并调整治疗组和非治疗组调查原因以外的主要特征如年龄、性别和地址等的均衡性；追踪观察、登记接受治疗措施的情况及治疗措施的接受程度；登记所研究疾病结局的发生日期、测定日期；登记随访对象的迁移、外出、返回等。

（4）核对、整理、统计与分析资料，计算人年（person-year）数、结局的发生率、病死率及其差异的显著性；计算有关联系强度如相对危险度（relative risk，RR）、特异危险度（attributable risk，AR）、人群特异危险度（population attributable risk，PAR）及标准化死亡比（standardised mortality ratio，SMR）等。

（5）写出研究报告：结果分析完成后，应尽快撰写研究报告，进行学术交流或发表。

（二）队列研究的优点和局限

1.队列研究的优点

①研究可以事先计划：队列研究同其他研究一样需要进行研究设计，确定研究方案。如果是现在进行的队列研究，研究者可以提前决定纳入（诊断）标准、测量指标、如何最佳测量等问题；收集资料可以采用客观、统一的方式；可以观察到由暴露引起的结果，即可进行因果推断。这有利于正确收集资料，也是回顾性研究通常不易做到的。

②可以计算发生率：从队列研究所获取的结果可以计算疾病、疾病的结局或药物不良反应的发生率，精确评估发生疾病或药物不良反应的危险程度。并可对多种药物不良反应结果进行研究，预测从暴露到发病的时间。

③结果相对可靠：虽然观察性方法有其局限性，但队列研究的证据比病例对照研究可靠。观察可同期进行，可严格控制沾染与干扰，可使潜在的混淆因素减少到最低限度。同时，它对个体及其暴露情况可进行良好的随访。由于研究人员对出现的病例随访观察，因此几乎没有病例能够逃脱检测，故可提供无偏差的药物暴露资料，且对暴露情况的评估不会由于疾病的流行性造成偏倚；没有回忆偏倚（回顾性队列研究除外）；在选择病例时，发生选择偏差的风险小于病例对照研究。

④可以基于大数据基础进行分析队列研究的数据可以是来自常规收集的数据，也可以是专门为研究而收集的数据，或二者的结合，相对容易完成。

2.队列研究的局限

①研究的周期长：如果不是发生率高或潜伏期短的疾病或不良反应，前瞻性队列研究可能需要花若干年才能完成，相对其他类型研究来说，花费时间长，研究成本较高。

②难以收集大量样本：队列研究需要大量样本，但很难收集到足够病例，尤其是观察罕见或不常见的疾病时，可能很难找到足够的病人来获得暴露组与非暴露组之间的临床上的或统计学上的显著差异。

③资料收集问题：由于队列研究时间过长，面临参加者的大量变动（搬家、更换职业等），很难保持资料收集前后的连贯性。长时间的研究不可避免地增加病人失访率，致使资料收集不完整、不充分；长时间的研究使非暴露组病人可能改变其行为方式，暴露于某危险因素，反之亦然，这样会造成错误分组偏倚。若进行非并行队列研究，信息只是从现有的数据库的历史资料获得。比如医院的原始病案记录，病例的诊断标准和暴露情况的标准通常会不一致，而且病历多为主观性描述，这种依据主观标准来判

断暴露情况和结果，使研究人员在解释测量方法或结果时发生偏倚，故可靠程度受到质疑。

④不适用于某些研究：该研究方法不适用于评估单一干预措施效果，如西药治疗，不是用来揭露新的危险因素的良好的研究方法，不能观察到通过改变病因从而改变结果。

⑤研究结果有时难以重复：对中医药"软"指标的研究作用有限，队列研究通常采用容易测量的客观指标，而某些中医药疗法针对患者症状治疗的可能对这些测量指标不太敏感，因而在中医研究领域的应用尚不多见。

（三）队列研究的报告

目前国际上有成熟的队列研究报告标准STROBE（STrengthening the Reporting of OBservational studies in Epidemiology）[6, 7]。该STROBE小组的成员是由流行病学家、方法学家、统计学家、科研人员和杂志编辑构成的，旨在制定强化观察性研究的报告质量的标准。该标准在STROBE官方网站公布（http：//www.strobe-statement.org/）。STOBE同时包括了队列研究、病例对照研究和横断面研究的相关要求。

表3-8　STROBE声明——观察性研究必需项目清单

内容与主题		条目	描述
标题与摘要		1	①题目或摘要中要有常用专业术语表述研究设计 ②摘要内容要丰富，并且能准确流畅地表述研究中做了什么、发现了什么
前言	背景/原理	2	对所报告的研究背景和原理进行解释
	目标	3	阐明研究目标，包括任何预先确定的假设
方法	研究设计	4	在论文中较早陈述研究设计的要素
	研究现场	5	描述研究现场、具体场所和相关时间范围（包括研究对象征集、暴露、随访和数据收集时间）
	研究对象	6	①队列研究：描述选择研究对象的合格标准、源人群和选择方法，描述随访方法；病例对照研究：描述选择确诊病例和对照的合格标准、源人群和选择方法，描述选择病例和对照的原理；横断面研究：描述选择研究对象的合格标准、源人群和选择方法 ②队列研究2配对研究：描述配对标准和暴露与非暴露数目；病例对照研究2配对研究：描述配对标准和每个病例对应的对照数目
	研究变量	7	明确定义结局、暴露、预测因子、潜在的混杂因子和效应修饰因子（如果可能，给出诊断标准）
	数据来源/测量	8[1)	对每个关心的变量，描述其数据来源和详细的判定（测量）方法（如果有多组，还应描述各组之间判定方法的可比性）
	偏倚	9	描述和解释潜在偏倚的过程
	样本大小	10	解释样本大小的确定方法

续表

内容与主题		条目	描述
方法	计量变量	11	解释分析中如何处理计量变量（如果可能，描述怎样选择分组及分组原因）
	统计学方法	12	①描述所有统计学方法，包括控制混杂方法。②描述亚组和交互作用检查方法。③描述缺失值处理方法。④队列研究：如果可能，解释失访的处理方法；病例对照研究：如果可能，解释病例和对照的匹配方法；横断面研究：如果可能，描述根据抽样策略确定的统计方法。⑤描述敏感度分析
结果	研究对象	13[1)]	①报告研究的各个阶段研究对象的数量，如可能合格的数量、被检验是否合格的数量、证实合格的数量、纳入研究的数量、完成随访的数量和分析的数量；②描述各个阶段研究对象未能参与的原因；③考虑使用流程图
	描述性资料	14[1)]	①描述研究对象的特征（如人口学、临床和社会特征）以及关于暴露和潜在混杂因子的信息；②指出每个关心的变量有缺失值的研究对象数目；③队列研究：总结随访时间（如平均时间及总和时间）
	结局资料	15[1)]	队列研究：报告发生结局事件的数量或根据时间总结发生结局事件的数量；病例对照研究：报告各个暴露类别的数量或暴露的综合指标；横断面研究：报告结局事件的数量或总结暴露的测量结果
	主要结果	16	①给出未校正的和校正混杂因子的关联强度估计值和精确度（如95%CI），阐明根据哪些混杂因子进行调整以及选择这些因子的原因。②当对连续性变量分组时报告分组界值。③如果有关联，可将有意义时期内的相对危险度转换成绝对危险度
	其他分析	17	报告进行的其他分析，如亚组和交互作用分析及敏感度分析
讨论	重要结果	18	概括与研究假设有关的重要结果
	局限性	19	结合潜在偏倚和不精确的来源，讨论研究的局限性；讨论潜在偏倚的方向和大小
	解释	20	结合研究目的、局限性、多因素分析、类似研究结果和其他相关证据，谨慎给出一个总体的结果解释
	可推广性	21	讨论研究结果的可推广性（外推有效性）
其他信息	资助	22	给出当前研究的资助来源和资助者（如果可能，给出原始研究的资助情况）

注 1）在病例对照研究中分别给出病例和对照的信息；如果可能，在队列研究和横断面研究里给出暴露组和未暴露组的信息。

参考文献

[1] 金丕焕，邓伟.临床试验.上海：复旦大学出版社，2004.

[2] Schultz KF, Chalmers I, Hayes FJ, et al. Empirical evidence of bias: dimensions of methodological quality associated with estimates of effects in controlled trials. JAMA. 1995, 273: 408-412.

[3] Chan AW, Tetzlaff JM, Altman DG, et al. SPIRIT 2013 Statement: defining standard protocol items for

clinical trials. Rev Panam Salud Publica. 2015，38（6）: 506–514.

［4］钟丽丹，郑颂华，吴泰相. SPIRIT 2013声明：定义临床研究方案的标准条目.中国循证医学杂志. 2013；13（12）: 1501–1507.

［5］陆伟.病例队列研究的设计及分析.疾病控制杂志. 2001，5（2）: 148–150.

［6］von Elm E，Altman DG，Egger M，et al. The Strengthening the Reporting of Observational Studies in Epidemiology（STROBE）statement: guidelines for reporting observational studies. Lancet. 2007，370（9596）: 1453–1457.

［7］詹思延.第三讲：如何报告观察性流行病学研究——国际报告规范STROBE解读.中国循证儿科杂志. 2010，5（3）: 223–227.

（费宇彤，刘建平）

第四章

糖尿病肾病的诊断与鉴别诊断

第一节　糖尿病肾病的临床诊断

糖尿病肾病（diabetic nephropathy，DN）是指糖尿病所致的肾脏疾病，1型和2型糖尿病均可发生DN，临床上主要表现为持续性蛋白尿和（或）肾小球滤过率下降。DN的临床诊断是拟诊的首要步骤，需建立在多种重要临床指标综合考量的基础上，如蛋白尿、肾功能、糖尿病并发症等。

一、糖尿病肾病的临床表现

DN是一个慢性过程，起病隐匿，早期临床表现不明显，当病情发展到一定阶段以后，可出现下列临床表现[1]：

（一）蛋白尿

蛋白尿是DN最重要的临床表现。早期可以是间歇性的、微量的白蛋白尿，后期常常是持续性的、大量的蛋白尿。微量白蛋白尿指尿中白蛋白高于正常，而低于常规尿蛋白检测水平，即点时间尿白蛋白 / 肌酐（albumin-creatinine ratio，ACR）30~300mg / g，或24小时尿白蛋白30~300mg，或尿白蛋白排泄率20~200μg / min。一次检查阳性不能诊断为持续微量白蛋白尿，需3~6月内复测，如3次检查中2次阳性可确诊，同时需排除其他可能引起尿微量白蛋白增加的原因如泌尿系感染、运动、原发性高血压、心衰、酮症酸中毒等。1型糖尿病患者确诊5年后，2型糖尿病患者确诊同时，应进行DN的筛查，频率为每年1次，推荐ACR为筛查微量白蛋白尿的首选方法[2]。显性蛋白尿指ACR持续>300mg / g，或尿白蛋白排泄率>200μg / min，或>300mg / d，或尿蛋白定量>0.5g / d。一旦出现显性白蛋白尿说明肾脏病变已经明显，则DN进行性加重，不可逆转，肾小球滤过率（glomerular filtration rate，GFR）进行性下降。

（二）高血压

DN中高血压的发生率很高。微量白蛋白尿发展为显性蛋白尿的速度与其是否伴有高血压有关，伴高血压的患者出现蛋白尿的速度较快。晚期DN患者多有持续、顽固的高血压。高血压与肾功能的恶化有关。

（三）水肿

随着蛋白尿的持续增加和血清白蛋白的降低，患者可以出现不同程度的水肿，尤其是肾病综合征和心功能不全的患者，可出现全身高度水肿，甚至胸水、腹水，同时合并尿量减少，对利尿剂反应差。

（四）肾病综合征

部分病人可发展为肾病综合征，表现为大量蛋白尿（＞3.5g／24h）、低蛋白血症（血白蛋白<30g／L）、脂质代谢异常以及不同程度的水肿。合并肾病综合征的患者常在短期内发展为肾功能不全。

（五）肾功能异常

1型DN的早期，GFR增高；随着病程的进展，GFR降至正常，然后逐渐下降，并出现血清尿素氮和肌酐升高，最后进展到肾功能不全、尿毒症。2型糖尿病及DN，由于什么时候发病常常不清楚，多是体检时或因其他病检查时发现血糖增高和微量白蛋白尿才知道，因此少有GFR增高的现象。DN的肾功能不全与非DN肾功能不全比较，具有以下特点：①蛋白尿相对较多；②肾小球滤过率相对不是很低；③肾体积缩小不明显。1型糖尿病肾病Mogensen分期的I期（肾小球高滤过期）即出现肾脏体积的增大，2型糖尿病肾病患者具有同样的特点，这可能是对高血糖适应不良的一种表现，在肾脏体积增大时可刺激多种细胞因子释放，如TGFβ、胰岛素样生长因子1（insulin-likegrowth factor 1，IGF-1）、血管内皮生长因子（vascular endothelial growth factor，VEGF），因此早期出现肾脏体积增大的患者更容易进展为终末期肾衰[3]；④贫血出现较早：文献报道在慢性肾脏病（chronic kidney disease，CKD）人群中，合并有糖尿病的患者较非糖尿病的CKD患者在eGFR下降的早期即发生贫血，而且在CKD的每一期中，蛋白尿越多，贫血越严重[4]；⑤心血管并发症较多、较重；⑥血压控制较难。

（六）糖尿病的其他并发症

1.视网膜病变

DN和糖尿病视网膜病变（diabetic retinopathy，DR）均为糖尿病的微血管病变。

DR是临床诊断DN的重要依据，其发生率在1型和2型糖尿病有所不同。1型糖尿病出现肾脏损害时，往往伴有DR，而2型糖尿病患者DR的发生率为40%~69%，但随着DN病变的进展，视网膜病变的发生率会升高[5]。

2. 大血管病变

DN患者常常合并心脑血管疾病和缺血性下肢血管疾病，表现为心绞痛、心肌梗死、脑梗死、足背动脉搏动减弱或消失。神经病变，主要是周围神经病变，表现为感觉异常和功能异常；有些表现为植物神经病变，表现为胃瘫和排尿障碍。

二、糖尿病肾病的临床诊断和临床分期

糖尿病肾病诊断的先决条件是糖尿病的诊断。糖尿病的诊断标准：①HbA1c≥6.5%；②空腹（8h）血糖≥7.0mmol／L；③口服糖耐量试验时2h血糖≥11.1 mmol／L；④在伴有典型的高血糖或高血糖危象症状的患者，随机血糖≥11.1 mmol／L[6]。我国学者的研究显示HbA1c≥6.3%的诊断效能与空腹血糖＞7.0mmol／L是一致的，可以作为中国人糖尿病的诊断标准[7]。值得注意的是HbA1c的检测方法需要认证。

典型的糖尿病肾病的诊断依据[2]：①1型糖尿病病程超过10年或有糖尿病视网膜病变，伴有微量白蛋白尿（尿白蛋白≥30mg／g Cr）；②糖尿病患者伴有持续大量白蛋白尿（尿白蛋白量＞300mg／g Cr，或尿总蛋白定量＞0.5g／d）；③临床和实验室检查排除其他肾脏或尿路疾病。

2007年美国肾脏病基金会（National Kidney Foundation，NKF）在制定的糖尿病及慢性肾脏病临床实践指南（KDOQI指南）中首次提出糖尿病肾脏疾病（diabetic kidney disease，DKD）的概念[2]，这是一个临床诊断，指糖尿病患者出现尿白蛋白增加和（或）肾小球滤过滤下降[8]。DKD偏重于临床诊断，2007年KDOQI指南对其诊断见表4-1。该定义对于CKD各期无论是否行肾活检病理检查的1型和2型糖尿病患者均适用，但需除外肾移植患者。如果经肾活检病理检查证实为糖尿病肾病，则称为糖尿病肾小球病（diabetic glomerulopathy，DG）。值得注意的是，由于肾素-血管紧张素系统（renin-angiotensin system，RAS）阻断剂的广泛应用，患者治疗后的尿蛋白可能有所减少，这时尽可能参照患者治疗前的尿蛋白水平进行判断。同时，指南也指出了该定义因缺乏肾脏病理而存在不足，虽然CKD4-5期的正常白蛋白尿患者中部分为糖尿病肾小球病变，但因缺少肾脏病理的证据，根据目前的认识也只能认为DKD的可能性较小。最新的文献报告，糖尿病患者尸检，106／168（63.1%）有DN的病理改变；其中

20 / 106（18.9%）无DN的临床表现[9]。提示临床上不少糖尿病患者由于没有蛋白尿等临床表现，有可能漏掉DN的诊断。

表4-1 根据CKD分期和蛋白尿水平推测DKD的诊断

GFR（ml / min）	CKD分期	蛋白尿		
		正常白蛋白尿	微量白蛋白尿	大量白蛋白尿
>60	1+2	存在DKD风险	倾向诊断为DKD	DKD
30~60	3	DKD可能性小	倾向诊断为DKD	DKD
<30	4+5	DKD可能性小	DKD可能性小	DKD

糖尿病肾病的临床分期，现仍采用丹麦学者Mogensen1983年提出的分期标准[10]：1期，肾小球肥大期；2期，肾小球高滤过期；3期，微量白蛋白尿期；4期，临床蛋白尿期；5期，终末期肾衰期。1型DN，自然病史比较清楚，可以分为上述5期。2型糖尿病相当多的病例由于偶然查血糖或患其他病时才被发现，对其自然病史所知甚少，故临床比较实用的2型DN分期为：早期（隐性或微量白蛋白尿期）、中期（持续显性蛋白尿期）和晚期（肾功能衰竭期）。

三、临床诊断糖尿病肾病时需排除非糖尿病肾脏疾病

糖尿病患者合并肾脏损害，不一定是糖尿病肾病。需要与原发性肾小球疾病如膜性肾病、高血压肾损害、淀粉样肾病、肥胖相关性肾病、尿路感染等仔细鉴别。出现以下情况特别要考虑非糖尿病肾脏疾病（non diabetic renal disease，NDRD）：①无糖尿病视网膜病变；②肾小球滤过率迅速下降；③尿蛋白急剧增多或突然出现肾病综合征；④顽固性高血压；⑤活动性尿沉渣的改变；⑥其他系统性疾病的症状及体征；⑦血管紧张素转化酶抑制剂（angiotensin-converting enzyme inhibitor，ACEI）或血管紧张素受体拮抗剂（angiotensin-receptor blocker，ARB）开始治疗2~3个月内GFR下降超过30%。

如临床诊断不明确，建议行肾活检病理检查以明确诊断。出现以下情况应行肾活检：①缺乏典型的病程：没有从微量白蛋白尿进展到显性蛋白尿的临床过程，而突然出现蛋白尿或出现尿蛋白显著增加，尤其是1型糖尿病患者在病程的前5年出现了蛋白尿；②缺乏其他微血管病变的证据，如DR；③出现肉眼血尿或活动性尿沉渣改变；④肾功能迅速下降。

参考文献

［1］陈香美.临床诊疗指南.肾脏病学分册.北京：人民卫生出版社，2012：109-114.

［2］KDOQI. KDOQI Clinical Practice guidelines and Clinical Practice Recommendations for Diabetes and Chronic Kidney Disease. Am J Kidney Dis. 2007，49（2 Suppl 2）：S12-154.

［3］Rigalleau V，garcia M，et al. Large kidneys predict poor renal outcome in subjects with diabetes and chronic kidney disease. BMC nephrology. 2010，11：3.

［4］Jones SC，Smith D，Nag S，et al. Prevalence and nature of anaemia in a prospective，population-based sample of people with diabetes：Teesside anaemia in diabetes（TAD）study. Diabetic Med et al. 2010，27（6）：655-659.

［5］He F，Xia X，Wu XF，et al. Diabetic retinopathy in predicting diabetic nephropathy in patients with type 2 diabetes and renal disease：a meta-analysis. Diabetologia. 2013，56（3）：457-466.

［6］American Diabetes Association. Classification and diagnosis of diabetes. Diabetes care. 2015，38 Suppl：S8-S16.

［7］Bao Y，Ma X，Li H，et al. Glycated haemoglobin A1c for diagnosing diabetes in Chinese population：cross sectional epidemiological survey. BMJ. 2010，340：c2249.

［8］Gosmanov AR，Wall BM，gosmanova EO. Diagnosis and treatment of diabetic kidney disease. Am J Med Sci. 2014，347（5）：406-413.

［9］Klessens CQ，Woutman TD，Veraar KA，et al. An autopsy study suggests that diabetic nephropathy is underdiagnosed. Kidney Int. 2016，90（1）：149-56.

［10］Mogensen CE，Christensen CK，Vittinghus E. The stages in diabetic renal disease. With emphasis on the stage of incipient diabetic nephropathy. Diabetes. 1983，32 Suppl 2：64-78.

（董哲毅、谢院生）

第二节　糖尿病肾病的病理诊断

肾活检病理检查是糖尿病肾病（DN）诊断的"金标准"。DN的基本病理特征是系膜基质增多、肾小球基底膜增厚和肾小球硬化，包括弥漫性病变、结节性病变和渗出性病变，早期表现为肾小球增大[1]。弥漫性病变表现为弥漫性的系膜基质增多、系膜区增宽、肾小球基底膜增厚。结节性病变表现系膜区的扩张和基底膜的增厚，形成直径为20~200nm的致密结节，称之为Kimmelstiel Wilson结节（K-W结节）[2]。渗出性病变包括纤维素样帽状沉积和肾小囊滴状病变，前者为位于肾小球内皮和基底膜之间的强嗜伊红染色的半月形或球形渗出物，后者与前者性质相似，但位于肾小囊内壁。渗出性病变常提示糖尿病肾病进展[3]。免疫荧光检查可见IgG呈节段性沿肾小球毛细血管襻、肾小囊基底膜、肾小管基底膜线样沉积，有时也可见到IgA和C3的沉积。电镜检查，肾小球毛细血管基底膜增厚和系膜基质增多是其主要的超微结构改变。

2010年发表了糖尿病肾病的病理分期[4]，将糖尿病的肾小球病变分为Ⅳ期，简单地说，Ⅰ期是肾小球基底膜增厚；Ⅱ期是系膜增宽；Ⅲ期是有结节性病变；Ⅳ期是半数以上肾小球硬化。具体见下表4-2糖尿病肾病的病理分期。

表4-2 糖尿病肾病的病理分期

分期	描述	选择标准
Ⅰ	光镜下轻度或非特异性改变，电镜证实GBM增厚	活检组织不符合Ⅱ、Ⅲ或Ⅳ期标准。 女性GBM>395nm，9岁以上男性GBM>430nm
Ⅱa	轻度系膜增宽	活检组织不符合Ⅲ或Ⅳ期标准。 轻度扩张的系膜占所观察的所有系膜的25%以上
Ⅱb	重度系膜增宽	活检组织不符合Ⅲ或Ⅳ期标准。 重度扩张的系膜占所观察的所有系膜的25%以上
Ⅲ	结节性硬化（KW病变）	活检组织不符合Ⅳ期标准。 至少有一个确定的KW病变
Ⅳ	重度肾小球硬化	硬化的小球占总数的50%以上，病变符合Ⅰ到Ⅲ期

注 GBM：肾小球基底膜。

除了肾小球的病变以外，糖尿病肾病还常有肾小动脉透明样变以及间质纤维化和肾小管萎缩（IFTA）（详见表4-3）；甚至有慢性间质性肾炎、肾盂肾炎及肾乳头坏死等改变。糖尿病肾病常常合并肾小管基底膜增厚，特别是通过PAS或银染色更容易看到。肾间质小管病变的程度，可以通过评估受累肾间质和肾小管占总数的百分数给IFTA打分来判断（表4-3），活检组织如无IFTA为0分，如少于25%为1分，大于25%但小于50%为2分，大于50%为3分。分数越高提示病变程度越广泛、越严重。DN间质中还可出现单核细胞浸润，间质炎性浸润包括T细胞和巨噬细胞浸润。在表4-3中，如无间质炎性浸润则为0分，如炎性浸润发现在萎缩小管周围则为1分，如炎性浸润也发生在其他区域则为2分。

肾小球的出球小动脉和入球小动脉的玻璃样变（透明样变）是DN比较特异的血管病变（也可见于环孢素肾病）。在表4-3中，如无小动脉玻璃样变性则为0分，如活检组织有1个动脉玻璃样变性为1分，1个以上为2分。除了相对特异的小动脉玻璃样变外，非特异的小动脉硬化也可在活检组织中发现。Bohle等[5]人的研究发现血管病变与许多严重的肾小球疾病有关。Osterby等[6]人使用所谓的"基质-介质比"研究动脉粥样硬化的作用，发现这个比率在微量白蛋白尿的患者中升高，说明小动脉基质沉积发生在DN早期。表2对动脉受累情况提供了量化的评分标准，如无内膜增厚为0

分，如内膜增厚小于中膜厚度为1分，如内膜增厚大于中膜厚度2分。中膜增厚可能与并发的高血压有关。

表4-3　糖尿病肾病的间质和血管病变

病变		标准	分数
间质性病变	IFTA	无IFTA	0
		<25%	1
		25%~50%	2
		>50%	3
	间质炎症	无	0
		只存在于萎缩的小管	1
		在萎缩小管外也存在	2
血管病变	小动脉玻璃变性	无	0
		有一个区域出现小动脉玻璃变性	1
		有一个以上出现小动脉玻璃变性	2
	大血管存在	-	是 / 否
	血管硬化（以最差的动脉打分）	无内膜增厚	0
		内膜增厚但小于中膜	1
		内膜增厚且大于中膜	2

注 IFTA：间质纤维化和肾小管萎缩。

　　一般情况下，DN的病理改变和临床表现是吻合的，大量白蛋白尿阶段肾小球病理改变比微量白蛋白尿阶段重。但是，最新的文献报告，168例糖尿病患者的尸体解剖的资料显示，106例患者有糖尿病肾病的组织病理学改变，其中20例死前没有糖尿病肾病的临床表现。提示部分DN患者，其肾脏病理改变发生在临床表现之前，或者不一定与蛋白尿直接相关[7]。

参考文献

［1］陈香美.临床诊疗指南.肾脏病学分册.北京：人民卫生出版社，2012：109-114.

［2］Kimmelstiel P，Wilson C. Benign and Malignant Hypertension and Nephrosclerosis：A Clinical and Pathological Study. Am J Pathol. 1936，12（1）：45-82 43.

［3］谢院生，刘玉宁.糖尿病肾病的诊断与中西医结合治疗.中华肾病研究电子杂志.2013，2（4）：5-9.

［4］Tervaert TWC，Mooyaart AL，Amann K，et al. Pathologic classification of diabetic nephropathy. J Am Soc Nephrol. 2010，21（4）：556-563.

[5] Bohle A, Wehrmann M, Bogenschutz O, et al. The pathogenesis of chronic renal failure in diabetic nephropathy. Investigation of 488 cases of diabetic glomerulo sclerosis. Pathol Res Pract. 1991, 187: 251–259.

[6] Osterby R, Asplund J, Bangstad HJ, et al. Neovascularization at the vascular pole region in diabetic glomerulopathy. Nephrol Dial Transplant. 1999, 14: 348–352.

[7] Klessens CQ, Woutman TD, Veraar KA, et al. An autopsy study suggests that diabetic nephropathy is underdiagnosed. Kidney Int. 2016; 90 (1): 149–56.

（周建辉、谢院生）

第三节　糖尿病肾病的鉴别诊断

糖尿病患者合并肾脏损害，不一定是糖尿病肾病。2型糖尿病通常会因为免疫缺陷或高血糖、高血脂的影响导致非糖尿病肾脏疾病（NDRD）的发生。由于纳入病例时存在选择性偏倚及各项研究采用的肾活检指征也不完全相同，因此NDRD所占的比率目前尚无确切数据，综合各家报道，大约在30%[1]。有下列情况之一者，需排除NDRD：①无糖尿病视网膜病变；②肾小球滤过率很低或迅速降低；③蛋白尿急剧增多或突然出现肾病综合征；④顽固性高血压；⑤尿沉渣呈活动性表现（出现血尿、白细胞尿、管型尿等）；⑥出现其他系统性疾病的症状和体征；血管紧张素II转换酶抑制剂（ACEI）/血管紧张素II受体拮抗剂（ARB）治疗后2~3月内肾小球滤过率下降>30%[2]。非糖尿病肾脏疾病具有异质性，建议肾活检明确，尤其有以下表现者：①糖尿病病程较短；②既往有肾脏病病史；③肾损害早于糖尿病或同时出现，或糖尿病早期出现肾损害；④血尿明显；⑤有肾损害表现而不伴有其他糖尿病微血管病变（如糖尿病视网膜病变）；⑥发病即表现为肾病综合征[3]。二者鉴别的荟萃分析显示，纳入了26篇论文，共计2322例病例，结果无糖尿病视网膜病变（OR，0.15；95%CI，45.23~-24.11，p<0.01）、较短的糖尿病病史（WMD，234.67；95% CI，245.23~224.11，p<0.01）、相对较低的HbA1c和血压以及相对较高的甘油三酯及体重指数均提示NDRD可能性大[4]；而其他的临床参数，如24小时尿蛋白定量、血清肌酐、尿素氮、以及肾小球滤过率对NDRD及DN的鉴别无提示意义。近期有作者对10年期间113名有肾活检资料的2型糖尿病伴大量蛋白尿患者的临床指标进行单因素logistic回归分析，发现很多指标如糖尿病病程、收缩压、HbAlc水平、血肌酐、蛋白尿水平、血尿、尿渗透压、肾体积大小、糖尿病视网膜病变和心血管事件等均与糖尿病肾病诊断相关。进一步多因素分析表明，糖尿病病程、收缩压、HbAlc、血尿和糖尿病视网膜病变是独立相关

因素。有学者根据 logistic 回归模型建立了糖尿病肾病与 NDRD 鉴别诊断的数学模型[5]，得到了学术界的认可：

$$P_{DN} = \frac{e^{-13.592 + 0.0371\,Dm + 0.0395\,SBP + 0.3224\,HbA - 4.455\,HU + 2.961\,DR}}{1 + e^{-13.592 + 0.0371\,Dm + 0.0395\,SBP + 0.3224\,HbA - 4.455\,HU + 2.961\,DR}}$$

P_{DN}：诊断糖尿病肾病的概率；Dm：糖尿病罹病时间（月）；SBP：收缩压（mmHg）；HbA：糖化血红蛋白（HbA1c，%）；HU：血尿（有 1，无 0）；DR：糖尿病视网膜病变（有 1，无 0）。当 $P_{DN} \geq 0.5$，诊断糖尿病肾病；当 $P_{DN} < 0.5$，诊断非糖尿病肾脏疾病。

诊断方程的敏感度为 90%，特异度为 92%。为糖尿病肾病和 NDRD 鉴别诊断提供了可操作的模式。之后，使用新病例对诊断模型进行了验证并校正产生了新的模型[6]。

肾活检病理学检查是鉴别诊断的主要手段，通过光镜、免疫荧光及电镜检查多数可以鉴别。但对于免疫荧光阴性、光镜及电镜检查基本正常的患者，单凭肾脏病理难以区分是糖尿病合并微小病变型肾病或是早期糖尿病肾病。免疫荧光以 IgG 在基底膜细线状沉积、光镜及电镜检查基底膜增厚的患者，病理上也难以鉴别是糖尿病合并早期膜性肾病或是早期糖尿病肾病，此时，需要结合临床与肾脏病理资料进行综合分析。

临床诊断糖尿病肾脏疾病时需与以下疾病鉴别[7, 8]。

一、高血压良性肾小动脉硬化症

高血压良性肾小动脉硬化症病情进展较糖尿病肾病缓慢，一般出现蛋白尿前已有 5 年以上持续高血压，除肾脏损伤外，心、脑、眼底等器官和部位也常受累。早期以肾小管功能损害、夜尿增多为主，继之出现蛋白尿，24h 尿蛋白定量一般不超过 2g，血压控制后尿蛋白明显减少，很少出现肾病综合征样的大量蛋白尿，尿沉渣镜检有形成分（红细胞、白细胞、透明和颗粒管型等）少见。眼底改变主要为高血压和动脉硬化，而非糖尿病视网膜病变。高血压良性肾小动脉硬化症肾脏病理改变主要是入球小动脉管壁增厚，血浆浸渍及玻璃样变，小叶间动脉和弓状动脉分支管壁增厚。部分肾小球毛细血管基底膜缺血性皱缩和缺血性硬化，后期可见部分肾小球代偿性肥大。肾小管上皮细胞空泡及颗粒变性，灶状萎缩，后期出现多灶状和片状萎缩，肾小管萎缩与扩张的肾小管相间存在。肾间质灶状淋巴细胞和单核细胞浸润，后期呈纤维化。高血压良性肾小动脉硬化症少有系膜基质增宽和结节性肾小球硬化；糖尿病肾病的主要病变是弥漫性肾小球系膜基质增多，肾小球和肾小管基底膜均质性增厚，结节性肾小球硬化，同时伴有肾小管间质及血管损害。

二、肾淀粉样变

肾淀粉样变常见于中年男性患者，无症状性蛋白尿可持续数年之久，偶伴有镜下血尿及红细胞管型，随着病情的进一步发展，出现大量蛋白尿及低蛋白血症，常伴有心脏肥大及肝脾肿大等肾外症状。即使肾功能不全肾脏也不一定缩小，常规试纸法检测尿白蛋白较少，24小时尿蛋白定量较多，眼底检查无糖尿病视网膜病变，部分病人有多发性骨髓瘤、类风湿关节炎或慢性感染的全身表现。肾脏病理学检查是确诊的主要方法，肾淀粉样变患者肾小球系膜区及肾间质小动脉壁有淀粉样物质沉积，晚期则沉积于肾小球毛细血管基底膜，导致毛细血管闭塞，肾小球荒废，形成无功能结构的淀粉样团块。刚果红染色阳性和电镜下发现特征性直径8~10nm不分支的细纤维，是诊断肾淀粉样变性病的重要依据，特别是后者在早期肾淀粉样变中具有重要作用。

三、多发性骨髓瘤肾损害

多发性骨髓瘤肾损害多见于中老年患者，临床上蛋白尿可多可少，蛋白尿一般以小分子蛋白为主，如血、尿的κ或λ轻链异常增高，常合并尿糖、尿NAG酶及β_2微球蛋白阳性。除肾脏病变，多伴有高尿酸血症、高钙血症、贫血、血沉增快、高球蛋白血症及骨痛、溶骨性改变等肾外表现。骨髓活检是诊断多发性骨髓瘤的重要依据（浆细胞超过15%）。多发骨髓瘤肾损害肾脏病理改变主要在肾小管远曲段和集合管，其中含有许多嗜酸性物质均匀蛋白质管型，可以有骨髓瘤细胞浸润，而肾小球病变轻微。

四、肥胖相关性肾小球疾病

主要表现为肥胖、代谢综合征、轻微蛋白尿、肾小球肥大、局灶节段性肾小球硬化等，如果同时合并糖尿病，与糖尿病肾病有时很难鉴别。但是，肥胖相关性肾病的蛋白尿减肥后尿蛋白可以减轻或消失，不合并糖尿病的视网膜病变和周围神经病变，没有糖尿病肾病的渗出样病变和结节样病理改变。明确的糖尿病的罹病时间短，对鉴别诊断具有重要的价值。肥胖相关性肾小球肥大症患者的肾脏组织学改变需与早期糖尿病肾病的肾小球肥大相鉴别。与糖尿病肾病相比，肥胖相关性肾小球肥大症患者系膜区增宽的程度轻，呈较均匀的轻度增宽，无节段加重趋势，更少见节段系膜区中至重度增宽。而肥胖相关性肾小球硬化需与结节体积性糖尿病肾病鉴别。而结节性糖尿病肾病肾小球系膜基质重度增生，形成结节状硬化。从临床上，糖尿病肾病患者临床症状与实验室检查必须符合糖尿病的诊断标准。

五、泌尿系感染

糖尿病容易发生泌尿系感染（包括尿道炎、膀胱炎及肾盂肾炎）。急性肾盂肾炎常有寒战、高热、腰痛及尿频、尿急、尿痛等尿道刺激症状，临床较易鉴别。慢性肾盂肾炎多呈无症状性菌尿，尿细菌培养可有致病菌生长。单纯尿路感染尿检异常以白细胞尿和红细胞尿为主，肉眼血尿时可有一过性蛋白尿；而糖尿病肾病以持续性蛋白尿为主，合并感染可有白细胞尿和血尿。可有不同程度的尿频、尿急、尿痛、排尿不适等尿路刺激症状，清洁中段尿培养可培养出致病菌，正确使用抗生素有效，感染控制后尿检异常消失或明显减轻。

六、肾乳头坏死

肾乳头坏死常继发于严重的泌尿系感染及血管病变引起的肾乳头缺血，早期临床可见坏死的肾乳头脱落，或伴有肾绞痛、血尿，严重者常有脓毒血症或急性肾衰竭。糖尿病肾病一般以蛋白尿为主，极少有镜下血尿和脓尿。

糖尿病肾病在病理上需与以下疾病鉴别：膜增殖性肾炎，肾淀粉样变，轻链沉积病，纤连蛋白肾炎，免疫管状肾炎，特发性结节性肾小球硬化。

参考文献

[1] Mazzuccog, Bertani T, Fortunato M, et al. Different patterns of renal damage in type 2 diabetes mellitus: a multicentric study on 393 biopsies. Am J Kindey Dis. 2002, 39（4）: 713-720.

[2] KDOQI. KDOQI clinical practice guidelines and clinical practice recommendations for diabetes and chronic kidney disease. Am J Kidney Dis. 2007, 49（Suppl 2）: S12-154.

[3] 谢院生，刘玉宁. 糖尿病肾病的诊断与中西医结合治疗. 中华肾病研究电子杂志. 2013, 2（4）: 5-9.

[4] Liang S, Zhang X, Cai G, et al. Identifying parameters to distinguish non-diabetic renal diseases from diabetic nephropathy in patients with type 2 diabetes mellitus: a meta-analysis. PLoS One. 2013, 8: e64184.

[5] Zhou J, Chen X, Xie Y, et al. A differential diagnosis of diabetic nephropathy and non-diabetic renal diseases. Nephrol Dial Transplant. 2008, 23（6）: 1940-1945.

[6] Liu MY, Chen XM, Sun XF, et al. Validation of a differential diagnostic model of diabetic nephropathy and non-diabetic renal diseases and the establishment of a new diagnostic model. J Diabetes. 2014, 6(6): 519-526.

[7] 陈香美. 临床诊疗指南·肾脏病学分册. 北京: 人民卫生出版社. 2011: 109-114.

[8] 李平，谢院生. 糖尿病肾病中西医结合研究基础与临床. 上海: 上海科学技术出版社, 2009: 171-173.

（周建辉、谢院生）

第四节 糖尿病肾病早期诊断和病情评估生物标志物

传统意义上的糖尿病肾脏疾病（diabetic kidney disease，DKD）被认为是与糖尿病相关的肾损伤。但是现在DKD作为慢性肾脏疾病（CKD）的一个新的分类系统，其定义扩大到伴有糖尿病的CKD人群，包括传统的以蛋白尿为中心的模型。糖尿病肾损伤患者应该具有持续性的临床可检测的蛋白尿，并伴有血压升高和肾小球滤过率（GFR）降低。亚临床型蛋白尿（即微量白蛋白尿）被认为是DKD蛋白尿增加的自然病程早期阶段，可被称为"早期糖尿病肾病"。DKD的临床表现和实验室检查并没有特异性改变。对于1型糖尿病患者在发病后5年，2型糖尿病患者在确诊的同时，出现持续的微量白蛋白尿，就应怀疑DKD的存在。如果病程更长，临床表现为蛋白尿，甚至出现大量蛋白尿或肾病综合征，同时合并有糖尿病的其他并发症，如糖尿病眼底病变，就应考虑DKD。伴有DKD的个体具有显著的终末期肾病（ESRD）风险与心血管疾病发病和死亡风险，因此早期诊断、预防和治疗很重要，但是确定患者具有DKD进展倾向，缺乏有效的金标准。

传统生物标志物包括白蛋白尿以及肾小球滤过率的变化，以及近年研究证实血尿酸、胱抑素C、炎症和氧化应激标志物、细胞因子、肾小管损伤标志物、微小RNA、蛋白质组学等对DKD的诊断和病情变化都有重要意义。表4-4列出了一些临床常见DKD标志物的用途和优缺点。[1]

表4-4 各种DKD标志物的用途

序号	DKD标志物	优点	缺点
1	白蛋白尿	微量白蛋白尿范围内的尿液白蛋白水平可以预测ESRD	对于DKD变异性高，特异性低；微量白蛋白范围内的自发性回归和△AER≠△GFR
2	GFR	最好的肾功能指标	常规方法在正常高限评估GFR依然欠缺
3	血糖	重要的标志物，因为高血糖症是DKD的致病因素	目标还需要优化；严格控制血糖对于防止ESRD的证据还很少
4	血压	重要的DKD促进因素，对于降低心血管风险也很重要	目标还需优化

续表

序号	DKD标志物	优点	缺点
5	血脂	对于降低心血管风险很重要；血脂修饰药物具有肾脏防护作用，独立于血脂的变化	血脂成分与DKD进展风险的关系还需优化
6	可溶性TNF受体	循环TNF受体水平可以预测ESRD，可能比蛋白尿有更强的预测能力	在各种人群中，TNF受体与ESRD的关系还需证实
7	尿酸	容易测量；其水平可能与心血管风险相关	需要进一步研究尿酸水平与肾脏疾病预后的关系
8	肾小管标志物	容易测量	诊断效能还需证实
9	尿液蛋白质组	CKD273是蛋白尿产生风险的早期标志物，甚至优先于微量白蛋白尿的出现	缺少临床试验
10	血清胱抑素C	优于肌酐为基础的eGFR方法，可能直接测定GFR	昂贵，分析方法的标准化还不普遍

一、一般检查

（一）微量白蛋白尿

微量白蛋白尿是DKD白蛋白排泄率（albumin excretion rate，AER）增加的早期阶段。尿白蛋白排泄的亚临床型增加相当于AER为20~200μg/min（30~300mg/d）或白蛋白与肌酐比值（albumin-creatinine ratio，ACR）为男性2.5~35mg/mmol，女性3.5~35mg/mmol[2]。微量白蛋白尿的出现通常被认为是早期肾脏病变，但其也是糖尿病人群微血管和大血管病变的危险因素。最近，有研究显示一些糖尿病个体或GFR降低个体可能其尿液AER并不增加，但现在仍然根据尿液AER和eGFR水平进行DKD分层[1]。

尿微量白蛋白测定可采用胶乳免疫浊度法，检测线性宽（5~200mg/L），精密度较好，并且能够溯源到有证参考物（CRM）470，试剂间差异小。推荐应用微量白蛋白作为DKD的筛查指标。微量白蛋白尿的患者为早期肾小球损伤人群。这类人群的检出重要性在于他们处于疾病的极早期。此阶段进行及时治疗可防止疾病进展到不可逆的临床蛋白尿阶段，从而对提高病人生存质量、减轻社会医疗经济负担具有重大意义。

根据K-DOQI指南，微量白蛋白检查尤其应该在合并心血管并发症高危因素的肾病患者中进行，包括糖尿病、高血压等。此类患者尿中微量白蛋白的出现不仅反映了肾小球滤过系统受损，同时还说明整个心血管内皮功能或结构已有损害。由于尿白蛋白排泄率存在25%~40%的变异性，故建议应在3~6个月内收集3次24h尿液进行检查，若其中有2次尿白蛋白排泄率在20~200μg/min范围内，则可确定为持续性微量白蛋白尿。鉴于24h尿蛋白定量的方法在时间控制和标本收集上均易出现误差，建议以晨尿白蛋白浓度>20mg/L或尿白蛋白/肌酐比值>2.5mg/mmol（30mg/g，男）、>3.5mg/mmol（40mg/g，女）作为筛查指标，异常者应进一步准确收集定时尿或24h尿标本进行尿微量白蛋白测定[3, 4]。

如果出现下列情况，虽然有明确的糖尿病史，也应考虑糖尿病合并其他慢性肾脏病的可能：无糖尿病视网膜病变；肾小球滤过率在短期内快速下降；短期内蛋白尿明显增加，或表现为肾病综合征；顽固性高血压；尿沉渣镜检可见红细胞（畸形红细胞、多形性细胞管型）；存在其他系统的症状和体征。肾穿刺病理检查有助明确诊断。

（二）肾小球滤过率评估

肾小球滤过率（glomerular filtration rate，GFR）是DKD分层的有效指标，DKD的不同阶段GFR的自然变化史见图4-1。1型糖尿病和血糖控制不良的人群，常可以发现高滤过性状态。目前还没有高滤过性的统一定义，但是一个通用的方法是将糖耐量正常人群的GFR平均值加上两倍标准差作为GFR的阈值定义为"高滤过性状态"。在特定的环境下，血清肌酐水平升高和随后的估算GFR（eGFR）降低可以代表短暂的肾脏灌注或功能变化，但这并不是导致DKD发展的相关因果关系。[1]

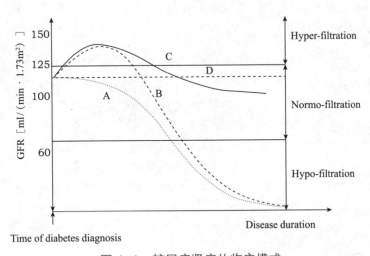

图4-1 糖尿病肾病的临床模式

A：正常－低滤过模式；B：正常－高－正常－低滤过模式；C：正常－高－正常滤过模式；D：持续正常滤过模式。

鉴于血清肌酐和肌酐清除率在应用上的局限性，国外学者应用血清肌酐浓度和人口统计学特征开发了一系列GFR评估方程。eGFR可用于检出、评估和治疗CKD。英国国立健康与临床优化研究所（NICE）新版指南推荐应用慢性肾脏病流行病学协作组公布的肌酐公式（CKD-EPI）估算GFR，并且肌酐分析可以溯源到标准参考物质[5]。

对于确诊DKD的患者，应定期测定血肌酐，并计算eGFR，评估疾病的进展情况。肾功能降低与高血压、贫血、营养不良和代谢性骨病等许多并发症相关。如果能够早期发现，可以得到有效治疗。需要指出的是，在应用eGFR时除应注意估算值的可信区间外，更要特别注意血肌酐检测的方法、试剂不同，测定的准确性也不同，这会显著影响GFR的估算结果。K-DOQI指南推荐使用GFR和ACR相结合进行CKD分层，并给出了监控频率（见表4-5）[5]。

表4-5　应用GFR和ACR进行CKD分类和GFR监控频率

GFR和ACR分层与不良预后风险/监控频率（次/每年）		ACR分层（mg/mmol）		
		<3 ACR正常或轻度升高	3~30 ACR中度升高	>30 ACR重度升高
		A1	A2	A3
GFR分层	≥90 GFR正常或升高　G1	缺乏肾损伤标志物，非CKD/（≤1）	1	≥1
	60~89 GFR轻度下降 （对于年轻人属正常范围）　G2		1	≥1
	45~59 GFR轻中度下降　G3a	1	1	2
	30~44 GFR中重度下降　G3b	≤2	2	≥2
	15~29 GFR重度下降　G4	2	2	3
	<15 肾功能衰竭　G5	4	4	≥4

（三）血尿酸

血尿酸水平升高是DN进展的独立危险因素，与GFR、尿蛋白增加密切相关。美国乔斯林糖尿病中心的横断面研究显示当血尿酸水平≥5.3mg/dl时与CC-GFR（Cystatin C-GFR）的降低独立相关[10]，通过4~6年的随访发现，尿酸基线水平与早期GFR的下降以及患者进入CKD-3期的风险独立相关[11]。另外两项队列研究显示血尿酸水平和蛋白尿的进展也具有相关性。丹麦哥本哈根糖尿病中心对263例1型糖尿病患者进行18年的随访观察，发现尿酸的基线水平对显性蛋白尿的进展有预测作用，血尿酸水平比基线值增加100μmol/L显性蛋白尿进展的风险比（hazard ratio，HR）为2.37（P=0.04）[12]。Jalal等[13]基于CACTI研究（1型糖尿病患者冠状动脉钙化研究）的基线数据开展队列研究，对652例1型糖尿病患者和764例正常人进行6年随访，发现血尿酸水平每增加60μmol/L，蛋白尿进展的风险即增加80%。

高尿酸还能预测尚未出现CKD的2型糖尿病患者肾脏预后。Zoppini等[14]报告1449例肾功能及尿蛋白正常的2型糖尿病患者的5年随访结果，CKD的发生率为13.4%。高尿酸血症患者发生CKD的累积风险显著增加，血尿酸水平每升高1个标准误，CKD的风险即增加21%。

此外，RENAAL研究（科素亚肾脏保护研究）的后续分析显示，合并蛋白尿的2型糖尿病患者经科素亚治疗6个月后，血尿酸水平下降的亚组肌酐翻倍或进展至ESRD的风险降低，且与GFR下降、蛋白尿等其他危险因素无关[15]。

（四）胱抑素C（cystatin C）

胱抑素C是一种半胱氨酸蛋白酶抑制剂，也被称为γ-微量蛋白及γ-后球蛋白，广泛存在于各种组织的有核细胞和体液中，是一种低分子量、碱性非糖化蛋白质，分子量为13.3KD，由122个氨基酸残基组成，可由机体所有有核细胞产生，产生率恒定。循环中的胱抑素C仅经肾小球滤过而被清除，是一种反映肾小球滤过率变化的内源性标志物，并在近曲小管重吸收，但重吸收后被完全代谢分解，不返回血液，因此，其血中浓度由肾小球滤过决定，而不依赖任何外来因素，如性别、年龄、饮食的影响，是一种反映肾小球滤过率变化的理想标志物。

研究显示，作为反映GFR指标，胱抑素C优于血肌酐，它正被更多的学者用于DKD肾脏滤过功能早期损伤的评价，评估血液透析患者肾功能的改变、透析膜的充分性和透析膜清除低分子量蛋白质的功能，以及肿瘤化疗中肾功能的检测。最近研究提示，与eGFR相比，血清胱抑素C水平能更好地预测心血管疾病的转归。但也有研究表明，在糖尿病患者中以胱抑素C为基础的GFR估算方程并没有比肌酐为基础的方程估算的GFR更好，两者的精度和准确度均相近[6]。

需要指出的是，采用不同的方法胱抑素C的测定值和参考范围不同，所以不同的测定方法建立的GFR估算公式不同，如不同方法采用同一方程可造成eGFR水平上的差异。

（五）尿常规与尿蛋白定量

临床期糖尿病肾病可出现尿蛋白，可伴有轻微镜下血尿，通常没有严重血尿，蛋白尿伴有明显血尿或突然出现大量蛋白尿时，须除外其他肾脏疾病引起的尿蛋白。合并明显血尿时，必须检查尿红细胞的形态及计数，当出现显性蛋白尿时，应及时检查24h尿蛋白定量[7]。

（六）血生化检查

主要包括血清肌酐、尿素氮、尿酸、血脂、糖化血红蛋白等，可根据DKD的具体情况进行检查。

（七）其他微量蛋白的检测

1.α_1微球蛋白（α_1-Microglobulin，α_1-MG）

尿α_1-MG是反应肾小管重吸收功能损伤的敏感指标，由肝脏合成，属小分子蛋白，可自由通过肾小球滤过膜，并在肾近曲小管重吸收和代谢，当肾近曲小管上皮受损时，α_1-MG重吸收减少，尿α_1-MG排泄增加，提示在DKD早期可能存在肾小管功能的损害，而且肾近曲小管的损害可能是独立的，并非与肾小球受损同时存在，且α_1-MG稳定，因此有助于肾脏病变的定位诊断，在某种程度上优于β_2-MG[8]。

2.β_2微球蛋白（β_2-Microglobulin，β_2-MG）

β_2-MG是体内所有有核细胞膜上Ⅰ型组织相容性抗原的轻链蛋白，主要由淋巴细胞产生，分子量约为11.8KD，因电泳时位于β_2区带而得名。正常人β_2-MG由于分子量小并且不和血浆蛋白结合，可经肾小球自由滤过，约99.9%在肾近曲小管被重吸收，并在肾小管上皮细胞中分解破坏，仅0.1%由终尿排出体外。

β_2-MG在体内产生速率恒定，其血浆中含量不受年龄、性别、机体肌肉组织多少等因素的影响；而且β_2-MG相对分子量小，可自由通过肾小球，且仅由肾脏排泄，因此，测定血浆中β_2-MG水平比检测血清肌酐水平用于评价肾功能更灵敏，β_2-MG可作为反映糖尿病和高血压肾损害的早期指标。

血浆中β_2-MG水平升高，可反映肾小球滤过功能受损或滤过负荷增加的情况，而尿液中β_2-MG含量增高，则提示肾小管损害或滤过负荷增加；若血浆中β_2-MG水平升高而尿液中β_2-MG含量正常，则主要由肾小球滤过功能下降所致，常见于急慢性肾炎、肾功能衰竭等；若血浆中β_2-MG含量正常而尿液中β_2-MG含量升高，则主要由肾小管重吸收功能受损所致，多见于先天性近曲小管功能缺陷、范科尼综合征、慢性镉中毒、Wilson病、肾移植排斥反应等；若血浆和尿液中β_2-MG含量均升高，则主要由体内

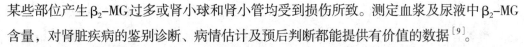

某些部位产生 β_2-MG 过多或肾小球和肾小管均受到损伤所致。测定血浆及尿液中 β_2-MG 含量，对肾脏疾病的鉴别诊断、病情估计及预后判断都能提供有价值的数据[9]。

3.尿液转铁蛋白（transferrin，TRF）

尿 TRF 是早期肾小球损伤的指标之一，相比尿微量白蛋白能更敏感地反映肾小球滤过膜电荷屏障的受损程度。尿 TRF 在正常情况下不能通过肾小球滤过膜，早期肾损伤时肾小球基底膜内外疏松层硫酸肝素糖蛋白（带负电）含量减低，使血液中带负电荷的中分子蛋白 TRF 自肾小球滤过膜滤过，出现在尿液中。

4.尿液免疫球蛋白 G4（immunoglobuling4，IgG4）、IgG4 / 总 IgG 比值

IgG4 是血浆大分子 IgG 的四个亚类之一，分子量约为 156kD，分子量大小和空间构型与其他 IgG 分子相似，但所带电荷明显较少（等电点分别为 5.6~6.0 和 5.8~7.3）。DKD 早期，GBM 所含唾液酸和硫酸肝素蛋白多糖等蛋白多糖减少或糖基化使肾小球滤过膜离子电荷屏障受损，使带较少负电荷的 IgG4 可优先通过 GBM 而滤出。临床研究表明，糖尿病伴微量白蛋白尿者，尿 IgG4、IgG4 / 总 IgG 比值明显升高，而总 IgG 尚处于正常范围，提示尿 IgG4 是一项早期诊断 DKD 的敏感指标。尿总 IgG 与中分子量蛋白如白蛋白同时测定，可帮助判断蛋白尿的选择性或非选择性，有利于判断肾小球滤过膜的损伤程度。

5.视黄醇结合蛋白（retinol-Binding Protein，RBP）

RBP 是血液中维生素的转运蛋白，由肝脏合成、广泛分布于血液、脑脊液、尿液及其他体液中。测定 RBP 能早期发现肾小管的功能损害，并能灵敏反映肾近曲小管的损害程度。

6.T-H 糖蛋白（tamm-Horsfall Protein，THP）

THP 为尿中黏蛋白的一种，经免疫荧光与免疫电镜证实它是由 Henle 袢升支与远曲小管的上皮细胞内高尔基复合体产生，是一种肾特异性蛋白质。THP 是管形的主要基质成分。当机体炎症、自身免疫性疾病、尿路梗阻性疾病等引起肾脏实质损伤时，THP 可沉着于肾间质并刺激机体产生相应的自身抗体。临床上作为远端肾小管病变定位标志物。

（八）尿酶的检测

1.N- 乙酰 -β- 氨基葡萄糖苷酶（n-acetyl-β-glucosaminidase，NAG）

血、尿 NAG 活性测定对反映肾实质病变，尤其是急性损伤和活动期病变更敏感，主要用于早期肾损伤的监测和病情观察。①肾小管疾病：重金属（汞、铅、镉等）及药物性肾损伤、缺血、缺氧、失血、休克等均可引起 NAG 活性增加。②肾病综合征：尿 NAG 常明显增加，缓解期下降，复发时迅速回升，故可作为临床观察指征。肾小球

肾炎急性期变化较大，但与肾小管损伤相比，变化幅度较小。③尿路感染的定位诊断：急、慢性肾盂肾炎尿 NAG 上升，能与单纯性膀胱炎区别。可用于早期上尿路感染的诊断。④肾移植排斥反应的监测：肾移植排斥反应早期 NAG 即可升高，比尿蛋白、血肌酐、肌酐清除率更敏感。⑤糖尿病肾病早期诊断：糖尿病肾病尿 NAG 升高，用于本病的早期诊断优于尿白蛋白及 β_2-微球蛋白。

2.β- 半乳糖苷酶（β-Galactosidase，GAL）

GAL 是细胞溶酶体中的水解酶，在肾近曲小管上皮细胞中含量较高。尿中 GAL 活性可反映肾实质，特别是肾小管的早期损伤，与尿中 NAG 一同测定作尿酶谱分析，有助于病程观察和预后评价。

3.γ- 谷氨酰转移酶（γ-Glutamyltransferase，GGT）

尿液 GGT 活性反映肾实质病变，对疑为肾脏疾病患者，肾移植术后可作为肾移植排异的鉴别指标以及评估肾小管损害程度。

4.溶菌酶（lysozyme，LYS）

溶菌酶来自单核细胞、中性粒细胞，是一种能溶解某些细菌的酶类。可酵解革兰阳性球菌壁上的乙酰氨基多糖成分，使细胞壁破裂。其分子量为 14000~15000，可从肾小球基底膜滤出，90% 以上可被肾小管重吸收，所以尿液中很少或无溶菌酶。①肾小管疾病：如炎症、中毒时，因肾小管损害，重吸收减少，尿溶菌酶升高；②判断预后：急性肾小管坏死时，尿溶菌酶升高，若逐渐升高并持续不下降，小管功能恢复较差。慢性肾炎、慢性肾衰竭时，尿溶菌酶也升高；③急性单核细胞白血病时，血清溶菌酶含量增加，超过肾小管重吸收的能力，尿内溶菌酶可升高。

5.丙氨酸氨基肽酶（alanineaminopeptidase，AAP）

AAP 是一种水解酶。丙氨酸氨基肽酶测定可作为评价肾损伤的敏感指标。尿液中丙氨酸氨基肽酶升高：见于急性肾功能衰竭、急性肾炎、肾恶性肿瘤、肾缺血、肾小管坏死、肾移植排斥反应、肾损伤。

二、其他新型标志物

其他潜在的 DKD 风险和进展信号在成为可靠的疾病标志物前，还需要进一步证据支持。候选的标志物包括一些炎症标志物、氧化应激标志物、细胞因子等。例如尿液蛋白绑定的晚期糖基化终末产物（advanced glycationend products，AGEs）、特定的氧化应激标志物和纤维化细胞因子，例如结缔组织生长因子（connectise tissue growth factor，CTGF）、转化生长因子β（TGF-β）、胱抑素 C 和脂肪酸结合蛋白家族中的肾小管标志物。新增的标志物包括成纤维细胞生长因子 23（fibroblast growth factor-23，FGF-23），尿液 IV 型胶原蛋白以及循环或尿液微小核糖核酸（microRNA）。

（一）炎症标志物

慢性微炎症状态在 DN 的发病过程中起重要作用，某些关键炎症因子为 DN 的病情判断提供了关键线索。通过第一次乔斯林肾脏研究（即 1 型糖尿病患者微量白蛋白尿自然病程研究）[16]中 145 例患者的尿标本检测，发现白介素 6（interleukin 6，IL-6）、白介素 8（interleukin 8，IL-8）、单核细胞趋化蛋白 1（monocyte chemotactin protein-1，MCP-1）、干扰素 γ 诱导蛋白（interferon yinducible protein -10，IP-10）、巨噬细胞炎性蛋白 1δ（macrophage inflammatory protein-1δ，MIP-1δ）的尿浓度在肾功能下降的患者中显著升高，且出现早期肾功能下降（每年 GFR 下降 >3 ml / min·1.73 m^2）者这 5 种炎症标志物的基线水平高于肾功能稳定者，两种以上炎症标志物浓度升高的患者出现早期肾功能下降的风险增加 5 倍[17]。第二次乔斯林肾脏研究的横断面分析发现，炎症相关标志物——可溶性肿瘤坏死因子受体 1 和 2（sobuble tumor necrosis factor receptor，sTNFR1，2）与 GFR 水平呈显著负相关[18]。

系列的临床研究进一步阐明了 TNFRs 对 1 型和 2 型糖尿病患者肾脏病情转归的预测价值。Gohda 等[19]的研究证实血浆 TNFR 水平对 1 型糖尿病患者的预后有提示意义，该研究纳入了两次乔斯林肾脏研究中 GFR 正常的 628 例患者，TNFR2 水平处于最高四分位距的患者 12 年后达到 CKD-3 期的累积发生率为 60%，而其他四分位距的患者仅为 5%~19%。Cox 比例风险模型分析显示，TNFR2 水平处于最高四分位距的患者发生早期肾功能下降的风险比其他患者高 3 倍（HR=3.0）。基于 DCCT / EDIC 研究（糖尿病控制与并发症研究 / 糖尿病干预及并发症流行病学研究）数据的结论同样证实，炎症标志物——sTNFR1、2 和 E 选择素的升高是 1 型糖尿病患者显性蛋白尿进展重要的独立预测因子[20]。Pavkov 等[21]的最新研究显示 TNFR1、2 对 2 型糖尿病患者的 ESRD 也具有良好的预测价值。Niewczas 等[22]通过 410 例 2 型糖尿病患者的观察性研究提出 TNFR1 的基线水平能够独立预测 12 年后 ESRD 的进程，这种关联性在尿蛋白正常的患者中更强，提示血浆 TNFR 有望成为比蛋白尿更有效力的 ESRD 预测标志物。

（二）氧化应激标志物

线粒体 ROS 产物 8-羟基 -2'-脱氧鸟苷（8-OHdG）是高糖诱导肾脏损伤的关键调节因子，也是评估人体氧化应激状况的有效手段。研究显示，尿 8-OHdG 的升高与 2 型 DN 患者的蛋白尿进展相关，多因素 logistic 回归分析提示它在多种危险因素中表现出较好的预测价值[23]。然而，也有研究认为尿8-OHdG水平对DN进展的预测能力无法超越ACR[24]。

核因子（NF）-E2相关因子（Nrf2）是调节细胞内抗氧化的主要转移因子，被证实可能有肾脏保护作用，它的调节物——甲基巴多索隆被认为是治疗DN有前景的新药，并开展了大型临床试验。然而，虽然实验室和临床研究均证实甲基巴多索隆能够逆转DN的GFR，但因其增加心衰风险的副作用而被终止于Ⅲ期临床试验[25]。

（三）细胞因子

尿结缔组织生长因子（CTGF）水平与ACR水平密切相关，微量白蛋白尿患者的CTGF比尿蛋白正常的患者高10倍，显性蛋白尿患者可高出100倍[26]。尿CTGF的排泄和1型糖尿病肾病患者的蛋白尿、GFR进展相关[27]，血浆CTGF基线水平是显性蛋白尿患者ESRD和死亡的独立危险因素[28]。

成纤维细胞生长因子23（FGF-23）是磷酸代谢的重要调节因子。一项2型糖尿病合并显性蛋白尿患者的研究通过33个月的随访发现，血清FGF-23水平是肌酐翻倍、透析、死亡等硬终点的独立预测因子[29]。

足细胞B7-1的可溶性配体CD28（sCD28）升高预示着DN进展至ESRD的高风险。进展至ESRD患者的血sCD28基线水平高于肾功能稳定的患者。通过调整年龄、eGFR、糖化血红蛋白、尿蛋白等协变量，多因素分析表明sCD28是DN进展至ESRD的独立危险因素[30]。

（四）新型肾小管损伤标志物

早在10年前就发现，除肾小球损伤外，肾小管间质损害也是DN进展的重要危险因素[31]。最新的病理研究证实肾小管间质损害能够预测2型糖尿病肾病患者的快速肾功能下降（每年GFR下降>14.9%）[32]。反映肾小管功能障碍的脂肪酸结合蛋白（fatty acid-binding protein，FABP）是DN预后标志物研究的新热点。FABP家族的重要成员肝型脂肪酸结合蛋白（liver-type FABP，L-FABP）为内源性抗氧化剂，分布在人近端肾小管的胞浆内，很少在啮齿动物的肾脏表达。多中心试验表明，尿L-FABP在预测CKD进展方面比蛋白尿更敏感，对DN、AKI的早期诊断和病情判断也更为有效，被日本卫生部批准为新的能够应用于临床的肾小管损伤标志物[33]。它在尿液中的浓度与DN患者蛋白尿、ESRD的进展速度相关。对eGFR>60ml / min·1.73m^{2}的104例2型糖尿病患者随访4年，研究结果显示高浓度L-FABP是DN病情进展有力的独立预测因子[34]。一项2型糖尿病患者的横断面研究发现，心脂肪酸结合蛋白（heart FABP，

H-FABP）是唯一与eGFR相关的肾小管标志物[35]。尿L-FABP同样可以独立预测1型糖尿病患者微量白蛋白尿的进展[36]。

肾脏损伤分子1（kidney injury molecule-1，KIM-1）、中性粒细胞明胶酶相关脂质运载蛋白（neutrophil gelatinase associated lipocalin，NGAL）也是著名的近端小管损伤标志物。研究显示，合并蛋白尿的1型糖尿病患者尿基线KIM-1和NGAL水平越高，GFR下降越快。但当考虑了蛋白尿、糖尿病病史、血糖和血压控制水平等DN的传统危险因素后，这种关联就不再具有统计学意义[37]。另一项研究对尿蛋白正常且eGFR≥60ml/ min·1.73m^{2}的2型糖尿病患者随访4年，发现尿KIM-1、非转移性黑色素瘤糖蛋白B（glycoprotein nonmetastatic melanoma B，Gpnmb）与患者eGFR的年下降率相关。同样的，当调整了基线尿蛋白水平、糖化血红蛋白等已知危险因素后，这种关联的统计学意义也消失了[38]。然而，也有一些前瞻性研究发现NGAL、KIM-1、Gpnmb和2型糖尿病患者的蛋白尿变化没有相关性[39]。

（五）微小RNA

基础研究发现miRNAs可以作为DN进展的标志物，研究热点主要集中在TGFβ调节的miRNAs，如miR-21、miR-29家族、miR-200，以及miR192[40]。然而，将miRNAs作为DN病情判断标志物还存在以下问题：多停留在DN患者体液miRNAs轮廓的描述上；对于尿标本的检测只做了miRNAs的定量而未明确它们的细胞来源；缺乏miRNAs表达和CKD临床表现相关联的原始数据[41]。

Zampetaki等[42]较早在大型2型糖尿病患者队列中评价了血浆miRNAs的预后意义，发现miRNA能鉴别出70%进展性的糖尿病患者，这一预测价值高于现有临床指标。56例行肾活检明确病理诊断的CKD患者尿沉渣miRNA检测显示，其中17例DN患者表现出特异性的miR-15降低，随访发现miR-15与基线尿蛋白水平和GFR降低速度呈负相关[43]。匹兹堡糖尿病流行病学（Pittsburgh Epidemiology of Diabetes Complications，EDC）研究中，在40例1型糖尿病患者的尿标本miRNAs检测发现miR-429等27种差异miRNAs，主要集中于DN相关的生长因子信号通路和肾纤维化信号通路，对DN的早期诊断、病程监测、病情判断等有重要意义[44]。

（六）蛋白质组学发现的新标志物

尿蛋白质组技术为尿蛋白的鉴别和定量提供了系列方法，也发现了一些用于DN病情判断的新型尿标志物，如CKD273，正常白蛋白尿伴CKD273阳性的患者出现显性白蛋白尿的风险显著增加，并能先于微量白蛋白尿而预测。CKD273阳性分类模式有助于鉴别有DN进展风险的正常蛋白尿患者，其预后意义优于DN的其他传统危险因素[45]。早期肾功能下降的患者相对肾功能稳定的患者，α-1（Ⅳ）胶原、α-1（Ⅴ）胶原和细胞黏合素蛋白X3种尿蛋白的片段水平下降，而肌醇戊基磷酸2激酶、闭合小环蛋白3和FAT抑癌基因2这三种蛋白的片段水平上升，为预测合并微量白蛋白尿的1型糖尿病患者早期肾功能下降风险提供了可能[46]。

（七）遗传标志物

遗传和表观遗传因子可以影响DKD的发生和发展。尽管有证据表明DKD发展的基因易感性，但是很难确定致病基因。DKD的家族聚集性是一个公认的现象。伴有糖尿病的患者比没有糖尿病家族史的患者ESRD风险高5倍。

潜在的DKD风险生物标志物需要进一步研究，风险预测还应该继续关注家族史、吸烟史、绝对的白蛋白排泄率、精确的GFR测量、血糖控制、血压测量和血浆脂质水平。糖尿病患者发展产生DKD，GFR降低到成为ESRD，依然很难确定。由于没有DKD诊断和进展的金标准，对于DKD相关标志物的探索很困难。DKD早期风险标志物的探索是临床实践和临床试验的需求[1]。

（八）标志物的联合应用

标志物的联合分析，提高了对DKD早期损伤检出的阳性率，使得对DKD患者的诊治更加全面合理（表4-6）。

表4-6　肾损伤标志物的意义

损伤部位	可检出的标志物
肾小球选择通透性	mAlb、TRF、IgG、α_2-MG
肾小管重吸收	α_1-MG、β_2-MG、RBP、LYS
近端小管刷状缘	GGT、ALP、AAP
近端小管溶酶体	NAG、GAL
肾小管胞质	LDH
肾小管髓袢厚壁升支	THP

参考文献

[1] Macisaac RJ, Ekinci EI, Jerums G. Markers and risk factors for the development and progression of diabetic kidney disease. Am J Kidney Dis. 2014, 63: S39-62.

[2] 陈瑜，丛尹. 检验医学高级教程. 北京：人民军医出版社，2014.

［3］Vart P, Scheven L, Lambers Heerspink HJ, et al. Urine albumin–creatinine ratio versus albumin excretion for albuminuria staging: a prospective longitudinal cohort study. Am J Kidney Dis, 2016, 67: 70–78.

［4］Abdelmalek JA, gansevoort RT, Lambers Heerspink HJ, et al. Estimated albumin excretion rate versus urine albumin–creatinine ratio for the assessment of albuminuria: a diagnostic test study from the Prevention of Renal and Vascular Endstage Disease（PREVEND）Study. Am J Kidney Dis, 2014, 63: 415–421.

［5］Carville S, Wonderling D, Stevens P. Early identification and management of chronic kidney disease in adults: summary of updated NICE guidance. BMJ, 2014, 349: g4507.

［6］Lamb EJ, Stevens PE, Deeks JJ. What is the bestglomerular filtration marker to identify people with chronic kidney disease most likely to have poor outcomes? BMJ, 2015, 350: g7667.

［7］徐国宾, 李志艳. 应重视实验室检查在慢性肾病早期诊断中的应用. 中华检验医学杂志, 2006, 29（11）: 961–963.

［8］Liakos CI, VyssoulisgP, Markou MI, et al.（2016）Twenty–four–hour urine alpha –microglobulin as a marker of hypertension–induced renal impairment and its response on different blood pressure–lowering drugs. J Clin Hypertens（Greenwich）, 2016, 18（10）: 1000–1006.

［9］Inker LA, Tighiouart H, Coresh J, et al. GFR Estimation using beta–trace protein and beta2–Microglobulin in CKD. Am J Kidney Dis, 2016, 67（1）: 40–48.

［10］Rosolowsky ET, Ficociello LH, Maselli NJ, et al. High–normal serum uric acid is associated with impaired glomerular filtration rate in nonproteinuric patients with type 1 diabetes. Clin J Am Soc Nephrol, 2008, 3（3）: 706–713.

［11］Ficociello LH, Rosolowsky ET, Niewczas MA, et al. High–normal serum uric acid increases risk of early progressive renal function loss in type 1 diabetes: results of a 6–year follow–up. Diabetes care, 2010, 33（6）: 1337–1343.

［12］Hovind P, Rossing P, Tarnow L et al. H. Serum uric acid as a predictor for development of diabetic nephropathy in type 1 diabetes: an inception cohort study. Diabetes, 2009, 58（7）: 1668–1671.

［13］Jalal DI, Rivard CJ, Johnson RJ, et al. Serum uric acid levels predict the development of albuminuria over 6 years in patients with type 1 diabetes: findings from the Coronary Artery Calcification in Type 1 Diabetes study. Nephrol Dial Transpl, 2010, 25（6）: 1865–1869.

［14］Zoppinig, Targherg, Chonchol M, et al. Serum uric acid levels and incident chronic kidney disease in patients with type 2 diabetes and preserved kidney function. Diabetes Care, 2012, 35（1）: 99–104.

［15］Miao Y, Ottenbros SA, LavermangD, et al. Effect of a reduction in uric acid on renal outcomes during losartan treatment: a post hoc analysis of the reduction of endpoints in non–insulin–dependent diabetes mellitus with the angiotensin II antagonist losartan trial. Hypertension, 2011, 58（1）: 2–7.

［16］Perkins BA, Ficociello LH, Silva KH, et al. Regression of microalbuminuria in type 1 diabetes. N Engl J Med, 2003, 348（23）: 2285–2293.

［17］Wolkow PP, Niewczas MA, Perkins B, et al. Association of urinary inflammatory markers and renal decline in microalbuminuric type 1 diabetics. J Am Soc Nephrol, 2008, 19（4）: 789–797.

［18］Niewczas MA, Ficociello LH, Johnson AC, et al. Serum concentrations of markers of TNFalpha and Fas–mediated pathways and renal function in nonproteinuric patients with type 1 diabetes. Clin J Am Soc Nephrol, 2009, 4（1）: 62–70.

［19］Gohda T, Niewczas MA, Ficociello LH, et al. Circulating TNF receptors 1 and 2 predict stage 3 CKD in type 1 diabetes. J Am Soc Nephrol, 2012, 23（3）: 516-524.

[20] Lopes-Virella MF, Baker NL, Hunt KJ, et al. Baseline markers of inflammation are associated with progression to macroalbuminuria in type 1 diabetic subjects. Diabetes Care, 2013, 36（8）: 2317-2323.

[21] Pavkov ME, Nelson RG, Knowler WC, et al. Elevation of circulating TNF receptors 1 and 2 increases the risk of end-stage renal disease in American Indians with type 2 diabetes. Kidney Int, 2015, 87（4）: 812-819.

[22] Niewczas MA, gohda T, Skupien J, et al. Circulating TNF receptors 1 and 2 predict ESRD in type 2 diabetes. J Am Soc Nephrol, 2012, 23（3）: 507-515.

[23] Hinokio Y, Suzuki S, Hirai M, Urinary excretion of 8-oxo-7, 8-dihydro-2'-deoxyguanosine as a predictor of the development of diabetic nephropathy. Diabetologia, 2002, 45（6）: 877-882.

[24] Serdar M, Sertoglu E, Uyanik M, et al. Comparison of 8-hydroxy-2'-deoxyguanosine（8-OHdG）levels using mass spectrometer and urine albumin creatinine ratio as a predictor of development of diabetic nephropathy. Free Radical Res, 2012, 46（10）: 1291-1295.

[25] de Zeeuw D, Akizawa T, Audhya P, et al. Bardoxolone methyl in type 2 diabetes and stage 4 chronic kidney disease. N Engl J Med, 2013, 369（26）: 2492-2503.

[26] Gilbert RE, Akdeniz A, Weitz S, et al. Urinary connective tissue growth factor excretion in patients with type 1 diabetes and nephropathy. Diabetes Care, 2003, 26（9）: 2632-2636.

[27] Nguyen TQ, Tarnow L, Andersen S, et al. Urinary connective tissue growth factor excretion correlates with clinical markers of renal disease in a large population of type 1 diabetic patients with diabetic nephropathy. Diabetes Care, 2006, 29（1）: 83-88.

[28] Nguyen TQ, Tarnow L, Jorsal A, et al. Plasma connective tissue growth factor is an independent predictor of end-stage renal disease and mortality in type 1 diabetic nephropathy. Diabetes Care, 2008, 31（6）: 1177-1182.

[29] Titan SM, Zatz R, graciolli FG, et al. FGF-23 as a predictor of renal outcome in diabetic nephropathy. Clin J Am Soc Nephrol, 2011, 6（2）: 241-247.

[30] Fiorina P, Vergani A, Bassi R, et al. Role of podocyte B7-1 in diabetic nephropathy. J Am Soc Nephrol, 2014, 25（7）: 1415-1429.

[31] Gilbert RE, Cooper ME. The tubulointerstitium in progressive diabetic kidney disease: more than an aftermath of glomerular injury? Kidney Int, 1999, 56（5）: 1627-1637.

[32] Mise K, Hoshino J, Ueno T, et al. Clinical and pathological predictors of estimated gFR decline in patients with type 2 diabetes and overt proteinuric diabetic nephropathy. Diabetes Metab Res Rev, 2015, 31（6）: 572-581.

[33] Kamijo-Ikemori A, Ichikawa D, Matsui K, et al. Urinary L-type fatty acid binding protein（L-FABP）as a new urinary biomarker promulgated by the Ministry of Health, Labour and Welfare in Japan. Rinsho Byori, 2013, 61（7）: 635-640.

[34] Kamijo-Ikemori A, Sugaya T, Yasuda T, et al. Clinical significance of urinary liver-type fatty acid-binding protein in diabetic nephropathy of type 2 diabetic patients. Diabetes Care, 2011, 34（3）: 691-696.

[35] Nauta FL, Boertien WE, Bakker SJ, et al. Glomerular and tubular damage markers are elevated in

patients with diabetes. Diabetes Care, 2011, 34 (4)：975-981.

[36] Nielsen SE, Sugaya T, Hovind P, et al. Urinary liver-type fatty acid-binding protein predicts progression to nephropathy in type 1 diabetic patients. Diabetes Care, 2010, 33 (6)：1320-1324.

[37] Nielsen SE, Andersen S, Zdunek D, et al. Tubular markers do not predict the decline in glomerular filtration rate in type 1 diabetic patients with overt nephropathy. Kidney Int, 2011, 79 (10)：1113-1118.

[38] Conway BR, Manoharan D, Manoharan D, et al. Measuring urinary tubular biomarkers in type 2 diabetes does not add prognostic value beyond established risk factors. Kidney Int, 2012, 82 (7)：812-818.

[39] Chou KM, Lee CC, Chen CH, et al. Clinical value of NGAL, L-FABP and albuminuria in predicting GFR decline in type 2 diabetes mellitus patients. PLoS One, 2013, 8 (1)：e54863.

[40] McClelland A, Hagiwara S, Kantharidis P. Where are we in diabetic nephropathy：microRNAs and biomarkers? Curr Opin Nephrol Hypertens, 2014, 23 (1)：80-86.

[41] DiStefano JK, Taila M, Alvarez ML. Emerging roles for miRNAs in the development, diagnosis, and treatment of diabetic nephropathy. Curr Diabetes Rep, 2013, 13 (4)：582-591.

[42] Zampetaki A, Kiechl S, Drozdov I, et al. Plasma microRNA profiling reveals loss of endothelial miR-126 and other microRNAs in type 2 diabetes. Circulation Res, 2010, 107 (6)：810-817.

[43] Szeto CC, Ching-Ha KB, Ka-Bik L, et al. Micro-RNA expression in the urinary sediment of patients with chronic kidney diseases. Disease Markers, 2012, 33 (3)：137-144.

[44] Argyropoulos C, Wang K, McClarty S, et al. Urinary microRNA profiling in the nephropathy of type 1 diabetes. PLoS One, 2013, 8 (1)：e54662.

[45] Rossing P, Tarnow L, Nielsen FS, et al. Low birth weight. A risk factor for development of diabetic nephropathy? Diabetes, 1995, 44 (12)：1405-1407.

[46] Nenov VD, Taal MW, Sakharova OV, et al. Multi-hit nature of chronic renal disease. Curr Opin Nephrol Hypertens, 2000, 9 (2)：85-97.

（董哲毅、谢院生）

第五章 糖尿病肾病的西医治疗

糖尿病在我国虽已引起国人重视，但患病率的急剧增加并未得到根本性的控制，由于其并发症多、预后差、医疗费用大，现已成为国家重大的公共卫生问题。糖尿病肾病（diabetic nephropathy，DN）是糖尿病的严重并发症之一，在漫长的病变过程中，DN临床表现从微量白蛋白尿、显性蛋白尿、缓慢进展至肾功能不全，肾功能随着时间的推移趋于恶化，目前缺乏特异性治疗方法，临床防治重在"早期诊断、早期治疗"。降低血糖、控制血压、调节血脂及改善生活方式是DN的基础综合疗法，贯穿糖尿病治疗的始终。但由于我国人口老龄化的加重、缺乏正确的健康意识、糖尿病合并非糖尿病肾脏疾病在慢性肾脏病（chronic kidney disease，CKD）中的比例也逐年升高，DN患者除了糖尿病并发症之外，往往还合并高血压及心、脑血管疾病等其他慢性疾病，使得诊治更为复杂、棘手。因此，强调对DN的个体化治疗、适时调整治疗策略在DN的治疗中显得尤为重要。

第一节 合理控制血糖

持续的高血糖是DN早期发病的重要原因，不管糖尿病或DN进展到何种程度，控制血糖是DN预防和治疗的核心，应贯穿始终！国外已有研究证实早期强化降糖可长期降低2型糖尿病患者的微血管及大血管并发症，延缓蛋白尿出现的时间，具有强化降糖的"记忆效应"[1]；对病史较长的糖尿病患者，强化降糖亦能明显改善微量白蛋白尿及显性蛋白尿，但应注意防止低血糖导致的心血管事件[2]。合理的血糖控制要结合患者的年龄、糖尿病病程、合并症/并发症、饮食控制、药物治疗等多方面综合考虑，权衡利弊、适时调整降糖策略。本章节因篇幅受限，以2型糖尿病为主展开叙述。

一、血糖控制目标

（一）糖化血红蛋白

1.糖化血红蛋白是血糖监测的金指标

糖化血红蛋白是人体血液中的葡萄糖与红细胞内的血红蛋白结合的产物。

HbA1c作为糖化血红蛋白的一种亚型，是最具特征的成分，其在红细胞内的合成是连续、缓慢，且不可逆，合成的周期贯穿于红细胞平均寿命（120天左右）的全过程，因此HbA1c的高低可反映近1~3个月内的血糖控制平均水平和糖代谢的总体情况，较空腹血糖和口服糖耐量有独特的优越性。不同于国外，我国因HbA1c的检测尚不普遍，限于检测方法的标准化，未将HbA1c作为糖尿病的诊断标准，但在控制并发症方面，仍旧具有重要的临床意义。国际上几项大型的糖尿病控制及并发症临床试验，例如UKPDS、ACCORD、ADVANCE等[1-3]，均把HbA1c作为重要的评估指标。HbA1c不受抽血时间、是否空腹、是否使用胰岛素等因素干扰，因此，国际糖尿病联盟推出了新版的亚太糖尿病防治指南，明确规定HbA1c是国际公认的糖尿病监控的"金指标"。

2. 糖化血红蛋白与血糖的关系

血糖是从食物的碳水化合物或蛋白质脂肪等成分分解而来的单糖，通常仅指葡萄糖。不管是空腹血糖还是餐后2小时血糖均反映的是即刻的血糖水平，其结果易受饮食、代谢、运动、精神、药物等因素的影响，无法客观反映一段时间内的血糖控制水平。当然，空腹血糖或餐后血糖控制不好，HbA1c也就不易达标。Monnier等研究发现[4]：空腹和餐后血糖对HbA1c的贡献有所不同，HbA1c在7.3%~8.4%之间时，二者贡献大致相同，HbA1c大于8.5%时，空腹血糖贡献相对增大，而HbA1c小于7.3%时，以餐后血糖贡献为主，表5-1展示了HbA1c与平均血糖的大致关系。在这里值得注意的是，临床工作中往往会遇到血糖波动性较大，亦或频发低血糖的患者，此类患者所测出的HbA1c往往呈现出控制较好的"假象"，此时需要临床医生仔细询问患者平日血糖自我监测情况，以及有无低血糖发生，及时调整降糖方案。

表5-1　HbA1c与平均血浆葡萄糖水平对照表

HbA1c（%）	平均血浆葡萄糖水平（mmol/L）
6	7.0（5.5~8.5）
7	8.6（6.8~10.3）
8	10.2（8.1~12.1）
9	11.8（9.4~13.9）
10	13.4（10.7~15.7）
11	14.9（12.0~17.5）
12	16.5（13.3~19.3）

3. 糖化血红蛋白与贫血

HbA1c水平受红细胞生存周期的影响较大，任何缩短红细胞寿命的因素，如溶血性贫血、肾性贫血、活动性出血等，都可造成HbA1c测定值低于实际血糖水平；反之延长红细胞寿命或增加红细胞在高糖环境中暴露时间的因素均可引起HbA1c水平增高。糖尿病病程较长的患者常合并多种并发症，尤其对于DN患者，往往合并贫血，这可能与营养不良和肾脏受损导致促红细胞生成素产生减少有关。对于此类患者HbA1c并不能真实反映血糖控制好坏，需排除血红蛋白对检测结果的影响，此时可采用随机血糖、糖化血清白蛋白（glycated albumin，GA）来评价。

GA是由血清白蛋白与葡萄糖发生的非酶催化的糖化反应形成，可反映患者2~4周的平均血糖水平，不受红细胞寿命影响或促红细胞生成素的使用，但该指标的不足是与血清白蛋白代谢有关的疾病（例如：肾病综合征、肝硬化、甲状腺功能亢进症等）均会影响到GA的水平，也存在一定的局限性。

因此，临床工作中，在多种病理状态下，单一的采用HbA1c并不能反映血糖控制的真实水平，要根据患者的具体情况，结合血糖、GA等指标来综合评价血糖控制，这对病情评估、疗效评价和患者的预后具有极其重要的临床意义。

（二）糖化血红蛋白及其靶目标

1. 糖化血红蛋白靶目标的争议

众所周知UKPDS研究是糖尿病领域里程碑式的研究，包括经典的UKPDS[5]和UKPDS-PTM研究[1]。UKPDS研究（1977-1997）得出早期强化降糖治疗（HbA1c < 7%以下）可显著降低2型糖尿病患者的微血管并发症，该主体研究结束后，不再受原研究方案的约束并对仍存活的患者继续随访，即UKPDS-PTM研究（1997-2007）发现强化降糖组与常规治疗组血糖的差异已经消失，但微血管病变的风险、发生心肌梗死和任何原因导致的死亡风险显著下降，其获益仍旧存在，该研究表明早期实施严格的血糖控制对微血管并发症的防控至关重要。

是不是HbA1c越低，患者的获益越大？名声大噪的ACCORD研究[3]中的降糖研究旨在评估对2型糖尿病患者实施强化降糖（HbA1c ≤ 6%）是否比标准降糖（HbA1c7.0%~7.9%）更大程度的减少心血管终点事件的发生。然而，试验进行到3.4年因强化降糖组（平均HbA1c为6.4%）的全因死亡事件高于标准治疗组（平均HbA1c为7.5%）而叫停。为什么ACCORD研究中HbA1c降得越低，死亡率反而越高？不难看出与UKPDS研究[5]中纳入的新诊断的糖尿病患者不同，ACCORD研究中纳入的患者为糖尿病病程平均大于10年，且至少具有一种明确的心脑血管疾病或者两种心血管高危因素（吸烟、饮酒、肥胖、高血压）；此外，ACCORD研究不限制用药种类，45.4%的患者采用了3种或者3种以上的降糖药，胰岛素的使用率为77.3%，该研究的血糖达标策略较UKPDS、ADVANCE研究[2]等更为激进，其低血糖发生率16%，严重低血糖发生率4.6%。与ACCORD研究纳入患者类似的ADVANCE研究则采用的以格列齐特缓释片为基础治疗，并在此基础上逐渐增加药物剂量和种类的方案，达标过程较为缓慢，在历时5年的研究中，低血糖发生率小于3%，严重低血糖发生率0.5%。进一步对ACCORD研究结果进行分析，发现在HbA1c小于7%的患者，病死率是降低的，而大于7%的病死率是升高的；后期的进一步研究也发现虽然强化降糖并不能带来额外的心脏获益，但对眼、肾、神经是有益的；而且后期分析也认为强化降糖的病死率高的结果与低血糖发生及用药种类无关。

鉴于ACCORD研究得出的强化降糖的病死率较标准治疗高的结果，中国2型糖尿病防治指南、ADA指南、KDOQI指南、2015欧洲肾脏学会-欧洲透析和移植学会（ERA-EDTA）指南，将HbA1c目标值由过去的6.5%改为7.0%，甚至更高，即放宽了HbA1c的达标标准。对此，国内部分学者对放宽HbA1c达标标准是持有保留态度的，认为强化降糖是没有错的，只是在实施降糖过程中，应对血糖控制强调个体化。HbA1c≥6.5%已作为糖尿病最新诊断标准之一，强化降糖的目的就是最大限度地将血糖控制在正常水平，即6.5%以下。当把ADVANCE、VADT、ACCORD、UKPDS等大型、长期、随机对照研究均纳入荟萃分析后[6]，得出降低血糖可以降低心血管事件，与传统治疗相比，强化降糖即HbA1c降低0.9%，可显著降低17%的非致死性的心梗事件［odds ratio（OR）：0.83，95% confidence interval（CI）：0.75~0.93］以及15%的冠心病发生率（OR：0.85，95% CI：0.77~0.93）。早期强化降糖可以降低糖尿病并发症，即使晚期强化降糖，患者亦能从中获益，难在如何把握治疗的时机、目标、方案的选择，这才是临床医生为之努力的方向。

2. 糖化血红蛋白靶目标

（1）控糖原则

2型糖尿病血糖达标的首要原则是根据患者的年龄、糖尿病病程、糖尿病的阶段、预存寿命、并发症/合并症、饮食控制、药物治疗等各方面"个体化"综合考虑。

（2）分类控糖

糖尿病患者的个体差异性很大，对治疗的敏感性也不尽相同。本节参考了《中国

2型糖尿病防治指南（2013年版）》、2012KDOQI指南、2015ERA-EDTA指南对分类控糖进行概述：①建议大多数非妊娠成年2型糖尿病患者，合理的控制目标为HbA1c7%。②更为严格的血糖控制目标即HbA1c≤6.5%，需要防止低血糖或其他不良反应，适用于糖尿病病程短、年龄相对轻、预存寿命长、无糖尿病并发症、无心脑血管疾病的2型糖尿病患者。③而对于就诊时糖尿病病程长、预存寿命短、已合并心血管疾病多种危险因素、有低血糖风险、自理能力降低的患者，要兼顾当下降糖策略的反应性：对治疗反应不佳的患者，即采用了多种降糖途径及定期的血糖监测但仍不能达标的患者可适当放宽靶目标值（建议HbA1c<8%）；对治疗反应好的患者继续监测血糖，逐渐、缓慢的增加药物的剂量和种类，将糖化血糖控制在7%左右，可减少糖尿病患者的微血管并发症，延缓糖尿病肾病进展。

我们应该知道，指南讲的是"共性"，对于大多数糖尿病患者来说，强化降糖没有错，只不过是我们在临床实践中要以患者为中心，在有良好的医患沟通的基础上，对患者实施合理的、个体化的降糖治疗。

二、控糖策略及治疗路径

医学营养治疗和运动治疗是控制糖尿病的基本手段，在此基础上血糖不达标，即HbA1c≥7.0%，则启动药物治疗。《中国2型糖尿病防治指南（2013年版）》建议2型糖尿病药物治疗的一线药物为二甲双胍，若无禁忌证，二甲双胍应一直保留在糖尿病的治疗方案中，对于不适合二甲双胍者可选α-糖苷酶抑制剂或胰岛素促泌剂作为一线用药。当单用二甲双胍仍未达标的患者，可加用胰岛素促泌剂、α-糖苷酶抑制剂、二肽基肽酶IV（DPP-4）抑制剂或者噻唑烷二酮类药物（TZDs）等二线用药。不能将二甲双胍作为一线用药者可联合其他口服药治疗。对两种药物联合治疗仍不能达标的患者，应加用胰岛素治疗（每日1次基础胰岛素或每日1~2次预混胰岛素）或者采用三种口服药联合治疗。胰升血糖素样肽1（GLP-1）受体激动剂可作为三线用药。当上述双联药物治疗+胰岛素或者三联药物治疗均不能使血糖达标，则调整为基础胰岛素+餐时胰岛素，或者每日3次预混胰岛素类似物的多次胰岛素治疗方案，在此期间应停用胰岛素促泌剂治疗详见图5-1。

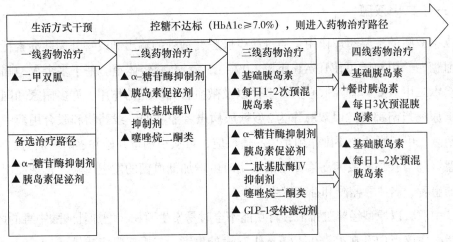

图 5-1　2型糖尿病高血糖治疗路径

三、控糖药物治疗

DN患者的控糖治疗需要考虑患者的肾功能水平，当出现肾功能不全时，应根据药物的药代动力学及肾功能的水平调整药物的种类或者药物治疗剂量，可参考表5-2。

表5-2　常用降糖药剂量调整

种类	常用药	CKD分期				
		1-2	3a	3b	4	5/血透
双胍类	二甲双胍					
a-糖苷酶抑制剂	阿卡波糖					
	伏格列波糖					
磺脲类	格列吡嗪					
	格列喹酮					
	格列齐特					
	格列本脲					
	格列美脲					
格列奈类	那格列奈					
	瑞格列奈					
DPP-4抑制剂	维格列汀					
	沙格列汀					
	西格列汀					
	利格列汀					
TZDs	吡格列酮					
GLP-1受体激动剂	艾塞那肽					
	利拉鲁肽					

原量　　减量　　限制

CKD：慢性肾脏病；DPP-4：二肽基肽酶-4；TZDs：噻唑烷二酮类；GLP-1：胰升血糖素样肽-1

（一）二甲双胍

二甲双胍的主要药理作用是通过减少肝脏葡萄糖的输出和改善外周胰岛素抵抗而降低血糖，二甲双胍可使HbA1c下降1.0%~1.5%，并减轻体重。基于多个大型临床研究中提示二甲双胍具有降低心血管事件以及微血管并发症的作用，许多国家和国际组织的糖尿病指南都将二甲双胍作为2型糖尿病患者控糖的一线药物和联合用药中的基础用药。二甲双胍的主要副作用是胃肠道反应，可从小剂量开始并逐渐增加药物剂量。应注意该药与胰岛素或胰岛素促泌剂联用时可增加低血糖的发生风险。长期使用二甲双胍的患者，需注意监测和补充维生素 B_{12}。

二甲双胍以原型经肾脏排泄，肾功能不全时易发生蓄积，增加乳酸酸中毒的风险。多数指南建议当GFR在45~60ml／min·1.73m^{2}的患者，二甲双胍应减量至1.5g／d；当出现下列情况：肝功能不全，严重感染、脱水、缺氧，急性肾损伤风险增加，接受大手术或使用造影剂，GFR<45 ml／min·1.73m^{2}时二甲双胍应暂停使用或停用，也有研究建议，二甲双胍可以在GFR<30 ml／min·1.73m^{2}时才停用[8]。

（二）α-糖苷酶抑制剂

α-糖苷酶抑制剂是通过抑制碳水化合物在小肠上部的吸收而降低餐后血糖。在2013美国临床内分泌医师学会（AACE）糖尿病管理路径建议所有新诊断的2型糖尿病患者需根据HbA1c水平选用不同的治疗方案[9]，α-糖苷酶抑制剂或胰岛素促泌剂也被列为单药和联合药物治疗的一线药物。2008年中国的MARCH研究[10]在二甲双胍和α-糖苷酶抑制剂阿卡波糖作为一线用药的疗效和获益的比较中提供了循证医学证据参考：对于2型糖尿病患者采取阿卡波糖100mg tid治疗24周和48周后，其降低HbA1c的水平与二甲双胍相当，MARCH研究达到了非劣效性主要终点；在降低餐后2小时血糖、餐后胰岛素、减轻体重、降低甘油三酯的作用中阿卡波糖优于二甲双胍；需要指出的是在治疗24周后若HbA1c＞7%的不达标患者均联合了胰岛素促泌剂继续治疗。该研究提示我们，对于以餐后血糖升高为主的患者，可考虑首选阿卡波糖。

α-糖苷酶抑制剂常见的不良反应为胃肠道反应，小剂量起始并逐渐加量是减少不良反应的有效方法。α-糖苷酶抑制剂单用低血糖发生率低，在老年患者耐受性较好，但应注意随着肾功能的下降，α-糖苷酶抑制剂如阿卡波糖及其代谢产物的血药浓度增加，但对GFR在30~60 ml／min·1.73m^{2}的患者，多数认为无需调整剂量。

（三）磺脲类药物

磺脲类药物属于胰岛素促泌剂，通过刺激胰岛细胞分泌胰岛素，增加体内的胰岛素水平而降低血糖，可使HbA1c降低1.0%~1.5%。目前在我国上市的磺脲类药物有格列本脲、格列美脲、格列齐特、格列吡嗪及格列喹酮。

格列本脲因其半衰期较长，其活性代谢产物50%经过肾脏排泄，CKD1~2期无需调整剂量，对于CKD3~5期［GFR<60 ml /（min·1.73m²）］的患者可在体内蓄积，引起严重的低血糖，且持续时间超过24小时，应予禁用。格列美脲因其代谢产物仍有降糖活性，其代谢产物及其原型的60%经过肾脏排泄，故CKD3a期［GFR 45~59 ml /（min·1.73m²）］的患者应减量至1mg / d，CKD 3b~CKD 5期［GFR ≤ 30 ml /（min·1.73m²）］禁用。

格列吡嗪及格列齐特的代谢产物无降糖活性，低血糖风险小于格列本脲及格列美脲，应用于CKD1~2期的患者无需调整剂量。格列吡嗪应用于CKD 3期［GFR 30~59 ml /（min·1.73m²）］的患者需减量，CKD 4~5期［GFR<30 ml /（min·1.73m²）］禁用。格列齐特CKD3a期需减量，CKD3b期［GFR30~44 ml /（min·1.73m²）］需慎用，CKD 4~5期禁用。不同于上述两种药物，格列喹酮的代谢产物无降糖活性，仅有5%经过肾脏排泄，治疗窗相对较宽，对于CKD1~3期［GFR ≥ 30 ml /（min·1.73m²）］的患者无需调整剂量，CKD4期［GFR 15~29 ml /（min·1.73m²）］用药经验有限，应慎用，CKD5期禁用。

（四）格列奈类

格列奈类降糖药为非磺脲类胰岛素促泌剂，其通过刺激早相胰岛素分泌而降低餐后血糖，具有吸收快、起效快、作用时间短的特点，故低血糖的风险较磺脲类轻，可降低HbA1c 0.5%~2.0%。其代表药物为那格列奈及瑞格列奈。那格列奈及其代谢产物80%经肾脏排泄，故应用于CKD1~3a期［GFR ≥ 45 ml /（min·1.73m²）］患者无需调整剂量，CKD 3b~4期［GFR15~44 ml /（min·1.73m²）］减量，CKD 5期［GFR<15 ml /（min·1.73m²）］禁用。瑞格列奈及其代谢产物仅有8%经过肾脏排泄，可用于CKD1~5期的患者，从0.5mg起始，无需调整剂量[11]。

（五）二肽基肽酶-4（DPP-4）抑制剂

DPP-4抑制剂通过抑制DPP-4而减少胰升血糖素样肽-1（GLP-1）在体内的失活，从而增加体内GLP-1的水平。该药降低HbA1c弱于其他胰岛素促泌剂，且降低HbA1c的程度与基线HbA1c有一定关系，基线水平高，降低的程度较高。由于此类药物的用药经验不足，故对于合并肾脏损害的糖尿病患者应酌情减量。常用的有西格列汀、沙格列汀、维格列汀、利格列汀等，其中利格列汀在CKD1~4期的患者无需调整剂量，其余三种药物在当GFR<50ml /（min·1.73m²）时应根据肾功能的进展情况酌情予减量或停用。

在肯定DPP-4抑制剂的降糖作用时，该类药物在心血管方面的安全性值得关注。SAVOR-TIMI53研究（沙格列汀）[12]、EXAMINE研究（阿格列汀）[13]、TECOS研究（西格列汀）[14]均是纳入2型糖尿病且具有确定的心脑血管病史的高危人群的非劣效研究设计。其中SAVOR-TIMI53研究结果显示与安慰剂相比，沙格列汀不能减少伴有心血管疾病或多种心血管危险因素的2型糖尿病患者的复合心血管终点事件发生率，出现心衰住院风险较安慰剂组增加27%（p=0.007）；EXAMINE研究也显示阿格列汀组因心衰住院的风险有增高的趋势，这使得临床医生对DPP-4抑制剂应用于2型糖尿病合并心血管疾病患者中的安全性提出质疑。令人欣慰的是TECOS研究达到了心血管复合终点的非劣效主要终点（主要复合终点包括心血管死亡、非致死性心肌梗死、非致死性卒中、或需要住院治疗的不稳定型心绞痛），西格列汀组与安慰剂组受试者主要终点事件发生率分别为11.4%与11.5%（p=0.65），二级终点发生率均为10.2%。全因死亡率分别为7.5%与7.3%（p=0.88），因心衰住院率均为3.1%，TECOS研究进一步完善了安全降糖的糖尿病管理理念，也为伴有心血管疾病的2型糖尿病患者选择降糖药物提供了重要依据。

（六）噻唑烷二酮类

噻唑烷二酮（TZDs）类药物为胰岛素增敏剂，通过增加胰岛素作用的靶组织对胰岛素的敏感性，从而增加了肌肉对葡萄糖的利用，减少肝脏内源性葡萄糖的产生，促进脂肪合成，抑制其分解从而使体内代谢紊乱趋于正常而达到降糖的疗效。该药降低HbA1c1.0%~1.5%。常见的不良反应有液体潴留，因此合并心力衰竭的患者应慎用，此外由于该药有发生骨折、骨质疏松的风险，对于存在潜在骨病的患者慎用。TZDs药物以吡格列酮和罗格列酮为代表。吡格列酮用于CKD1~3a期的患者无需调整剂量，CKD3b~5期用药经验不足，需慎用。罗格列酮因存在心血管风险，其安全性受到质疑，美国食品药品监督管理局已严格限制其应用。

（七）胰升血糖素样肽-1（GLP-1）受体激动剂

GLP-1受体激动剂通过激动GLP-1受体从而发挥降糖作用。GLP-1以葡萄糖浓度依赖的方式增强胰岛素分泌，抑制胰升血糖素的分泌，延缓胃排空，通过中枢性食欲抑制来减少进食量。GLP-1受体激动剂有降低体重、甘油三酯，降低血压的作用，单独应用不明显增加低血糖的风险，可作为一线药物疗效减弱时的联合用药。目前国内上市的有艾塞那肽、利拉鲁肽，均为皮下注射。艾塞那肽通过肾脏降解和清除，无活性代谢产物，在中度肾功能不全患者中，其用药经验有限，应慎用，建议减量至5mg每天1次或2次。利拉鲁肽的代谢产物亦无活性，经过肾脏排泄，其血浆浓度不受肾功能影响，在中度肾功能不全患者中的治疗经验有限，应慎用。该药的不良反应为胃肠道症状，如恶心、呕吐等，但随治疗时间延长而逐渐减轻。

（八）钠-葡萄糖共转运蛋白2抑制剂

钠-葡萄糖共转运蛋白2（SGLT-2）抑制剂，通过抑制表达于肾脏的SGLT-2，减少对葡萄糖的重吸收，增加尿液葡萄糖的排泄从而发挥降糖作用。该药降糖效果不依赖于β细胞功能及胰岛素抵抗，可降低2型糖尿病患者心血管死亡风险。具有里程碑意义的EMPA-REGOUTCOME研究纳入了7020例合并已知心血管疾病的糖尿病患者，在标准治疗的基础上随机接受了恩格列净10mg、25mg和安慰剂，平均随访3.1年，结果表明在常规治疗的基础上应用恩格列净可使心血管死亡风险及全因死亡风险下降30%以上，可能与其降糖、降压、减轻体重、利尿等多种机制有关，尤其适用于心血管疾病极高危的患者[15]。

其他的SGLT-2抑制剂，包括坎格列净不仅可以抑制SGLT-2，而且可以激活AMPK，或可以不必联合应用二甲双胍，而依帕列净、达格列净在降糖效果上，或许并没有坎格列净疗效显著。近期基于CANVAS、CANVAS-R两项临床试验的最终结果显示，与安慰剂组相比，坎格列净治疗组心衰住院风险减少33%、肾脏复合结局风险降低40%，然而接受坎格列净治疗的患者下肢截肢的风险高出2倍，因此处方坎格列净前应考虑患者是否伴有截肢的危险因素[16-17]。

（九）胰岛素

当2型糖尿病患者在生活方式干预及多种口服降糖药物联合治疗的基础上，血糖仍未达标，需开始口服降糖药联合胰岛素治疗。但对CKD患者而言，肾脏清除胰岛素的能力受损。当GFR > 40ml / min / 1.73m^2，外源性胰岛素的分解代谢和在肾脏的清除率尚能维持，当患者逐渐进展到终末期肾脏疾病（ESRD）时，患者出现营养不良、热量摄入减少、进行性体重下降、酸中毒、糖异生受损，胰岛素清除下降，胰岛素在体内蓄积，进而导致低血糖频繁发生。然而，患者处于中、重度肾功能不全时，大多降糖药物需减量或禁用，因此大多患者需要接受胰岛素治疗。当处于CKD3期以上的患者，尤其是老年DN患者，降糖原则"宁高勿低"，可采用短效胰岛素治疗，多次监测血糖，及时调整胰岛素用量，避免低血糖的发生。

四、血糖监测及低血糖

（一）血糖监测

前面已提到HbA1c是评价血糖长期控制的金指标，也是临床医生调整降糖方案的重要依据。对于HbA1c未达标的患者建议3个月检查一次，一旦达标可改为6个月检查一次。

HbA1c并不能反映代表血糖水平的全部，尤其对于血糖波动性较大的患者。自我血糖监测（SMBG）是患者在家中采用便携式血糖仪进行的毛细血管血糖检测的方法，用于了解日常血糖的控制水平，便于调整血糖达标、减少低血糖的发生，也是糖尿病肾病患者血糖管理的重要部分。所有接受胰岛素治疗的患者都应该进行SMBG，每天至少2次，最好在注射胰岛素前监测血糖情况，根据血糖调整胰岛素用量。

SMBG包括如下时间点：餐前、餐后、睡前、夜间以及出现低血糖症状或低血糖可疑时。对于频发低血糖、症状性低血糖、HbA1c不达标的患者，应连续监测三餐前后加睡前的血糖，连续测量3天并记录以便在医生的指导下调整治疗方案；出现肾功能不全的患者极易发生药物蓄积从而出现低血糖症状，故更应加强监测；对于已经透析的患者，在透析当日减量或暂停胰岛素治疗，并在透析2.5~3.0小时常规检测指端血糖值，可有效防止低血糖症状的发生。

（二）低血糖

糖尿病患者病程进展到DN显性蛋白尿期，往往病情进展较快。高龄、高血压、冠心病，是心血管事件发生的高发人群，极易发生低血糖，严重可危及生命。因此，在追求血糖达标的过程中，应严密监测血糖，高危人群应放宽达标标准，避免低血糖发生而抵消患者长期血糖控制所带来的获益。

糖尿病患者血糖低于3.9mmol / L就属于低血糖的范畴。低血糖的临床表现与血糖水平及血糖的下降程度有关，可表现为交感神经兴奋，如：心悸、焦虑、出汗、饥饿和中枢神经症状，如：神志改变、认知障碍、行为异常、抽搐、嗜睡或昏迷。对于老年患者，尤其要注意无症状性低血糖的发生。

低血糖是降糖药及胰岛素治疗最常见的不良反应。单独使用二甲双胍、α-糖苷酶抑制剂一般不会发生低血糖，DPP-4抑制剂及GLP-1受体激动剂的低血糖风险也较小，但胰岛素、磺脲类和非磺脲类胰岛素促泌剂均可引起低血糖。有研究表明药物性低血糖的发生与年龄偏大、糖尿病病程长、HbA1c低、体重指数低及磺脲类药物使用有关[15]。

当患者出现低血糖时，应及时补充葡萄糖及含糖食物。根据意识和血糖情况予以相应处理：意识清楚者可进食15~20g含糖食物；意识障碍者立即予50%葡萄糖液体20~40ml静脉注射，每隔15分钟监测血糖，病情严重需再次重复注射后以5%或10%葡萄糖输注，直至意识恢复；同时应积极寻找可能的原因，如药物是否使用过量、未按时进食或进食过少、运动量增加等，小心谨慎地调整胰岛素治疗方案和用量并监测血糖。低血糖处理流程，见图5-2。

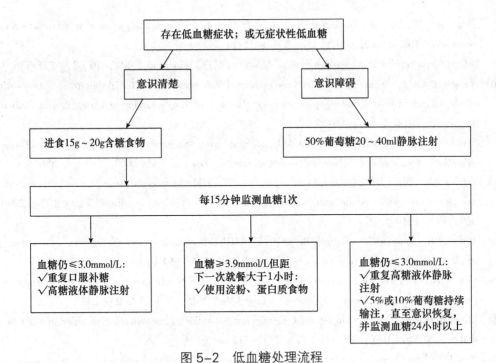

图 5-2　低血糖处理流程

参考文献

［1］Holman RR，Paul SK，Bethel MA，et al. 10-year follow-up of intensive glucose control in type 2 diabetes. N Engl J Med. 2008，359（15）.1577-89.

［2］Patel A，MacMahon S，Chalmers J，et al. Intensive blood glucose control and vascular outcomes in patients with type 2 diabetes. The ADVANCE Collaborative group. N Engl J Med. 2008，358（24）：2560-2572.

［3］Ismail-Beigi F，Craven T，Banerji MA，et al. Effect of intensive treatment of hyper glycaemia on microvascular outcomes in type 2 diabetes：an analysis of the ACCORD randomized trial. Lancet. 2010，376（9739）：419-430.

［4］Monnier L，Lapinski H，Colette C. Contributions of fasting and postprandial plasma glucose increments to the overall diurnal hyper glycemia of type 2 diabetic patients：variations with increasing levels of HbA1c. Diabetes Care. 2003，26：881-885.

［5］UK Prospective Diabetes Study（UKPDS）group. Intensive blood-glucose control with sulphonylureas or insulin compared with conventional treatment and risk of complications in patients with type 2 diabetes（UKPDS 33）. Lancet. 1998，352（9131）：837-853.

［6］Ray KK，Seshasai SRK，Wijesuriya S et al. Effect of intensive control of glucose on cardiovascular outcomes and death in patients with diabetes mellitus：a meta-analysis of randomised controlled trials. Lancet. 2009，373：1765－1772.

［7］中华医学会糖尿病学分会. 中国2型糖尿病防治指南（2013年版）. 中国糖尿病杂志. 2014，88（08）：26-89.

［8］Lipska KJ，Bailey CJ，Inzucchi SE. Use of metformin in the setting of mild to moderate renal insufficiency. Diabetes Care. 2011，34（6）：1431-1437.

［9］AACE Comprehensive Diabetes Management Algorithm 2013.Endocr Pract. 2013，19（2）：327-336.

［10］Yang W，Liu J，Shan Z，et al. Acarbose compared with metformin as initial therapy in patients with newly diagnosed type 2 diabetes：an open-label，non-inferiority randomised trial. Lancet Diabetes Endocrinol. 2014，2（1）：46-55.

［11］Hasslacher C，Multinational Repaglinide Renal Study group. Safety and efficacy of repaglinide in type 2 diabetic patients with and without impaired renal function. Diabetes Care. 2003，26（3）：886-891.

［12］Scirica BM，Bhatt DL，Braunwald E，et al. SAVOR-TIMI 53 steering committee and investigators. saxagliptin and cardiovascular outcomes in patients with type 2 diabetes mellitus. N Engl J Med. 2013，369（14）：1317-1326.

［13］White WB，Cannon CP，Heller SR，et al. EXAMINE Investigators. Alogliptin after acute coronary syndrome in patients with type 2 diabetes. N Engl J Med. 2013，369（14）：1327-1335.

［14］Green JB，Bethel MA，Armstrong PW，et al. TECOS Study group. Effect of sitagliptin on cardiovascular outcomes in type 2 diabetes. N Engl J Med. 2015，373（3）：232-242.

［15］Zhinman B, Wanner C, Lachin JM, et al. Empagliflozin, cardiovascular outcomes, and mortality in type 2 diabetes. N Engl J Med. 2015, 373（22）：2117-2128.

［16］Neal B Perkovic V, de Zeeuw D, et al. Rationale, design, and baseline characteristics of the canagliflozin cardiovascular assessment study（CANVAS）-a randomized placebo-controlled trial. Am Heart J. 2013, 166（2）：217-223.

［17］Neal B, Perkovic V, Matthews DR, et al. Rationale, design and baseline characteristics of the CANagliflozin cardio Vascular Assessment Study-Renal（CANVAS-R）：A randomized, placebo-controlled trial. Diabetes Obes Metab. 2017, 19（3）：387-393.

［18］戴丽. 老年糖尿病患者药物性低血糖的相关因素分析. 中华老年医学杂志. 2014，33（2）：163~165.

（刘洙言、谢院生）

第二节　调节脂代谢紊乱

2型糖尿病患者更容易发生脂代谢紊乱，表现为甘油三酯升高、高密度脂蛋白胆固醇（HDL-C）降低，低密度脂蛋白胆固醇（LDL-C）轻、中度升高，LDL-C亚型小而密LDL（sLDL-C）增高。目前已经明确高LDL-C及低HDL-C对动脉粥样硬化的形成具有重要作用，在同等水平的LDL-C下，糖尿病患者与非糖尿病患者相比具有更高的心血管疾病的发生率和病死率；脂代谢异常在糖尿病微血管病及糖尿病肾病的发病机制和进展中也起到重要作用。DN强调早期、综合治疗，研究发现在血糖不达标的患者中，血脂异常的患病危险显著增加，且伴随糖尿病的病程延长，血脂异常的比例逐渐增加，患者合并冠心病、高血压的比例也逐年增高。因此，调节脂代谢紊乱对控制糖尿病及其并发症、降低糖尿病患者心血管病发生率和病死率具有重要意义。本节重点论述他汀类、胆固醇吸收剂（依折麦布）及贝特类药物的临床应用。

一、血脂分层管理及干预靶点

新近的血脂管理指南，包括2009年加拿大指南和2011 ESC / EAS指南[1]均无既往指南中关于"血脂合适水平"的描述，强调根据危险分层（表1）来指导血脂干预靶目标，使得血脂管理更为合理、实用性更强。2013年ACC / AHA颁布的《降胆固醇治疗成人动脉粥样硬化性心血管病（ASCVD）风险指南》[2]不再以传统降低LDL-C到某一数值为具体治疗目标，而是以降低ASCVD风险作为崭新的治疗策略，2014年NLA《以患者为中心的血脂异常管理建议》[3]也进一步肯定了降脂治疗的目的是降低ASCVD风险。然而针对上述各路指南的不同，笔者认为延续根据危险分层来指导血脂干预靶目标似乎更合理，并且2013年ACC / AHA指南中的"强化他汀"应回归到"强化降脂"，即降低LDL-C的水平才是治疗的核心，单纯的增加他汀的剂量亦不适用于中国人群，取消LDL-C目标值也值得商榷。

总的来说，国内外指南仍将LDL-C作为血脂管理的首要干预靶点。2010年CTT荟萃分析[4]覆盖了26项以心血管事件为终点的他汀研究，结果显示：LDL-C每降低1.0mmol / L，冠心病发病率和死亡率就会相应降低22%，LDL-C<1.8mmol / L的获益最大；他汀类降脂药的心血管获益与基线LDL-C水平无关，即使基线值LDL-C<2.0mmol / L，也能从他汀治疗中获益。因此2011年的欧洲指南对高危 / 极高危人群中取消了LDL-C启动值，即无论患者基线LDL-C水平如何，均应启动他汀治疗。尽管低HDL-C与心血管病风险相关，但该指南尚不推荐HDL-C作为干预指标；ApoB可作为次要干预靶点，在极高危和高危人群中的靶目标为80mg / dl及100mg / dl。

二、危险分层和血脂干预策略

目前的相关指南均强调了生活方式干预（调整饮食、运动等）是调脂的基础治疗，对预防ASCVD至关重要。2011年ESC / EAS指南根据危险分层，提出对高危 / 极高危人群的药物治疗应更积极，具体干预策略见表5-3[1]。这些指南的推荐源于PROVE IT、TNT、4S、LIPID、CARE等多个临床试验，在这些研究中，即使LDL-C水平正常的患者仍可从他汀治疗中获益。2013年的ACC / AHA指南则明确了四类他汀治疗的高危获益人群，从而简化了降脂治疗的依据（见表5-4）[2]。

表5-3 根据危险分层及LDL-C值采取干预措施

危险分层	LDL-C水平				
（SCORE评分）	<70mg/dL <1.8mmol/L	70~100mg/dL 1.8~2.5mmol/L	100~155mg/dL 2.5~4.0mmol/L	155~190mg/dL 4.0~4.9mmol/L	>190mg/dL >4.9mmol/L
极高危≥10%	生活方式干预； 考虑干预*	生活方式干预； 立即药物干预	生活方式干预； 立即药物干预	生活方式干预； 立即药物干预	生活方式干预； 立即药物干预
高危 ≥5%~<10%	生活方式干预； 考虑干预*	生活方式干预； 考虑干预*	生活方式干预； 立即药物干预	生活方式干预； 立即药物干预	生活方式干预； 立即药物干预
中危 ≥1%~<5%	生活方式干预	生活方式干预	生活方式干预； 考虑药物治疗	生活方式干预； 考虑药物治疗	生活方式干预； 考虑药物治疗
低危<1%	无需调脂干预	无需调脂干预	生活方式干预	生活方式干预	生活方式干预； 考虑药物治疗

考虑干预*：合并有患者，无需考虑LDL-C水平，应考虑应用他汀类药物。

表5-4 2013ACC/AHA指南4类高危人群的血脂干预

高危人群	他汀药物强度	LDL降幅	常用药物及剂量
临床ASCVD患者 ≤75岁； >75岁	高强度他汀	LDL-C降低≥50%	阿托伐他汀40~80mg 瑞舒伐他汀20~40mg
	中强度他汀	LDL-C降低30%~50%	阿托伐他汀10~20mg 瑞舒伐他汀5~10mg 辛伐他汀20~40mg
LDL-C≥4.86mmol/L	高强度他汀	LDL-C降低≥50%	同上
40~75岁； LDL-C1.80~4.86mmol/L； 糖尿病； 10ASCVD风险≥7.5%	中强度他汀 高强度他汀	LDL-C降低30%~50% LDL-C降低≥50%	同上
40~75岁； LDL-C1.80~4.86mmol/L； 无ASCVD及糖尿病； 10ASCVD风险≥7.5%	中高强度他汀	个体化制定	同上

总之，国外一系列颁布的指南都是基于循证医学的基础，对我们临床实践都有一定的借鉴，通过对国外指南的学习，解答了曾经对他汀类药物应用的疑虑，从剂量、安全性、LDL-C靶目标值的确立都有一定的程度的了解。降脂治疗的目的就是在于最大限度地减少ASCVD的发生，其核心在于降低LDL-C水平，最终改善患者生活质量，降低心血管死亡风险。

三、糖尿病患者调脂治疗建议

2011 ESC / EAS指南对极高危人群的界定较为宽泛，将存在糖尿病的患者列为极高危人群，推荐的LDL-C目标水平为<1.8 mmol / L（70 mg / dl），非HDL-C水平为<2.5 mmol / L（100 mg / dl），apoB<80 mg / dl作为次要目标。值得注意的是，该指南首次对糖尿病合并中重度CKD患者（CKD2~4期，GFR15~89ml / min / 1.73m²）提出积极的治疗建议，指南认为CKD是冠心病等危症，LDL-C达标是主要目标（I / A）；对糖尿病合并CKD2~4期的患者，他汀对病理性蛋白尿（＞300 mg / d）有益；他汀可延缓肾功能进展，推迟患者进入透析的时间（IIa / C）；可单独应用他汀或联合其他降脂药治疗使LDL-C<1.8 mmol / L（70 mg / dl）（IIa / C），从而使患者从心、肾两方面获益。

2014年中国糖尿病肾病防治专家共识[5]中，明确给出了DN患者的血脂干预治疗切点：LDL-C＞3.38mmol / L（130mg / dl），甘油三酯（TG）＞2.26mmol / L（200mg / dl）。所有DN患者的LDL-C靶目标为2.6mmol / L以下，若合并冠心病则降至1.86mmol / L以下，TG建议降至1.5mmol / L以下。药物治疗方面LDL-C升高首选他汀类药物，以TG升高为主可选择贝特类药物。足量他汀的应用不能使LDL-C达标者，指南明确给出了他汀可联合依折麦布的治疗方案，亦有证据表明联合用药较单药增量应用更能有效、安全的降低LDL-C水平（具体可参考第三节第四部分，选择性胆固醇吸收剂）。

针对以上不同的指南和共识，糖尿病脂代谢的管理存在很多争议，从"强化他汀"到他汀联合其他降脂药的"强化降脂"，从"不再以降低LDL-C到某一数值为具体治疗目标"到以"降低ASCVD风险"作为崭新的治疗策略，还是LDL-C的靶目标"更低一点"更好？总之，糖尿病和DN患者是ASCVD的高危患者，应根据患者的危险分层、合并症情况、对他汀类药物的耐受情况综合考虑，制定个体化的降脂目标和治疗方案。

四、药物治疗

（一）控制血糖

糖尿病患者由于胰岛素分泌水平异常或机体对胰岛素敏感性下降，常合并血脂异常。研究发现在HbA1c≥7%的患者中，血脂异常的比例比达标的患者要高。血糖升高不仅加大大血管疾病的患病风险，也增加了微血管病的发生，高血糖可加重脂代谢紊乱，控糖可以降低TG、升高HDL-C的水平。因此对于糖尿病患者而言，控糖本身就是治疗血脂异常不可忽视的前提。需要注意的是降糖药物对血脂水平的影响，如：二甲双胍可以降低TG水平，TZDs类药物可降低TG、升高HDL-C水平，偶可见LDL-C升高。

（二）他汀类药物

LDL-C是糖尿病患者最强的冠心病危险因子，而糖尿病患者的降脂治疗主要在于防治心脑血管疾病，即降低LDL-C是首位，首选他汀类药物。

1.药物特点

三羟基-3甲基戊二酰辅酶A（HMG-CoA）还原酶抑制剂他汀类药物是治疗糖尿病患者血脂异常的第一类药物，研究显示他汀类药物可以稳定冠状动脉粥样硬化斑块，恢复内皮功能，预防心脑血管事件的发生。他汀类药物主要降低LDL-C，其机制是通过竞争性抑制内源性胆固醇合成限速酶，即HMG-CoA还原酶，减少细胞内胆固醇合成，细胞内游离胆固醇降低使LDL受体介导的胆固醇分解活性升高。

他汀类药物也可以降低TG，其降低TG的程度与基线TC、LDL-C水平相关。当TG水平小于0.56mmol / L（50mg / dl）时，他汀类药物对TG无影响，TG介于1.70~2.82mmol / L（150~250mg / dl）有中等程度的降低，TG＞2.82mmol / L（250mg / dl）有明显的剂量依赖性。

目前上市的药物中，除普伐他汀、匹伐他汀外，辛伐他汀、洛伐他汀、阿托伐他汀、氟伐他汀经肝脏细胞色素P450酶代谢，瑞舒伐他汀是细胞色素P450的弱底物，90%以原型代谢，经粪便排出，其余部分通过尿液排出，尿液中仅5%为原型。故他汀类药物与细胞色素P450抑制剂联合应用时可增加不良反应的发生风险，如：大环内酯类抗生素、吡咯类抗真菌药、环孢素、胺碘酮、华法林、硝苯地平、卡维地洛、质子泵抑制剂等。

2.循证医学证据

他汀类药物目前已广泛应用于糖尿病合并CKD患者。CARDS（Collaborative Atorvastatin Diabetes Study）是一项随机、安慰剂对照临床研究[6]，评价阿托伐他汀10mg / d对2型糖尿病患者的心-肾保护作用。研究发现阿托伐他汀能够降低2型糖尿病患者的心血管事件发生率，并对合并蛋白尿的eGFR有轻微的改善作用，但对蛋白尿的发生率没有影响，也不能将蛋白尿恢复到正常范围。PANDA（Protection Against Nephropathy in Diabetes with Atorvastatin）研究[7]对比了10mg / d和80mg / d的阿托伐他汀在2型糖尿病早期肾病患者中的应用，随访2年后发现高剂量阿托伐他汀并没有使糖尿病患者得到更大的益处。所以他汀类药物能够降低DN患者的蛋白尿还存在争议。Abe M等[8]对104名肾功能在CKD1~2期的DN患者应用10mg / d的瑞舒伐他汀进行前瞻性队列研究，随访半年后，瑞舒伐他汀组的尿蛋白排泄、尿8-OHdG及L-FABP，以及血清胱抑素C的水平较未应用瑞舒伐他汀组下降，但两组间eGFR无明显差异，推测瑞舒伐他汀可能是通过降低了氧化应激实现了肾保护作用，但其作用需要更长时间的随访来明确。

大多晚期糖尿病患者多高龄、合并冠心病，而降脂治疗主要在于防治心脑血管疾病，这对老年患者延长预存寿命、改善生活质量尤为重要。一项荟萃分析[9]，涉及19569例65~82岁冠心病患者，结果显示他汀类药物可降低全因死亡率22%、冠心病病死率30%、非致死性心肌梗死及卒中发生率26%。另一项荟萃分析，涉及24674例老年患者，结果提示他汀类药物较安慰剂组心肌梗死风险下降39.4%，卒中风险下降23.8%，全因死亡率及心血管死亡率无显著降低[10, 11]。

综上所述，他汀类药物对改善糖尿病及DN患者脂代谢紊乱尤其是降低LDL-C，降低心脑血管事件、保护肾功能具有重要意义。

3. 不良反应及剂量调整

（1）他汀类药物与氨基转移酶

丙氨酸氨基转移酶（ALT）升高是他汀类药物最常见的不良反应，多发生于开始用药的3个月内，呈剂量依赖性。在一般人群可接受的剂量内较少发生ALT升高，大剂量应用时易升高。对活动性肝病、失代偿性肝硬化及急性肝衰竭、不明原因氨基转移酶持续升高或任何原因所致的氨基转移酶升高超过正常上限3倍的患者应予以禁用。与抗肝炎病毒类药物联用时，应选择不经细胞色素P450酶代谢的他汀类药物。

（2）他汀类药物的肌损害

他汀类药物相关的肌损害可表现为：①肌痛、乏力，伴或不伴肌酸激酶升高；②肌酸激酶升高；③横纹肌溶解，严重可致肌红蛋白尿形成、血肌酐升高、急性肾损伤。老年人、肝肾功能异常、消瘦、甲状腺功能减退、多种药物合用、围手术期、低血容量的患者易发生他汀类药物相关的肌病，但需要与自身可能的原发病鉴别。

（3）他汀类药物与慢性肾脏病

他汀类药物不会导致CKD患者肾功能恶化，可降低CKD 1~5期非透析患者的心血管事件及死亡风险，但随肾功能不断下降，获益逐渐降低。他汀类药物的不良反应随肾功能下降发生率升高，目前常用的他汀类药物有氟伐他汀、阿托伐他汀、辛伐他汀、瑞舒伐他汀，对于CKD1~2期的患者不需要调整剂量，对肾功能受损患者应根据患者病情监测肝肾功能、肌酶的变化，酌情减量或停药。

（4）他汀类药物与认知功能

服用他汀类药物可能出现可逆性认知功能障碍，但考虑到他汀类的心血管获益远大于认知功能障碍，如记忆力减退等表现，故在应用过程中应充分评估药物不良反应，必要时停药观察。

4.疗效、不良反应监测

使用他汀类药物，应监测不良反应，关注有无肌痛、乏力、消化道症状等。尤其对老年、合并多种用药的患者，在服药前、后4周要监测血脂、转氨酶、肌酶及肾功能，且从小剂量起始，根据疗效逐渐加量至最佳剂量。对转氨酶超过正常上限3倍或者肌酸激酶升高超过正常上限5倍应予停用，并继续监测，排除其他原因，直至指标恢复正常。经随访3~6个月后未达标的患者，调整他汀类药物剂量和种类，达标后每6~12个月复查，见图5-3。

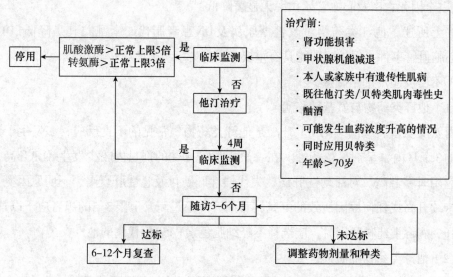

图5-3 疗效、不良反应监测流程

（三）选择性胆固醇吸收剂

中国第二次血脂治疗现状流调结果显示：中国极高危、高危心血管病患者的LDL-C达标率仅为22%和31%，中国急性冠脉综合征他汀强化降脂研究（CHILLAS研究）及血脂异常国际研究（DYSIS-China研究）也发现，我国的LDL-C的达标率仍处于较低水平，随着危险水平上升，患者的达标率逐渐下降，这些研究结果提示我们部分患者在应用足量他汀类药物后血脂仍不能达标，亦或是不能耐受他汀类药物治疗，因此选择性胆固醇吸收剂为更安全、有效的治疗提供了选择[12]。

1.他汀类药物联合胆固醇吸收剂

体内胆固醇的两大来源包括肝脏合成和肠道吸收，他汀类药物可抑制内源性胆固醇合成，降低LDL-C水平，而多项研究发现采用他汀类药物治疗后血浆总胆固醇的达标率反而下降，胆固醇吸收代偿性增加，且降脂优势随时间推移而消失[13-15]。依折麦布是目前唯一一种批准用于临床的选择性胆固醇吸收剂，可使小肠吸收胆固醇量降低

50%以上。在一项随机、双盲、安慰剂对照研究中发现依折麦布单药治疗可抑制胆固醇吸收，但增加了胆固醇合成[16]。不难看出：单一途径的降脂治疗必然导致另一途径的胆固醇增加，称之为"胆固醇逃逸现象"。因此，他汀联合依折麦布治疗能够从体内合成和肠道吸收双重机制上降低胆固醇，适用于经足量他汀仍未达标的患者的治疗。

乙.循证医学证据

2015年发表在《新英格兰杂志》的IMPROVE-IT研究[17]是一项在急性冠脉综合征的高危患者中确立依折麦布10mg/d联合辛伐他汀40mg/d与辛伐他汀（40mg/d）单药相比的临床获益和安全性的多中心、双盲、随机对照临床研究，该研究首次证实了在他汀治疗基础上联合应用胆固醇吸收剂依折麦布可进一步降低LDL-C水平，且将LDL-C推向更低水平，即LDL-C在动脉粥样硬化性心血管病（ASCVD）的二级预防"低一些更好"；从循证医学角度提示LDL-C降至50mg/dl是安全的，解除了既往对于LDL-C过低安全性的顾虑。因此，与2013年AHA/ACC发布的ASCVD防治指南[2]所推荐的"强化他汀"治疗不同，IMPROVE-TI研究结果回归了"强化降脂"的理念，提示他汀联合依折麦布与增加他汀剂量使LDL-C达标可产生同样心血管获益。

3.依折麦布的临床应用建议[12]

（1）适用人群

在生活干预基础上：①与常规剂量他汀联合用于急性冠脉综合征患者或CKD患者预防心血管事件。②经常规剂量他汀治疗后LDL-C仍未达标者，可联合依折麦布治疗。③不能耐受他汀治疗的患者，可予依折麦布单药治疗。④以TG升高为主要表现的混合型血脂异常的患者，可联合应用非诺贝特和依折麦布。⑤接受特殊治疗（如血浆置换疗法）血脂仍未达标的纯合子型家族性高胆固醇血症患者，可联合他汀及依折麦布治疗。⑥纯合子型谷甾醇血症患者的治疗。

（2）用法用量

依折麦布的推荐剂量为5~10mg/d，可在每天任意时间服用，食物不影响疗效。老年患者一般无需调整剂量。肾功能不全的患者无需调整剂量。

（3）不良反应

依折麦布的不良反应少见且轻微，如头痛、腹泻、腹痛，一般无需特殊处理。禁用于活动性肝病，或不明原因的血清转氨酶持续升高患者。不推荐妊娠、哺乳期妇女服用。

（四）贝特类药物

虽然他汀类药物已经广泛应用于糖尿病患者，但一项大型的荟萃分析表明[18]：糖尿病患者应用他汀类降脂治疗后仍存在较高的心血管残留风险，包括大血管事件（心肌梗死、脑卒中）和微血管并发症（视网膜病变、肾脏病变、神经病变），高 TG 和低 HDL-C 是 2 型糖尿病、肥胖、代谢综合征患者中构成心血管残留的主要血脂异常表型。贝特类药物在降低 TG 方面有独特的优势。

1. 药物特点

贝特类药物为纤维酸衍生物，作用于过氧化物增殖激活受体（PPARγ）从而调控包括脂代谢有关的基因表达。包括吉非罗齐、非诺贝特、苯扎贝特、氯贝特和环丙贝特等。贝特类药物通过增强脂蛋白酶的活性、抑制肝脏合成 VLDL 胆固醇，起到降低 TG 和升高 HDL-C 的作用。在 TG ＞ 4.5mmol / L，而 LDL-C 正常或轻度升高时，贝特类药物是首选，必要时可合用他汀类药物。

贝特类药物除了具有调脂作用外，还具有抗炎、降低纤维蛋白原、改善内皮、延缓糖尿病患者微量白蛋白尿的进展等调脂以外的作用，这些作用至少在理论上能够减少心血管事件的风险。

2. 循证医学证据

糖尿病动脉粥样硬化干预研究（the Diabetes Atherosclerosis Intervention Study，DAIS）[19] 是一项纳入 384 例，随访 38 个月的安慰剂、对照、随机、双盲研究。研究显示非诺贝特（200mg / d）可使 TG 下降 29%、HDL-C 升高 8%、TC 下降 10%、LDL-C 下降 5%，经血管造影检查冠脉管腔直径减少程度较安慰剂组低，表明非诺贝特具有延缓动脉粥样硬化的疗效。

非诺贝特干预及减少糖尿病心脏事件研究（Fenofibrate Intervention and Event Lowering in Diabbetes，FIELD）[20] 是一项为期 5 年的随机、对照研究，研究发现只有分别在 TC<4.5mmol / L、LDL-C<3.0mmol / L 的患者以及 TG ≥ 1.7mmol / L 的亚组分析中，心血管事件的发生较安慰剂组降低，提示只有 TC 或者 LDL-C 达标或者 TG 水平升高的前提下，贝特类药物才能产生临床获益。

3. 药物不良反应及剂量调整

贝特类药物最常见的不良反应为胃肠道不适，多为轻微的恶心、腹泻、腹胀等，偶见皮肤瘙痒、荨麻疹、头痛等不良反应，多见于服药最初几周，症状可自行消失，个别明显者可减量或停药；出现肌痛、乏力、抽搐症状，应测定肌酶；长期服用贝特类降脂药的患者，要监测肝、肾功能，联用他汀类药物时，发生肝肾损害、横纹肌溶解的风险会增加。

贝特类药物主要经肾脏排泄，在肾功能不全时可在体内蓄积，因此在肾功能不全时应予减量或停用。

4.他汀及贝特类药物的联合应用

鉴于LDL-C与心血管事件的密切关系，调脂治疗的首要目标是降低LDL-C，因此他汀类药物成为糖尿病患者调脂治疗的基石。然而，对于混合型高脂血症的患者，他汀类药物有其局限性，对于高TG、低HDL-C的患者，仍有较高的心血管残留风险，因此他汀类药物与贝特类药物联合应用逐渐受到重视。

ACCORD降脂分支研究中，对于混合型高脂血症患者，与单用辛伐他汀20~40mg / d比较，联用非诺贝特可降低31%的伴高TG（≥2.30mmol / L）、低HDL-C（≤0.88mmol / L）糖尿病患者的主要心血管事件。另一项关于非诺贝特干预降低糖尿病事件研究也显示了与安慰剂对比，接受非诺贝特治疗的高TG（≥2.30mmol / L）亚组患者总的心血管事件率降低27%，但总的两组心血管事件发生率无显著差异。以上两项研究均提示贝特类药物对于降低TG升高、低HDL-C的患者心血管残留风险具有重要作用。

然而，强调联合调脂达标的同时，药物安全性与疗效同等重要，两药联用增加了肝损害和横纹肌溶解的风险，在临床工作中应根据血脂的具体情况，权衡利弊，监测指标，安全、有效地进行调脂治疗。

参考文献

［1］ESC Committee for Practice guidelines（CPG）2008–2010 and 2010–2012 Committees. ESC / EASguidelines for the management of dyslipidaemias：the Task Force for the management of dyslipidaemias of the European Society of Cardiology（ESC）and the European Atherosclerosis Society（EAS）. Eur Heart J. 2011, 32（14）：1769–818.

［2］Stone NJ, Robinson J, Lichtenstein AH, et al. 2013 ACC / AHAguideline on the treatment of blood cholesterol to reduce atherosclerotic cardiovascular risk in adults：a report of the American College of Cardiology / American Heart Association Task Force on Practice guidelines. J Am Coll Cardiol. 2014, 63（25）：2889– 2934.

［3］Jacobson TA, Ito MK, Maki KC, et al. National Lipid Association recommendations for patient–centered management of dyslipidemia：part 1–executive summary. J Clin Lipidol.2014, 8（5）：473– 488.

［4］Cholesterol Treatment Trialists'（CTT）Collaboration, Baigent C, Blackwell L, et al. Efficacy and safety of more intensive lowering of LDL cholesterol：a meta–analysis of data from 170, 000 participants in 26 randomised trials.Lancet. 2010, 376（9753）：1670–1681.

［5］中华医学会糖尿病学分会微血管并发症学组，糖尿病肾病防治专家共识（2014年版）. 中华糖尿病杂志. 2014, 6（11）：792–801.

［6］Colhoun HM, Betteridge DJ, Durrington PN, et al. Effects of atorvastatin on kidney outcomes and cardiovascular disease in patients with diabetes. An analysis from the Collaborative Atorvastatin Diabetes Study（CARDS）. Am J Kidney Dis. 2009, 54（5）：810–819.

［7］Rutter MK, Prais HR, Charlton–Menys V, et al. Protection Against Nephropathy in Diabetes with Atorvastatin（PANDA）. A randomized double–blind placebo–controlled trial of high vs. low–dose atorvastatin. Diabetic Med. 2011，28（1）：100-108.

［8］Abe M，Maruyama N，Okada K，et al. Effects of lipid-lowering therapy with rosuvastatin on kidney function and oxidative stress in patients with diabetic nephropathy. J Atheroscler Thromb. 2011，18（11）：1018-1028.

［9］Afilalo J，Duqueg，Steele R，et al. Statins for secondary prevention in elderly patients：a hierarchical Bayesian meta-analysis. J Am Coll Cardiol. 2008，51（1）：37-45.

［10］Savareseg，gotto AM Jr，Paolillo S，et al. Benefits of statins in elderly subjects without established cardiovascular disease：a meta-analysis. J Am Coll Cardiol. 2013，62（22）：2090-2099.

［11］血脂异常老年人使用他汀类药物中国专家共识组. 血脂异常老年人使用他汀类药物中国专家共识. 中华内科杂志. 2015，54（5）：467-477.

［12］中国胆固醇教育计划专家委员会，中国医师协会心血管内科医师分会，中国老年学学会心脑血管病专业委员会，中国康复医学会心血管病专业委员会. 选择性胆固醇吸收抑制剂临床应用中国专家共识（2015）. 中华心血管杂志. 2015，43（5）：394-398.

［13］Barter PJ，O'Brien RC. Achievement of target plasma cholesterol levels in hypercholesterolaemic patients being treated ingeneral practice. Atherosclerosis. 2000，149（1）：199-205.

［14］Ooi EM，Barrett PH，Chan DC，et al. Dose-dependent effect of rosuvastatin on apolipoprotein B-100 kinetics in the metabolic syndrome. Atherosclerosis. 2008，197（1）：139-146.

［15］Miettinen TA1，gylling H，Lindbohm N，et al. Serum noncholesterol sterols during inhibition of cholesterol synthesis by statins.J Lab Clin Med. 2003，141（2）：131-137.

［16］Sudhop T，Lü tjohann D，Kodal A，et al.Inhibition of intestinal cholesterol absorption by ezetimibe in humans. Circulation. 2002，106（15）：1943-1948.

［17］Cannon CP，Blazing MA，giugliano RP，et al. Ezetimibe added to statin therapy after acute coronary syndromes. N Engl J Med. 2015，372（25）：2387-2397.

［18］Kearney PM，Blackwell L，Collins R，et al. Efficacy of cholesterol-lowering therapy in 18，686 people with diabetes in 14 randomised trials of statins. A meta-analysis. Lancet. 2008，371（9607）：117-125.

［19］Ansquer JC，Foucher C，Rattier S，et al. Fenofibrate reduces progression to microalbuminuria over 3 years iin a placebo-controlled study in type 2 diabetes. Results from the Diabetes Atherosclerosis Intervention Study（DAIS）. Am J Kidney Dis. 2005，45（3）：485-493.

［20］Keech A，Simes RJ，Barter P，et al. Effects of long-term Fenofibrate therapy on cardiovascular events in 9795 people with type 2 diabetes mellitus（the FIELD study）. Lancet. 2005，366（9500）：1849-1861.

（刘洙言、谢院生）

第三节　个体化调整血压

DN患者中高血压普遍存在，一是糖尿病合并高血压，二是DN引起的肾性高血压。临床也常常见到DN患者的病情还未进展至ESRD就被急性心肌梗死、脑卒中等来势汹汹的心脑血管事件夺去了生命。糖尿病与高血压均为心血管事件的重要危险因素，当患者出现DN后，往往并存肾性高血压，使得血压的控制难上加难。因此降压达标对降低糖尿病患者心脑血管病发病和死亡总风险、延缓肾功能的进展具有重要的临床意义。

一、高血压分级、危险分层

高血压显著增加了糖尿病患者患冠心病、脑卒中、视网膜病变、肾病的危险，持续的高血压状态势必最终导致这些器官的功能衰竭。《中国高血压防治指南（2010年修订版）》（后简称中国指南）要求对患者进行危险分层、量化评估预后，这对启动降压治疗的时机、优化降压方案、确立合适的降压靶目标值具有重要意义[1]。然而，新近JNC8指南[2]及ASH / ISH指南[3]更为简洁，取消了这种繁琐、不实用的危险分层。本章节仍以中国指南为主，结合最新指南展开叙述。

表5-5 高血压危险分层

其他危险因素和病史	血压（mmHg）		
	高血压1级	高血压2级	高血压3级
	SBP 140~159 或 DBP 90~99	SBP 160~179 或 DBP 100~109	SBP ≥ 180 或 DBP ≥ 110
I 无危险因素	低危	中危	高危
II 1~2个危险因素[1]	中危	中危	很高危
III ≥3个危险因素	高危	高危	很高危
靶器官损害[2]或糖尿病[3]			
IV 并存临床情况[4]	很高危	很高危	很高危

危险因素[1]：男性＞55岁、女性＞65岁、吸烟、糖耐量受损、血脂异常、早发心血管病家族史一级亲属，发病年龄<50岁、腹型肥胖或BMI≥28kg / m^2、高同型半胱氨酸；

靶器官损害[2]：左心室肥厚、颈动脉超声动脉内膜中层厚度≥0.9mm或粥样斑块形成、eGFR<60ml / min·1.73m^2）、血肌酐轻度升高、微量白蛋白尿、白蛋白 / 肌酐≥30mg / g；

糖尿病[3]：空腹血糖≥7.0mmol / L、餐后血糖≥11.1mmol / L、HbA1c≥6.5%；

并存临床情况[4]：脑血管病（缺血性卒中、脑出血、TIA）、心脏疾病（心肌梗死史、心绞痛、冠状动脉血运重建、充血性心力衰竭）、肾脏疾病（DN、肾功能受损、蛋白尿）、外周血管疾病、视网膜病变、视神经乳头水肿。

二、降压治疗的时机

中国指南根据血压水平、心血管危险因素、靶器官损害、并存的并发症和糖尿病分为低危、中危、高危和很高危四个层次，旨在根据不同的危险分层采取不同的临床决策。

糖尿病患者的高血压有其自身特征，包括容量扩张、盐敏感性增加、单纯收缩期高血压、夜间血压杓型下降的消失、直立性低血压和白蛋白尿等，伴随着病情进展，往往需要联用2种或2种以上的降压药物才能达标。故有些指南建议将糖尿病或者慢性肾脏病患者的高血压诊断值定为130 / 80mmHg，即在血压<140 / 90mmHg时即启动降压治疗，最大限度地将糖尿病大血管、微血管并发症降到最低。从早先的UKPDS研究到ADVANCE研究，降压治疗的指征已从高血压拓展到血压处在正常范围的患者，对血压处在正常高限的这部分糖尿病患者实施降压也可使联合血管事件降低9%，与伴有高血压的患者获益相当，表明对糖尿病患者而言，更低的靶目标值对降低患者的病死率是有益的，也为指南中推荐糖尿病患者更低的靶目标提供了有力证据。对于DN患者而言，需结合尿蛋白情况和自身最大耐受剂量，即使血压<140 / 90mmHg，也要启动降压治疗。

表5-6　启动降压治疗的时机

JNC8	中国指南
①<60岁无合并症的I期患者在生活方式干预（减重、限盐、限酒、戒烟）无效的基础上行药物治疗；合并糖尿病、肾病、血压≥140 / 90mmHg即启动降压治疗。②≥60岁，血压≥150 / 90mmHg即可启动降压治疗。	根据危险分层做出决策：①很高危和高危：立即开始对高血压及并存的危险因素和临床情况进行治疗。②在生活方式干预基础上对血压及其危险因素观察数周，血压≥140 / 90mmHg则开始治疗。③以生活方式干预为主，观察3个月，多次测量血压均≥140 / 90mmHg开始治疗。

三、降压治疗的目标

DN患者高血压治疗的主要目标是血压达标，旨在降低尿蛋白排泄、延缓肾脏病的进展、最大限度降低心脑血管发病及死亡总危险。就几项经过严格设计的大型临床研究表明，不同年龄、不同危险因素、合并不同临床疾病的患者所推荐的降压靶目标值是不同的，如表5-7所示。指南讲的是共性，然而在临床实际工作中，要根据患者的血压情况、心脑血管合并症、肾功能情况采取"量体裁衣"式的降压策略，不能一味地追求达标而忽视了整体。

表5-7　降压治疗的目标值

JNC-8	ASH / ISH指南	中国指南
①<60岁，小于140 / 90mmHg；②≥60岁，150 / 90mmHg	≥18岁（18~55岁）<140 / 90mmHg；年轻人如可耐受可更低（130 / 80 mmHg）；②≥80岁，<150 / 90 mmHg	①一般高血压人群，<140 / 90mmHg；②≥65岁，SBP<150 mmHg，如可耐受可进一步降低；③伴有肾脏病、糖尿病或者病情稳定冠心病的患者，<130 / 80 mmHg

四、药物治疗

（一）药物治疗原则

1. 低剂量起始

从低剂量起始，根据患者对药物的反应逐渐加量或者联合用药，以减少不良反应的发生。

2. 选择 24 小时长效制剂

推荐使用每日一次、24 小时平稳有效降压的长效制剂，避免血压波动性过大对靶器官的损害。长效制剂有助于患者坚持规律服药，增加治疗的依从性，达到更高的降压效果。

3. 联用取代单药加量

单药效果不佳时，应尽早联合用药，提高降压的效果且避免单药加量所致的不良反应。对于高血压 2 级以上和高危的患者，往往要联合 2 种或 2 种以上的药物才能达标。

4. 忌频繁更改方案

应在充分了解药物达到最大疗效所需的时间，且排除其他原因，如情绪激动、白大衣效应所导致的血压突然升高的基础上来判断药物是否有效或者需要更改治疗方案。

（二）常用降压药物

1. 血管紧张素转换酶抑制剂

（1）药物特点

糖尿病患者，从出现微量蛋白尿起，无论有无高血压均应启用 ACEI 治疗。ACEI 可通过抑制全身肾素-血管紧张素系统（RAS）来发挥减压作用；通过扩张出球小动脉强于扩张入球小动脉，即降低肾小球内"三高"以减少尿蛋白排泄；此外，ACEI 也可通过非血液动力学效应改善肾小球滤过膜选择通透性、减少肾小球内细胞外基质积聚发挥肾保护作用。ACEI 是目前公认的在预防和治疗糖尿病肾病、减少尿蛋白排泄最有效的药物。对于肾功能正常的患者，ACEI 对其肾小球滤过率影响很小，然而随着肾功能的减退，该药可能会造成 eGFR 的持续下降，弊大于利。一项为期 3 年的针对血肌酐水平在 3.0~5.0mg/dl 的非糖尿病 CKD4 期患者采用贝那普利 20mg/d 治疗可延缓患者进展至 ESRD 和进入替代治疗的危险性减少 43%，且未增加高钾血症的发生率，该项研究拓宽了 ACEI 的适用范围[5]，但对于糖尿病慢性肾功能不全的患者应在严密监测血钾、血肌酐的基础上慎用或停用。

在心血管领域，1999年公布的ELITE-2研究中[5]，与氯沙坦组相比，卡托普利在各项终点指标包括全因病死率、猝死率或心搏骤停等方面显示出更好的治疗效果，奠定了其在心力衰竭治疗中的一线地位。可以说，ACEI自问世以来，大量的临床试验都验证了其在平稳降压方面以及靶器官保护方面的益处。

（2）常用药物

由于ACEI类药物可造成肾功能不全患者的肾小球滤过率下降、增加了高钾血症的发生率，故应在实际应用中对肾功能损害的患者应予以调整剂量、慎用或停用。常用的药物有：卡托普利、贝那普利、依那普利、福辛普利、雷米普利、培哚普利、赖诺普利、咪达普利、西拉普利等。

2. 血管紧张素Ⅱ受体拮抗剂

（1）药物特点

ARB类药物通过直接阻断血管紧张素Ⅱ受体发挥降压作用，临床作用于ACEI相同，但在患者耐受性方面优于ACEI，干咳不良反应较少。在糖尿病领域方面，RENAAL试验（氯沙坦钾）、IDNT试验（厄贝沙坦）均证明ARB具有延缓2型糖尿病合并高血压患者肾病进展的作用[6, 7]，同样奠定了ARB在糖尿病合并高血压一线用药的地位。在心血管领域，LIFE研究获得了氯沙坦治疗高血压可减少心脑血管发病率、减少高血压2型糖尿病发病率、降低血尿酸水平的临床证据[8]。

对于肾功能不全的患者，ARB同样有降低eGFR、升高血钾的副作用，与ACEI相同，ARB也禁用于双侧肾动脉狭窄的患者。对单侧肾动脉狭窄的患者也应慎用。另值得重视的是，当患者存在血容量不足，或正在使用大剂量利尿剂治疗，此时联用ACEI或ARB，可进一步降低肾小球囊内压，造成肾灌注不足，引起血肌酐升高，应予权衡利弊，适当使用。

（2）常用药物

ARB类药物也可造成肾功能不全患者的肾小球滤过率下降、增加高钾血症的发生率，故应在实际应用中对肾功能损害的患者应予以调整剂量、慎用或停用。常用的药物有：氯沙坦钾、缬沙坦、厄贝沙坦、替米沙坦、奥美沙坦、坎地沙坦等。

3. β受体阻滞剂

（1）药物特点

β受体阻滞剂是治疗糖尿病合并高血压的最常用的药物，在UKDPS研究中，阿替洛尔使糖尿病微循环并发症下降37%，卒中下降44%，与糖尿病相关的死亡下降32%，阿替洛尔在减少糖尿病微循环和大血管合并症方面与卡托普利相同，可能与其阻断肾小球旁细胞β₁肾上腺素受体，抑制RAS系统有关。而心血管研究领域著名的LIFE研究表明接受阿替洛尔治疗的糖尿病合并高血压患者患糖尿病的风险大于氯沙坦钾治疗组，有关 β 受体阻滞剂影响糖代谢或掩盖低血糖的危险在其他研究中也有体现，潜在的机制可能是 $β_2$ 受体介导抑制糖原分解，增加了血浆葡萄糖浓度。一项入组33107例老年糖尿病患者随访1年后，接受 β 受体阻滞剂后，仅发现2%的患者出现血糖增高现象，说明 β 受体阻滞剂对血糖的影响是客观存在，但发生率较低，在临床应用中应选择无内在交感活性又具有很高的 $β_1$ 受体选择性的 β 受体阻滞剂，例如比索洛尔、阿替洛尔和美托洛尔，要在实际应用中关注患者的症状、体征、血糖的变化。

尽管 β 受体阻滞剂存在潜在的代谢不良反应，但近年来在心肌梗死和慢性心力衰竭治疗中 β 受体阻滞剂的作用和地位备受重视，已证明 β 受体阻滞剂对糖尿病合并高血压患者的心血管有显著而且长期的益处，因此，β 受体阻滞剂仍是治疗糖尿病合并高血压安全、有效的药物。

（2）α / β 受体阻滞剂

多项研究证实 β 受体阻滞剂在治疗糖尿病合并高血压患者中的获益，而对于晚期糖尿病患者，往往需要足量、联合3种以上的降压药物，长期、足量应用 β 受体阻滞剂可减少肾脏血流灌注、钠排泄，并可加重胰岛素抵抗、升高血浆TG水平、降低HDL-C水平。α / β 受体阻滞剂是第三代 β 受体阻滞剂，可选择性阻滞 $α_1$ 受体，非选择性阻断 $β_1$ 和 $β_2$ 受体，达到保护心、脑、肾等靶器官的作用，其双受体阻滞作用，对于CKD合并高血压的患者具有独特的应用价值，在降压的同时，其不良反应可因同时存在另一受体的阻滞效应而减轻，使其具有扩张血管、降低外周血管阻力、减少心搏出量、抑制肾素释放，同时可改善胰岛素抵抗、不加重之代谢紊乱等优点，因此适用于合并交感神经兴奋、糖脂代谢紊乱的高血压；对于糖尿病肾病肾功能不全ACEI / ARB 不适用的患者，α / β 受体阻滞剂联合其他降压药可有效降低血压、保护靶器官[9]。

（3）常用药物

肾功能的水平对 β 受体阻滞剂的清除率无明显影响，因此，肾功能损害的患者无需调整剂量。常用的 β 受体阻滞剂有：比索洛尔、美托洛尔、阿替洛尔，α / β 受体阻滞剂有卡维地洛、阿罗洛尔、拉贝洛尔。

（4）应用 β 受体阻滞剂注意事项

大量的循证医学研究证实了 β 受体阻滞剂是治疗高血压的首选药物，个体化、安全、有效的应用此类药物才能将其疗效发挥最大，在临床实际应用中，应注意以下几点：

①早期、长期使用：对于 β 受体阻滞剂适用的患者，建议早期、长期使用，可最

大限度降低心血管事件发生率。短期应用β受体阻滞剂时可能使心功能一过性轻度下降，但长期应用则能长期改善心功能、增加左室射血分数，因此推荐长期应用。

②低剂量起始、逐渐加量：不同个体口服相同的剂量，其血药浓度可相差几倍甚至几十倍。因此，应用β受体阻滞剂应从低剂量起始，逐渐增加药物的剂量，如患者能耐受，每隔2~4周根据血压、心率调整剂量，必要时也应评估心功能。通常服药后1~2周出现降压作用，3~4周达到降压高峰，如增加至最大耐受剂量（清晨起床前静息心率55~60次/分即达到最大耐受剂量，要结合患者的年龄、血压及全身情况综合评估）后血压仍不达标，应加用或改用其他类型的降压药。

③减量、撤药要缓慢：对长期应用β受体阻滞剂的高危患者，当出现心功能恶化、症状性低血压、心动过缓时应减量或停药，而突然撤药可能导致高血压反跳、心律失常或心绞痛加重，甚至有心肌梗死和猝死的危险。因此，整个撤药过程至少2周时间，每次剂量减半，停药前最小剂量应继续给药4天。

④药物联用：β受体阻滞剂可与ACEI、ARB、CCB或者利尿剂等多种降压药物联用，达到协同降压、保护靶器官的作用，但应防止药物联用造成的血压过低，增加体位性低血压的发生率。对于稳定性心力衰竭的患者往往联合应用利尿剂、ACEI，甚至洋地黄类药物，应密切观察患者，及时评估心功能的状态，必要时要增加对肾功能的监测。

⑤对糖脂代谢的影响：β受体阻滞剂可能会增加降糖药或胰岛素的作用，从而掩盖或减弱急性低血糖的早期症状和体征，因此需要定期监测血糖水平并相应调整降糖药物的剂量。

有报道β受体阻滞剂可增加LDL-C、TG的水平，应用高选择性$β_1$受体阻滞剂比索洛尔几乎看不到对脂代谢的影响，但这种作用是相对的，随着剂量的增大，仍可见到对脂代谢的影响，若患者有β受体阻滞剂应用的强适应证，也应继续应用，可进行适当地调脂治疗。

4.钙离子拮抗剂

（1）药物特点

钙离子拮抗剂（CCB）主要通过阻滞细胞膜的钙通道、松弛周围动脉血管平滑肌从而使外周血管阻力下降而发挥降压作用，多项研究证实了其在降低心脑血管事件当中的作用，CCB是临床常用的降压药物。既往短效CCB由于快速的降压、血管扩张作用，反射性激活RAS，引起心率增快，出现一系列的副作用，限制了其应用。随着剂型的改进，长效CCB具有较少的副作用和较好的安全性，进一步奠定了CCB治疗高血压的一线地位。

在肾脏方面，由于CCB扩张肾脏入球小动脉，对肾脏的血液动力学不利，使得肾小球囊内压升高，增加了尿蛋白水平，限制了其在糖尿病肾病中的应用，且KDIGO指南亦指出，在未使用ACEI／ARB的情况下，不建议单独应用CCB。随着研究的进展以及新剂型的开发，CCB在降低CKD患者血压、保护肾功能方面的优势逐渐凸显，新型的L／T型CCB共同作用于肾小球的入球、出球小动脉，减少肾小球囊内压、降低尿蛋白排泄，改善了肾脏的预后[10]。当CKD高血压患者应用ACEI／ARB类药物难以达标时，联用CCB可起到协同降压的作用，使血压达标率明显升高，同时降低了心脑血管事件的发生。

CCB的副作用主要有头痛、面红及踝部水肿、心率加快、乏力、胃肠道反应等。此外，CCB主要通过肝脏的P450 3A4代谢消除，因此对细胞色素P450有抑制或者诱导作用的药物可能会增加CCB的血浆浓度，在与此类药物联用时应注意监测血压，必要时减少CCB的服用剂量。

（2）常用药物

长效CCB是肾功能衰竭和血液透析患者中的优选药。常用的有硝苯地平缓释片或控释片、非洛地平缓释片，氨氯地平、左旋氨氯地平、拉西地平、贝尼地平等。

5. 利尿剂

糖尿病肾病患者进展至显性蛋白尿阶段大多合并浮肿，以小剂量利尿剂为基础联合其他类型的降压药不仅能够很好的控制血压、减轻浮肿，也能有效减少糖尿病患者发生脑卒中的风险（ALLHAT研究）[11]。在培哚普利预防脑卒中再发研究（PROGRESS）[12]中，利尿剂吲达帕胺缓释片与培哚普利合用使脑卒中危险性降低43%，而单用培哚普利仅降低5%，再次验证联合利尿剂降压，能有效控制脑卒中等并发症。这也提示我们，在如今新药的迅速发展中，不要忽视利尿剂所带来的临床获益。目前我国的高血压防治指南仍将利尿剂作为高血压治疗的基础用药，尤其适用于老年高血压、充血性心力衰竭、单纯收缩期高血压。

近年多主张联合应用小剂量利尿剂（如25mg／d氢氯噻嗪），降压效果好，且不良反应低。利尿剂的不良反应多见于大剂量（如50~100mg／d氢氯噻嗪），如低钠血症、低钾血症、低镁、低氯性碱中毒，还可以引起血尿酸升高，噻嗪类利尿药还可引起胰岛素抵抗、高血糖、加重糖尿病和减弱口服降糖药的效果。考虑到β受体阻滞剂对糖脂代谢的影响，不建议糖尿病患者联合应用利尿剂和β受体阻滞剂。此外，利尿剂与ACEI／ARB类药物联用时，有可能会进一步降低肾小球囊内压而造成血肌酐、尿素氮的升高，对于可能存在肾灌注不足的高危患者应予以在治疗中监测肾功能、电解质。

对于肾功能不全的患者，噻嗪类利尿剂慎用，袢利尿剂是首选，然而，在晚期DN患者中，即使袢利尿剂的作用也非常有限，特别是对合并心功能不全的患者，袢利尿剂可激活RAAS和交感神经系统，降低肾小球滤过率，导致低钠、低钾、低镁，电解质紊乱可加重心律失常，增加心脏猝死概率[13]。托伐普坦为血管加压素V2受体拮抗剂，有明显的排水利尿作用，起始剂量为15mg/d，目前用于治疗临床明显的高容量性和正常容量性低钠血症的患者，包括伴有心力衰竭、肝硬化以及抗利尿激素分泌异常综合征的患者，该药物通过CYP3A代谢，非肾脏途径排泄。2014年中国成人心力衰竭与诊断治疗指南[14]推荐托伐普坦用于充血性心衰、常规利尿剂治疗效果不佳、有低钠血症或有肾功能损害倾向的患者，轻至重度肾功能不全的患者（eGFR：10~79ml/min/1.73m^2）不需要调整剂量。但该药在DN方面的研究甚少，临床应用时应严格把握药物的适应证及不良反应。

（三）糖尿病肾病降压药物的选择

上述介绍的五大类降压药各有其利弊，在糖尿病肾病的降压治疗中应充分考虑到患者的血压情况、心脑血管合并症、肾功能情况，采取"量体裁衣"式的降压策略，在争取血压达标的同时，兼顾整体。

对于糖尿病肾病，ACEI、ARB、CCB、β受体阻滞剂具有相似的降压效果，且都可以减少心脑血管事件的发生。但ACEI/ARB在降低蛋白尿方面的作用是其他类别的降压药无法比拟的，且对血糖、血脂没有影响，因此是糖尿病肾病患者的首选药物，但应注意其发生高血钾或肾功能恶化的可能。但患者血压不能达标、又存在浮肿可选择噻嗪类或袢利尿剂，但应注意噻嗪类利尿剂在肾功能不全时效果差，且易引起药物蓄积、毒性增加。对于已经应用ACEI/ARB仍不能达标的患者，中国指南优先推荐ACEI+CCB，或者ARB+CCB，但应注意可能引起的心率增快、负性肌力、浮肿等副作用。不推荐ACEI+ARB联用，因二者联用增加了高钾血症和肾功能不全的发生率。对于ACEI/ARB+CCB+利尿剂联用仍不能达标的患者，可加用β受体阻滞剂、α/β受体阻滞剂或者其他亚类的CCB，此时因多种降压药的联用增加了药物不良反应的发生率，应根据患者的年龄、一般情况、症状、体征、血压水平、靶器官损害程度、心血管危险因素、其他疾病伴发等情况综合评估，适时、个体化的调整降压策略。药物联用具体流程见图5-4。

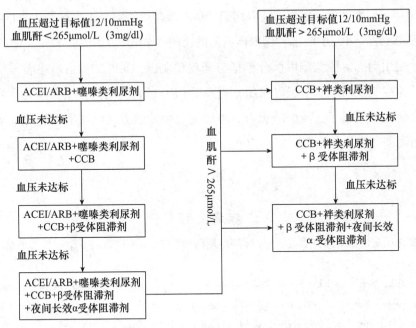

图 5-4　糖尿病肾病药物联用流程

（四）动态血压监测

人类血压的变化存在昼夜节律性，表现在9：00、19：00两个血压高峰点，15：00血压高峰较前两个点稍低，夜间3：00有个显著下降点。夜间休息时的血压比白天活动时要低，称之为"杓型"血压，反之成为"非杓型"血压[15]。与杓型高血压相比，非杓型高血压的患者的左心室肥厚、心脑血管事件、肾脏损害更为严重。目前认为非杓型高血压的形成与胰岛素抵抗有关，胰岛素抵抗增加了夜间交感神经的活性，刺激血管紧张素Ⅱ的生成，从而使肾脏在夜间长时间处于较高的血压负荷。研究显示在1型和2型糖尿病患者中，非杓型高血压与24小时尿蛋白分泌有关，80%~90%有大量蛋白尿的患者有这种现象，对于"正常蛋白尿"的糖尿病患者也有30%~50%的患者存在这种现象。因此，糖尿病高血压患者24小时动态血压的监测，区分杓型和非杓型血压，对"正常白蛋白尿"的高危糖尿病患者给予及时治疗，对减轻肾脏损害、减少心脑血管事件的发生、降低糖尿病患者的病死率具有重要临床意义。

此外，根据动态血压监测的结果、药物药代动力学和患者血压波动的情况，来选择合适的时间给药，即高血压时间治疗学，对高血压治疗也非常重要。Hermida RC等[16]比较了至少1种降压药物在睡前服用组和所有降压药物在晨起服用组是否能够改善CKD患者的心血管结局：该研究纳入了661例CKD患者，两组均有服用ACEI / ARB、CCB，两组各有33%糖尿病患者、7%的心血管病史以及65%的患者为非杓型血压，中位随访时间为5.4年，研究结束后发现睡前服药组较晨起服药组能够显著改善患者的心血管结局（15.4% vs 5.1%，p<0.001），非杓型血压所占的比例明显下降（41% vs 71%，p<0.001）。该研究表明采用动态血压监测以区分杓型与非杓型血压，对非杓型血压患者采用夜间服药能更好地控制夜间血压及晨峰血压，对降低CKD患者的靶器官损害具有重要临床意义。也有研究表明对于盐敏感的患者，可以通过限盐的方式，或采用利尿剂治疗，可使血压的周期节律从非杓型转变成杓型。

参考文献

［1］中国高血压防治指南修订委员会. 中国高血压防治指南2010. 中华高血压杂志. 2011，19（8）：701–743.

［2］Weber MA，Schiffrin EL，White WB，et al. Clinical practice guidelines for the management of hypertension in the community：a statement by the American Society of Hpertension and the International Society of Hypertension. J Clin Hypertens（Greenwich）. 2014，16（1）：14–26.

［3］Manciag，Fagard R，Narkiewicz K，et al. 2013 ESH / ESC guidelines for the management of arterial hypertension：the task force for the management of arterial hypertension of the European Society of Hypertension（ESH）and of the European Society of Cardiology（ESC）. J Hypertens. 2013，31（7）：1281–1957.

［4］Fanfan H，Xun Z，guoHua Z，et al. Efficacy and safety of benazepril for advanced chronic renal insufficiency. N Engl J Med. 2006，354：132–140.

［5］Pitt B，Poole–Wilson PA，Segal R，et al. Effect of losartan compared with captopril on mortality in patients with symptomatic heart failure：randomised trial––the Losartan Heart Failure Survival Study ELITE II. Lancet. 2000，355（9215）：1582–1587.

［6］Chan JC1，Wat NM，So WY，et al. Asian RENAAL Study Investigators. Renin angiotensin aldosterone system blockade and renal disease in patients with type 2 diabetes. An Asian perspective from the RENAAL Study. Diabetes Care. 2004，27（4）：874–29.

［7］Lewis EJ，Hunsicker LG，Clarke WR，et al. Renoprotective effect of the angiotensin–receptor antagonist irbesartan in patients with nephropathy due to type 2 diabetes. N Engl J Med. 2001，345（12）：851－860.

［8］Lindholm LH，Ibsen H，Dahlof B，et al. Cardiovascular morbidity and mortality in patients with diabetes in the Losartan Intervention For Endpoint reduction in hypertension study（LIFE）：a randomised trial against atenolol. Lancet. 2002，359（9311）：1004–1010.

［9］第八届中华肾脏病学会慢性肾脏病高血压治疗专家协作组. α / β 受体阻滞剂在慢性肾脏病高血压治疗中的实践指南. 中华医学杂志. 2013，93（48）：3812–3816.

［10］Kidney Disease：Improving global Outcomes（ KDIGO ）Blood Pressure Workgroup. KDIGO clinical practice guideline for the management of blood pressure in chronic kidney disease. Kidney Int. 2012，2（5）：337–414.

［11］ALLHAT Officers and Coordinators for the ALLHAT Collaborative Research group. The antihypertensive and lipid-lowering treatment to prevent heart attack trial. Major outcomes in high-risk hypertensive patients randomized to angiotensin-converting enzyme inhibitor or calcium channel blocker vs diuretic: the antihypertensive and lipid-lowering treatment to prevent heart attack trial（ALLHAT）. JAMA. 2002，288（23）：2981-2997.

［12］PROGRESS Collaborative group. Randomised trial of a perindopril-based blood pressure lowering regimen among 6105 individuals with previous stroke or transient ischaemic attack. Lancet. 2001，358（9287）：1033-1041.

［13］FelkergM，O'Connor CM，Braunwald E，et al. Loop diuretics in acute decompensated heart failure: necessary? Evil? A necessary evil? Circ Heart Fail. 2009，2（1）：56-62.

［14］中华医学会心血管病学分会，中华心血管病杂志编辑委员会. 中国心力衰竭诊断和治疗指南2014. 中华心血管病杂志. 2014，42（2）：98-122.

［15］O'Brien E，Sheridan J，O'Malley K，et al. Dippers and non-dippers. Lancet. 1988，2（8607）：397.

［16］Hermida RC，Ayala DE，Mojón A，et al. Bedtime dosing of antihypertensive medications reduces cardiovascular risk in CKD. J Am Soc Nephrol. 2011，22（12）：2313-2321.

（刘沐言、谢院生）

第四节　减少尿蛋白排泄

　　糖尿病肾病是糖尿病严重并发症之一，也是发达国家和地区ESRD的首位原因。目前公认糖尿病肾病早期诊断的标准仍为持续微量白蛋白尿（尿白蛋白排泄率30~300mg／g），当糖尿病肾病发展至临床蛋白尿期，肾损害则难以逆转，减少尿蛋白的排泄可减少其对肾脏的继续损伤。

　　ACEI／ARB类降压药不仅通过血液动力学效应降低系统血压间接降低肾小球内"三高"，即高压力、高灌注和高滤过，通过扩张出球小动脉大于扩张入球小动脉直接降低球内"三高"，而且还可以通过非血液动力学效应改善肾小球滤过膜的选择通透性和减少肾小球细胞外基质的积聚而有效地减少尿蛋白排泄、保护肾功能，是目前减少尿蛋白排泄安全、有效的核心药物；而其他减少尿蛋白排泄的药物，多数仍处于基础研究或临床试验阶段，得到的结论也是模棱两可，详见第十一章第一节。随着尿蛋白排泄逐渐增加、肾功能不断下降，进展至ESRD的进程不断加快，随之而来的重度浮肿、氮质血症、酸中毒、电解质紊乱等，可以通过血液净化来解决。

　　对糖尿病肾病的早期诊断和早期进行生活方式干预以及营养治疗，控制血糖、血压，调节脂代谢紊乱在延缓尿蛋白的出现和减少尿蛋白排泄方面仍是最基础、最重要，也是最有效的治疗方法。

第五节　肾脏替代治疗

糖尿病肾病是糖尿病最常见的并发症之一，是终末期肾脏病透析的主要病因之一，占全球终末期肾病的20%~40%。与非糖尿病终末期肾脏病比较，具有一般尿毒症的共性，同时又有其相对独立的特征，如并发症发生的更早、程度更重、频率更多；采取不同的透析方式其并发症、合并症、预后也各有不同。因此需要有区别的处理各类问题。

一、肾脏替代治疗的时机

与非糖尿病终末期肾病患者比较，糖尿病肾病患者血肌酐超过350μmol／L时，疾病进展迅速，到终末期肾病往往合并严重的高血压、浮肿、电解质酸碱平衡紊乱，加之血糖难于控制，部分病人易发生糖尿病酮症酸中毒，因此NKF-DOQI指南[1]建议糖尿病患者GFR<15ml／min·1.73m²时考虑开始透析。但当患者出现明显尿毒症症状，或者因水钠潴留明显，有利尿剂拮抗，出现顽固性高血压和充血性心力衰竭，即使GFR在>15ml／min·1.73m²也可以考虑透析治疗。

2015年欧洲肾脏最佳临床实践指南[2]比较了糖尿病ESRD患者在某一预先设定的eGFR临界值时启动透析治疗与患者出现明显尿毒症症状时启动透析治疗时患者的预后情况，发现根据预设的eGFR过早的启动透析并不能显著改善患者的预后，相反会增加患者的心理负担和经济负担，该指南建议糖尿病ESRD患者启动透析治疗的指征和时机应与非糖尿病ESRD患者一致。

综上所述，启动透析的时机应结合患者的临床症状和eGFR水平，个体化来决策患者的透析时机。

二、替代治疗方式的选择

糖尿病ESRD患者选择替代治疗的方式应考虑到患者的年龄、预存寿命、家庭情况、患者独立性和理解力、是否愿意做动静脉内瘘、残余肾功能、血管条件或者腹部状态，还要考虑到合并症的情况，如：是否存在慢性充血性心衰、血液动力学情况、能否耐受血容量的变化、发生感染的风险等等。表5-8列举了不同透析方式的比较。

2015年欧洲肾脏最佳临床实践指南认为，糖尿病对于ESRD患者透析方式的选择无特殊影响，尚无足够的证据表明某种透析方式在糖尿病ESRD患者中更有优势。大部分患者既可以选择血液透析，也可以选择腹膜透析，患者亦可以由一种透析方式过渡到另一种透析方式。指南推荐应向患者阐述不同透析方式的利弊，结合患者的一般情况和个人意愿来个体化的选择透析方式。

肾移植是治疗终末期肾病较好的方法，但对于糖尿病肾病患者而言，进展到终末期肾病大多年龄较大、合并症较多，移植后死亡率很高，并未给患者带来更多的获益。

表5-8 血液透析与腹膜透析的比较

	血液透析	腹膜透析
优点	快速、有效 便于随访、调整治疗 没有蛋白质从透析液中丢失 对小分了清除好	缓慢、持续 居家进行，不依赖医院 心血管耐受性好，血压、血钾控制好 不需要动静脉通路 视网膜病变多稳定 残余肾功能下降慢 对中、大分子清除好
缺点	依赖透析中心 动静脉内瘘难建立 心血管耐受性差 透析中低血压发生率高 容易发生低血糖 肝素使用及血液动力学改变加重糖尿病视网膜病变 残余肾功能下降快	每日透析 蛋白质从腹膜透析液中丢失 出口处、隧道感染、腹膜硬化、腹膜炎 腹腔内压力升高产生疝、液体渗漏 需要更多的胰岛素控制 高血糖、高血脂、肥胖 对失明和需要助手的患者操作不方便

三、血液透析与腹膜透析生存率的比较

有报告认为年龄是影响糖尿病ESRD患者血透和腹透生存率的重要因素，58岁以上的糖尿病持续性非卧床腹膜透析（CAPD）患者死亡率明显高于同龄糖尿病血液透析（HD）患者，但1年生存率CAPD与HD无显著差别，此后CAPD的生存率明显低于HD患者。一项包含9项关于糖尿病ESRD患者血液透析和腹膜透析死亡率比较的研究[3]得出，年轻糖尿病患者腹膜透析和血液透析生存率相当，腹膜透析在1~2年内的死亡率低于血液透析，但3年之后两者无显著差异；对于年龄超过45岁的糖尿病患者，血液透析的生存率高于腹膜透析。

目前文献报道的血液透析与腹膜透析生存率差异的问题，因所涉及患者的年龄、性别、糖尿病病程、并发症情况的不同，以及开始透析时患者的年龄、透析时间的长短、各替代治疗方式所选择不同的透析模式，还不能最终得出孰优孰劣。

四、透析患者血糖控制

（一）透析患者血糖控制目标

1.透析患者血糖评估指标的选择

糖化血红蛋白（HbA1c）作为血糖控制的"金指标"反映了近1~3个月的血糖水平，对于透析的患者而言有其局限性。正常红细胞的寿命为120天，HbA1c 50%的值反映了前30天的血糖水平，25%的值分别反映了前30~60天和60~120天的血糖水平。透析患者的红细胞寿命缩短（大约60天），加之血液透析过程中的失血和出血，以及促红细胞生成素的应用使其不成熟红细胞比例的增加，都可以造成透析患者HbA1c的值下降，造成血糖控制水平的低估。有人计算了透前随机血糖在180mg / dl的水平相当于HbA1c的值为6.6%，当然这个值也只能作为参考[4]。

糖化血清白蛋白（GA）代表2~4周的血糖控制水平，是由血清白蛋白与葡萄糖发生的非酶催化的糖化反应形成，在血液透析患者中要比HbA1c能更好地反映血糖控制水平。一项日本的研究[5]，比较了糖尿病血透病人（n=538），非糖尿病血透患者（n=828），有正常肾功能的糖尿病患者（n=365），结果显示：糖尿病透析患者HbA1c和GA的水平与前3个月的平均血糖水平呈显著正相关，然而，糖尿病透析患者HbA1c的水平要比正常肾功能的糖尿病患者低30%，GA与平均随机血糖水平在各组间的水平相当。因此，鉴于HbA1c评价透析患者血糖控制水平的局限性，2012年日本透析治疗协会（JSDT）指南[4]建议将透前随机血糖和GA作为血糖控制的指标，HbA1c只能作为参考。但影响到血清白蛋白代谢的疾病，如：肾病综合征、肝硬化、甲状腺功能亢进等均会影响到GA的水平，也存在一定的局限性。

2.血糖控制目标

2012年日本透析治疗协会（JSDT）指南[4]建议透析患者的血糖靶目标值为：透前随机血糖（或者餐后2小时血糖）的靶目标值为<180~200mg / dl，GA<20.0%。若是对于合并有心血管事件以及低血糖发生的透析患者建议放宽GA的标准，GA<24.0%。当然这些靶目标值尚需要更多的临床研究来验证。

（二）血糖监测频率

1.随机血糖监测

自我血糖监测（SMBG）对于应用胰岛素治疗的患者，保持和改善血糖控制非常有益。对于使用胰岛素治疗的血液透析患者，需要监测每次透前、透后的随机血糖水平，因此血液透析患者每周3次到医疗机构进行透析的频率大大增加患者与医生的沟通，这就使得透析的患者有了更精确的血糖评估；而对于口服降糖药的透析患者，若是血糖控制稳定，建议每周监测一次透前血糖水平，若更改了降糖药的剂量或者调整了降糖药，亦或增加了降糖药的种类，那么需要更勤地监测透前血糖水平直到达到稳定的血糖控制水平。

临床经常观察到部分晚期糖尿病患者或者糖尿病透析患者不需要降糖药物治疗，自发性高血糖缓解以及糖化血红蛋白正常化，即糖尿病自发缓解现象（burn-out diabetes），其机制与营养不良、蛋白质能量消耗、糖尿病胃轻瘫、内源性胰岛素清除及降解减少、胰岛素半衰期延长、肾脏糖异生减少、一些尿毒症毒物蓄积、透析改善胰岛素抵抗有关。Burn-out Diabetes 可以认为是糖尿病 ESRD 的并发症，且该类患者发生低血糖的几率较大、预后差。因此，对于糖尿病透析患者未服用药物治疗血糖控制良好的患者，透前血糖水平应该至少1个月监测1次，当发现有高血糖时，需要重新考虑控制血糖措施。

2. 糖化血清蛋白监测频率

采用随机血糖监测血糖控制情况，当患者血糖控制稳定的时候，GA 的水平一般在2周之内都比较稳定。因此建议1个月监测1次。

3. 动态血糖监测

动态血糖监测（continuous glucose monitoring，CGM）可以持续、动态地监测血糖的变化，被用来了解血糖波动性。对于了解餐后血糖、夜间血糖以及无症状低血糖的发生，以及在透析和非透析日之间血糖水平的昼夜变化，为临床及时诊断和合理调整降糖治疗提供重要线索。

（三）透析前、后高血糖和低血糖的处理

1. 透析前的高血糖

糖尿病透析患者出现血糖升高，即使是小剂量的胰岛素注射，也可能造成显著的血糖下降，小心谨慎地应用胰岛素并进行血糖监测是很有必要的。如果透析前随机血糖大于500mg/dl，先皮下注射2~4个单位的速效胰岛素，2小时之内要再次监测，目标是将透前血糖水平降至100~249mg/dl。

有研究表明胰岛素治疗的糖尿病透析患者在透析前存在太高的血糖水平，在透析过程中血糖会快速、显著的下降，从而导致了透析后血糖的升高，即血液透析诱导的高血糖现象（hemodialysis-induced hyper glycemia）[6]，其机制可能与血糖水平的下降导致了反向调节激素的分泌，如胰高血糖素的分泌使得血糖水平升高以保持机体处在

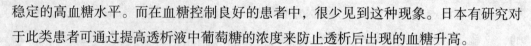

稳定的高血糖水平。而在血糖控制良好的患者中，很少见到这种现象。日本有研究对于此类患者可通过提高透析液中葡萄糖的浓度来防止透析后出现的血糖升高。

2.透析前低血糖

处理同第五章第一节。

（四）透析患者降糖药和胰岛素的使用

1.血液透析

并没有较好的证据证明严格的血糖控制对糖尿病透析患者是获益的，但较好的血糖控制仍对控制糖尿病视网膜病变、心血管疾病等有益处，相反低血糖的风险较高。如果口服一种降糖药血糖不能达标就需要增加剂量或者加用另一种作用机制的降糖药。若是已应用多种降糖药仍不能达标，就考虑加用基础胰岛素治疗或者改为胰岛素治疗。口服降糖药可参考表5-9。

维持性血液透析患者一般每日的胰岛素用量较小，可在三餐前加常规或者速效胰岛素，或者每天早晚两次预混胰岛素就能很好的控制血糖，亦或者三餐前加常规胰岛素＋睡前中效胰岛素，可根据患者的具体情况制定胰岛素方案。

表5-9　常用降糖药

种类	药物名称	主要代谢途径	透析率	常规剂量（mg/day）	透析剂量（mg/day）
磺脲类	氯磺丙脲	肝脏（肾脏20%）	－	100~500	禁忌
	格列吡脲	肾脏	－	250~500	禁忌
	格列本脲	肝脏	－	1.25~10	禁忌
	格列齐特	肝脏	－	40~160	禁忌
	格列美脲	肝脏	－	0.25~6	禁忌
胰岛素促泌剂	那格列奈	肝脏（肾脏5%~16%）	－	270~360	禁忌
	米格列奈	肝脏	－	30	慎用
	瑞格列奈	肝脏	－	0.75~3	慎用
双胍类	二甲双胍	肾脏80%~100%	＋	500~750	禁忌
噻唑烷二酮类	吡格列酮	肝脏	－	15~45	禁忌
α-糖苷酶抑制剂	阿卡波糖	肠道	N/A	150~300	常规剂量
	伏格列波糖	肠道	N/A	0.6~0.9	常规剂量
	米格列醇	肾脏30%	＋	150~225	慎用

续表

种类	药物名称	主要代谢途径	透析率	常规剂量（mg/day）	透析剂量（mg/day）
DPP-4抑制剂	西格列汀	肾脏79~88%	3.5~13.5%	50~100	12.5~25
	维格列汀	肝脏（肾脏33%）	3%	50~100	慎用
	阿格列汀	肾脏	7.2%	25	6.25
	利格列汀	胆汁	–	5	5
	特力利汀	肝脏（肾脏21%）	15.6%	20~40	常规剂量
GLP-1受体拮抗剂	利拉鲁肽	非肾脏		0.3~0.9	常规剂量
	艾塞那肽	肾脏		10~20	禁忌

2. 腹膜透析

胰岛素是糖尿病腹膜透析患者控制血糖的主要药物。胰岛素的使用方法有皮下和腹腔内注射两种方法。腹腔内使用胰岛素避免了皮下注射的疼痛，而且胰岛素通过脏层腹膜扩散进入门静脉循环使得胰岛素的吸收更符合生理，但透析液中加入的胰岛素部分与透析管路和透析液袋结合，进入肝脏的胰岛素部分被代谢，故胰岛素的用量较大，可达到皮下注射的2~3倍，也增加了发生腹膜炎的机会，因此目前这种腹腔内使用胰岛素已较少使用。皮下注射胰岛素要根据患者每日透析液中葡萄糖浓度进行个体化调整，与肾功能正常患者相比，透析患者降解和清除胰岛素的能力明显下降，故以选择中、短效胰岛素为好。以CAPD患者为例，若透析剂量为6L，葡萄糖浓度为1.5%和2.5%，则皮下注射胰岛素需要量平均为0.37IU/（kg.d）[7]。

五、透析患者血压控制

（一）控制钠盐，合理超滤

糖尿病透析患者高血压的发生率高，大多数患者有容量依赖性高血压，因此减少饮食中盐的摄入，如每天可进食食盐3g甚至更少；控制透析间期水的摄入，如2次透析间期体重不超过自身体重的5%；以及正确的评估干体重是控制高血压的重要手段。有研究表明单次透析超滤达到干体重并不能很好的控制血压，患者往往需要保持干体重数周至数月后才能将血压达标且稳定。

（二）药物治疗

大多糖尿病维持性血液透析患者因容量、毒素蓄积、高甲状旁腺激素、促红素的应用等多种因素均使得血压难以控制。2010年K/DOQI关于透析患者管理的专家共识指出：对于血液透析人群，所有降压药物均可使用，剂量由药物透析清除率和血流动力学不稳定性决定。因此药物治疗最好选择长效制剂，且应注意透析对药物代谢的影响，尽量选择蛋白结合率高、透析清除率低的药物，或者在透后追加某些被透析清除药物的剂量。

大多长效CCB降压效果确切，不容易被血液透析清除，不需要在透析前后调整剂量。ACEI/ARB类药物在透析前因肾功能和血钾限制了其应用，当患者透析后则限制很小，其中ARB类药物透析清除率低，血液动力学稳定，尤其适用于左心室肥厚、心力衰竭的患者，而部分ACEI类可被透析清除，故需要衡量药物的应用时机。β-受体阻滞剂分为脂溶性和水溶性两种，水溶性β-受体阻滞剂易被透析清除，如阿替洛尔，应在透析后给药，而脂溶性如美托洛尔不易被透析清除，不需要调整剂量。α/β受体阻滞剂卡维地洛可抑制交感神经兴奋，对透析患者左心室舒张功能有明显的改善作用。利尿剂只适用于有残余肾功能的患者，对于减轻容量负荷有益，但利尿效果有限。总之，透析患者的降压治疗要在达到合适的干体重条件下，根据患者的年龄、合并症情况，结合每类降压药物的适应证和禁忌证，合理的配伍使用，最大限度减少心脑血管并发症。

参考文献

［1］National Kidney Foundation. KDOQI clinical practice guidelines and clinical practice recommendations for diabetes and chronic kidney Disease. Am J Kidney Dis. 2007，49：S1–S180.

［2］Clinical practice guideline on management of patients with diabetes and chronic kidney disease stage 3b or higher（eGFR <45 mL/min）. Nephrol Dial Transplant. 2015，30：ii1–ii142.

［3］Vonesh EF，Snyder JJ，Foley RN，et al. Mortality studies comparing peritoneal dialysis and hemodialysis：What do they tell us? Kidney Int. 2006，103：S3–S11.

［4］Nakao T，lnaba M，Abe M，et al. Japanese Society for Dialysis Therapy. Best practice for diabetic patients on hemodialysis 2012，Ther Apher Dial. 2015，19（supp1）：40–66.

［5］Peacock TP，Shihabi ZK，Bleyer AJ，et al. Comparison of glycated albumin and hemoglobin A1c levels in diabetic subjects on hemodialysis. Kidney Int. 2008，73（9）：1062–1068.

［6］Abe M，Kaizu K，Masumoto K. Evaluation of the hemodialysis–induced changes in plasma glucose and insulin concentrations in diabetic patients：comparison between the hemodialysis and non–dialysis days. Ther Aphaer Dial. 2007，11（4）：288–295.

［7］Szeto CC，Chow KM，Leung CB，et al. Increased subcutaneous insulin requirements in diabetic patients recently commenced on peritoneal dialysis. Nephrol Dial Transplant. 2007，22（6）：1697–1702.

（刘洙言、谢院生）

第六章 糖尿病肾病的中医治疗

第一节 病因病机

中医虽无糖尿病肾病的名称，但按糖尿病肾病的临床表现，参考历代中医消渴病文献，可归属消渴病相关之"水肿"、"肾消"、"虚劳"、"尿浊"、"关格"等病范畴。《三消论》："夫消渴者，多变为聋盲疮癣痤痱之类……或水液妄行而面上肿也"，提出了消渴可变生水肿一病。《外台秘要》引《古今录验》："渴而饮水不能多，但腿肿，脚先瘦小，阴痿弱，数小便者，此为肾消病也"，《证治准绳》提出"渴而便数有膏为下消（经谓肾消）"之病名。因糖尿病肾病病位始终不离肾脏，而这种肾病是继发于消渴病，故亦有中医学者直接称之为"消渴病肾病"。中医学对消渴病及类似糖尿病肾病表现病证的病因病机及证治等早有论述，此后历代医家对其也各有补充发挥，特别是随着当代西医对糖尿病及糖尿病肾病认识的加深，中医对糖尿病肾病的病因病机及证候治疗学说也有了更进一步的发展，现参照有关文献并结合我们的经验，概述如下。

一、糖尿病肾病中医病因

目前大多公认，糖尿病肾病其发病因素除与"糖毒"有关外，与素体禀赋不足，脾肾亏虚、饮食失宜、六淫侵袭、失治误治、情志郁结等多种原因也密切相关。

（一）禀赋不足，五脏柔弱

《灵枢·五变篇》首先提出："五脏皆柔弱者，善病消瘅。消渴日久，正气耗伤，变生他疾"，认为消瘅是消渴病的并发症，得之于五脏先天不足。《灵枢·本脏篇》又说："心脆则善病消瘅热中，肺脆肝脆脾脆肾脆，则俱善病消渴易伤"，说明先天禀赋不足，五脏柔弱是消渴病肾病的内在因素，五脏藏精，五脏虚弱则藏精不力而致阴津素亏。其后医家更强调肾脾两脏亏虚在消渴病发病中的重要性，如《医学衷中参西录》："消渴一证，皆起于中焦而及于上下，因中焦病，而累及于脾也"、《石室秘录》：

"消渴之证，虽分上中下，而肾虚以致渴，则无不同也"、《圣济总录》："消渴病久，肾气受伤，肾主水，肾气虚衰，开阖不利，能为水肿"。现代中医体质学也认为，病情从体质而变化，即"从化"，体质决定是否发病，决定疾病的证型、传变与转归。现代医学认为糖尿病视网膜病变及糖尿病肾病同属于微血管并发症，但临床观察证实到同是病程相当的消渴病患者，眼病和肾病的发病率不同；另外，在同一病人身上，眼病和肾病的程度往往也不一定是平行的，有人眼病重，有人则是肾病重，可见先天禀赋不足是消渴病肾病发病的重要内在原因。

（二）毒邪伤肾

中医认为，"亢则为害，邪盛谓之毒"，"物之能害人者皆谓之毒"，"毒是对机体生理功能有不良影响的物质"，"万病唯一毒"，有人将糖尿病升高的血糖以及因此产生的各种病理产物称之为"糖毒"，"糖毒"既是糖尿病之因，也是糖尿病之果，在糖尿病整个病程中糖毒还常易化生"热毒"、"湿毒"、"瘀毒"、"痰毒"、"溺毒"等，几毒蓄积胶结，内外相合，侵淫肾体，损伤肾用，最终导致肾元衰败，五脏俱伤，三焦阻滞，浊毒内留，水湿泛滥，变证峰起。

（三）饮食不节，蕴热伤津

饮食全赖脾胃运化，脾主运化，胃主受纳，脾为胃行其津液，共同完成水谷精微吸收过程。长期过食肥甘厚味醇酒，则"肥者令人内热，甘者令人中满，故其气上溢……"（《素问·奇病论》)，或饮食失宜，积痰生热，导致损伤脾胃，肠胃积热，渐消津液，热伏于下，肾体受伤，水谷精微混杂趋下，则生肾消。《丹溪心法·消渴》指出"酒面无节，酷嗜炙煿……于是炎火上熏，脏腑生热，燥热炽盛，津液干焦，渴饮水浆而不能自禁"；清代钱一桂《医略》认为"肥甘膏粱之疾，同属于热，然非酒色劳伤，脾失传化之常，肾失封藏之职，何以至此"，可见，饮食失宜，脾失运化，胃失和降，湿热内生，耗伤津液，能加重消渴病肾病发生发展。

（四）六淫之邪内侵

素体虚弱，或久病正气虚弱，六淫之邪侵袭或从肌肤而入，或从口鼻而入，犯肺袭胃，日久化燥伤阴；或寒、湿之邪痹着肾络，日久化热，致痰、湿、浊、瘀内阻，肾之气血不畅，日久伤肾。《素问·移精变气论》说："贼风数至虚邪朝夕，内至五脏骨髓，外伤空窍肌肤"，《灵枢·五变篇》则更明确指出"百疾之始期也，必生于风雨寒暑，循毫毛而入腠理……或为消瘅……"，六淫之邪侵入人体后，伤及肾体，影响水液运化，脾不升清，开阖失司，封藏失职，甚则内外相合，从阳化湿化热，蕴结肾体，耗散肾阴，灼伤肾络，常导致肾病反复加重，迁延不愈。

（五）情志失调，郁火伤阴

平素气机失调，肝气郁滞，郁久化火，消烁津液，热盛于下，伤及于肾，渐生肾消。《灵枢·五变》篇指出情志引起消瘅的过程为"怒则气上逆，胸中蓄积，气血逆流，膜皮充饥，血脉不行，转而为热，热则消肌肤，故为消瘅"，《临证指南医案》更直接指出"心境愁郁，内火自燃，乃消症大病"，可见长期过度精神刺激，或思虑忧郁，或耗乱精神，过违其度，致肝失疏泄，化火伤阴，上灼肺津，中伤胃津，下劫肾阴，阴虚于内，阳亢于上，且火甚扰动肾关，肾之闭藏失职，则火炎作渴于上，精微走失于下而发病。

（六）劳欲过度，肾精亏损

过劳则伤津耗气，房劳过度，则肾精亏损，一则阴虚内热，耗伤真阴，虚火内生，且"火因水竭而益烈，水因火烈而益干"，终至肾虚肺燥胃热俱现，积微成损，积损成衰；一则肾元不足，气化失司，闭藏无力而精微下注而为消肾。

（七）失治、误治

因患者病急乱投医，依从性差，不听从医嘱，不科学正规防治，消渴病过用温燥之品或有肾毒性药物，伤阴耗液，热积愈盛，脏腑经络失濡；或医者不能准确把握病人病情，正确辨证施治，遣方用药，过用寒药、峻药，损伤正气，均可致病情加重，耗气伤津，阴精亏损，脏腑经络失濡，五脏之伤，累及于肾，最终肾脏虚衰，肾体不用，无力蒸化水湿，水湿潴留，湿浊内蕴，而为消渴病肾病。

二、糖尿病肾病中医病机及演变规律

现代医家对本病病机认识尚不完全统一，大多认为本病是消渴病迁延日久所致，其基本病机是消渴日久，五脏受损，气化失常，湿浊、瘀血、痰毒、溺毒"混处经络"，形成"微型癥瘕"，如此循环往复，最终肾元衰败，浊毒泛滥，三焦壅滞，气机逆乱，甚至可以造成关格危候。其中医病机演变和症状特征可分为以下三个阶段。

（一）发病初期

此期的主要病机是消渴病阴虚燥热，日久不愈，病情发展，脾不固精，精微渗漏，伤阴耗气，而致气阴两虚、肾气不固。气阴不足，经脉失于濡养，久则由虚致瘀，而成肾络瘀阻。目前糖尿病肾病西医以微量白蛋白尿的间断或持续出现为发病初期主要表现，而中医认为尿中蛋白也是人体精微物质，其化生由脾，固摄由脾，封藏由肾，本应营养人体四肢百骸而不流失。水谷精微之运化吸收过程正如《素问·经脉别论》所说"饮入于胃，游溢精气，上输于脾，脾气散精，上归于肺，通调水道，下输膀胱，水精四布，五经并行"和"食入于胃，（脾）散精于肝，淫气于筋，食气入胃，浊气归心，淫精于脉，脉气流经，经气归于肺，肺朝百脉，输精于皮毛"，中医认为脾为后天之本，气血生化之源，人体之气血津液等精微物质，全赖脾之"运化"而产生，但脾之生化功能依靠肾阳之鼓舞，而肾之封藏又赖脾之生化阴津以涵育，脾肾在糖尿病肾病发病中更密切相关。明朝戴元礼所著《证治要诀》："三消久而小便不臭，反作甜气，在溺桶中滚涌，其病为重。更有浮在溺面如猪脂，溅在桶边如柏烛泪。此精不禁，真元竭也"，清代医家陈士铎《辨证录》中就说"夫消渴之症，皆脾坏而肾败。脾坏则土不胜水，肾败则水难敌火。二者相合而病成。倘脾又不坏，肾又不败，亦无消渴之症矣"，均阐述了脾肾受损是消渴病肾病发病的关键环节。中医认为糖尿病肾病多由消渴病日久发展而来，在消渴病阶段若患者长期饮食不节，过食肥甘、醇酒厚味，或劳倦过度，或情志失调，思虑伤脾，木郁克土，均导致脾胃受损，脾失健运则升清失职，精微物质不能输布于全身，则"脾气不足，则津液不能升，故口渴欲饮"（《东垣十书》），见有口干欲饮；脾气不升反降，谷气下流，精微下注，"中气不足，溲便为之变"（《灵枢·口问篇》），中气下陷，脾不能固摄精微，人体精微化源不足，正气日益耗损，而出现间断白蛋白尿、面色萎黄、倦怠乏力等，日久则后天生化不足，精微不布，气阴两虚，损及肝肾，致肝肾阴精亏损，故见腰酸膝痛、口干眼燥等症；肾主水，司开阖，肾阴久亏，耗伤肾气，开阖不利，则见夜尿频多；肝肾同源，肾阴既虚，损及肝阴，肝肾阴虚，精血不能上承，头目失养，则见头晕，视物不清等。此时，消渴病初常见的"三多"燥热之象反而已不明显。

此期病机演变中已开始出现"瘀"、"痰"、"湿"、"郁"、"热"等各种糖尿病肾病中医病理要素，特别是"瘀"，它贯穿于糖尿病肾病病程始终。以下就其分述如下：第一"瘀"：其形成的主要原因如下：①气虚致瘀：糖尿病人多脾胃气虚，脾虚水谷精微化生不足致人体气虚，气为血帅，气行则血行，气虚不能鼓动血液运行，血液停滞成为瘀血。②气滞致瘀：糖尿病患者多喜食肥甘厚味，易生痰湿，其性黏滞，易阻滞气机而致瘀；或情志失调，肝失条达，气机阻滞，阻碍血之运行而致血瘀。③阴虚致瘀：糖尿病阴液流失，阴虚燥热，煎熬津液，更加津亏液少，而津血同源，互为滋生，津亏则不能载血畅行而致瘀血。④阳虚致瘀：消渴日久，阴损及阳而致阴阳两虚，血宜温，温则通，阳虚则寒，寒则血凝而致血瘀。⑤久病致瘀：消渴为久病顽疾，久病入络，血脉瘀滞，形成瘀血。糖尿病肾病之瘀血作为病理产物一经形成，又可成为新的致病因素作用于机体。瘀血阻气碍津，化热伤阴，使糖尿病肾病之消渴加重；瘀血阻滞于肾，阻碍气化，使肾主水的功能不能正常发挥，导致水肿发生，如《血证论·阴阳水火气血论》论述："瘀血化水亦发水肿，是血瘀而兼水也"；瘀血阻塞肾关，使肾主开阖之职失常，致使精微失摄而下泄，形成糖尿病肾病的蛋白尿。第二"痰"：痰有狭义之痰、广义之痰之分。此所说的痰浊是广义之痰，其形成主要原因为：①糖尿病初期燥热，热灼津液，炼津成痰；②糖尿病进一步发展燥热伤阴而致阴虚，虚火炼血为瘀，灼液为痰；③糖尿病由阴虚发展为气阴两虚，气虚不能行津，津停为痰；④糖尿病日久，阴损及阳，阳虚失于温煦，液凝为痰。第三"湿"：湿邪为病，有内湿、外湿之分，在此则是指内生之湿浊，其形成的主要原因是：①气虚所致：主要是脾肾气虚，对水液的蒸腾、输布、气化功能失司，以致水湿停聚，湿浊潴留。②气阴两虚、阴阳两虚所致：由于气阴两虚和阴阳两虚以致中焦升降之枢、下焦出入之窍失于气推、阴滋和阳运，致使升降开合之机失常，肾关不开，小便不得泄而导致湿浊、溺浊内储。第四"郁"："忧郁伤肝，思虑伤脾"，"盖五积者，因怒忧思七情之气，以伤五脏，遇传克不行而成疾也"。究其原因，或"因郁致病"，或"因病致郁"，或家庭、社会、心理等多种因素所致。因恐惧疾病而产生的抑郁情绪及对突发事件的焦虑绝望常是诱发和加重糖尿病肾病的主要因素。由于体内阴阳内环境平衡失调，从而影响五脏功能，使之亏损。抑郁恼怒，肝失疏泄，气机不畅，脉络受阻，气滞血瘀；思虑伤脾，木郁克土，脾胃呆滞，运化传导功能障碍，气血生化不足，水湿内停；肝郁化火，肝阳上亢的眩晕、中风、昏厥等。从而使糖尿病肾病虚者更虚，湿阻、瘀结、毒热之实证更加明显。由此可见，情志抑郁等不正常的心理因素的刺激，可以加速糖尿病肾病病情的进展。因此，配合药物的同时进行心理因素调节，保证机体内环境的稳定，保持乐观的情绪，可以减少糖尿病肾病的诱发和加重。第五"热"：①燥热。《金匮要略·消渴》将消渴病发病机理归结于胃热肾虚，认为"营气不足，燥热内生"，"胃热亢盛，耗伤津液"；金元刘河间、张子和等发展了三消理论，提倡三焦燥热学说；明代医家李梴《医学入门》曰："消者，烧也"，认为热伏三焦是导致消渴发病之本。叶天士在《临证指南医案》曾指出消渴病"阴虚为本，燥热为标"。②胃肠结热。如《素问·阴阳别论》篇谓："二阳结谓之消。"③湿热。饮食致消渴也是非常重要的一部分，《素问·奇病论》篇谓："此人必数食甘美而多肥也，肥者令人内热，甘者令人中满，故其气上溢，转为消渴。"指出了长期嗜食肥甘厚味、醇酒辛燥之物，损及脾胃，胃中火盛，脾阴消灼，致使水谷精微不能濡养全身，水液不能运化而湿浊内停，湿郁久化热，则可产生湿热。④郁热。情志不畅，气机阻滞，郁而化热，则为郁热。气郁久化热，火热炽盛，上灼胃津，下耗肾液，而且火甚扰动肾关，肾之闭藏失职，精微流失于下而为糖尿病肾病。⑤阴虚火旺。先天不足、房劳、药石多为肾阴不足，阴虚火旺，煎熬脏腑，属于虚火。可见，内热包含燥热、结热、湿热、郁热等，内热炽盛则可伤津耗液，而肾为先天之本，主人体一身之元阴元阳，津液燥竭过甚必耗及真阴，导致五脏精气虚乏。肾气不能固摄，精微走泄，可致糖尿病肾病的产生。糖尿病肾病之"瘀"、"湿"、"郁"、"热"等与前述之瘀血一样，作为病理产物一经形成，又可成为新的致病因素作用于机体。痰湿壅塞三焦，阻碍气机，影响气化，导致脏腑功能失调加重；痰浊阻塞经络，壅滞气血，又成为引起和加重血瘀证的要素；痰湿浊蕴结日久，而化热生毒，浊毒上逆，可引起神志不清、恶心呕吐等症状。

综上所述，此期的核心病机是脾不摄精，兼夹"瘀"、"痰"、"湿"、"郁"、"热"等，故此期其治疗重在健脾，同时针对兼夹证，或调达肝气，以防木郁克土，或祛湿化痰，或理气活血，或清热养阴，总以补益中气，固脾摄精为主。

（二）病变进展期

此期为糖尿病肾病进一步发展加重，出现大量蛋白尿及肾病综合征。此期的主要病机是在早期气阴两虚，血脉瘀阻基础上，病情进一步发展，肾元进一步受损，气虚及血，阴损及阳，而致气血俱虚，脾肾阳虚，血脉瘀阻进一步加重，"血不利则为水"，而致水湿血瘀互结。一方面脾失固摄，肾虚不能封藏，大量精微外泄，表现为大量蛋白尿，尿起泡沫；另一方面，肾虚气化不行，脾阳不振，气不化水，水湿泛滥而悉身水肿，甚则胸水、腹水；肾阳衰微，阴盛于下，则腰膝以下肿，按之凹陷不起；肾虚水气内盛则腰痛酸重；肾阳不足，膀胱气化不利而尿少不畅；肾阳虚惫，命门火衰而见恶寒肢冷。

与发病初期相比，此期病变已由脾及肾，由中焦至下焦，由气及血，阴损及阳。病机核心是脾肾两虚，脾肾气机升降失常，清浊逆乱。中医认为人体津液的代谢输布，与肺气宣发肃降，脾气分清别浊，肾气蒸腾气化密切相关，但在探讨水液与气机升降关系中，要注意两个枢机："第一，气机升降的枢机，责之于脾胃。第二，升清降浊的枢机，责之于肾"，可见，脾肾在气机运行中占重要地位，而糖尿病肾病至此期由于脾肾虚弱，脾失健运，肾失气化，脾肾气机升降失常，三焦不利，升清降浊失职，产生水湿、痰浊、瘀血诸邪，此为因虚致实；诸邪又可反伤脾肾，加重正虚，形成恶性循环。如清代卢云乘在《医学体用》中注："……肾消者实即上中消之传变，肺胃之热入肾，火势大盛，势必劫夺真阴。……《经》云肾者胃之关，关门不利则水无输泄而为肿满，关门不闭是水无底止而为消渴。"脾气亏虚，升运失职，阴津下流，上不能奉心肝则燥热，下不滋肝肾则阴虚，日久病情进展，正如《圣济总录》所云"消渴病久，肾气受伤，肾主水，肾气虚衰，气化失常，开阖不利，能为水肿"，脾肾同病，先有清浊不分，浊留清流，继而开阖失司，阳不化气，气化失常，肾不能主水，肾关不利，不能蒸腾水液上承，膀胱气化不行，水道不通，水湿内停，甚而泛滥浸渍肌肤，而周身浮肿。

此期除可能兼见"痰""湿""瘀""热"等以外，"水饮"也是此期病程中最为常见的病理要素。究其原因：①正如《诸病源候论·水肿病诸候》中指出水肿发病机理是"营卫否涩，三焦不调，脏腑虚弱所生"，关于脏腑的虚弱主要责之脾肾俱虚，糖尿病肾病患者至病变进展期，脾肾俱虚，"肾虚不能宣通水气，脾虚又不能制水，故水气盈溢，渗液皮肤，流遍四肢，所以通身肿也。"（《诸病源候论·水通身肿候》）。但在糖尿病肾病病变进展期中发生的脾肾俱虚所致水肿却主要责之于肾，此种情况与明代大多医家重视命门学说，并认为《内经》肺脾肾三脏气化功能失调的发病机理中主要责之于肾之机理非常相似。明代医家李中梓在《医宗必读·水肿胀满》说："虚人气胀者，脾虚不能运气也。虚人水肿者，土虚不能制水也。水虽制于脾，实则统于肾，肾本水脏，而元阳寓焉；命门火衰，既不能自制阴寒，又不能涵养脾土，则阴不从阳，而精化为水，故水肿之证多属火衰也"。②消渴久病入络，损伤血络肾络，"血不利则为水"；或因水湿内逗，气不化水，气行水行，气滞水停；或因三焦停滞，经脉壅塞，血瘀水停。日久伤及肝肾，气机不畅，不疏水道，开阖不利，而致水肿。水湿逗留日久，累及肝肾阴虚，甚则水不涵木，木火上升，则见头晕目眩，血压升高等肾病综合征常见症状。

简而言之，糖尿病肾病病变进展期病位不但在脾，而是由脾及肾，脾肾两虚，而又以肾虚为主。病程中"正虚""血瘀""痰浊""气滞"等各种病理要素，阻碍气化，使肾主水功能不能正常发挥而出现水湿泛滥，周身浮肿；阻塞肾关，脾肾气机不利，在脾不摄精基础上加之肾关开阖启闭失常以致小便清浊不分，精微失摄不固而大量漏出。此期肾脏已出现结构性损害，病情较重，难以完全逆转。

（三）病变晚期

此期为糖尿病肾病肾功能不全期，是基于以上气血阴阳已虚、瘀血痰浊水湿郁热互阻基础上，病情继续恶化进展演变而成。此期的核心病机是肾体劳衰，肾用失司，浊毒内停，五脏受损，气血阴阳衰败，特点是患者体内产生一系列的"虚证"和一系列的"实证"，虚实夹杂，病情危重复杂，变证丛生。

糖尿病肾病病变晚期因肾体劳衰，正常体内代谢废物，按中医"对机体有危害作用的致病因素可称之'毒'"的概念，此时因不能由尿、便、汗等人体管道排出，蓄积体内，日久三焦气化严重障碍，分清泌浊功能减退，秽浊积久，酿为浊毒；或聚浊生痰，痰湿内蕴，阻遏气机，水病累血，郁而成瘀，肾络瘀阻，肾体"微型癥瘕"形成，肾元受损不用。正与前述，糖尿病肾病发病及病变晚期均与"毒邪"密不可分，所谓毒，至少应具备三个方面：①能够对机体产生毒害或损害；②损害致病的程度；③应与人体相互作用。外毒包括外感六淫毒邪及药毒等。本病多从内毒论治：因脏腑和气血运行失常，使机体的生理或病理产物不能及时排出，出现气滞、痰凝、血瘀、湿阻水停等病理产物，蕴积体内而化生，既是病理产物，又是新的致病因素，包括热、湿、瘀、浊、溺五毒。①热毒（燥毒）：见大渴引饮，消谷善饥，心烦失眠，头晕目眩，咽干而痛，大便燥结，小便频数，尿色浑黄，舌红，苔黄燥或少泽，脉多弦数。②湿毒：见周身困重，四肢酸痛，沉重难耐，面垢眵多，大便不爽或溏泄。妇人白带过多，味臭，男子则阴囊潮湿，还可并发痈疽疮疡等。③瘀毒：表现为病情沉痼，反复不愈，肢麻，腰痛如针刺或固定不移，面色紫黑或晦暗，紫癜，舌质紫暗，或有瘀点瘀斑，舌下络脉粗大青紫，脉涩；妇人见经色紫暗有血块等。④浊毒：表现为头重晕蒙，恶心呕吐，浮肿，尿少尿闭，口苦而黏，苔腻或垢等，脉滑。⑤溺毒：表现为面色苍黄垢暗，皮肤时有白霜，或口中有尿味，血中毒素升高，苔老黄或见黑腐，脉弦滑。如《重订广温热论》所说"溺毒入血，血毒上脑之候，头痛而晕，视力朦胧、耳鸣、耳聋、恶心呕吐，呼吸带有溺臭，间或猝发癫痫状，甚或神昏惊厥，不省人事，循衣摸床，撮空理线，舌苔起腐，间有黑点"。

此期病变过程往往是因虚致实，实更伤正，"大实有羸状，至虚有盛候"，产生一系列五脏气血阴阳劳损证候。如①脾肾气虚：症见倦怠乏力，气短懒言，纳呆腹胀，腰膝酸软，大便溏薄，或不实，夜尿清长，脉细，舌质淡红。②脾肾气血两虚：表现为面色少华，气短乏力，腰膝酸软，大便不实，或干结，夜尿多，脉细，舌质淡。③肝肾阴虚：表现为头昏头痛，耳鸣目涩，腰酸乏力，脉弦细，舌质偏红，苔少。④脾肾阴阳两虚：表现为精神萎靡，极度乏力，头晕眼花，指甲苍白，腰酸肢冷畏寒，舌质淡而胖，或见灰黑苔，脉沉细或细弦。如此等等，五脏气血阴阳在此病变晚期俱可受损，而外现相应本虚证候。

此期变证蜂起，由于阳虚气化不利，升降出入失司，清阳不升，浊阴不降，湿浊中阻而见胸闷泛恶，纳呆身重；浊毒上泛，胃失和降，则恶心呕吐、食欲不振；湿毒外泄肌肤，则瘙痒无度；水饮凌心射肺，则心悸气短、胸闷喘憋不能平卧；阳虚寒凝，血脉瘀阻，浊瘀交阻而见肢体麻木疼痛；久病入络，肾络瘀阻，络瘀外溢发为鼻衄，齿衄；肾阳衰败，水湿泛滥，浊毒内停，重则上下格拒，形成"关格"之证，如《证治汇补》说"关格者…既关且格，必小便不通，且夕之间，徒增呕恶，此因浊邪壅塞三焦，正气不得升降，所以关应下而小便闭，格应上而生呕吐，阴阳闭绝，一日即死，最为危候"；肾阳不足，水湿内蕴，蕴久化热，热灼成浊，浊毒上蒙清窍，溺毒入脑，则神志恍惚、意识不清，甚则昏迷不醒。邪毒不得外解，势必内溃，溺毒入血，清窍被蒙，肾虚风动，神识昏迷，抽搐惊厥，危象显露；水气凌心，喘促骤生，终以心肾俱败，阴阳离绝而告终。

综上可见，病变晚期正虚邪实贯穿始终，"虚、瘀、浊、毒"相互兼夹，弥漫三焦，另外正气虚弱易感外邪使病情加剧，易于反复，从而形成此期虚实并见、寒热错杂、缠绵难愈之痼疾，形成"热毒、湿毒、瘀毒、浊毒、溺毒"顽证。

总之，消渴病肾病最终将按虚、损、劳、衰的不可逆方向恶化进展，此病贵在早期预防，早期治疗，积极控制危险因素，"谨守阴阳，以平为期"，在整个病程中，明辨糖尿病肾病各期主要和核心病机，兼顾"热、湿、瘀、浊、溺"等病机环节，在病初固脾摄精，兼调肝气，滋补肾气；病情进展期则脾肾双补，固肾摄精；病变晚期，本着"有者求之，无者求之，盛者责之，虚者责之"的原则，灵活加减，努力发挥中医"辨证论治"的特色和优势，积极提高中医临床疗效。

（张斌、疏欣杨、徐远）

第二节　辨证分型与证候学

一、糖尿病肾病辨证分型

（一）辨证要点

1.辨明病位

糖尿病肾病病位早期主要以脾、肾为主，病程迁延，阴损及阳，脾肾阳虚；病变后期，肾元虚衰，常可累及肺、心诸脏腑，表现为二脏或三脏同病，甚或五脏俱损，阴阳两虚。

2.辨明病性

糖尿病肾病病程较久，不同阶段病机有所侧重，但总以本虚标实，虚实夹杂为病机特点，糖尿病肾病早期患者普遍存在肾气不足，同时本虚证可兼有阴虚、阳虚或阴阳两虚，其中气阴两虚最为多见。标实证有血瘀、气滞、痰湿、热结、湿热、郁热、水湿之分，其中以血瘀、热结、痰湿为多见，中期可见有水湿。而糖尿病肾病晚期肾体劳衰，肾用失司，浊毒内停，五脏受损，气血阴阳衰败，本虚证可兼有阴虚、阳虚，甚或气血阴阳俱虚，三者均存在气血之虚。标实证有血瘀、气滞、痰湿、结热、湿热、郁热、水湿、湿浊内留、饮邪内停、虚风内动、浊毒动血、浊蒙神窍之分，同时普遍存在湿浊毒邪内留证候。

3. 辨明主证、兼证、变证

中医在临证时可以遵循"但见一证便是，不必悉具"的原则，体现了"抓主证"的思想方法，如乏力、夜尿频数、蛋白尿、贫血、水肿等，常是不同阶段糖尿病肾病的主症。消渴病的一个主要特点是易发生并发症，"消渴病多传变，宜知慎忌"，"夫消渴者，多变为聋盲疮癣痤痱之类……或水液妄行而面上肿也"（《三消论》），消渴病迁延日久，瘀血、痰湿等实邪丛生，可形成"肝胃郁热"、"气滞血瘀"、"湿热中阻"、"水湿泛滥"、"外感热毒"、"血虚生风"等一系列兼证；而糖尿病肾病病变晚期除上述常见兼证外，由于痰浊瘀血痹阻脉络，久病入络，形成"微型癥瘕"，引起肾元衰败，浊毒内停，五脏气血阴阳俱虚，甚者还可以发生"浊毒犯胃"、"水凌心肺"、"关格"、"溺毒入脑"等一系列变证，此时，还必须遵循"急则治其标，缓则治其本"的原则，在辨明主证同时，辨明兼证、变证。总之，只有心中明晰糖尿病肾病各期的中医主证、兼证、变证，临证时才能分清标本缓急，有的放矢地去辨证施治，灵活加减，才能最终提高中医临床疗效。

4. 辨病势顺逆

主要从中医"精气神"、西医理化指标、病变部位及患者一般情况等方面判别病势顺逆，凡经治之后，患者"精气神"见好转，尿蛋白漏出减轻，肾功能基本稳定，患者体力提高，一般情况较好，生活质量提高者为顺，反之为逆；中医辨证病位由肝肾到脾肾到五脏，由气血到阴阳为逆，反之为顺。

（二）分期辨证

目前中医辨证论治方法尚不统一，其中以糖尿病肾病的现代理化检查指标为分期依据，再进行中医辨证论治，宏观辨证与微观指标相结合的方法，因其思路简明清晰，临床可操作性较强，更有利于疗效的判定和病情的控制，被临床广泛采纳。

1. 糖尿病肾病早期辨证

（1）基本证型

脾气虚证：尿中有微量白蛋白，气短乏力，纳少腹胀，四肢不温，腹泻腹痛，大便溏薄，舌淡胖大边有齿痕，脉沉细弱。

气阴亏损证：微量白蛋白尿，面色黑黄，疲乏无力，多汗，心慌气短，口渴多饮，小便频数而多，头晕眼花，大便秘结，舌尖红苔薄，脉细数无力。

肾气不足证：微量白蛋白尿，腰膝酸软，夜尿清长，气短乏力，面色无华，四肢不温，舌淡胖大边有齿痕，脉沉弱。

（2）兼夹证

肝胃郁热证：形体壮实，面色隐红，口干口渴，口苦口臭，多饮多食，急躁易怒，胸胁满闷，小便频多黄赤，大便干结，舌质红，苔黄，脉弦数。

气滞血瘀证：胸脘胀满，纳食不香，情志抑郁，善太息，肢体麻痛，胸痹心痛，唇紫暗，舌暗，舌下青筋显露或舌有瘀斑，苔薄，脉沉弦，或涩。

湿热中阻证：胸脘痞闷或腹部胀满，纳谷不香，大便溏，面足浮肿等，舌胖嫩红，苔黄厚腻，脉滑数。

痰湿不化证：背部发冷，时有咯痰，纳食不香，疲乏无力，形体消瘦等。舌胖苔白，脉沉细数。

脾虚湿困证：形体胖而不壮，面色偏白，倦怠乏力，纳呆便溏，口淡无味，食后腹胀，小便短少，舌淡，苔白腻，脉濡缓。

2. **糖尿病肾病中期辨证**

（1）基本证型

脾肾气虚证：明显蛋白尿，气短乏力，纳少腹胀，四肢不温，腰膝酸软，下肢微肿，夜尿清长，尿有泡沫，舌体胖大、质淡齿痕，脉虚弱。

气血两虚证：明显蛋白尿，神疲乏力，气短懒言，面色淡白或萎黄，头晕目眩，唇甲色淡，心悸失眠，腰膝酸痛，舌淡脉弱。

肝肾阴虚证：明显蛋白尿，眩晕耳鸣，五心烦热，腰膝酸痛，两目干涩，小便短少，舌红苔少，脉细数。

脾肾阳虚证：颜面及周身浮肿，腰以下尤甚，少尿或无尿，纳差恶心，或伴呕吐，畏寒肢冷，面色㿠白，体倦乏力，大便溏，腰冷酸痛，舌体胖润，舌淡苔白，脉沉细或微细无力。多呈大量蛋白尿。

（2）兼夹证

水湿泛滥证：尿少浮肿，腰以下肿甚，纳差呕恶，胸闷气短，舌苔白腻或水滑，脉弦或涩。

水不涵木，肝阳上亢证：兼见头晕头痛，口苦目眩，脉弦有力。

3. **糖尿病肾病晚期辨证论治**

（1）基本证型

气血阴虚证：神疲乏力，面色苍黄，头晕目眩，五心烦热，纳谷不香，便干。舌淡胖，脉弦细数。

气血阳虚证：神疲乏力，面足浮肿，畏寒肢冷，肤色苍黄、粗糙，时有恶心。舌胖暗淡，边有齿印，苔白，脉细。

气血阴阳俱虚证：精神萎靡不振，嗜睡，面黄晦暗，胸闷纳呆，心悸气喘，肢冷怯寒，面足浮肿，肌肤甲错，时有恶心，大便干稀无常。舌胖有裂纹，舌质暗淡，脉沉细无力。

（2）兼夹证

血脉瘀阻证：口唇舌暗，舌下络脉瘀曲，或呈串珠状。

水饮停聚证：里有停饮，背部怕冷，周身水肿。

湿热中阻证：胸脘腹胀，纳饮不香，时有恶心，身倦头胀，四肢沉重，大便秘结，舌胖嫩红，苔黄腻，脉弦滑数。

肝郁气滞证：口苦咽干，胸胁苦满，纳饮不香，舌暗苔黄，脉弦。

外感热毒证：咽喉肿痛，发热恶寒，便干尿黄，舌红苔黄，脉浮数。

浊毒伤血证：见鼻衄，齿衄，肌衄等。

肝胃结热证：胸胁苦满，大便秘结，口苦咽干，苔黄，脉数。

血虚生风证：手颤，转筋，四肢酸痛，舌淡，脉弱。

（3）变证

浊毒犯胃证：恶心呕吐频发，头晕目眩，周身水肿，或小便不行，舌质淡暗，苔白腻，脉沉弦或沉滑。

水凌心肺证：胸闷气憋，短气不足以息，烦躁不安，甚或有濒死感，心悸怔忡，张口抬肩，不能平卧，口唇青紫，四肢厥冷，大汗淋漓，常于夜间熟睡时发作或加重，舌质紫暗，苔白，脉疾数无力或细小短促无根或结代。

关格证：或见恶心呕吐，呼吸深大，头晕目眩等上关格之症；或见少尿、尿闭，呼吸短促，周身水肿等下关格之症。舌质淡黯，苔白薄腻，脉沉弦或沉滑。

溺毒入脑证：神志恍惚或昏迷，目光呆滞无神，或突发抽搐，四肢痉挛，牙关紧闭，或手指蠕动，四肢震颤，口吐痰涎，胸闷气憋，舌质淡紫有齿痕，苔白厚腻腐，脉沉弦滑数。

（三）分病辨证

1. 水肿

脾虚湿热内蕴：遍体水肿，皮肤光亮绷紧，烦热口渴，胸脘痞闷，小便短赤，大便秘结或黏腻臭晦，舌淡，苔黄腻，脉沉滑。

脾虚湿困：神疲乏力，面色萎黄，肢体浮肿，腹胀纳呆，小便量多，或有头晕目眩，舌淡苔腻，脉弱。

气滞水停：肢体肿胀，胸胁满闷，腹部胀满，急躁易怒，小便不利，矢气为快，舌淡红苔薄白，脉弦。

脾阳虚衰：身肿，腰以下为重，按之凹陷不易恢复，脘腹胀满，不思饮食，小便少，大便溏薄，面色不华，神疲乏力，形寒肢冷，舌淡苔白滑或白腻，脉沉。

肾阳虚衰：患病日久，病情迁延，面浮身肿，腰以下为甚，按之凹陷不起，腰膝酸软，小便清长或小便量少，甚则心悸怔忡，喘促不能平卧，面色晦暗或苍白，舌淡胖，苔白，脉沉细无力。

血瘀水停：水肿日久不退，皮肤紫暗或有瘀斑、瘀点，面色黧黑，肌肤甲错，腰痛固定，女性月经失调或闭经，小便短少，舌质紫暗或有瘀斑、瘀点，舌下络脉曲张，脉细涩。

2. 眩晕

肝肾阴虚，肝阳上亢：眩晕耳鸣，头目胀痛，急躁易怒，心烦失眠，腰膝酸软，或颜面潮红，胁痛口苦，舌红少苔，脉弦而细。

气血亏虚：头目眩晕，活动或劳累后加剧，面色苍白或萎黄，唇甲不华，发色不泽，心悸失眠，神疲乏力，纳食减少，甚则小便不利，肢体浮肿，舌淡，脉细弱无力。

肾精不足：眩晕耳鸣，时作时止，精神萎靡，失眠多梦健忘，腰膝酸软，男子遗精。偏于阴虚者可见五心烦热，舌红少苔，脉细数；偏于阳虚者见四肢不温，形寒肢冷，舌质淡，脉沉细无力。

痰湿中阻：眩晕，头重昏蒙，或伴视物旋转，胸闷恶心，呕吐痰涎，食少多寐，舌苔白腻，脉濡滑。

3. 虚劳

脾肾阳虚：面色不华，食少神疲，形寒肢冷，腰膝酸痛，大便溏泄，小便量少，肢体浮肿，舌质淡胖，边有齿痕，脉沉细。

肾精亏虚：神疲倦怠，畏寒肢冷，面色㿠白，头晕耳鸣，腰膝酸软，夜尿清长，男子阳痿遗精，女子闭经，舌淡胖，苔薄白，脉沉细。

瘀血内阻：面色晦暗黧黑，形体消瘦，纳谷减少，肌肤不荣，或有皮肤瘙痒，女子可见月事不下，舌质紫暗或有瘀斑瘀点，脉细涩。

4. 尿浊

气阴两虚：小便色黄，泡沫增多，神疲乏力，口燥咽干，手足心热，自汗盗汗，肢体麻木，舌质红少苔，脉细数。

肾虚不固：长期尿浊，小便清长，腰膝酸软，或有头晕，夜尿频多，舌淡苔白，脉沉无力。

脾气亏虚：泡沫尿，倦怠乏力，纳食减少，大便溏，舌淡胖，边有齿痕，脉细弱。

瘀血阻滞：小便泡沫，口干不欲饮，面色晦暗，肌肤不荣，或有腰膝酸软，舌暗有瘀斑瘀点，脉细涩。

湿热内蕴：小便灼热而浑浊，口苦口黏，胸闷脘痞，大便黏腻不爽，舌红苔黄腻，脉滑数。

5. 关格

脾肾亏虚，浊毒内蕴：小便短少，色清，甚则尿闭，面色晦滞，形寒肢冷，神疲乏力，浮肿腰以下为主，纳差，腹胀，泛恶呕吐，大便溏薄，舌淡体胖，边有齿痕，苔白腻，脉沉细。

肝肾阴虚，肝风内动：小便短少，呕恶频作，头晕头痛，面部烘热，腰膝酸软，手足抽搐，舌红，苔黄腻，脉弦细。

肾气衰败，邪陷心包：无尿或少尿，全身浮肿，面白唇暗，四肢厥冷，口中尿臭，神识昏蒙，循衣摸床，舌卷缩，淡胖，苔白腻或灰黑，脉沉细欲绝。

二、中医证候学

证候是疾病的发生、发展过程中各个时段出现的一组特定症状、舌、脉等表现的高度概括，是人体在疾病的发生发展过程中的整体定型反应形式。糖尿病肾病的中医证候学研究主要集中于各分期证候演变规律、证候与西医理化指标的相关性两个方面。

（一）不同分期证候特点及演变规律

基于专家问卷调查的糖尿病肾病常见中医证候要素研究，总结出了糖尿病肾病临床常见的8个复合证素："气阴两虚，瘀血阻滞"、"气阴两虚，浊瘀内蕴"、"心气虚"、"脾（胃）气虚"、"肾虚水泛"、"肾气不固"、"肾阳虚"、"肾阴虚"。多项回顾性分型显示，早期糖尿病肾病以气阴两虚证为主，临床蛋白尿期以脾肾气／阳虚证为主，终末期肾病时以阴阳两虚证发生率高，血瘀兼证则贯穿于病程始终。也有研究认为糖尿病肾病的证候演变遵循早期气阴两虚，中期阴阳俱虚，晚期肾元虚损更甚、浊毒内停的规律。糖尿病肾病的中医证候还具有一定的转化规律：阳虚有向阳虚痰湿转化的趋势，阴虚有向气虚转化的趋势，气虚痰湿有向气虚痰浊、湿浊转化的趋势，血瘀证具有相对的稳定性。

一项基于文献的早期糖尿病肾病证候分布特点分析显示，早期糖尿病肾病以气阴两虚、阴虚内热证为最主要的证型，最常见的邪实证候为血瘀证，病位主要在肾、脾。糖尿病与糖尿病肾病患者的对比研究表明，早期糖尿病肾病本虚证以气阴两虚证为所占比例最大（36.19%），其次为阴虚燥热证（29.52%）、脾肾气虚证（34.29%）；标实证则以瘀证为主（48.58%），其次为痰瘀证（25.71%）、湿证（25.71%）。基于因子分析的158例早期糖尿病肾病证候要素研究显示，分布频率大于50%的症状从高到低依次为咽干或口渴（70.9%）、神疲乏力（63.3%）、手足心热（58.2%）、夜尿频多（55.1%）、脉细无力（55.1%），其证候要素表现有虚实两端，虚者为气虚、血虚、阴虚、阳虚，实者为血瘀、痰湿、风邪。糖尿病肾病肾功能不全代偿期患者以气虚证、阳虚证和阴虚证为主，而失代偿期则主要以阳虚证的临床表现为主。糖尿病肾病血液透析患者正虚证候以气阴两虚证最多，其次为阴阳两虚证，脾肾气虚证最少；邪实以瘀血、水气、湿热多见。

（二）中医证候与西医理化指标的相关性研究

1. 蛋白尿

多项研究利用 Logistic 回归分析方法，证实气阴两虚证、血瘀证是尿微量白蛋白的危险因素。然而另一项研究分析显示，脾肾两虚证患者24小时尿微量白蛋白水平高于阴虚燥热证、气阴两虚证两组，其结果与尿蛋白的基本病机脾肾亏虚相一致；而瘀证组糖化血红蛋白水平显著高于湿证及痰瘀证组，提示血糖升高与"瘀证"密切相关；湿证组的甘油三酯明显高于其余两组，表明高血脂与湿证相关。此外，痰湿证、阴虚证也可能是潜在的尿蛋白影响因素。

2. 肾小管损伤因素

糖尿病肾病Ⅲ期患者尿蛋白谱特征分析发现，尿半胱氨酸蛋白酶抑制剂 C（UCysC）升高与小便清长症状有依存关系，尿 N-乙酰-β-D-氨基葡萄糖苷酶（UNAG）升高与小便频数等证候有依存关系，表明 UCysC 和 UNAG 可能是肾气虚证的客观证素。血、尿 β_2 微球蛋白水平在糖尿病肾病各证型中按阴虚燥热、气阴两虚、脾肾气虚、阴阳两虚呈逐步增高的趋势。

3. 炎症及血管损伤相关指标

糖尿病肾病阴阳两虚证患者的炎症指标C反应蛋白较其他本虚证候组明显升高，而血清TNF水平则是随着血瘀证、痰湿证加重而升高。气虚血瘀型糖尿病肾病患者，其血小板活化相关指标CD62P、CD61及组织型纤溶酶原激活物抑制物显著升高，而组织型纤溶酶原激活物下降，提示血小板及纤溶活性改变可能是气虚血瘀的分子学基础之一。

4.基因多态性

参与血管内皮炎性损伤的CX3CR1–V249I基因，VV 型基因多辨证为气阴两虚型，VI和II型以阴虚燥热证多见。亚甲基四氢叶酸还原酶（MT HFR）参与血管损伤性物质同型半胱氨酸的转硫基和甲基化过程，MTHFR基因的677碱基多态性与中医证型的相关性表现为：CC型基因多辨证为阴虚热盛，杂合子基因型CT多辨证为气阴两虚，纯合子基因型TT多辨证为阴阳两虚。肾虚患者血管紧张素转换酶（ACE）DD型的频率和D等位基因的携带率明显增高，且肾阳虚证DD型频率与D等位基因携带率明显高于肾阴虚证，提示不同ACE基因型与肾虚关系密切，ACE基因之D等位基因及DD型可能是糖尿病肾病肾虚的基因基础。

5.肾小球滤过率

赵进喜团队建立了基于中医证候学的糖尿病肾病患者肾小球滤过率评估回归方程：$eGFR1=304.192-3.568×性别-1.049×年龄-0.980×身高+0.214×体重-0.265×气虚-0.313×血瘀-0.152×阴虚-1.064×阳虚-0.934×血虚+0.360×痰湿-0.77×湿浊$。从该方程可以看出，肾小球滤过率与气虚、血瘀、阴虚、阳虚、血虚、痰湿、湿浊等7个证候要素有关，其中阳虚、血虚、湿浊的系数相对较大，对eGFR 值影响相对较大。

6.其他因素

早期 DN 中医证候与影响因素的多元 Logistic 回归分析表明：气阴两虚证的危险因素主要有体质量指数、年龄、病程、冠心病、高血压；阴虚燥热证的危险因素主要有吸烟，甘油三酯、尿微量白蛋白升高；瘀证的危险因素有甘油三酯、尿微量白蛋白升高；湿热证的危险因素有运动情况，总胆固醇及低密度脂蛋白胆固醇升高。血流动力学检测表明，随着糖尿病肾病病程进展，中医证型呈现阴虚燥热→气阴两虚→阴阳两虚→阳衰瘀阻的演变规律，肾动脉血管阻力逐渐增大，血流速度减慢，血流灌注减少。

以上各研究结果之间的差异性较大，可能与证候本身特点和目前的研究方法不相符有关。证候具有复杂系统的非线性、开放性、层次性、涌现性和高维性特征，是一个非线性的复杂系统，使得目前广泛使用的Logistic 回归等线性相关性研究方法在证候研究中存在很大局限性。针对这一问题，王永炎院士团队提出了基于改进的BP神经网络的糖尿病肾病中医证候非线性模型研究，有望在未来研究中能比较全面的阐述证候内在规律，充分逼近证候的真实面貌。

参考文献

［1］周仲瑛.中医内科学.北京：中国中医药出版社，2008.

［2］倪青，张润顺.糖尿病肾病及泌尿系统感染的防治.北京：中国中医药出版社，2003.

［3］杨丽平，李平，杜金行，等.350例2型糖尿病肾病患者中医证候分布及其与实验室指标的相关分析.中华中医药杂志，2010，25（5）：686-689.

［4］陈刚，武曦蔼，杨丽萍，等.基于专家问卷调查及德尔菲法的糖尿病肾病中医证候研究.中华中医药杂志，2011，26（10）：2241-2244.

［5］景婧，庞博，王颖辉，等.糖尿病肾病Ⅲ-Ⅴ期中医证候演变规律研究.北京中医药，2011，30（12）：888-890.

［6］曲晓璐，王湘林，方肇勤.从循证医学角度看152例糖尿病肾病患者的中医证型分布特点.中医杂志，2007，16（2）：131-133.

［7］崔赵丽，刘尚建，霍延红，等.糖尿病肾病终末期患者血液透析后中医证候与实验室指标的变化.中医杂志，2011，52（10）：852-854.

［8］申子龙，赵进喜，王颖辉，等.基于因子分析的早期糖尿病肾病证候要素研究.环球中医药，2016，9（2）：129-133.

［9］林兰，郭小舟，李敏，等.早期糖尿病肾病尿蛋白排泄率相关因素及中医证型分析.中国中西医结合杂志，2010，30（9）：912-914.

［10］万毅刚，孟宪杰，沈山梅，等.糖尿病肾病Ⅲ期患者尿蛋白谱特征及其与中医证候的回归分析.中国中药杂志，2013，38（23）：4157-4163.

［11］耿文佳，毛炜，刘旭生，等.糖尿病肾病中医证型与CRP指标关系探讨.中国中西医结合肾病杂志，2011，12（1）：31-33.

［12］朱阿楠，方亚君，许红，等.2型糖尿病肾病CX3CR1基因多态性相关因素及中医证型分析.浙江中西医结合杂志，2016，26（4）：307-310.

［13］贾冕，赵进喜，皇甫伟.基于中医证候学的糖尿病肾病患者肾小球滤过率评估方法的探索.环球中医药，2016，9（3）：275-282.

［14］彭国平，胡锡元，梁淼，等.肾脏血流动力学与糖尿病肾病中医辨证分型的相关性.中医杂志，2012，53（16）：1394-1396.

［15］白云静，孟庆刚，申洪波，等.基于改进的BP神经网络的糖尿病肾病中医证候非线性建模研究.北京中医药大学学报，2008，31（5）：308-311.

（文玉敏　李平）

第三节　中医方药治疗

糖尿病肾病的治疗，《素问·本藏篇》提出五藏脆者"善病消瘅易伤"的病机，为糖尿病肾病从脏腑论治提供依据。后世医家多从肾虚论治糖尿病肾病，如明代赵献可《医贯·消渴论》："……故治消之法，无分上中下，先治肾为急，唯六味，八味及加减八味丸随证而服，降其心火，滋其肾水，则渴自止矣。"，认为肾水不足是消渴病的基本病机，主张以治肾为本。明代李梴《医学入门·消渴》："消渴盖本在肾，标在肺，肾暖则气升而肺润，肾冷则气不升而肺焦，故肾气丸是消渴良方也"。清代陈士铎所著《石室秘录·内伤门》："消渴之证，虽分上中下，而肾虚以致渴，则无不同也"，同样强调肾虚的病机。当代中医学者在宗前世补肾的基础上，充分认识到了糖尿病肾病的病机复杂，须综合治疗，形成了完善的辨治体系。

一、分期辨证治疗

糖尿病肾病前期临床上诊断较困难，中医辨证论治可参考中医消渴病辨证论治进行（在此从略）；糖尿病肾病早期主要针对糖尿病进行辨证治疗，兼顾脾肾不足和络脉瘀滞，以期延缓和逆转肾脏病变；中期主要针对蛋白尿进行辨证论治，旨在调节肝脾肾三脏功能，延缓病程进展；晚期虚实夹杂，病机最为复杂，当根据主症灵活辨治，旨在减慢病情的恶化，改善症状，提高生活质量。

（一）糖尿病肾病早期辨证论治

本病早期应以健脾为主，调达肝气，兼顾益肾，针对"瘀"、"痰"、"湿"、"郁"、"热"等兼证，注重应用活血化瘀药物，酌情或祛湿化痰，或清热养阴，灵活加减。

1.基本证型及辨证治疗

（1）脾气虚证

治法：健脾益气，固摄精微。

方药：补中益气汤加减。黄芪30g，人参15g，白术15g，当归10g，陈皮10g，升麻10g，金樱子10g，芡实10g，甘草6g。

加减：腹胀甚者，加厚朴、枳实；口渴者，加天花粉、麦冬、石斛。

（2）气阴亏损证

治法：益气滋阴清热。

方药：生脉散合玉女煎加减。方以党参20g，山药10g，黄芪15g，生地10g，玄参10g，天花粉10g，石膏30g（先煎），知母10g，丹皮10g，赤芍15g，竹叶（清）10g。

加减：心悸气短甚者，加山茱萸，五味子；大便干结者，加火麻仁、大黄、当归。

（3）肾气不足证

治法：补肾摄精。

方药：六味地黄丸方加减。生地10g，山萸肉10g，山药10g，茯苓10g，泽泻10g，丹皮10g，黄芪10g，白术10g，补骨脂10g，甘草6g。

加减：阳痿早泄者，加金樱子、芡实；腰膝酸软者，加牛膝、杜仲。

2. 兼夹证辨证治疗

（1）肝胃郁热证

治法：理气活血，内泻热结。方用大柴胡汤加减。

（2）气滞血瘀证

治法：活血通脉。方用血府逐瘀汤加减。

（3）湿热中阻证

治法：健脾和胃，清热利湿。方用平胃散合茵陈五苓散加减。

（4）痰湿不化证

治法：补中益气，健脾化湿。方用补中益气汤合苓桂术甘汤加减。

（5）脾虚湿困证

治法：健脾益气，通阳化湿。方用升阳益胃汤加减。

（二）糖尿病肾病中期辨证论治

糖尿病肾病中期主要是出现大量蛋白尿并可伴有肌酐清除率的下降，治疗以减少尿蛋白，延缓肾功能的下降为原则，并改善症状，缓解病情。病机虽以脾肾虚弱，封藏收敛失司为主，但又常与气滞、血瘀、湿阻或外邪侵袭有关。补虚毋忘祛邪，而在祛邪之时更应注意扶助正气。

1. 基本证型及辨证治疗

（1）脾肾气虚证

治法：健脾固肾。

方药：补中益气汤合水陆二仙丹加味。生黄芪30g，白术12g，陈皮12g，升麻12g，柴胡12g，人参6g，当归20g，炙甘草6g，金樱子15g，芡实15g。

加减：夹瘀血者，加丹参、鸡血藤、桃仁、红花、川芎；兼水湿者，加牛膝、车前子、冬瓜皮等。

（2）气血两虚证

治法：补气养血，滋补肝肾。

方药：当归补血汤合济生肾气丸加减。生黄芪30g，当归10g，炮附片10g，肉桂10g，熟地10g，山药10g，山茱萸10g，茯苓10g，丹皮10g，泽泻10g。

加减：尿蛋白量大者，加芡实、金樱子；心悸失眠甚者加酸枣仁、阿胶。

（3）肝肾阴虚证

治法：养阴清热，补益肝肾。

方药：杞菊地黄丸加减。枸杞子15g，菊花10g，熟地黄10g，山茱萸10g，山药10g，茯苓10g，泽泻10g，丹皮10g。

加减：若眩晕耳鸣甚者，加牛膝、钩藤；腰膝酸痛，四肢麻痛者，加牛膝、狗脊、全蝎、蜈蚣等。

（4）脾肾阳虚证

治法：温肾健脾利湿。

方药：真武汤合实脾饮加减。炮附子6g，干姜9g，白术12g，厚朴10g，大腹皮12g，草果仁9g，木香12g，木瓜15g，茯苓20g，赤芍15g。

加减：尿蛋白较多者，加金樱子、芡实、白果仁；小便短少者，加桂枝、猪苓、泽泻；肿甚喘满者，加麻黄、葶苈子；心悸、唇绀、脉虚数或结代者，宜重用附子，再加桂枝、炙甘草、人参、丹参。

2. 兼夹证辨证治疗

（1）水湿泛滥证

治法：补肾利水，活血化瘀。方用真武汤合桂枝茯苓丸加减等。

（2）水不涵木，肝阳上亢证

治法：镇肝熄风。方用生脉散合葶苈大枣泻肺汤加减，太子参、麦冬、五味子、葶苈子、桑白皮、猪苓、茯苓、大枣等。

（三）糖尿病肾病晚期辨证论治

糖尿病肾病的晚期以维护肾气，保摄阴阳为基本原则，同时还应分清标本虚实、主次缓急，扶正祛邪，标本兼治，急则治标，缓则治本，不得滥用克伐之品以损伤肾气。必要时用西医手段积极抢救治疗。

1. 基本证型及辨证治疗

（1）气血阴虚证

治法：益气养血，滋阴降浊。

方药：八珍汤合调味承气汤加减。太子参15g，当归20g，猪苓15g，白术15g，川芎6g，旱莲草10g，枳壳10g，白芍15g，生地10g，牛膝15g，熟大黄6g等。

加减：气血亏虚明显者，加黄芪、当归、鹿角胶、阿胶；阴虚明显者加北沙参、玄参、地骨皮。

（2）气血阳虚证

治法：益气养血，助阳降浊。

方药：当归补血汤、八珍汤合温脾汤等加减。生芪20g，当归10g，猪苓20g，苍术10g，川断15g，杜仲10g，砂仁10g，陈皮10g，半夏10g，冬虫夏草2g，川芎15g，熟大黄8g等。

加减：阳虚明显者，加巴戟天、仙茅、仙灵牌；水肿较甚者，加猪苓、泽泻、防己；恶心呕吐较重者，加旋覆花、代赭石、苏叶、黄连，亦可用生大黄、附子、丹参、牡蛎，合药水煎，高位保留灌肠，以加强通腑泄浊之力。

（3）气血阴阳俱虚证

治法：调补气血阴阳，降浊利水。

方药：调补阴阳方（验方）。黄芪30g，当归10g，熟地15g，竹茹10g，苍术10g，旱莲草10g，五味子10g，狗脊10g，黄连6g，猪苓20g，牛膝20g，郁金10g，大黄6~12g等。

加减：气血亏虚明显者，加人参、黄芪、当归、鹿角胶等；喘闷心悸者，加桂枝、丹参、葶苈子等；瘀血重者，加益母草、川芎、红花。

2.兼夹证辨证治疗

（1）血脉瘀阻证

治法：破瘀消癥，主方中加入三棱、莪术等。

（2）水饮停聚证

治法：温阳化饮。主方中加桂枝，茯苓，白术，泽泻。

（3）湿热中阻证

治法：清化通利法。方用平胃散合茵陈蒿汤化裁。若兼夹湿热下注证，症见便秘，腰腿沉重，小便不爽，舌胖嫩红，苔黄白厚腻，脉弦滑数者。治法：化湿清利，用四妙散加减。

（4）肝郁气滞证

治法：舒肝解郁，用四逆散合加味逍遥散化裁。

（5）外感热毒证

治法：疏风清热解毒。方用银翘散合五味消毒饮加减。

（6）浊毒伤血证

治法：解毒活血凉血止血。方用犀角地黄汤送服三七粉。

（7）肝胃结热证

治法：和解肝胃，缓泻结滞。方用大柴胡汤加减。

（8）血虚生风证

治法：养血活血熄风。方用当归补血汤合四物汤加味。

3.变证辨证治疗

（1）浊毒犯胃证

治法：降逆化浊。

方药：旋覆代赭汤加减。旋覆花（包）10g，代赭石20g，党参15g，法半夏10g，生姜三片，大枣五枚，炙甘草6g。

加减：呕恶甚加吴茱萸、黄连。

（2）水凌心肺证

治法：泻肺逐水。

方药：己椒苈黄汤加减。防己30g，葶苈子30g，大腹皮30g，车前草30g，桑白皮30g，椒目9g，大黄6g。

加减：气短乏力者，加黄芪、云苓各30g，白术9g；口唇发绀者，加川芎12g，桃仁9g；四肢厥冷，汗出淋漓者，加淡附片、人参（单煎）各9g，山萸肉30g。

（3）关格证

治法：温补脾肾，启闭降浊。

方药：旋覆代赭汤加减。旋覆花（包）15g，法半夏15g，代赭石（包）30g，吉林人参（单煎）6g，生姜6g，黄连6g，吴茱萸6g，竹茹9g，苏叶9g，苏梗9g，藿梗9g。

加减：大便不通者，加枳实15g，黑白丑各9g，生大黄6g；呕吐剧烈者以生姜汁为引，送服玉枢丹；以下关格为主症者，方用真武汤合五苓散加减。

（4）溺毒入脑证

治法：开窍醒神，镇惊熄风。

方药：菖蒲郁金汤合镇肝熄风汤加减。石菖蒲30g，杭白芍30g，全瓜蒌30g，土茯苓30g，珍珠母（先煎）30g，生龙骨（先煎）30g，生牡蛎（先煎）30g，广郁金15g，法半夏15g，生山楂15g，黄连6g，生大黄6g，苏合香丸（化冲）6g。

加减：四肢抽搐者加全蝎9g、蜈蚣4条；喉中痰鸣加制南星9g、陈皮15g；胸闷泛恶者加藿梗、苏叶、苏梗各9g。

总之，由于糖尿病肾病是一种慢性疾病，其早期诊断和治疗对预后关系重大，目前西医多以控制血糖血压、限制蛋白质摄入等治疗措施为主，而在西医标准治疗基础上结合中医分期辨证论治，在其早中期常可逆转或延缓病情发展。但一旦发生临床期DN，则肾功能呈持续性减退，直至发展为终末期肾功能衰竭，晚期糖尿病肾病除中医辨证加减、灵活治疗外，常需联合肾脏替代治疗，以积极救治患者。

二、分病辨证治疗

（一）水肿

1.脾虚湿热内蕴

治法：清热利湿，疏利三焦。

方药：黄芩滑石汤（《温病条辨》）加减。黄芩10g，滑石30g，茯苓皮30g，猪苓15g，大腹皮15g，白蔻仁12g，桑白皮20g，泽泻15g，槟榔10g。

2. 脾虚湿困

治法：益气健脾，化湿消肿。

方药：参苓白术散（《合剂局方》）加减。党参12g，茯苓皮30g，白术12g，桂枝10g，砂仁6g，藿香10g，大腹皮20g，生黄芪20g，生薏苡仁12g。

3. 气滞水停

治法：行气解郁，利水消肿。

方药：导水茯苓汤（《奇效良方》）加减。柴胡10g，郁金15g，茯苓20g，泽泻15g，白术12g，紫苏12g，槟榔10g，大腹皮15g，木香10g，木瓜12g，陈皮10g。

4. 脾阳虚衰

治法：温运脾阳，利水渗湿。

方药：实脾饮（《济生方》）加减。附子5g，干姜10g，白术12g，甘草5g，厚朴10g，木香10g，草果10g，槟榔10g，茯苓15g，木瓜10g，大腹皮15g。

5. 肾阳虚衰

治法：温肾助阳，化气行水。

方药：真武汤（《伤寒论》）加减。制附子10g，白术15g，白芍10g，茯苓30g，生姜10g，泽泻12g，车前子10g，仙灵脾15g，巴戟天12g，牛膝15g。

6. 血瘀水停

治法：活血化瘀，行水消肿。

方药：调营饮（《证治准绳》）加减。当归10g，赤芍10g，川芎10g，泽兰10g，槟榔10g，陈皮6g，大腹皮15g，葶苈子10g，茯苓皮30g，桑白皮12g、桂枝6g，红花6g，益母草15g。

（二）眩晕

1. 肝肾阴虚，肝阳上亢

治法：平肝潜阳。

方药：天麻钩藤饮（《杂病证治新义》）加减。天麻10g，石决明15g，钩藤15g，山栀12g，黄芩20g，杜仲12g，牛膝12g，益母草12g，桑寄生12g，夜交藤30g，生龙骨15g。

2. 气血亏虚

治法：益气养血。

方药：归脾汤（《济生方》）加减。黄芪15g，白术15g，茯苓20g，当归15g，党参15g，枣仁15g，远志15g，木香10g，猪苓30g，泽泻20g，龙眼肉12g，甘草6g。

3.肾精不足

治法：补肾益精。

方药：左归丸（《景岳全书》）加减。熟地12g，山药15g，山茱萸10g，菟丝子15g，枸杞子12g，牛膝15g，鹿角胶12g，龟板胶12g，丹皮12g，菊花10g。

4.痰湿中阻

治法：化浊利湿。

方药：温胆汤（《备急千金要方》）加减。半夏10g，陈皮10g，枳实10g，竹茹12g，茯苓20g，大黄10g，土茯苓30g，泽泻20g，天麻12g，猪苓30g。

（三）虚劳

1.脾肾阳虚

治法：温补脾肾，化气生血。

方药：附子理中汤（《和剂局方》）合圣愈汤（《兰室秘藏》）加减。附子5g，肉桂6g，党参10g，干姜6g，白术12g，黄芪30g，当归12g，熟地10g，白芍10g，川芎10g，甘草3g。

2.肾精亏虚

治法：阴阳并补，滋肾生血。

方药：龟鹿二仙胶（《医方考》）加减。鹿角胶30g，龟板胶30g，党参10g，阿胶10个，熟地10g，山药10g，白芍10g，丹皮10g，陈皮10g。

3.瘀血内阻

治法：活血通络，去瘀生新。

方药：桃红四物汤（《医宗金鉴》）加减。桃仁10g，红花6g，当归10g，生地15g，赤芍10g，川芎10g，丹参12g，鸡血藤20g，郁金10g，黄芪20g，党参10g，益母草30g。

（四）尿浊

1.气阴两虚

治法：益气养阴。

方药：参芪地黄汤（《沈氏尊生书》）加减。黄芪30g，党参15g，熟地黄15g，山萸肉15g，丹皮10g，泽泻15g，山药15g，茯苓12g，白术20g，五味子6g，杜仲15g。

2.肾虚不固

治法：益肾固摄。

方药：五子衍宗丸（《证治准绳》）加减。菟丝子15g，五味子10g，枸杞子12g，覆盆子12g，金樱子15g，芡实12g，桑螵蛸12g，白术12g，莲子10g，车前子15g，益母草15g。

3.脾气亏虚

治法：健脾益气。

方药：参苓白术散（《和剂局方》）加减。黄芪30g，党参20g，茯苓10g，山药15g，莲子肉12g，薏苡仁12g，砂仁9g，陈皮10g，白扁豆15g。

4.瘀血阻滞

治法：行瘀散结，通利水道。

方药：代抵当丸《证治准绳》加减。当归尾15g，穿山甲15g，桃仁10g，莪术10g，益母草30g，大黄10g，芒硝10g（冲服），郁金10g，生地10g，黄芪20g，肉桂3g，桂枝6g。

5.湿热内蕴

治法：清热利湿。

方药：黄芩滑石汤（《温病条辨》）加减。黄芩12g，滑石15g，茯苓皮30g，大腹皮20g，白蔻仁10g，猪苓15g，车前子20g，泽泻15g，白花蛇舌草30g，土茯苓30g。

（五）关格

1.脾肾亏虚，浊毒内蕴

治法：健脾益气，利湿泄浊。

方药：无比山药丸（《太平惠民和剂局方》）合黄连温胆汤（《备急千金要方》）加减。山药15g，茯苓15g，泽泻10g，熟地10g，山茱萸10g，巴戟天12g，菟丝子12g，杜仲10g，牛膝10g，五味子6g，肉苁蓉10g，半夏10g，陈皮10g，枳实10g，竹茹6g，黄连3g。

2.肝肾阴虚，肝风内动

治法：滋补肝肾，平肝熄风。

方药：六味地黄丸（《小儿药证直诀》）合羚角钩藤汤（《通俗伤寒论》）加减。熟地10g，山药15g，山茱萸10g，泽泻15g，丹皮12g，茯苓15g，羚羊角6g，钩藤15g，桑叶10g，菊花10g，白芍15g，生地15g，贝母10g，竹茹6g，生甘草3g。

3.肾气衰败，邪陷心包

治法：豁痰降浊，辛温开窍。

方药：涤痰汤（《济生方》）合苏合香丸（《太平惠民和剂局方》）加减。半夏10g、茯苓15g，太子参15g，橘红10g，胆星6g，竹茹30g，枳实10g，菖蒲10g，丁香10g，香附10g，木香10g，乳香30g，水牛角粉10g（冲服）。

三、单方、验方治疗

糖肾宁：太子参30g、生黄芪30g、生地黄15g、泽兰12g、鹿角片12g、川黄连6g。每日1剂，水煎，早晚分服，治疗3个月。

糖肾方：黄芪30g、生地12g、制大黄6g、三七3g、卫矛15g、山茱萸9g、枳壳10g。制成配方颗粒剂，每次2袋，2次/天，早晚饭后30分钟温开水冲服，连服12~24周。

益气养阴活血方：生地黄、熟地黄、太子参、当归各15g，生黄芪、丹参各20g，五味子、麦冬、川牛膝、桂枝各10g。每日1剂水煎服，每天2次。疗程为2个月。

四、中成药

目前用于治疗糖尿病肾病的中成药品种繁多，大致可以归纳为以下几类，临床可根据患者的情况，结合四诊信息，进行辨证选用。

（一）虫草制剂

虫草制剂被广泛应用于糖尿病肾病的治疗，研究证实在基础治疗上加用虫草制剂可进一步降低DN患者的尿蛋白及改善肾功能。虫草制剂包括百令胶囊、至灵胶囊、金水宝胶囊。与基础治疗相比，DN早期患者加用百令胶囊可显著降低患者UAER水平，降低血肌酐，而对于生存率、全因死亡率、心血管事件并发症等方面，目前尚无确切数据报道，有待进一步研究证实。此外，有研究显示百令胶囊具有免疫调节作用，可改善2型糖尿病肾病患者细胞免疫功能紊乱。百令胶囊联合ACEI/ARB，也可起到保护肾功能、降低蛋白尿的治疗作用。其他常与百令胶囊联合应用的药物包括：他汀类降脂药，前列地尔、阿魏酸哌嗪、川芎嗪、羟苯磺酸钙等血管活性药物。对于早期、临床期DN患者，常规治疗基础上使用金水宝胶囊可降低尿蛋白排泄、降低血Scr、BUN水平，以及降低血TC、TG。有研究显示，金水宝联合缬沙坦胶囊，可改善DN并发勃起功能障碍。至灵胶囊治疗DN则常与ARB类药物联合使用。

（二）地黄丸类

六味地黄丸是中医治疗DN的常用方剂，治疗DN的自拟方组方也多为六味地黄丸的加减化裁。与常规治疗组相比，六味地黄丸可降低DN患者的UAER及空腹血糖，对肾功能无明显改善作用。也有报道显示，金匮肾气丸与替米沙坦联用可降低早期DN患者UAER及血肌酐。

（三）治疗蛋白尿的中成药

黄葵胶囊治疗DN常与其他药物联合使用：与单用ACEI或ARB类药物相比，黄葵胶囊与ACEI/ARB类药物联用能明显降低DN早期和临床期患者UAER、24hUTP、Scr、BUN、TC、TG。与单纯应用黄葵胶囊比较，黄葵胶囊联合氟伐他汀可进一步降低早期DN患者UAER、Scr，同时改善高脂血症。黄葵胶囊联合雷公藤多苷片可降低DN临床期患者尿蛋白。肾炎康复片与ARB类药物联合，可降低早期及临床期DN患者的尿蛋白。

（四）治疗慢性肾功能不全的中成药

肾康注射液用于DN的治疗可保护肾功能、降低蛋白尿。常与肾康注射液配合使用的药物有黄芪注射液、前列地尔。尿毒清颗粒主要用于DN肾功能衰竭期的治疗，初步研究表明具有延缓肾功能进展的作用。

（五）治疗糖尿病的中成药

研究发现，一些治疗糖尿病的中成药同时具有肾脏保护作用，这些药物也被纳入DN的临床治疗：芪药消渴胶囊能调节早期、临床期DN患者糖脂代谢，改善Scr、BUN、GFR及降低尿蛋白。止消通脉宁颗粒可改善临床期DN患者肾功能、调节血脂代谢，提高患者生存质量。参芪降糖颗粒可改善早期DN患者的中医症状、降低血糖及UAER，参芪降糖胶囊还具有调节DN患者血脂的功效。其他药物如芪蛭降糖胶囊、糖脉康颗粒、金芪降糖片，也有个别文献报道具有降低DN蛋白尿、保护肾功能的作用。

（六）活血化瘀中成药

对于血黏度高、肾病综合征等DN患者，配合使用活血化瘀中药及中药提取物，可降低血黏稠度，有利于降低血脂：复方丹参滴丸可降低早期DN患者尿蛋白及TC水平，而对肾功能无明显改善作用。与常规基础治疗比较，丹红注射液也降低早期DN患者UAER。与常规治疗组相比，川芎嗪组可降低DN患者尿蛋白、Scr，有报道显示丹参川芎嗪注射液也具有相似的功效。舒血宁注射液用于治疗糖尿病肾病，常与其他中成药配合使用，但也有个别文献报道与对照组相比单独应用舒血宁可改善早期、临床期DN肾损害。通心络胶囊也具有改善DN的作用，一项Meta分析显示通心络胶囊可降低DN患者Scr和改善血脂紊乱，但所纳入文献质量相对较低，结果尚需进一步验证。其他具有相似功效的药物，如血塞通、血栓通、银杏叶胶囊（片）、杏丁注射液、银杏达莫注射液、葛根素注射液、刺五加注射液、灯盏花素注射液、灯盏细辛注射液、脑心通胶囊，也可作为辅助治疗药物的备选。

（七）具有降血脂作用的中成药

血脂康胶囊在降低DN患者血脂的同时，还可降低尿蛋白水平，而对肾功能的改善作用不明显。绞股蓝总苷片也显示出了一定的降低UAER作用。

参考文献

［1］贺小华，葛振远.百令胶囊防治糖尿病肾病疗效观察的 Meta 分析.临床荟萃.2012，27（13）：1164–166.

［2］张煜敏，杨丽萍，沈波.金水宝胶囊治疗糖尿病肾病的系统评价.现代中西医结合杂志.2012，21（23）：2509–2512.

［3］施海涛，郭磊，王雪峰，等.中西结合治疗糖尿病肾病并发性功能障碍 46 例临床疗效观察.黑龙江医学.2011，35（12）：931–933.

［4］吴欣莉，李靖，刘美奇，等.黄葵胶囊治疗糖尿病肾病疗效和安全性的系统评价.中国中西医结合肾病杂志.2014（12）：1081–1084.

［5］张守琳，常天瀛，任吉祥，等.肾炎康复片联合 ARB 类降压药治疗糖尿病肾病的meta分析.中国中西医结合肾病杂志.2013（10）：893–896.

［6］赵勇，杨瑞华，陈继东，等.肾康注射液治疗糖尿病肾病Meta分析.辽宁中医药大学学报.2015，4：060.

［7］赖卫国，周青美，李韶今.尿毒清颗粒治疗糖尿病肾病疗效观察.中国中西医结合肾病杂志.2011，5：449.

［8］张蕾，刘旭生，刘壮竹，等.六味地黄制剂治疗糖尿病肾病系统评价.时珍国医国药.2012，23（9）：2273–2277.

［9］李青，韩宇博.金匮肾气丸联合美卡素治疗Ⅲ期糖尿病肾病的临床研究.光明中医.2014（3）：576–578.

［10］倪青，姜山，肖月星，等.芪药消渴胶囊联合西药治疗糖尿病肾病 146 例临床观察.中医杂志.2013，54（6）：484–487.

［11］赵进喜，牟新，王世东，等.止消通脉宁颗粒治疗糖尿病肾病肾功能不全代偿期 33 例疗效观察.河南中医.2004，24（8）：20–22.

［12］张明玺，崔凯，朱延敏，等.丹红注射液疗糖尿病肾病的系统评价.中国循证医学杂志.2009，9（10）：1087–1093.

［13］杨林，邵文斌，姚广玉，等.川芎嗪注射液治疗糖尿病肾病系统评价.中国中医药信息杂志.2011，8：012.

［14］龙轩，王锋，黄昶荃.通心络胶囊治疗糖尿病肾病的系统评价.中国循证医学杂志.2010，10（1）：73–80.

［15］苏国彬，刘旭生，翁俊雄，等.慢性肾脏病门诊口服中成药应用现状调查与分析.中国中西医结合杂志.2011，31（8）：1074–1079.

（文玉敏　李平）

第四节　中医外治疗法

糖尿病肾病的中医治疗除中药内服外，尚有多种外治方法，涵盖中药保留灌肠、直肠滴注、穴位贴敷、药浴、针灸等。在辨证的基础上，这些方法可单独使用，也可配合相应中药口服。

一、中药外敷

（一）肾衰膏穴位贴敷

在两肾区敷红花酊再加微波照射，每次20分钟，每天1次。另外予肾衰膏脐疗，每日1次。肾衰膏制作：丁香、肉桂、生大黄、炮山甲、水蛭、留行子，按1∶1∶2∶2∶2∶2量研末，甘油调糊，搓成桂圆大小。

功效：扶正解毒，利湿、泄浊、化瘀、解毒。

（二）活肾散外敷

川椒24g，红花15g，防风24g，麻黄20g，桂枝24g，细辛15g，艾叶25g，制乳香15g，制没药15g，冰片2g。碾粗末，醋调外敷肾俞穴。可同时配合健脾益肾的中药口服。

功效：活血化瘀通络。

（三）平消降浊汤内服并穴位贴敷

黄芪20g、人参15g、生地20g、麦冬12g、山药20g、茯苓15g、仙灵脾12g、泽兰15g、益母草30g、大黄10g、牡蛎30g、当归15g、红花15g、赤芍15g、牛膝12g、川芎12g。浓煎取汁100ml，每日1剂。穴位贴敷：上方研粉，生姜汁调成膏状，贴敷以下穴位：脾俞、肾俞、关元、三阴交、足三里。共治疗2个月。

功效：健脾益肾、滋阴降浊。

（四）中药肾区渗透疗法

附片、川芎、吴茱萸、益智仁、威灵仙、沉香各5~30g，冰片、人工麝香各1~5g，经微细化处理，装入12cm×18cm纱布袋中，取2袋备用。将有灵芝、冬虫夏草、蜈蚣、乌梢蛇、地龙、透骨草等中药各3~12g。浸煮成的液体120ml分成2份，浸入两袋药粉中。再取特制醋充分浸泡药袋。而后外敷在两侧肾区皮肤上。把药物导入仪两电极板紧敷在被2次浸泡的药袋外。用低频（脉冲约为100~300Hz）红外线

（40℃~43℃）。人平卧床上，治疗45分钟，每日2次。

功效：活血化瘀、祛风通络、解毒散结、除腐生新。

二、中药药浴

药物熏洗治疗糖尿病肾病，尤其是并发糖尿病周围神经病变、糖尿病下肢血管病变等疗效可观。其作用机制为药物通过皮肤的渗透直达病所，改善局部血液循环及神经传导，使上下肢麻木、疼痛、发凉等症状缓解。

（一）药浴方一

药物组成：川椒、红花、苍术、防风、羌活、独活、麻黄、桂枝、细辛、艾叶各30g。将上述药物入锅加2升清水用大火煎煮20分钟，然后将药汁和药渣一起倒入浴缸中，再向浴缸中加入38℃~39℃的热水适量。将全身浸泡在此药液中1个小时，在药浴期间要不断地向浴缸中加入热水，使水温始终保持在38℃~39℃。可每日泡此药浴1次。

功能主治：发汗排毒、化浊护肾、利水消肿。方中川椒芳香解毒，红花通经散瘀，苍术燥湿消肿，防风祛风解表，羌活发表解毒，独活祛风胜湿，麻黄发汗散寒、利水消肿，桂枝发汗解肌、温经通脉，细辛解表通窍，艾叶散寒止痛。

注意事项：体质较弱或患有心脏病、高血压的尿毒症患者在进行此药浴时，可适当地调低水温，以免发生昏厥。

（二）药浴方二

药物组成：制附子9g，川芎15g，菟丝子、生黄芪、丹参、山药、当归、白术、茯苓等各20g。

操作方法：上药装入纱布袋封好，用热水浸泡，待水温至40℃时，让病人将双足至膝浸入药液中，适应后不断加入热水，以使患者出汗。全过程约40分钟，汗后静卧。每日1次，20天为1个疗程。

功效：理气活血、通络化瘀。

注意事项：高热、顽固性高血压、严重冠心病、下肢皮肤破损、年老体衰及过敏体质者禁用。

（三）药浴方三

药物组成：制附片9g，白术、生黄芪、山药、菟丝子、当归、丹参、茯苓等各20g，川芎15g，将上药用纱布袋封好，以热水浸泡，待水温至40℃，嘱患者将双下肢浸入水中，可不断加入热水维持水温，至患者汗出为度。治疗时间为40分钟，汗后应静卧。每日1次。

功效：温补脾肾、活血通经、利水消肿。

方解：制附子、菟丝子温补肾阳以充脾阳，阳气充足则水液得行；山药、生黄芪、茯苓、白术等补气健脾，利水消肿；川芎、丹参、当归等活血通经化瘀。

三、针灸

针灸为治疗糖尿病肾病常用的方法，临床采用辨证取穴。

（一）肾虚血瘀证

取穴：中脘、足三里、血海、地机、天枢、支沟、太溪、白环俞、肾俞、膏肓、阴陵泉、中极。

功能主治：补肾活血、分利浊毒。

方解：太溪为肾经之原穴，肾经原气之所发，肾俞为肾脏精气输注之处，二穴相配可养先天、益肾气，治其本。血海为脾血归聚之海，有导血归海之效，能扶脾统血，活血祛瘀，乃治疗血症之要穴。地机为脾经之郄穴，为气血汇聚之处，乃活血养血之要穴。二穴相配可化血中之瘀滞而通络。足三里为胃经之合穴，胃气之大会，补之则能益脾胃，补脏腑之虚损，升阳举陷；泻之则能升清阳，降浊阴，引胃气下行，助胃气水谷之运化；阴陵泉为脾经之合穴，能健脾升阳，运中焦，化湿滞，而开通水道；中脘为胃经之募穴，六腑之所会，胃经之精气所汇聚之处，有健脾胃，助运化，调升降之功。足三里、阴陵泉相配以调理脾胃。脾胃为后天之本，气血生化之源。由于DN患者先天之肾气已衰，唯赖后天之脾土以调养，调理脾胃一方面可健脾益气养血，扶其正元不足，补后天以养先天；另一方面则除湿降浊，泄其邪之有余，使邪有出路，不致为患。支沟属手少阳三焦经，为三焦经气所行之"经"穴，功善调理诸气。气为血之帅，气行则血行，血行则瘀自除。天枢为手阳明大肠经募穴，泻之可荡涤肠胃之秽浊，与支沟相配可调气通腑降浊，使邪毒由大便而去。白环俞、膏肓为降浊之经验效穴，中极为足太阳膀胱经之募穴，能助膀胱之气化，通利小便，洁净腑，引浊邪而出。诸腧穴相互配合，以太溪、肾俞补益肾之阴阳，中脘、足三里、阴陵泉调理脾胃，补后天以养先天，血海、地机养血活血而化瘀，七穴为君补肾活血治其本；以天枢、支沟、白环俞、膏肓、中极等穴为臣使毒由大便而出，湿由小便而去，使浊毒分利、引邪外出治其标，此扶正而无闭门留寇之嫌，活血祛瘀而不伤血，分利浊毒而不伤正，从而达到扶正祛邪、标本兼治的目的。

227

（二）脾虚湿盛证

取穴：曲池、支沟、合谷、血海、足三里、阴陵泉、丰隆、地机、三阴交、太冲、天枢、膏肓、肾俞、白环俞及中脘、中极。操作手法：用0.3 mm×50~60 mm毫针垂直刺入，进针深浅以得气为度，得气后施以平补平泻法，留针30分钟。每日2次，7天为一疗程，共治疗6个疗程。

功能主治：调理脾胃，补后天而养先天。

方解：改善糖尿病肾病患者肾血流和肾小球的滤过功能。

（三）气阴两虚证

取穴：肝俞、胃脘下俞、脾俞、肾俞、关元、足三里、阴陵泉、三阴交、太溪。操作手法：脾俞、肾俞、关元、足三里、太溪行捻转补法；其他穴位行小幅度平补平泻捻转手法。留针13分钟，每日针刺1次，连针6天后休息1天，连续治疗30天为一疗程。

功能主治：益气养阴、补肾健脾、活血化瘀。

方解：本病病程长，机体处于脏腑阴阳气血失衡的状态，取背俞穴以扶正固本，调节脏腑功能；关元、肾俞、太溪具有益气养阴、补肾健脾之功；足三里、阴陵泉、三阴交能补脾胃，益肝肾，利水湿，活血祛瘀。诸穴合用，标本兼治，共奏益气养阴、补肾健脾、活血化瘀之效。

四、穴位埋线

穴位埋线作用持久而柔和，能产生缓慢良性的"长效针感"效应，可减少针刺次数，提高患者的依从性。

（一）方案一

主穴选用双胰俞（第8胸椎棘突下旁开1.5寸）、双肾俞、双肺俞穴，根据上、中、下消诸证辨证配穴，选择合谷、鱼际、足三里、内关、三阴交、命门、风池、太溪等穴，采用注线法在常规消毒下，左手绷紧皮肤，右手持针快速刺入皮内，待患者得气后左手将针芯往里推，右手将腰穿针往外抽，使得羊肠线留在体内，然后将针退出。用创可贴在针眼处贴敷，1天后取下。每10天埋线1次，20天为1个疗程。

功能主治：补肾益气，活血通络。

方解：胰俞是治疗糖尿病及其并发症的经验穴；肾俞是肾经之背俞穴，能滋补肾阴，疏泄燥热，清除痰湿，畅通肾络；肺俞乃肺经之背俞穴，主司皮毛，主百脉，司呼吸，通肾络，降浊湿，吐故纳新，增强浊物疏泄。背部俞穴，是脏腑之气输注汇集于背部之所在，又是十二经之核心。三穴相合，辅以配穴，共奏阴阳互补，疏通经脉，滋养胰岛，通达肾络，清痰排瘀，疏泄浊物之功。

（二）方案二

主穴：脾俞、足三里、肾俞、胰俞；配穴：血瘀证加血海、膈俞，痰湿证加丰隆，阴虚证加三阴交。操作：患者取舒适体位，常规消毒，采用注线法，使用8号一次性注射针头，用消毒镊子将0.5~1厘米长2/0号羊肠线置于一次性注射针头前端内，快速刺入选定穴位皮下，进针深度约1~1.5厘米，局部有酸胀麻感，即得气后用0.3毫米×40毫米一次性针灸针插入针管内，将羊肠线推入穴位后，拔出注射针头，针眼处创可贴覆盖。每10天穴位埋线1次，治疗3个月。

功效：健脾益肾、益气养阴。

方解：肾俞、脾俞、胰俞均为脏腑经气输注于腰背部的背俞穴，是内脏器官生理、病理状态在体表机能的感应点。肾俞具有滋阴补肾、培补元气作用；脾俞、足三里健脾益气；胰俞是治疗糖尿病的特定奇穴。

（三）方案三

体针：若脾肾两虚取穴脾俞、肾俞、中脘、足三里、三阴交；肝肾阴虚取穴风池、太冲、阳陵泉、曲池、侠溪、三阴交。耳针：肾病综合征取穴；肾、膀胱、交感、神门、腹水；肾性高血压取穴：肾、神门、皮质下。也可用王不留行籽在上述穴位按压。

五、推拿疗法

推拿在明清以前称"按摩"，它是指医生运用双手在人体表的一定部位，施以不同的手法进行治疗的方法。推拿疗法治疗糖尿病是多方面综合作用的结果：推拿可提高部分患者的胰岛功能，降低血糖；推拿直接作用于皮肤肌肉，改善肌肉的营养代谢，增加肌糖原的吸收和利用；提高迷走神经兴奋性，调节胰岛素和肾上腺素的分泌功能；有较好的活血止痛、缓解和治疗血管神经并发症的作用；可反射性提高人体免疫功能，达到扶正祛邪。

取穴及部位：肾俞、脾俞、胃俞、膈俞、胰俞、肝俞、胆俞、手足胰腺代表区。

常用手法：推法、按法、揉法、捏法、捻法、摩法、扳法、擦法等。

操作：①患者仰卧，医生先摩患者腹部，时间约5分钟。②患者仰卧，医生以一指禅推法在两侧膀胱经治疗，自膈俞到肾俞，反复操作，以局部明显压痛点为治疗重点，约10分钟。然后在膀胱经用擦法，以透热为度。③捏揉掌心第4掌骨与掌中纹相交处（手部胰反射区）。揉捏时医生意念应存想患者上腹部，使患者上腹部有温热舒适感。④捏揉足底内缘，第1趾骨小头下方区域（足部胰反射区）5分钟。捏揉时医生意念应存想患者上腹部，使患者上腹部有酸胀不适感，然后消退。

辨证取穴：上消取肺俞、太渊、胰俞、廉泉；中消取胃俞、脾俞、胰俞、内庭、三阴交；下消取肾俞、太溪、胰俞、然谷、行间。渴甚加金津、玉液；善饥嘈杂加中脘、足三里；头晕、视物模糊加太阳、光明；阳虚胃寒加命门、关元。总之，临床贵在辨证施治、灵活掌握，从整体上调和阴阳，恢复机体阴平阳秘的状态。

自我推拿疗法：糖尿病肾病患者自己运用手法在一定部位进行刺激的手法，它不受时间、地点的限制，手法相对简单，易于掌握，实施并坚持。常用方法有"按揉肺俞、胃俞，揉擦肾俞，摩中脘，揉气海，按揉手三里，拿合谷，拿按内、外关，按揉足三里，按揉三阴交。以上穴位按顺序推拿，每穴推拿20~30次。早、晚各做一遍为宜，每遍30分钟左右。

六、中药保留灌肠

中药保留灌肠是治疗肾功能衰竭的一种常用给药方式，在糖尿病肾病的肾功能不全阶段，也可采用中药灌肠进行治疗。常用的药味有大黄、牡蛎、蒲公英等，临床须根据辨证进行加减，具有通腑泄浊、化瘀解毒的功效。研究表明中药灌肠剂可减轻患者血肌酐、尿素氮水平，效果优于肠道吸附剂及常规治疗。中药灌肠可减轻糖尿病肾病患者微炎症状态，还可纠正CKD5期非透析患者肠道菌群和肠道屏障功能失调。

（一）邪毒炽盛

症见恶心呕吐，皮肤瘙痒，口苦口臭，舌红苔黄腻，脉滑数有力。治宜清热解毒。方用白花蛇舌草30g、生牡蛎30g、蒲公英30g、生大黄30g。100ml保留灌肠，灌肠后保留2小时以上，每日1次。2周为一疗程，治疗4个疗程。方中大黄苦寒沉降，攻积排浊，活血化瘀，可延缓尿毒症发生，《神农本草经》谓其"破癥瘕积聚，留饮宿食，荡涤肠胃，推陈致新，通利水谷，调中化食，安和五脏"，《药品化义》："大黄气味重浊，直降下行，走而不守，有斩关夺门之力，故号为将军"。蒲公英清热解毒化湿，白花蛇舌草入胃、大肠、小肠经，亦能清热利湿解毒；牡蛎软坚散结，收敛固涩。四药合用，共奏解毒祛邪之功。

（二）肾阳虚衰，浊毒内停

症见面色不华，形寒肢冷，腰膝酸软，肢体浮肿，脉沉细无力。治以温补肾阳，泻浊解毒。方选大黄15g，桑螵蛸、黄芪各20g，益母草、白花蛇舌草各30g，细辛5g，冷水浸泡20分钟，加水1000ml煎熬40分钟，药液浓缩至200ml备用。年老体衰者用药80ml，体质较好者用药100ml，保留灌肠。根据患者耐受情况保留60~120分钟后，令患者自行排出，每天1次。方中大黄有荡涤积滞、活血化瘀之功；细辛能温阳散寒、利尿化饮，治阴寒水肿；大黄、细辛，一寒一温，寒热并用，活血化瘀，利尿排浊；黄芪为补气之圣药，能补气固表，利尿托毒；桑螵蛸具收敛固精、补肾温阳作用，可防止大黄泻下太过；白花蛇舌草具有清热解毒之功，以加强大黄泄浊解毒之力；益母草活血化瘀兼能利水。

（三）脾肾气虚，水湿泛溢

症见乏力，恶心呕吐，不思饮食，水肿较甚，小便短少者。治以健脾益肾，利湿化浊，方用黄芪30g、大黄30g、桂枝30g、槐花30g、泽兰30g。水煎取汁150 ml。每日分2次保留灌肠。方中大黄泻下通便，祛瘀活血，清热解毒，以祛下瘀浊。泽兰味苦、辛，性微温，归肝脾经，活血祛瘀，调经，利水消肿。槐花味苦，性微寒，归肝、胃、大肠经，能清热解毒，凉血散瘀，以祛浊毒。桂枝取少火生气之意，使肾气蒸腾气化，阳生而阴应，阳化气而阴成形，津液乃充。黄芪健脾益肾与大黄祛瘀泄浊，一补一泻，使补虚而不助邪，祛邪而不伤正。

七、直肠滴注

直肠滴注的功效与保留灌肠相似。

（一）气阴两虚、湿瘀内阻证

自拟蠲白汤内服并直肠滴注：方药组成：大黄30g、黄芪30g、丹参15g、红花15g、薏苡仁15g、茯苓15g、泽泻15g、枳壳15g、生地黄15g，兼见面有瘀斑，肢体刺痛、痛处固定不移等偏瘀血者，加用泽兰、当归各20g；兼见头身困重、肢体浮肿、尿多浊沫等偏湿浊者，加用萆薢、土茯苓各20g。每剂中药浓煎取汁300 ml，过滤，装瓶备用。每晚9时令患者取左侧卧位，将150 ml药液加热至36℃~40℃，连接一次性输液器及16~18号导尿管，将导尿管插入肛门20~30 cm，调节输液瓶液面距肛门距离为30~40 cm，以40~50滴/分钟滴注。滴注完毕后，令患者平卧，臀部抬高5~10cm，保留药液1 h以上。28天为1个疗程。方中大黄泻下攻积、活血祛瘀，黄芪补气升提固表、健脾祛湿，共为主药；大黄助胃降浊，黄芪助脾升清，一降一升，祛浊化瘀，可延缓肾功能恶化。丹参、红花活血祛瘀、通脉舒络；茯苓利水渗湿、健脾益肾；薏苡仁利水消肿、健脾祛湿；泽泻利水渗湿、泄热通淋；生地黄益肾滋阴降火，使脾肾得运，气血调和，祛除肾脏的瘀血、痰浊、湿毒等病理产物。诸药相合，共奏活血、降浊、健脾、益肾之功。

（二）气虚血瘀、湿浊内盛

方用金匮肾气丸内服并直肠滴注：肉桂9g、制附片9g、熟地黄20g、怀山药20g、山萸肉15g、枸杞子20g、茯苓20g、泽泻30g、黄芪30g、当归20g、大黄15g（后下）、丹参30g、牛膝15g、益母草20g、车前子15g、砂仁9g。每日1剂，每剂煎为3袋，每袋250ml，早晚各一袋温服，将剩余一袋直肠滴入。15天为一疗程，治疗2个疗程。方中附子、肉桂大辛大热温阳。熟地黄滋阴补肾，配伍山萸肉，山药补肝脾而益精血。再以泽泻、茯苓利水渗湿。当归补血。黄芪益气。益母草活血调经，利尿消肿。丹参活血化瘀。车前子清热渗湿祛痰。大黄泻下攻积，清热泻火，凉血解毒，逐瘀通经。砂仁和胃。纵观全方阴阳双补，益气养血，活血化瘀，健脾和胃，利湿祛浊。

参考文献

［1］余海源，王卫平，张颖，等.益肾汤口服联合活肾散外敷治疗糖尿病肾病的临床研究.中国中西医结合肾病杂志.2010，11（5）：424-426.

［2］吉学群，薛莉，于颂华，等.补肾活血针刺法在糖尿病肾病中的应用.针灸临床杂志.2005，21（1）：43-44.

［3］张智龙，吉学群，张萍，等.调理脾胃针法对糖尿病肾病早期干预及对肾脏保护机制：随机对照研究.中国针灸.2007，27（12）：875-880.

［4］褚芹，王琳，刘国真.针药并用治疗糖尿病肾病疗效观察.中国针灸.2007，27（7）：488-490.

［5］张存志，张瑞君，邸力强.中药注射液加用经穴埋线对早期糖尿病肾病患者微血管病变的影响.中医杂志.2007，48（1）：50-52.

［6］陈永斌，陈仁年.穴位埋线为主干预2型糖尿病早期肾病.中国针灸.2012，32（5）：390-394.

［7］肖相如.尿毒症的药浴疗法.求医问药.2011，9：10.

［8］张大宁.张大宁谈肾病-13常见肾脏疾病的治疗和护养—糖尿病肾病.求医问药.2015，3：12-13.

［9］史耀勋，张睿，田谧，等.浅探中药足浴法治疗早期糖尿病肾病.国医论坛.2011，26（1）：21.

［10］金星宇.生地茅根汤保留灌肠治疗糖尿病肾病的临床观察与护理.大家健康.2015，9（23），269-270.

［11］孙春华，王有，吴凡，等.中药肾区渗透并常规治疗糖尿病肾病51例.中国中医药现代远程教育，2008，6（11）：1344-1345.

［12］邹川，吴禹池，罗丽，等.中药大黄复方灌肠对慢性肾脏病5期（非透析）肠道菌群和肠道屏障功能影响的临床研究.辽宁中医杂志，2012，7：1309-1311.

［13］王文英，胡柳萍.中药灌肠治疗糖尿病肾病慢性肾衰的疗效观察.江西中医药，2006，37（8）：24-25.

［14］宁泽璞.穴位贴敷合中药灌肠治疗糖尿病肾病36例疗效观察.新中医，2011，43（7）：34-35.

［15］王素梅，王桂芹.中药保留灌肠治疗糖尿病慢性肾衰竭的临床观察.北京中医药，2009，28（8）：617-619.

（文玉敏　李平）

第七章　糖尿病肾病的营养治疗与生活调理

第一节　糖尿病肾病营养治疗方案

一、糖尿病肾病营养代谢异常及其发生机制

（一）蛋白质代谢

低蛋白饮食可以改善胰岛素抵抗，减轻继发性甲状腺功能亢进症，减少蛋白尿，对糖尿病肾病发病有防治作用，其机制如下：

（1）低蛋白饮食可以减轻糖尿病肾病时异常血流动力学：异常血流动力学是糖尿病肾病发病的重要前提，肾小球高灌注、高滤过在糖尿病患者早期即可出现，且高血压在糖尿病患者中发生率较高，因此这种过高的压力可以直接传入到肾小球内，一方面促使蛋白尿的形成，另一方面也使肾小球毛细血管受到损害，最终可导致肾脏病变的发生与发展。高蛋白可以明显增加肾小球血流量，从而加剧肾脏损害，而低蛋白则明显减轻了这一过程。

（2）低蛋白饮食可以减轻局部肾素-血管紧张素-醛固酮系统兴奋，以及氧化应激代谢产物的产生：糖尿病肾病患者中虽然全身的肾素-血管紧张素-醛固酮系统检查的指标并不明显，但是许多组织中的肾素-血管紧张素-醛固酮多是兴奋的，包括肾脏、心血管等。这是因为高糖本身可以促进许多细胞例如系膜细胞、近端肾小管上皮细胞等过多表达，肾素-血管紧张素-醛固酮系统中许多成分，包括血管紧张素原、转化酶、前肾素等，这种过度兴奋的局部肾素-血管紧张素-醛固酮系统是影响糖尿病肾病病变进展的重要机制，高蛋白饮食还可明显增加氧化应激产物。这种产物本身在糖尿病肾病时就是处于高度旺盛的状态，活性氧族可以促使细胞浆中的核因子κB激活，使许多刺激的信号传入到细胞核内，造成表达出许多参与病理改变的基因，终而使细胞外基质增生、血管通透性增生、凝血纤溶作用的异常以及血管内皮功能障碍等。

（3）低蛋白饮食可以减少蛋白尿：蛋白尿多少是糖尿病肾病患者预测进展以及心血管并发症的重要指标。实验观察中发现，低蛋白饮食可以明显减少蛋白尿。现实实践中使用血管紧张素转换酶抑制剂后蛋白尿尽管可以下降，但仍不理想，大多仅为25%~35%左右。在严格低蛋白饮食的背景下，同样的血管紧张素转换酶抑制剂治疗，蛋白尿的下降程度则可明显加强。

（4）低蛋白饮食可以改善胰岛素抵抗，减轻继发性甲状腺功能亢进症：胰岛素抵抗为2型糖尿病的特点，在肾脏损害后（未出现肾衰时）这种抵抗状态往往加剧。可能是因为肾病所致的代谢性酸中毒，引起趋炎症的细胞因子产生过多，以及其他代谢失常等结果。胰岛素抵抗所致的持续血浆高胰岛素水平，可以刺激中枢交感神经，使心血管并发症增加，而低蛋白饮食可以使这种抵抗作用减轻。低蛋白饮食还能减少继发性甲旁亢，防止钙、磷代谢障碍而致的许多心血管并发症。

（5）延缓肾损害进展：这与减少尿蛋白排泄相关。蛋白尿、尤其是大量蛋白尿可增加肾小球内高压、高灌注及高滤过，促进肾小球硬化，而且，滤过的蛋白质（包括补体及生长因子等）及与蛋白结合的某些物质（包括脂质及铁等）被肾小管重吸收入细胞后，可活化肾小管细胞释放致病因子并进入肾间质，导致肾间质炎症及纤维化。低蛋白饮食减少了尿蛋白排泄，即能减轻上述致病反应，延缓肾损害进展。

（二）水及电解质代谢

随着糖尿病肾病的进展，肾浓缩稀释功能减退，尿比重固定在1.010~1.012之间，尿渗透压与血浆相似，为等张尿，肾功能减退时，人体钾盐几乎全部由肾脏排泄。肾小球滤过液中的钾盐在正常情况下，几乎全部由近曲小管及髓襻所重吸收，而尿中的钾则为远曲小管所分泌。糖尿病肾病晚期，肾血流量大幅下降，肾小管泌钾能力下降，血钾可明显上升，呈现高血钾。长期大量使用利尿剂，进食不佳或伴腹泻，也可出现低血钾。

（三）内分泌紊乱及糖、脂肪代谢紊乱

糖尿病肾病肾功能衰竭时可出现各种内分泌代谢异常，主要为肾素、血管紧张素、泌乳素分泌过多，促甲状腺激素、睾丸素等分泌减少，活性维生素D合成减少。许多激素通过肾脏的降解受影响，因而其半衰期延长。由于大量的白蛋白由尿排出、糖尿病肾病晚期血浆总蛋白较正常低，肾功能衰竭时肾脏利用及激活胰岛素能力下降，病人对胰岛素的需要量相对减少。尿毒症患者也常伴有甘油三酯升高，低密度脂蛋白升高及高密度脂蛋白下降。但血脂的改变，并不意味着进入尿毒症期，多数糖尿病人在5~10年后都伴有不同程度的脂代谢紊乱，当进入尿毒症期时，这些脂代谢紊乱更加显著。脂质的肾毒性主要表现在：刺激系膜细胞表达炎性介质，引起单核巨噬细胞浸润，

从而诱导炎症反应加重肾小球损伤；使肾小球基底膜通透性增加，并通过产生具有细胞毒性的过氧化亚硝酸盐而导致细胞凋亡引起肾脏损伤；脂质直接沉积于肾小球系膜区，刺激系膜细胞的增殖和细胞外基质的产生导致肾小球硬化。

（四）维生素

（1）脂溶性维生素：①维生素A：糖尿病肾病慢性肾衰竭患者血中维生素A较高，一般补充少量维生素A就可能造成中毒，因此，不宜进行额外的摄入。血液透析对慢性肾衰竭患者血中维生素A影响不大。肾移植后肾功能良好的患者，其血浆维生素A会逐渐下降。②维生素E：对于慢性肾衰竭患者和维持性血液透析患者，一般不必补充维生素E，即使低蛋白饮食也可提供足够的维生素E，维生素E不会经过血液透析丢失。③维生素D：肾脏合成维生素D的能力随着肾功能的下降而降低，早期补充维生素D或碳酸钙可纠正钙、磷代谢紊乱。④维生素K：正常情况下，肾脏对维生素K的代谢影响甚微，然而，在肾脏疾病或慢性肾衰时，维生素K可能对肾脏及骨骼代谢产生一定程度的影响，慢性肾衰患者不必常规补充维生素K，接受抗生素治疗的慢性肾衰竭患者应监测凝血酶原时间、蛋白S及蛋白C水平，必要时补充维生素K。

（2）水溶性维生素：①维生素C：维持性血液透析或腹膜透析患者维生素C缺乏的发生率较高，但若补充大量的维生素C，可能会使血浆和软组织中草酸盐的沉积增加，引起高草酸盐血症，目前对于慢性肾衰竭、维持性血液透析或腹膜透析患者，推荐补充维生素C的剂量是每天60mg。②维生素B_1：高通透性透析膜可增加维生素B_1的丢失，因此维持性血液透析患者发生维生素B_1缺乏者并不少见，由于维生素B_1缺乏时症状不明显，因此容易被漏诊。维持性血液透析和腹膜透析患者每日补充维生素B_1除在食物中获得0.5~1.5mg外，每日应额外补充1~5mg。③维生素B_2：低蛋白饮食和维持性血液透析及腹膜透析患者可发生维生素B_2少量缺失，但大多数患者可从饮食中得到补充，为预防维生素B_2缺乏，推荐每日补充1.2~2.0mg。④维生素B_6：无论是接受保守治疗或者是血液透析、腹膜透析治疗者，无论是儿童或成人患者，维生素B_6缺乏率相当的高，维生素B_6缺乏可引起氨基酸代谢紊乱，引起或加重晚期肾衰的一些临床表现，出现外周神经病变、正色素性贫血、免疫功能低下、易患感染和中枢性神经功能紊乱等。维持性血液透析和肾脏病患者需要补充维生素B_6，一般认为每天10~50mg。⑤维生素B_{12}：慢性肾衰竭患者和维持性血液透析患者发生维生素B_{12}缺乏者较少，但维生素B_{12}食物中的摄入量不能低于每天1mg。⑥叶酸：由于非透析和透析患者的慢性肾衰竭患者，体内易潴留毒素，同时饮食摄入不足，经血液透析丢失等，出现叶酸缺乏很常见，肾脏病应适当补充叶酸，推荐每日5~10mg。⑦烟酸：慢性肾衰竭患者低蛋白饮食所提供的烟酸较少，维持性血液透析患者经透析液也有少量的烟酸丢失，推荐慢性肾衰竭患者每日补充烟酸13~19mg。

饮食疗法是糖尿病肾病治疗中非常重要的一部分，应根据糖尿病肾病不同时期采取不同的饮食治疗方法。糖尿病肾病患者要根据自身的情况合理地分配饮食，制定合理的饮食治疗方案，控制高血糖和高血压，改善脂肪代谢紊乱，从而提高治疗效果。在坚持饮食治疗的同时还要进行临床治疗，这样更有助于糖尿病肾病的治疗。

二、糖尿病肾病营养治疗的目的

由于厌食和消化功能紊乱，蛋白质、能量摄入不足以及内分泌代谢障碍，使DKD患者营养不良的发生率较高，研究表明慢性肾脏病营养不良的发生率高达20%~50%。营养状况也是影响DKD患者预后的重要因素之一，直接同慢性肾脏病的死亡率呈正相关。合理的评估和改善患者营养状况可减少患者不良预后的发生。我们推荐由营养师对患者的营养状态进行评估和监测。当GFR<60 ml / min · 1.73m^{2}时，发生营养不良的风险明显增高。因此建议将此定为筛查的起始时机，监测频率应根据营养不良风险而定。DKD营养状态综合评定的内容见表7-1。最后通过主观综合营养评估（SGA）量表评定，并给出SGA评分等级：A级：营养良好；B级：轻至中度营养不良；C级：重度营养不良。

表7-1　糖尿病肾病患者营养不良的指标

生化参数	血清白蛋白浓度 <40g / L
	血清转铁蛋白浓度 <2g / L
	血清 IGF-1浓度 <200ng / ml
	血清前蛋白浓度 <0.3g / L或呈下降趋势
	血清肌酐浓度明显下降而尿毒症症状加重或肌酐动力学异常下降
人体学测量	体重进行性下降或低于理想体重的85%
	皮褶厚度、中臂肌围和（或）肌力异常
身体成分分析	干体重下降（由生物电阻抗或EDDEXA测得）
	总体氮和（或）氮指数（观察值 / 预期值）下降
饮食评价	自发性低蛋白饮食（<0.7g /（kg · d））和蛋白分解率增加（>1.0g /（kg · d））

医学营养治疗应强调饮食结构合理，包括对碳水化合物、蛋白质、脂肪、钠、钾、磷等营养素的管理。糖尿病肾病营养治疗的目的可归结为以下几点：

1.减轻体内含氮代谢产物的潴留聚集；

2.尽力纠正体内各种氨基酸比例失调现象，设法达到或接近正氮平衡，防止发生营养不良，阻止或延缓肾功能不全的发展；

3.针对症状纠正水和电解质紊乱；

4.维持患者的营养需要，提高生活质量，延缓病情发展，延长寿命。

三、糖尿病肾病营养治疗方案

（一）蛋白质及低蛋白饮食

高蛋白摄入（超过总热量20%）与轻度肾损伤糖尿病患者中肾功能的下降、糖尿病合并高血压患者中微量白蛋白尿的发展相关，而低蛋白饮食能延缓糖尿病肾病进展，改善糖、蛋白及脂肪代谢，减轻肾功能不全的症状及并发症。由于蛋白质的摄入减少，摄入的蛋白质应以生物学效价高的优质蛋白质为主，可从白肉（鱼和鸡肉类）、蔬菜和奶类等中获得。因此糖尿病肾病患者应避免高蛋白饮食，严格控制饮食蛋白质摄入（diet protein intake，DPI）量，不超过总热量的15%。蛋白质的摄入量以公斤体重计算：微量白蛋白尿者应控制在0.8~1.0/（kg·d），出现显性蛋白尿可适量限制饮食蛋白，推荐蛋白摄入量0.8g/（kg·d）。CKD 3期患者建议实施低蛋白饮食配合酮酸饮食，推荐蛋白摄入0.6g/（kg·d），并补充复方α-酮酸制剂0.12g/（kg·d）。当发展到终末期肾病时，对膳食蛋白质的限制应更加严格，在临床营养治疗中，常常采用小麦淀粉饮食作为主要热能来源，代替部分大米和面粉，作为重要的能量来源。因为大米和面粉等主食中含有较多量的非优质植物蛋白（每50克约含3.5~4g），而小麦淀粉中植物蛋白含量甚微，但因小麦淀粉制作不易，所以也可用目前市场销售的玉米粉来代替。因此，低蛋白饮食可有效减少非优质蛋白的摄入，同时不影响能量的供给。与执业营养师一起完成营养控制目标，可改善糖尿病肾病患者的预后。

（二）氨基酸的供给

尽可能多摄入必需氨基酸，也可以口服α-酮酸来代替部分必需氨基酸；或用肾必氨基酸补充。α-酮酸是氨基酸的前体，通过转氨基或氨基化的作用，在体内可转变成为相应的氨基酸，使得尿素氮生成率下降显著，还可降低血磷、碱性磷酸酶和甲状旁腺素水平，从而延缓肾功能的进展。

（三）每日总热量

糖尿病肾病饮食，要控制总热量，热量补充应适当。每日摄入的总热量应使患者维持接近理想体重，肥胖者可适当减少热量，消瘦者可适当增加热量。热量供应不足，可使肾功能指标血肌酐、尿素等升高。热量摄入太高，又不利于血糖控制，脂肪可提供的热量较多，要求低脂饮食。根据患者体重、劳动强度等制定。轻体力劳动者每日 125~146kJ / kg；重体力劳动者167kJ / kg。注意这里的体重指理想体重，故对消瘦患者每日热量的供给相对较宽，而对肥胖患者则相对严格。具体实施：一般以土豆、藕粉、粉丝、芋头、白薯、山药、南瓜等含热量高而蛋白质含量低的食物代替主食，使膳食总热量达到标准范围，保证供需平衡。

（四）脂肪

终末期肾病常合并脂代谢障碍，应采用低脂肪的摄入。脂肪产热比例应控制在 20%~25%，减少饱和脂肪酸，适当增加如橄榄油、花生油等单不饱和脂肪酸的供热比例，胆固醇应控制在每日300mg以下。对伴有高胆固醇血症的患者，更应限制在200mg以下。避免摄入肥肉、油炸食品、动物内脏、奶油类食物、鱼子、蟹黄、虾头等。

（五）限盐

终末期肾病发展到一定阶段常可出现高血压，表现为浮肿或尿量减少，限制食盐可以有效防止并发症的进展。但是如果同时伴有呕吐、腹泻时，不应再过分限制钠盐，甚至还需补充。有研究表明，ACEI / ARB类药物在低钠饮食下对糖尿病肾病及心血管疾病的改善作用更明显，但在高钠饮食下则可能存在危害，因此应限制钠盐摄入，每日摄入量控制在2000~2400mg，高血压者可配合降压药物治疗。

（六）水

掌握患者液体出入平衡也很重要。终末期肾病的尿毒症期可能出现少尿甚至无尿，这时水的摄入就非常重要了，太多地摄入水，会加重肾脏负担，导致病情恶化，因此一般每日入液量为前一日的排尿量加上500ml；但当患者合并发烧、呕吐、腹泻等症状时，就应再多补充液体。因此患者还需了解食物的含水量，量出为入。

（七）钾

若每日尿量大于1000ml和血钾量正常时不必限制钾的摄入，一般可以随意选食蔬菜和水果。由于肾脏对钾的排泄功能降低，若出现高血钾时，常对机体造成危害甚至危及生命，因此应适当限制含钾高的食物，每日应低于1500~2000mg。一般像瓜果类蔬菜（南瓜，冬瓜，葫芦）、苹果、梨、菠萝、西瓜、葡萄，含钾量都比较低可以食用，而含钾高的食品像油菜，菠菜，韭菜，番茄，海带，香蕉，桃子等应该适当限制。但是并不意味着绝对不能吃，而是应该在总量范围内有选择地吃，同时避免食用浓缩果汁、肉汁。当出现低血钾时，则应多食含钾高的食品。

（八）钙、磷

肾脏损害时对磷的排泄减少，导致血磷升高。而且对维生素D_3的合成能力减退，影响钙的吸收，血中钙的浓度降低，容易出现骨质疏松。因此理想的治疗膳食应该提高钙含量，尽量降低磷含量。而低蛋白饮食本身就降低了磷的摄入，有利于治疗。

（九）豆制品

豆制品中的蛋白质是一种优质蛋白质，相对于谷类和蔬菜，它含必需氨基酸仍较多，此外它还可以提供钙、维生素、异黄酮等有益健康的物质。肾病患者可根据病情适量选用，选择使用豆制品时应与肉蛋类食品进行互换，防止蛋白质总量超标。

四、糖尿病肾病食谱制定

糖尿病肾病患者食谱制定要切实可行，糖尿病医生一定要与患者共同制定食谱，所定食谱既要符合治疗原则又要结合患者平时的食量、饮食喜好以及经济物质条件。

（一）总热量计算

1.细算法

（1）根据患者的性别、年龄、身高、体重，确定患者的肥胖程度。

首先计算标准体重。标准体重的计算公式有以下几种。

①简便计算法

身高（cm）–105=标准体重（kg）

②较为细致的计算法

（身高厘米数–100）×0.9=标准体重（kg）

③体型判断标准

正常体型：标准体重±10%以内者。

超重体型：超过标准体重10%~20%。

肥胖体重：超过标准体重20%。

偏瘦体型：低于标准体重10%~20%。

消瘦体型：低于标准体重20%。

（2）计算全日总热量

根据患者的劳动强度，计算每日所需总热量。休息者每日每千克体重供热104.6~125.5 KJ（25~30kcal）；轻体力劳动者125.5~146.4 KJ（30~35kcal）；中体力劳动者146.4~167.4KJ（35~40kcal）；重体力劳动者167.4KJ（40kcal）；透析患者<60岁为

35kcal，＞60岁为30~35kcal。儿童孕妇可酌情增加10%左右，超重或肥胖者酌情减少（250~500）kcal左右。

如上所述，一个80kg标准体重的成年轻体力劳动者，每日所需热量大约是2400kcal的热量。若80kg相对于身高为165cm的成年人来说，按照简易公式计算，该成年人的标准体重应为60kg，实际体重超过标准的20%，为肥胖，应减少热量摄入，可按照10%酌减，因此，摄入2160kcal的热量较为合适，逐渐减重到60kg标准体重。

（3）计算三大营养物质的供应量

按碳水化合物、蛋白质、脂肪各占总热量的比值为55%~60%、15%~20%、20%~30%，确定供给量。

设Q=全日总热量

全日碳水化合物（g）=Q×（50%~60%）/4

全日蛋白质（g）=Q×（12%-20%）/4

全日脂肪（g）=Q×（20%~25%）/9

每克碳水化合物与每克蛋白质均产生4kcal热量，每克脂肪产生9kcal热量。

举例：患者男性，身高175cm，体重80kg，轻体力劳动。

标准体重=（175-100）×0.9=67.5（kg）

全日总热量（Q）=67.5×25=1687.5（kcal）

全日碳水化合物（g）=1687.5×55%/4=232

全日蛋白质（g）=1687.5×15%/4=63

全日脂肪（g）=1687.5×25%/9=46.8

三餐分配按1/5、2/5、3/5分配。

设计食谱先计算碳水化合物食物量，再计算蛋白质食物量，最后以炒菜油补足脂肪需要量。

2.粗算法

①普通饮食。适用于体重大致正常、身体状况较好的患者。主食按劳动强度大致估计，如每日休息者200~250g（4~5两）；轻体力劳动者250~350g（5~7两）；中体力劳动者350~400g（7~8两）；重体力劳动者400~500g（8~10两）。副食中蛋白质30~60g。

②低热量饮食。适用于超过标准体重20%以上的肥胖患者。严格限制总热量，采用低碳水化合物、低脂肪、高蛋白饮食。每日主食200~250g，副食中蛋白质30~60g。

③主食固定法。适用于门诊患者并家庭进餐者。三餐主食相对固定，按劳动强度大体同"普通饮食"定量。副食基本与家庭其他成员相同或略多，每日肉菜约150g（3两），蔬菜500~1000g（1~2斤），炒菜用油3~4匙，可经常调换副食品。

3. 食品交换份法

我国目前将食物按成分分为六大类，制定出每类食物一个交换单位的重量、热量（90kcal）、3大营养素的数量及各类食物的等价交换表。可先计算出全日所需总热量和三大营养素的数量，再参照交换表选择个人喜欢和适宜的食品种类及单位份数，订出全日食谱。

如患者每日应摄入6694KJ（1600kcal）热量，计算需要18个热量交换单位。其中谷类10个单位，瘦肉类2个单位，乳类1.5个单位，鸡蛋1个单位，蔬菜类1个单位，油脂类2.5个单位。全日食品量为粮食250g，瘦肉100g，鸡蛋1个，含糖3%以下蔬菜500g，牛乳250ml，植物油25g。三餐的食谱安排是：

早餐：牛乳250ml，鸡蛋1个，咸面包70g。

午餐：生米100g，瘦肉50g（炒猪瘦肉25g，红烧鱼40g），蔬菜0.5个单位（炒丝瓜150g，茄子100g），植物油1.5汤匙。

晚餐：生米75g，豆腐100g，蔬菜0.5个单位（炒芹菜150g，黄瓜100g），植物油1汤匙。

热量分配为早餐393kcal，午餐622kcal，晚餐489kcal。如血糖控制良好，可在上午9~11时和下午3~4时，各食用低糖水果100g。

4. 血糖生成指数法

血糖生成指数（glycemic index，GI）是指摄入含50g碳水化合物的食物与相当量的葡萄糖在2~3小时体内血糖反应水平的百分比值。食物交换份可以实现食物多样化，同时调配三大营养素的比例，可用于制定正餐的食谱；而GI可用来衡量不同种类的碳水化合物引起血糖增高的速度和程度，更适用于加餐时单一性食物的选择，能够使血糖控制更平稳。两种算法综合使用，以实现理想的血糖控制。

当GI≤55%可认为该食物为低GI食物，它们在胃肠中停留时间长，吸收率低，葡萄糖释放缓慢，葡萄糖进入血液后的峰值低，下降速度慢；GI≥70%为高GI食物，它们进入胃肠后消化快，吸收率高，葡萄糖释放快，葡萄糖进入血液后峰值高；55%~70%为中GI食物。一般认为豆类、乳类是低或较低血糖生成指数的食物；而谷类、薯类、水果常因品种和加工方式不同而引起血糖生成指数的变化（如表7-2所示），特别是令其中的膳食纤维的含量发生变化；蔬菜肯定是低食物血糖生成指数的，因为碳水化合物的含量不超过6%，而且富含膳食纤维，所以对血糖影响小，表7-2列举了常见的几类食物的GI值。GI<55%的食物更适合糖尿病患者，长期摄入低GI指数食物，可以明显改善糖尿病患者的餐后高血糖，特别是减少血糖波动、降低血脂，减少低血糖的发生，延缓糖尿病并发症的发生。利用GI，患者对食物的选择面更宽、更合

理，也可以选择自己喜欢的食物，只要一半的食物从高血糖生成指数替换成低血糖生成指数，就能获得显著改善血糖的效果，既满足食欲，对于调节和控制人体血糖也大有好处。

表7-2　几类常见的食物血糖生成指数

食物名称	GI	食物名称	GI	食物名称	GI
糖类		谷类		根茎类	
麦芽糖	105.0	馒头	88.1	土豆泥	73.0
葡萄糖	100.0	糯米饭	87.0	胡萝卜	71.0
绵白糖	83.8	大米饭	83.2	马铃薯（煮）	66.4
胶质软糖	80.0	面条	81.6	土豆	62.0
蜂蜜	73.0	烙饼	79.6	马铃薯	62.0
蔗糖、方糖	65.0	油条	74.9	油炸土豆	60.3
巧克力	49.0	糙米饭	70.0	马铃薯（烤）	60.0
豆类		大米粥	69.4	山药	51.1
黑豆	42.0	荞麦面馒头	66.7	藕粉	32.6
扁豆	38.0	小米粥	61.5	魔芋	17.0
豆腐（炖）	31.9	荞麦面条	59.3	水果类	
绿豆	27.2	黑米饭	55.0	西瓜	72.0
四季豆	27.0	玉米（甜，煮）	55.0	猕猴桃	52.0
豆腐干	23.7	奶制品类		香蕉	52.0
豆腐（冻）	22.3	酸奶	83.0	苹果、梨	36.0
豆（浸泡煮）	18.0	脱脂牛奶	32.0	桃	28.0
蚕豆（五香）	16.9	全脂牛奶	27.0	樱桃	22.0

（二）糖尿病肾病患者饮食的一般原则

1. 巧妙安排主副食品量

在安排患者的全日主副食品量的时候，有些食品可以大致固定，如每人每日有500~750g新鲜蔬菜。有条件的最好每人每日约有250ml（1瓶）牛乳。牛乳所富含的钙和维生素正是我国膳食中比较容易缺少的营养素，对长期控制饮食的患者应考虑这两种营养素的供应是否充足。如无条件吃牛乳，则可以用其他食品如黄豆或豆浆等代替。至于其他食品，如谷类、瘦肉类和烹调油的用量可根据热量供给量、病情和各类食物营养素含量来决定。

2. 少食多餐

糖尿病肾病患者应当强调少食多餐，这样可以避免饮食数量超过胰岛的负担，使血糖不至于猛然升高过高，且于血糖下降时因仅是可以避免低血糖反应。有的患者为了种种原因竟想取消早餐，只吃午、晚餐，或者认为只要主食量不变，至于餐次就可以随便，今天吃两顿，明天也许吃三顿。应避免此类进餐方式，因极易引起餐后高血糖，对治疗不利。因此，对病情稳定的轻型患者如有困难，一日至少要保证三餐；基本保证定时定量，切不可一日二餐。三餐的主食量可做如下分配：早餐1/5、中餐2/5、晚餐2/5或各按1/3量分配。

对于注射胰岛素的或用口服降糖药病情波动的患者必须每日进食五或六餐。可从三餐中匀出25~50g主食作为加餐用，特别是上午9点和夜晚临睡前的加餐十分重要。因为早饭前胰岛素用量大，往往于上午10~11点会有低血糖反应。另外晚饭前的含锌胰岛素也很容易引起夜间低血糖。使用中效胰岛素，下午3~4点钟加餐很重要。临睡前的加餐，除有主食外，最好再用些蛋白质食品，如鸡蛋、豆腐干等，这对防止后半夜低血糖极为有利。因为蛋白质转变为葡萄糖的速度较慢。在糖尿病控制较好时，特别需要加餐。血尿糖很多时，少吃多餐对糖尿病控制也是有利的。

3.控制体重

减体重是治疗肥胖糖尿病肾病患者的首要措施。体重减轻了，组织细胞对胰岛素的敏感性增强了，病情也就改善了。饮食治疗是减体重的一项重要内容。减体重饮食治疗的要点归纳如下。

（1）降低热量摄入量，使之低于消耗量是饮食治疗的核心，不过体重降低不宜过速、过猛。最好按全日热量摄入量减少2092~4184kJ（500~1000kcal）的要求逐渐减少。其减少量根据肥胖程度和患者的接受能力而定。每日减少主食100g和烹调油15g或花生米25g，约相当于2092kJ的热量。全日热量摄入量控制在4184~5858kJ（1000~1400kcal）即有可能使体重减轻（个别情况需减至每日3347kJ（800kcal）），但要在医生监督下进行。

（2）在控制热量的基础上，保证患者的营养需要。蛋白质进量不要过低，按每千克理想体重1.0g左右供给，尽量选用瘦肉、蛋、乳、豆制品等。蛋白质食品一能充饥，二能促进体内热量消耗，三能减少人体组织分解。忌用油腻多的食品，如肥肉、油煎油炸食品、奶油制品花生、核桃等；菜肴以蒸、煮、炖、拌等少油制法为佳。碳水化合物的进量，也随热量的降低而减少。一般每日主食量限制在150~200g，过低易出现酮尿。由于饮食量的减少可能会引起无机盐、维生素的不足。因此，除多选食蔬菜外，适当吃些牛乳（去脂）、豆浆、豆制品等以提高钙和维生素的进食量。需要时，尚可补充钙和维生素片剂。

（3）采用低热量饮食的同时，活动量不宜减少，而且要适当增加以提高热量消耗促进体脂的分解。每10 min的中速步行、广播操、骑车分别消耗热量约138 kJ（33 kcal），218kJ（52 kcal）和343kJ（82 kcal）。多消耗377 kJ（90 kcal）的热量等于少吃25g主食。

总之，对糖尿病肾病患者的减重饮食一定要注意营养平衡，满足机体需要。否则，不利于病情控制而且有损健康。

4. 合理选择副食

（1）合理食用蛋白质

食物是各种酶和某些激素的构成原料，如胰岛素就是由蛋白质组成。蛋白质还可通过葡萄糖异生作用转化为糖，也是一种能产生热量的营养素。蛋白质与生命的关系十分密切，所以说，是一个非常重要的营养素，若长期供应不足可以导致消瘦、贫血、对传染病的抵抗力降低，严重时，甚至危及生命。

蛋白质的需要量因人而异、因病情而异。儿童、孕妇、乳母就比正常人需要得多，有肺结核等消耗性疾病的要比无消耗性疾病的需要得多。有肝肾功能衰竭的就需要得少些。一般情况下，糖尿病肾病患者的蛋白质需要量与正常人近似，为每日每千克理想体重1g。若病情控制不好或消瘦者应适当增加。每日每千克理想体重1~1.5g，儿童患者的蛋白质需要量可按每千克体重2~3g供给，妊娠5个月后和哺乳的患者比成人每日多增加15~25g的蛋白质。

蛋白质食物的主要来源有动物性食品，如肉、鱼、虾、乳、蛋等。这类食品的蛋白质生理价值高，利用率好，常称之为优质蛋白质，另外，还有植物性食物，在这类食品中除大豆外，其所含蛋白质不是太多，生理价值也不如动物性食品。不过，需要提到的是谷类蛋白质，含量虽不高，为7%~10%，但在我国膳食中由于用量较多，占有较重要的地位。比如每日吃主食400g即可得蛋白质30~40g，因此是我们摄取蛋白质的一个重要来源。所以每日除主食外，再吃50~100g瘦肉、50~100g豆制品（有条件的，再吃些牛乳、豆浆或黄豆）完全可以满足机体的需要了，吃太多，对肾脏不利。

（2）控制脂肪摄入

合理摄入脂肪、植物油，脂肪是人体不可缺少的热量来源，平时储备在脂肪组织中，当饥饿时加速分解，供给热量。脂肪食物也分动物性和植物性两种，动物性脂肪包括烹调用的牛、羊、猪油等；还有肉、乳、蛋中的脂肪。这类脂肪溶点高，难于消化，除鱼油外，含饱和脂肪酸多，有升高血清胆固醇的作用。植物油包括花生油、芝麻油、豆油、菜籽油、玉米油等，像花生、核桃、瓜子等硬果类含量也不少。植物油溶点低，易于消化，除椰子油外，富含多不饱和脂肪酸，有降低血清胆固醇的作用。

过去主张多吃脂肪，因为脂肪仅有10%在体内可以转化为葡萄糖，不致影响血糖升高过多；但是，近年来，认为糖尿病合并冠心病的高发生率与脂肪摄入过多有关，故主张不宜吃太多的脂肪。一般占总热量的20%~30%较好（肥胖者少用一些）。折合成脂肪，每日约40~60g（包括烹调油和食物所含的脂肪），并且要求尽量用植物油代替动物油。

有的患者以为植物油有降低血清胆固醇的作用，可以毫无限制地食用，于是每日吃大量的副食品，用大量的植物油，其结果是越吃越胖，致使糖尿病难于控制。脂肪所产生的热量要比蛋白质或碳水化合物高约2倍多，50g油所产生的热量相当于125g粮食，即使是植物油吃得太多，照样会引起肥胖。所以，千万不要吃过多的植物油，只是要求在限制脂肪摄入量的情况下，以植物油代替动物油。

（3）饮食宜忌

不宜吃的食物：①不宜吃易于使血糖升高的食物：白糖、红糖、冰糖、葡萄糖、麦芽糖、蜂蜜、巧克力、奶糖、水果糖、蜜饯、水果罐头、汽水、各种市售果汁、甜饮料、果酱、冰淇淋、甜饼干、蛋糕、甜面包及糖制糕点等。②不宜吃使血脂升高的食物：牛油、羊油、猪油、黄油、奶油、肥肉及富含胆固醇的食物。③酒。

适宜吃的食物，主要是可延缓血糖、血脂升高的食物：①大豆及其制品除富含蛋白质、无机盐和维生素外，豆油中还有较多的 ω3多不饱和脂肪酸，这种多不饱和脂肪酸既能降低血清胆固醇又能降低血清三酰甘油，所含的谷固醇也有降脂作用。②粗杂粮如荞麦面、燕麦片、玉米面含多种微量元素、维生素B和食物纤维，经实验证明，它们有延缓血糖升高的作用。有的患者用玉米、黄豆面、白面按2∶2∶1的比例做成粗粮食用。

关于不禁忌的食物有很多，就不一一提出了。但要提出的是有些含碳水化合物较多的食物如土豆、山药、粉条、粉皮、蒜苗、藕等可以食用，不过要代替部分主食，也就是说要减少主食的量。

（4）应限食水果

水果具有芬芳的香味、鲜艳的色彩，能促进食欲，是人们所喜好的食物。那么，糖尿病肾病患者能不能吃呢？是不是由于它所含碳水化合物多是单糖、双糖易于吸收而不宜吃呢？答案是可以吃，不过，要有条件的限制。

水果的碳水化合物含量为6%~20%，如西瓜含量低，香蕉含量高。其所含的碳水化合物有葡萄糖、果糖、蔗糖、淀粉、果胶等。果糖在正常代谢某一过程中不需要胰岛素。果胶根据实验证明有延缓葡萄糖吸收的作用，从这个意义讲，水果是可以吃的，但从另外一个意义来讲，它还含有葡萄糖和蔗糖。因此它的血糖指数（反映食后血糖升高的指标）并不低。

总之，水果可以吃，但不宜多吃，每日吃上1~2个就可以了，而且要计算热量。如果吃200~250g橘子或苹果就需要减少主食25g。吃的时间，一般认为餐后或两餐之间（血糖下降时）较为合适，最好由患者自己摸索规律。再有，病情控制不好的患者还是不吃为好。

水果品种不同，所含的各种碳水化合物也不尽相同，现举例如下，供参考（表7-3）。

表7-3　水果中多种碳水化合物含量表

水果	葡萄糖	果糖	蔗糖	淀粉	果胶
苹果	1.7	5.0	2.1	0.6	0.71~0.84
葡萄	4.8	4.3	0.2		0.09~0.28
橘子	2.5	1.8	4.6		–
橙	–	–	–		2.34~2.38

（5）慎饮酒

酒中所含的乙醇只供热量，每克乙醇产生热量29kJ（7 kcal）而不含其他营养素，长期饮用对肝脏不利，而且易引起血清甘油三酯升高。再有，少数服磺脲类药物的患者饮酒后易出现心慌、气短、面颊红燥；注射胰岛素的患者空腹饮酒易引起低血糖。虽然乙醇代谢不需胰岛素，但是为了患者的安全，还是以不饮为佳。如果逢年过节，欲饮少量，则应选择含乙醇低的，如啤酒（约含4%）、葡萄酒（约含14%）等。饮用时要计算热量，减少主食量，以啤酒为例，400 ml约供热量469kJ（112 kcal），相当于30g主食的量，而且不宜空腹饮用。此外，乙醇可干扰机体产生血糖的能力从而使血糖下降，糖尿病肾病患者千万注意。

（6）合理食用木糖醇、果糖等人工甜味剂（表7-4）

木糖醇、果糖和葡萄糖一样都是由碳、氢、氧元素组成的碳水化合物，在体内氧化燃烧后可产生热量〔每克约供16.7kJ（4 kcal）热量〕，但在某一代谢过程中却不需要胰岛素的参加。据观察，食后对正常人或控制较好的糖尿病肾病患者血糖升高的速度和水平低于葡萄糖或蔗糖。不过果糖与木糖醇的吸收率却低于葡萄糖，若以葡萄糖的吸收率为100，果糖则为43，木糖醇就更低了，约15，所以吃多了易引起腹泻。此外这两种糖用于控制较好的糖尿病肾病患者，用量不宜多，并应同葡萄糖一样，食用时要计算热量。控制不好的不用。关于其他不提供热量、不含营养素的甜味剂，目前国内只有糖精与甜叶菊。它们的甜度是蔗糖的300~500倍，在人类糖精的致癌作用缺乏证据，可使用，但不宜多用，在妊娠期禁用糖精。

表7-4　市售人工甜味剂分类表

名称		特点
含微量或不含热量	糖精	是最古老的甜味剂，甜度是蔗糖的500倍，但是稍多食会产生苦味，并且对于人体致癌的可能性尚未完全排除，因此应避免一次大量和长期应用。婴儿、孕妇食品应禁用。烹调时晚一点儿加入糖精，可能会减少苦味。
	阿斯巴甜蛋白	是科学家在研究治疗溃疡的药物时偶然发现的，是目前较新型的并占有极大市场的非糖甜味剂。它由天门冬氨酸及苯丙氨酸合成物产生甜味，其甜度比蔗糖高180倍以上，与食盐共用时甜度可成倍增加。它易溶于液体中，吃后无任何不适。其热量与蔗糖相同，但由于甜度很高，按正常使用量产生的热量可以忽略，因此这是一种事实上无热量的甜味剂。目前已有多方面研究证实这类甜味剂对普通人和糖尿病肾病患者均是安全的。唯一不足的是，由于高热和长时间的烹饪，阿斯巴甜容易分解，因此烹饪时您应当在最后（如出锅时）再添加或者换用其他甜味剂。
	舒卡糖	也是一种新型甜味剂。比蔗糖甜600倍，它是糖在代谢过程中添加了氯以后合成的，在体内不被消化，它非常稳定，因此可用于烘烤，并且食后不留异味。
	甘草苷	甜度为蔗糖的25倍，且能增香。与少许蔗糖、柠檬酸钠配合，可减少蔗糖的用量，还可获得甜美的感觉。因此可用于糕点食品的加工，或无糖饮料的制作。
	甜叶菊苷	甜度为蔗糖的300倍，从天然植物中提取，比较安全，甜度高，热量低，并且有降低血糖、促进代谢等效应，是目前比较有发展前景的天然甜味剂。
含一定热量	木糖醇	是植物中半纤维素的多聚戊糖经水解后的木糖，再加氢还原成木糖醇。可用来代替蔗糖，但近来有研究表明，过多食用木糖醇有升高血中甘油三酯的可能性，同时有引起腹泻的作用，因此应慎用，不要一次大量服用。目前市场上木糖醇的食品多为康口胶、水果糖，因为它可产生清凉感并对防止龋齿有一定作用。
	山梨醇	很多水果中都存在，甜度仅为蔗糖的一半，热量虽稍低于葡萄糖，用后在血液中不会转化为葡萄糖，其代谢不受胰岛素支配。适于糖尿病并发肝胆疾病患者食用。
	麦芽糖醇	甜度和蔗糖接近，摄入后不产生热量，也不会合成脂肪和刺激胆固醇形成。它是糖尿病、冠心病、肥胖患者较理想的甜味剂。
	果糖	多见于水果和蜂蜜中，比蔗糖略甜，但热量相同。果糖被吸收比蔗糖慢，不会使血糖升高很快或升至较高水平，糖尿病肾病患者可以适量应用。但是它毕竟产生较高热量而对血糖产生影响，因此尽量少用。
	乳糖	多见于乳制品中，与蔗糖含有相同热量，应用时要注意它的热量。

　　糖尿病的无糖或代糖食品（表7-5）包括糖尿病专用主食、糖果、饮料、营养冲剂等五花八门的产品，极大丰富了患者的生活；但是有时又由于不确实的广告宣传或采用不正当的促销手段，使许多患者产生这样那样的误解，甚至认为吃无糖食品就不需控制饮食了，这反而引起血糖波动而产生不良影响。糖尿病肾病患者应清楚地认识到，绝大多数无糖或代糖食品都是为了提高生活质量的糖尿病辅助食品，不具备降糖药物的效果。切不可听信不负责任的广告宣传，认为只吃某种保健食品就完全达到治疗（甚至治愈糖尿病）的目的，而放弃了使用药物治疗，这是完全错误甚至极其危险

的。在选用任何甜味剂时都应考虑饮食和营养的需要，必要时应向营养师、糖尿病医生咨询，了解日常饮食中可用的甜味剂。

表7-5 糖尿病无糖或代糖食品分类表

分类	特点
主食类	指市场上大量的无糖糕点、月饼等米面类制品，食用时一定要注意在每日正常糖尿病食谱中无糖糕点应计入主食量。因为这类糕点只是添加甜食的口味，本身仍由面粉制作。如果不加节制，大量食用仍会导致血糖的升高。
饮料冷饮类	无糖冰淇淋、无糖饮料或纯果汁。食用无糖酸奶或冰淇淋同样要注意，因为它含有奶类制品，所以应将其计入每日食谱中乳制品的饮入量之中。但有些无糖饮料使用阿斯巴甜为甜味剂，所含热量极低，患者可以比较放心饮用，这也解决了长期以来糖尿病肾病患者在宴会或夏季无饮料可用的难题。而一些纯天然果汁饮料，由于内含较多果糖，如果患者血糖控制平稳可适量饮用，如控制不佳则应暂停饮用。
乳制品类	主要集中于无糖乳粉、巧克力的应用，其使用方法应同普通乳制品一样计算，每日总摄入量占总热量的10%~15%。值得一提的是，有些品牌的无糖乳粉中加入了一定量的有机铬，这对于体内铬缺乏的糖尿病肾病患者有较好的辅助治疗作用。还有一些乳粉增加了易吸收的有机钙，这可有效地防治老年性骨质疏松。一些低脂或脱脂的乳粉适于冠心病、高脂血症的患者。
水果糖	由甜味剂制成，可以调节各种口味，增添生活乐趣。但需注意由于所含热量极少，当发生低血糖时，这些糖不会升高血糖，因此患者一定不要补充这些糖果，而应立即进食一点主食甚至普通糖果。
无糖口胶	日常使用可清除口中异味，更重要的是保护牙齿卫生，防治龋齿及牙齿脱落。
烹调用糖	主要成分是阿斯巴甜、蛋白糖制品，经科学验证这类糖是安全的，除烹调使用外，还可以加入各种饮料、果汁、牛乳、豆浆中，以提高甜味。
药膳类无糖食品	从中医调整机体平衡的理论出发配制的食品，可能有一定的降糖效果。但是由于其主要成分仍是主食类或淀粉类，应注意不要不加限制地大量食用。

目前可以利用的甜味替代物是多种多样的。美国糖尿病学会对两种非热量糖即糖精和阿斯巴甜是推荐使用的，患者可以根据自己的情况，在营养师（营养医生）和临床医生的指导下使用。值得注意的是：甜味剂大多比蔗糖更甜，只需要摄入极少量。有些人的味觉比较敏感，可能会对某种甜味剂感到苦味或金属味，建议您换一种甜味剂或减少食入量。阿斯巴甜糖受热时可能失去甜味，因此需要加热时不宜用这种甜味剂。有些产品的广告只是宣传"无糖"，但只是未加蔗糖，却加入了大量的果糖、甘露醇、乳糖等，应当看清其说明再食用。甜味剂食品通常比普通食品价格高，但吃起来却不是那么好吃，希望还是尽量减少甜味剂食品的摄入。在选择无糖或代糖食品时，一定要注意其厂家、批号，特别是保鲜时间。应认清此类食品在糖尿病控制中仅能起到改善口味的作用。

（7）适当饮用饮料

糖尿病肾病患者服用饮料需要掌握一定的技巧。糖尿病肾病患者如果血糖控制较好，可以适当饮用饮料，尤其在运动以后。运动会导致出汗，出汗意味着正在丢失水分。如果运动量大的话，一定要在运动后或运动期间喝点饮料以补充丢失的水分。水通常是最佳的选择，但是如果你锻炼的时间长应该选用一种含有碳水化合物的饮料，选用的饮料其碳水化合物的含量不宜超过10%，如运动饮料或稀释后的果汁（半杯果汁加半杯水）均可。

（8）零食摄入技巧

何时补充零食，取决于你的运动强度以及你运动的持续时间，零食可能是一片水果、半杯果汁、半块蛋糕或一小块面包卷。可以与营养师讨论一下，自己究竟适合食用哪种零食，以及在什么时间食用才有利，如果正在注射胰岛素或服用降糖药，可以在运动前后或运动期间补充零食。

如果运动前的血糖含量低于5.56 mmol／L（100 mg／dl，那么在开始运动前就应补充零食。如果运动前的血糖含量在5.56~13.89 mmol／L（100~250 mg／dl）之间，以及计划锻炼1h以上，那么每隔30 min或每隔1h就需要补充零食。运动前的血糖含量在5.56~13.89 mmol／L（100~250 mg／dl）之间，而计划锻炼的时间不足1h，可能就不再需要另外补充零食。

（9）补充维生素和矿物质

有人认为补充维生素和矿物质是有益于降血糖，但目前尚缺乏足够的科学根据。不知从什么时候起，额外补充多种维生素和微量元素已变得十分时髦。最近，又有文章指出：镁离子、铬离子、锌离子、钒离子以及硒离子对维持身体健康发挥重要作用，所以现在可以看到市场上有大量含有这些离子的药物和保健食物出售。

5. 合并其他并发症时的饮食宜忌

（1）糖尿病肾病合并高血压

如果是一位对钠盐敏感的高血压病患者，那么减少钠的摄入会有明显的降压效果，因为机体内钠的含量减少就意味着水的含量减少，如果血管内血液总量减少，那么对血管系统的压力就减轻。钠是食盐中的主要成分，另外在防腐剂和调味品里面也含有钠，但它们吃起来并没有咸味。以下方法可以减少钠的摄入。①加盐之前亲口尝一下饭菜的咸淡程度。②在放盐之前先加胡椒粉和其他一些调味品。③和不同的佐菜一起烹调，如洋葱和大蒜。④向蔬菜里面加一些其他调味品。⑤使用市场上卖的无盐佐料，而且每次要少用。⑥在饭店里吃无盐饭食、喝无盐饮料。⑦仔细阅读食品包装和罐头盒上的标签说明，选择那些无盐或低盐食品，避开高盐类食品。⑧多食用天然食品。越是天然的食品，盐的含量越低。

许多高血压患者通过限制饮食中的食盐量而使血压下降。如果您同时伴有肥胖，就应当首先减肥，体重下降了也将有利于血压控制。食盐摄入过多除了引起高血压外，还可能对抗降血压药物的作用，因此必须做到：坚持糖尿病饮食治疗黄金法则的同时，进一步限制盐的摄入。限制烹调用盐，每日总摄入量不超过5g。同时也要避免所有含盐量高的食品。常见的各种盐都需要限制：浓肉汁、调味汁、方便面的汤料末；所有的腌制品、熏干制品、咸菜、酱菜；罐头制品的肉、鱼、蔬菜等；外卖油炸食品如比萨饼、薯条等；香肠、火腿等熟食。酱油也不能摄入过多，6ml酱油约等于1g盐的量。

（2）糖尿病肾病合并便秘

便秘，俗称大便干燥。一般来说，大便间隔超过48 h，粪便干燥，引起排便困难就称为便秘。便秘因病因不同可分为痉挛性、梗阻性、无力性3种。其中无力性便秘是因腹壁及肠道肌肉收缩无力造成，最常见于老年人。尤其是糖尿病肾病患者，高血糖导致神经功能紊乱更加容易引起排便困难，或者腹胀、腹痛，非常痛苦。对不存在器质病变的便秘者，可采用饮食调控的方法进行治疗：①增加膳食纤维的摄入；每日吃1顿粗粮，多吃蔬菜、海藻类、魔芋食品。②鼓励多饮水，晨起空腹1杯淡盐水，对防治便秘会非常有效。③维生素B族可能保护胃肠神经和促进肠蠕动，多吃些富含维生素B族的食物如粗粮、麦麸、豆类、瘦肉等。④适当食用莴笋、萝卜、豆类等产气食物，刺激肠道蠕动，利于排便。⑤适量增加运动，尤其锻炼腹肌力量，也可每日增加提肛运动。⑥不用或少用刺激性食物或调味品，如辣椒、咖喱粉、浓茶等。

必要时采用药物通便措施，但注意应选择作用相对缓和的药物如通便灵、麻仁润肠丸、麻仁滋脾丸、新清宁片，少用强泻剂如番泻叶、酚酞等，同时用量不要太大，防止出现腹泻。长期服用泻药，可使肠道肌肉松弛变形，反而会加重便秘。

应用通便药物只是为了帮助培养定时排便的良好习惯。每日夜间睡前服用一次，次日早晨空腹定时排大便一次，久而久之可以养成排便习惯，就不需要借助药物了。

（3）糖尿病肾病并发高脂血症

糖尿病非常容易并发高脂血症，大约有70%的2型糖尿病肾病患者会并发高脂血症。这可能是因为糖尿病胰岛素分泌不足时使肝脏合成和释放胆固醇和甘油三酯的速度和量都比正常人快很多；高脂血症使血液更加黏稠、更容易形成血栓，从而增加了患心脑血管疾病的机会。

所谓血脂就是指血中的胆固醇和甘油三酯，而这两种形式的脂肪均可来源于膳食脂肪。这也说明了饮食治疗对高脂血症防治的重要性。膳食中的脂肪也包括胆固醇和甘油三酯两种，其中95%的脂肪是甘油三酯。胆固醇仅存在于动物性食品中，如蛋黄，动物的脑、肝脏，肉类的脂肪层，鱼子以及奶油、黄油制品中。甘油三酯则在动、植物食品中都有。按照化学结构，甘油三酯可分为饱和、单不饱和、多不饱和脂肪酸，其中饱和脂肪酸容易导致血脂升高并引起心脏病。不饱和脂肪酸则对心血管有一定保护作用。动物性肉类、全脂乳制品、动物性油脂中含饱和脂肪酸较高，花生油、菜籽油、硬果类食物等则含较多的不饱和脂肪酸。植物油虽然含不饱和脂肪酸较多，但仍是油脂，含热量极高，也不能随意食用，尤其对于体形肥胖者，更应慎用。

高脂血症的防治，首先应坚持糖尿病饮食治疗法则，控制总热量，达到或维持理想体重，防治肥胖。其次必须将血糖控制在理想范围，因为高血糖本身就容易引起脂肪代谢紊乱。第三是戒烟、禁酒（适量葡萄酒除外）。第四是坚持低脂肪膳食。每日膳食中脂肪总量不超过50g（包括普通食物中所含的脂肪），每日烹调用植物油不超过15~20g（ml），更要注意看不见脂肪的过多摄入。适量限制食物胆固醇的含量，每日摄入胆固醇在300mg以内。采用蒸、煮、炖、熬、氽、凉拌等少油的烹调方法，不用或少用油炸、油煎方法。不仅高脂肪食品会导致高血脂，而且过多的乙醇、碳水化合物也可能导致高血脂。用海鱼、豆类制品代替部分陆地动物蛋白质对降低血脂有利。增加膳食纤维和富含维生素C的食物，饮食中应包括粗粮、蔬菜，有些食物如洋葱、大蒜、香菇、木耳、海带、紫菜、魔芋等可能有一定的降脂作用。

（4）糖尿病肾病合并痛风

痛风是由于嘌呤代谢紊乱使血液中尿酸增多而引起的一种表现为关节炎反复急性发作的代谢性疾病。高尿酸血症是痛风的病根所在。人体内的尿酸是由食物中的嘌呤（蛋白质的中间代谢产物）代谢和体内自身代谢产生。由于痛风的经常发作，可能导致四肢关节的突然疼痛，以拇趾及第1跖趾关节为多见，严重者影响生活质量或发展为慢性关节炎。甚至可能引起尿酸盐在肾脏沉积，最终发展为肾功能衰竭。

营养过剩是痛风的发病因素之一，大多数人都有高热量、高蛋白、高脂肪的饮食习惯。也有学者将痛风包含在代谢综合征的7种表现中，其发病的基础可能都是由于胰岛素抵抗。因此，肥胖者、糖尿病肾病患者、嗜酒者、30~50岁、脑力劳动者、男性、经常暴饮暴食者都容易患痛风。痛风在目前医学上仍无法治愈，只能通过长期坚持正确的饮食和药物治疗，消除或减轻急性期的难忍疼痛、减少尿酸合成、增加尿酸排泄而达到治疗目的。

患了痛风，应当坚持低热量膳食，坚持糖尿病营养治疗法则。低蛋白质摄入，每日供给0.8g/kg体重的蛋白质（总量为50~60g），以谷类和蔬菜为主要来源，选用优质蛋白质，不含或少含核蛋白的奶类、蛋类等。低脂肪摄入，增加尿酸排出，每日摄入低量脂肪（40~50g）烹调方法多采用蒸、煮、炖、氽、卤等用油少的方法。以碳水化合物作为热量的主要来源，但前提是血糖控制良好。多饮水，每日入液量保持2000~3000 ml，排尿量最好能达到每日2000ml。限制食物嘌呤摄入，急性发作期每日不超过150mg，注意补充维生素，特别是B族维生素和维生素C；忌饮酒，咖啡、茶可以适当饮用；减少食盐的摄入，忌暴饮暴食，忌过度疲劳，忌辛辣，少食酸性食品，多食碱性食品。

并发慢性痛风症患者食谱举例（总热量1800 kcal，蛋白质66g，脂肪49g，碳水化合物289g）

早餐：牛乳1袋，精粉馒头50g。

午餐：木须肉（焯过水的猪肉25g、鸡蛋1个50g、黄瓜100g、木耳3g、油8g)），炝芹菜（芹菜100g、油2g)，精白米饭100g。

下午加餐：梨1个200g。

晚餐：西红柿鸡丝汤面（富强粉100g、鸡丝50g、弃汤），拌莴笋丝（莴笋150g、油2g）。

睡前加餐：牛乳1袋。

（5）糖尿病肾病合并胃轻瘫

糖尿病性胃轻瘫是描述糖尿病肾病患者胃排空延迟和无张力，常表现为恶心、烧心、打嗝、上腹不适、饱胀感等，导致食欲下降，甚至因进食过少导致营养不良。其发病机制至今不清楚，可能与糖尿病控制不佳导致胃自主神经病变、迷走神经功能不全使胃肠蠕动减弱或消失有关。临床胃排空试验显示胃固体排空延缓，而液体排空基本正常。临床治疗在于控制血糖和补充水、电解质，但是经常会遇到因无法正常饮食而引起的营养不良甚至出现饥饿性酮症，为治疗带来麻烦。坚持饮食治疗，少量多餐，每日6~8餐，弥补三餐进食量不足。不应选择太干、太硬的和富含粗纤维的食物，尽量将食物加工为稀、软质地。如果病情严重，可以将食物混合搅碎成浆（糜）状，更加利于消化、吸收，并使食物易于通过胃肠道。进食适量富含水溶性食物纤维的食物如魔芋、水果、藻胶等，以利于胃肠蠕动。适当运动锻炼，经常进行胃肠部体外按摩。按照医嘱服用促胃肠动力药如多潘立酮、普瑞博思等。

（6）糖尿病肾病合并骨质疏松

骨质疏松是指骨组织内单位体积中骨量减少产生的症候群。最常见于老年人或绝经后妇女骨质疏松症，并随着年龄的增加更加明显。主要表现为腰背部甚至全身疼痛、椎体变形、容易骨折等，给老年人的生活带来很大不便。易患人群为雌激素分泌不足者，如绝经后妇女、肥胖者、缺乏体力活动者、膳食缺乏钙质和蛋白质者、70岁以上的老年男性。糖尿病肾病患者比正常人更容易患骨质疏松。

糖尿病有效防治骨质疏松的方法：继续坚持饮食治疗法则。适当增加钙的摄入，老年人每日达1000~1200 mg／日。富含钙的食品有乳制品、豆制品、部分海产品、蔬菜、水果等。骨质疏松防治的关键是摄入足量的钙和促进食物中钙质的吸收。维持食物正常的钙磷比值。当比值小于1：2时，会使骨骼中的钙溶解和脱出增加，因此建议保持1：1或2：1的水平。摄入充足的优质蛋白质和维生素C利于钙的吸收。乳中的乳白蛋白、蛋类的白蛋白、骨头里的骨白蛋白都含有胶原蛋白和弹性蛋白，可促进骨的合成，因此乳制品、豆制品都是钙的良好来源；维生素C对胶原合成有利。补充维生素D和维生素A，维生素D促进钙的吸收，有利于钙的骨化，除了适量补充维生素D外，还应多接触太阳光；维生素A参与骨有机质胶原和黏多糖的合成，老年人每日应摄取的维生素A为800μg，维生素A的来源包括蛋黄、动物肝脏、黄红色蔬菜以及水果。科学烹调以促进钙的吸收。谷类及某些蔬菜如油菜、空心菜等也含有较多的钙质，但由于谷类中的植酸和蔬菜中所含的草酸会与钙结合成不溶性钙盐而影响钙的吸收，因此它们不宜直接与含钙的食品一起烹饪。注意烹调方法，可以有效去除妨碍钙吸收的因素。将蔬菜用沸水焯一下，使草酸先溶于水再炒食。将大米在水中浸泡后再洗，增加植酸酶的活性。将面粉、玉米粉、豆粉发酵并延长发酵时间，可使植酸水解，使游离钙增加。避免过量饮酒，以免影响钙的吸收。

乳制品是蛋白质和钙质的重要来源，特别是妇女，一定要借助乳制品来防治因骨骼中丢失钙质而发生的骨质疏松，成年男性每日最少摄入250ml牛乳，含钙225mg；儿童、青少年、妇女（包括妊娠、哺乳或绝经后），应每日保证摄入500ml牛乳，牛乳含钙量：250ml牛乳=200ml酸奶=40g奶酪。但值得注意的是，糖尿病肾病患者随着疾病的进展，限蛋白饮食的要求也越来越严格，当出现钙磷代谢紊乱、继发性甲状旁腺机能亢进时，单纯依靠从食物中摄入的钙已经不能满足需求，患者往往需要借助药物补钙。

（7）糖尿病肾病合并肝脏疾病

有些患者在患糖尿病的同时合并有慢性肝炎或其他肝脏疾病，尤其我国是乙型肝炎的发病大国，合并肝硬化的患者很多，此时饮食治疗就更加重要。坚持糖尿病饮食治疗的法则，选用高质量的优质蛋白质，同时注意限制油脂，尽量选用适量的鸡、鱼、瘦肉、禽蛋、豆制品作为蛋白质来源。在总热量的范围内，保证摄入充足的复合碳水化合物。选用新鲜蔬菜和低热量水果，增加水分，促进胆汁的稀释和排泄，加速废物排泄。忌食强烈刺激性食品及调味品，不食用过酸、辛辣及怪味食物，不吃霉变或含较多防腐剂、色素的食品，绝对禁饮酒（包括药酒）。注意食物的烹调方法，以细、软食物为主，多选用易消化、吸收的食物，少量多餐。当发生肝硬化时，食物尤其要注意细、软，避免坚硬粗糙，粗粮主食应少用。可吃牛乳、烂面条、面片粥、小馄饨、馒头、发糕等；蔬菜可切成菜泥；肉类要炒得嫩一些，以肉末为好。如果发生了肝腹水，需要更加严格地限制钠（食盐）的摄入。如果发生了肝性脑病或肝昏迷，要严格限制动物性蛋白质摄入，用适量豆制品提供一定量蛋白质，热量以碳水化合物为主。肝脏疾病的饮食调理比较复杂，需要能及时同营养师、临床医生商讨，制定适合病情变化的饮食。

（三）糖尿病肾病不同分期食谱制订

糖尿病肾病患者按疾病分期不同食谱的特点也不同，需要根据患者肾功能水平、营养状况、摄食及消化能力、饮食习惯等来制订。制订方案时，应首先保证患者蛋白质–氨基酸的充分摄入，并兼顾维生素、矿物质等营养素的摄入。下面分别介绍一下不同时期糖尿病肾病患者食谱的特点：

1. 糖尿病肾病 3 期食谱的特点

①碳水化合物占总热量的50%，忌用蜂蜜、白糖、红糖等甜食，可用甜叶菊、木糖醇等替代。

②蛋白质每日每千克理想体重摄入量为0.8~1.0g，选用含多种必需氨基酸和低胆固醇的动物蛋白（如鸡蛋、牛乳、瘦肉、鱼等），避免食用动物内脏、蛋黄、鱼子等。

③用脂肪补足其余30%的热量，选择不饱和脂肪酸作为烹调油，如菜油、玉米油、豆油、芝麻油、花生油等，避免使用猪油、牛油。

2. 糖尿病肾病 4 期食谱特点

①碳水化合物及脂肪供应同糖尿病肾病第3期。

②蛋白质每日每千克理想体重摄入量为0.8g，选择含蛋白质更少的食物，如海参、海蜇皮、酸牛乳、脱脂乳粉、牛乳、羊乳等。

③有明显浮肿和（或）伴高血压时，限制钠盐（每日2~3g），当每日尿量<500ml更应严格控制钠盐。

④有明显浮肿和（或）伴高血压时，严格限制水分摄入，每日摄入量<1000ml。

3. 糖尿病肾病 5 期食谱特点

①饮食要清淡易消化，Carnlentq等主张高生物价低蛋白饮食，建议一星期内连续6日低蛋白饮食（每日每千克理想体重摄入量为0.6~0.7g，第7日可自由选择饮食，以利减少氮质潴留，又纠正低蛋白血症）。

②有水肿或高血压者宜少用盐并限制水分的摄入。可选用每100g含钠小于100mg的食物，如牛肉、猪瘦肉、鸡蛋、大白菜、花菜、莴笋、冬瓜、丝瓜、西红柿、芋芀等，而不用含钠大于200mg的食物，如油饼、豆腐、蘑菇、紫菜、芝麻酱、川冬菜、雪里蕻、虾米等。

③有高血钾症或每日尿量少于1000ml者，应选用每100g含钾小于100mg的食物，如蛋类、猪血、面筋、藕粉、凉皮、粉皮、菱角、菜瓜等，而不用含钾大于300mg的食物，如肉类、内脏、鸡、鱼、虾、蟹、鳝鱼、花生、豆类、土豆、油菜、菠菜、水芹、花菜、海带、蘑菇、大枣和柿饼等。

4. 糖尿病肾病患者血液透析时食谱的特点

①透析患者由于尿毒症毒素在体内蓄积，引起多系统损害，在消化系统可导致厌食、恶心、呕吐、消化不良，加上长期低蛋白饮食的限制，饮食中能量摄入不足，极易导致营养不良的发生。

②蛋白质每日每千克理想体重摄入量为1.0g，供应鸡蛋2个和牛乳500ml及鱼、肉等动物蛋白。

③饮食中补充富含铁质，维生素C、维生素B的食物，以补充丢失。

④软食，低磷饮食，必要时加用氢氧化铝，限制饮水。

5. 糖尿病肾病患者腹膜透析时食谱的特点

（1）一般原则与血液透析时相同。

（2）每日每千克理想体重摄入蛋白质1.2~1.4g，因为连续卧床透析时每日丢失蛋白质可达10~30g，其中主要是白蛋白和免疫球蛋白及氨基酸，所以需加大补充量。

五、糖尿病肾病食谱举例

作为糖尿病肾病的患者，肾功能已有中度毁损，故不宜给予高蛋白饮食。总热量按1/5、2/5、2/5分配，饮食搭配举例：

（一）早餐

大米粥75g，荷包蛋1只，烹调用油6g，酱菜少许；

大米粥65g，煮花生米30g，酱菜少许；

切面95g，牛肉片30g，菠菜或鸡毛菜100g，烹调用油6g；

牛奶200g，馒头55g，油条1根。

（二）午餐或晚餐

大米饭130g，牛肉30g，芹菜150g，番茄100g，鸡蛋1只，烹调用油9g，西瓜200g；

大米饭130g，带鱼75g，太古菜200g，烹调用油13g，苹果75g；

挂面105g，鸡肉55g，大白菜200g，烹调用油15g，梨110g；

菜肉包子（面粉130g，瘦肉30g，豆腐干30g，大白菜200g，植物油5g），广柑80g；

菜肉馄饨（馄饨皮180g，瘦肉类30g，豆腐干30g，青菜200g，植物油5g），桔子100g。

六、糖尿病肾病患者的常用饮食搭配举例

（一）冬菇豆腐汤

原料：板豆腐2块，冬菇5~6只，葱粒1汤匙，清水约2~5杯，蒜茸豆瓣酱1汤匙。

制法：板豆腐略冲净，打干，即放入滚油内，炸至金黄酥地捞起，吸干油分，待用。浸软冬菇，去蒂，洗净，沥干水分，待用。烧热油约1/2汤匙，爆香蒜茸豆瓣酱，注入清水，煮至滚，放入冬菇，滚片刻，至出味及汤浓，最后加入脆豆腐，待再度滚起时，以适量盐及胡椒粉调味，即可盛起，撒上葱粒，趁热食用。

功用：此汤有降糖益肾之功，适用于糖尿病肾病。

（二）葛菜煲鱼

原料：杏仁25g，葛菜450g，猪蹄450g，鱼1条，罗汉果1/5个。

制法：葛菜洗净，猪蹄用凉水涮过，鱼煎黄铲起。把适量水煲滚，放下葛菜，鱼，猪蹄，罗汉果，杏仁煲滚，慢火煲3~4小时，下盐调味。

功用：适用于糖尿病肾病。

（三）陈皮鸭汤

原料：瘦鸭半只，冬瓜1200g，芡实50g，陈皮10g。

制法：冬瓜连皮切大块。鸭用凉水涮过。把适量水煮滚，放入冬瓜、鸭、陈皮、芡实，煲滚，以慢火煲3小时，下盐调味。

功用：此汤有益肾固精、利湿消肿、降糖、开胃之功。适用于糖尿病肾病，水肿、腰痛、蛋白尿等病证。

（四）豆角炒牛肉

原料：牛肉150g切粗丝，青豆角250g（切段），姜丝1汤匙，冬菜1汤匙。

制法：炒熟青豆角铲起。牛肉丝加调料腌10分钟。下油爆姜丝，下牛肉炒至将熟时，加入青豆角，冬菜炒匀，入调料，勾芡上碟。

功用：适用于糖尿病肾病。

（五）木耳鲜藕滑肉片

原料：猪瘦肉200g，木耳25g，藕100g，姜、葱、酱油、麻油各适量。

制法：将藕去皮洗净，切成细丝。瘦肉切丝，放入酱油1茶匙拌匀略腌。木耳浸水洗净，切丝待用。锅内放油烧热爆炒姜、葱，放入肉丝炒熟，再放入木耳及藕丝炒

匀均可食用。

功用：适用于糖尿病肾病。

（六）海带冬瓜汤

原料：海带200g，紫菜50g，冬瓜250g，无花果20g。

制法：冬瓜去皮洗净切成小方块。海带用水浸发，洗去咸味。无花果洗净。锅内放适量水，放入冬瓜、海带、无花果，慢火煲熟，下紫菜滚片刻即成。

功用：适用于糖尿病浮肿明显者。

（七）玉米须粥

原料：新鲜玉米须100g，小米50g，精盐少许。

制法：先将玉米须洗净，加入水适量，煎汁去渣，加入小米煮粥，粥将熟时，调入精盐，再煮1~2分钟即可。

功用：适用于糖尿病肾病久治不愈者。

（八）肉丝炒南瓜

原料：南瓜300g，猪瘦肉150g，盐、葱、蒜、麻油各适量。

制法：猪瘦肉切丝用调料拌匀，南瓜切块，锅内放麻油爆炒南瓜，下葱、蒜爆香，下肉丝炒熟即成。

功用：适用于糖尿病肾病血糖较高者。

参考文献

［1］王芸，宋光耀，刘颐轩，等.脂质肾毒性研究进展，医学综述. 2014, 20（19）：3475–3477.

［2］吴一帆，何丽换，傅立哲，等.主观综合营养评估法在慢性肾脏病患者中的运用.广东医学. 2012, 3（13）：1892–1895.

［3］中华医学会内分泌学分会.中国成人糖尿病肾脏病临床诊断的专家共识.中华内分泌代谢杂志. 2015, 31（5）：379–385.

［4］中华医学会糖尿病学分会，中国医师协会营养医师专业委员会.中国糖尿病医学营养治疗指南（2013）.中华糖尿病杂志. 2015, 7（2）：73–88.

［5］王素梅，贾龙.糖尿病肾病患者的饮食疗法及其生活指导.甘肃医药. 2014, 33（4）：308–310.

［6］陈宁.小麦淀粉饮食对慢性肾功能不全患者生化指标及疗效的影响.现代医院. 2014, 14（2）：57–61.

（石劢，李靖，文玉敏）

第二节　糖尿病肾病食疗验方

食疗是指以药物与食物为原料，经过烹饪加工制成食品，人们食用后，可以起到防病治病、保健强身、延年益寿的作用。食疗的历史由来已久，最早可追溯到商代，伊尹改革了烹饪器具，并发明了羹和汤液等食品，开创了煮食和去渣喝汤的饮食方法，可以称为食疗第一人。《素问·五常政大论》有云："大毒治病，十去其六；常毒治病，十去其七；小毒治病，十去其八；无毒治病，十去其九。谷肉果菜，食养尽之，无使过之，伤其正也"，充分肯定了食疗的价值。孙思邈所著《千金食治》指出："夫为医者当须先洞晓病源，知其所犯，以食治之；食疗不愈，然后命药"，认为食疗当作为疾病治疗的首选。唐代孟诜所著食疗专著《食疗本草》总结了唐代以前的食疗药物及食治验方，充分体现了未病先防、既病防变、瘥后防复的治疗理念。由此可见，饮食调理是中医药治疗的重要组成部分。但食物也有本身的四气五味，有不同的偏性，在不辨证的情况下盲目服用，非但不能起到治疗作用，还可能加重病情。因此，我们推荐食疗也要辨证论治，具体方案如下所述。

一、气阴两虚

①黄芪山药汤：黄芪、山药各30g，冬瓜皮20g，水煎温服。

②苦瓜汁：50 ml，一日分2~3次服用。

③炒苦瓜：一日1次，服食50 g。

④太子参芎汤：太子参、川芎各30 g，黄芪10 g，水煎温服。

⑤苦丁茶水：取苦丁茶15 g，彻煎代茶饮。

⑥山药面：面粉250g，山药粉100g，豆粉10g，鸡蛋1枚。将面粉、山药粉、豆粉、鸡蛋和盐用水和好，揉成面团，按常法切成面条，下锅煮食，每次50~100g，每日1~2次，可连服3~4周。

⑦菠菜银耳汤：菠菜根100g，银耳10g。菠菜根洗净，银耳泡发，共煎汤服食。可连服3~4周。

⑧豆腐馅蒸饺：用豆腐渣或碎豆腐作馅，用高粱面、莜面、白面作皮均可。

⑨混合面馒头：豆皮玉米面窝头，全麦面馒头。尤其是用全谷、玉米、黄豆三合一面做窝头，有益气养阴的作用。另外，由于蛋白质互补作用，可使蛋白质生理效价大大提高。

二、阳虚水肿

①鲤鱼汤，有的病人用中药消肿后，不久水肿又起，主要是血浆蛋白偏低，加服鲤鱼汤：鲤鱼一条一斤左右，生姜一两，葱二两，米醋一两，共炖，不放盐，喝汤吃鱼。

②鲩鱼冬瓜汤：鲩鱼 500g 剖腹洗净，去鳞和内脏，冬瓜 500g 连皮切成块状，起油锅将鱼煎香，加入适量水和生姜 3 片，将鱼和冬瓜一起放入煲内，煮大约 2 小时，调味后即可。

③猪蹄黑豆汤：猪蹄 1 只洗净去毛，然后切块，黑豆 250g 清水浸泡 3 小时。煲内盛适量清水，下入猪蹄及黑豆，防己 25g，油、盐酌量，煮至猪蹄软熟即可。

三、阴虚肝郁

①山药萸肉粥：山药 60g，山茱萸 30g，粳米 100g。将山药、山茱萸煎取浓汁，去渣，再与粳米煮成稀粥。每日 1 剂，佐餐食用。

②佛手内金山药粥：佛手 15g，鸡内金 12g，加水 500ml，先煎 20 分钟，去渣取汁，再加入粳米 150g，山药 30g，共煮成粥，粥成调味即可，随意食之。

四、阴虚阳亢

①鲜芹菜汁：芹菜 250g，用沸水烫 2 分钟，切碎绞汁，可适当调味。每日 2 次，每次 1 小杯。

②葛根粉粥：粳米 100g 加水适量武火煮沸，改文火再煮半小时加葛根粉 30g 拌匀，至米烂成粥即可。每日早晚服用，可连服 3~4 周。

③凉拌花生芹菜：用生花生，老芹菜切成段，洗净后在沸水中煮 2 分钟后捞出，加少许精盐、香油、味精，热量低又有饱腹感。

五、阳虚便秘

肉苁蓉羊肾粥：羊肾 1 对，将羊肾撕去外膜，劈成两片，在每片中部横切成两块，再切成薄片；肉苁蓉 30g 洗净，用黄酒浸泡过夜。取砂锅放入清水，再放入肉苁蓉、粳米适量，煮成粥，再加入羊肾片、葱花、生姜 3 片、精盐、撒上胡椒粉即成。

六、肾气亏虚

扁豆鸡丁：鸡胸肉 50 g 洗净，切丁，加入盐、料酒、胡椒粉、干淀粉，腌渍 15 分钟，放入热油锅中炸熟。扁豆 250 g 去除头尾，摘除筋切段，放入开水锅中涮烫熟，捞出，沥干水。鸡胸肉炒锅置火上，放植物油 4ml 烧至七成热，放入葱花、姜片爆香，放入扁豆和鸡丁用大火煸炒均匀，加入盐、鸡精调味即可。扁豆含有多种维生素和矿物质，具有益气补肾的功效，还可增强免疫能力，对缓解糖尿病的早期症状有一定的协助作用。

参考文献

[1] 周博斯，胡晓慧. 食疗简述. 中国中医药资讯. 2012, 2（8）：146.
[2] 赵树明，李萍.《食疗本草》中食疗理论在"治未病"中的辩证应用. 中国老年医学杂志. 2012, 32：199-201.
[3] 聂莉芳. 蛋白尿诊断与中医治疗. 北京：人民军医出版社，2011.
[4] 王素梅，贾龙. 糖尿病肾病患者的饮食疗法及其生活指导. 甘肃医药. 2014, 4：308-310.

（文玉敏，李平）

第三节　糖尿病肾病患者的生活调理

一、糖尿病肾病的防治

（一）分期防治

早期防治糖尿病肾病并发症：即对已进入临床糖尿病期还未出现糖尿病肾病患者，防治和延缓其出现早期肾脏并发症。方法：①对患者进行糖尿病的知识教育，使他们明确糖尿病对肾脏的危害及治疗目的。②在医生的指导下进行正规的治疗，包括严格的饮食控制、体育锻炼、自我检测与自我生活调整、合理用药、心理治疗，使血糖、血脂、血压、体重等指标降到理想水平。③积极治疗加速糖尿病并发症的疾病和因素，定期做有关的检查与治疗。

糖尿病已出现早期肾脏并发症的患者，目标是解除早期并发症，防止其转入中期。

方法：糖尿病肾病要早发现，早治疗，可选用中药、理疗、按摩、针灸等方法。

防并发症从中期进入晚期：糖尿病肾病中期患者，应延缓和防止糖尿病肾病发展进入晚期而造成残疾或死亡。方法：在加强三级预防的基础上，积极解除急性并发症诱发因素，并积极配合医生治疗神经、血管、肌肉、皮肤、脚以及心、脑、肾等严重慢性并发症。

（二）糖尿病肾病的防治要点

糖尿病肾病是最有代表性的可以预防的疾病。因为改变不合理的生活方式，如适当增加运动，改变不合理的饮食，减少摄入高热量的食物，避免超重，都是可以做到的。预防糖尿病肾病要注意以下几点。

1. 血糖管理

①过高的血糖、血压、血脂，是发生糖尿病肾病及其他合并症的催化剂。高血糖可激活肾脏许多局部内分泌激素（或细胞因子），这些物质与糖尿病肾病的发生发展有密切关系。必要时应采用胰岛素治疗。严格地控制高血压是预防或延缓肾功能衰退的一个非常重要的措施，但也应该注意血压过低对肾功能会产生不利的影响。糖尿病患者血脂异常也会导致或加重肾脏症状，糖尿病肾病患者出现高脂血症时，一定要进行降脂治疗。

②定期检查眼底、尿微量白蛋白、肝肾功能和心电图等，以便及早发现和及早治疗并发症。

2. 体重控制

肥胖是糖尿病肾病的重要危险因素。减肥的主要措施就是控制过量饮食、增加运动。

3. 饮食调节

一日三餐，每顿饭吃什么，吃多少都应该根据消耗热量的需要和消化规律来确定。进食应该与日常生活规律相适应。肥胖者，改变不良的饮食习惯减少热量摄入，尤其是高糖、高脂肪的食物，如米面、肥肉、花生、糕点及糖果，多吃一点富含蛋白质和维生素的食物，如瘦肉、鸡蛋、黄豆、蔬菜及水果等，同时要改掉吃零食的不良习惯。

4. 加强运动

加强运动有助于控制体重，增强机体耐力及免疫功能。体育锻炼是治疗糖尿病肾病的一种不可或缺的疗法。我国隋代巢元方的《诸病源候论》中记载：消渴患者"先行一百二十步，多则千步，然后食之"。现代研究结果表明运动可以使患者体力增强，心情舒畅，消除大脑皮层的抑制状态。

二、糖尿病肾病患者的生活调理

糖尿病肾病的治疗是一个长期的过程，生活方式干预需贯穿始终。针对糖尿病肾病患者的生活护理主要集中在以下几个方面（其中饮食指导部分详见后一节）。

（一）糖尿病肾病患者运动指导

长期规律的运动可通过提高胰岛素敏感性，改善糖耐量，减轻体重，改善脂质代谢，改善内皮功能，控制血糖、血压，减缓糖尿病及糖尿病肾病的发生发展。Finn Diane研究结果显示，低频率、低强度体育锻炼的1型糖尿病患者发生糖尿病肾病的比例更高，因此，肾病患者运动的频率和强度应达到一定的要求。每周应至少进行150分钟以上中等强度的有氧运动（运动时心率达到最高值的50%~70%），每周至少运动5天，每周至少安排2次对抗性训练。对于进展至终末期的糖尿病肾病患者，每周2~3次以上的有氧运动、对抗性运动有利于控制血压、减轻炎症、改善生活质量，但这些证据大多来自小样本试验。不适当的运动可因胰岛素水平不足诱发酮症，也可因过度耗能诱发低血糖，运动初期还可诱导糖尿病肾病尿蛋白暂时性升高。因而运动强度、持续时间、频率、项目的选择都要个体化，建议糖尿病肾病患者在专业人士的指导下制定合理的运动方案，或参加运动计划，提高依从性，减少运动不良后果的发生。

1.运动对糖尿病肾病患者的影响

（1）运动对糖尿病肾病患者高血糖的影响

对非胰岛素依赖型糖尿病（2型糖尿病）人来说，锻炼身体的近期效果是可以降低血糖：首先消耗肌肉中储存的葡萄糖，然后肌肉开始利用血糖，逐渐地降低血糖。有的患者在较剧烈的运动后，由于肌肉中储备的葡萄糖被消耗，使血糖继续下降，导致严重低血糖发生。

（2）运动对肥胖型糖尿病肾病患者的影响

在正常体重的人，进行体育锻炼是保持正常体重的重要方式。肥胖型患者，在饮食治疗的基础上进行医疗体育或定时做些其他体力活动，是矫正肥胖、控制糖尿病的重要方式。肥胖型DN患者对内生或注射的胰岛素很不敏感，体重减轻后，所用药物可以明显减少，糖尿病也可以得到满意控制。

运动可促使肌肉和组织糖的利用，从而降低血糖，减少尿糖，并减少胰岛素的需要量。体力活动可促进葡萄糖进入肌肉细胞，这是因为肌肉收缩能引起局部缺氧，肌肉细胞摄取葡萄糖的能力加强，肌肉活动时，在肌肉周围产生类似胰岛素作用的物质，促进细胞对血糖的摄取，这使血糖降低，尿糖减少。糖尿病肾病患者进行医疗体育或

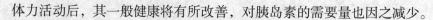

体力活动后，其一般健康将有所改善，对胰岛素的需要量也因之减少。

（3）运动对体弱糖尿病肾病患者的影响

体弱的糖尿病肾病患者，可以通过锻炼增强机体的免疫能力。提高组织细胞对胰岛素的敏感性，促进组织利用葡萄糖，可以减少感染和并发症，减少降糖药的用量。

（4）运动对血脂高的糖尿病肾病患者的影响

运动使肌肉活动能力增加，脂肪被充分地利用，血中三酰甘油和胆固醇下降，提高血液中高密度脂蛋白的含量。脂肪被充分地利用，可以使血中三酰甘油和胆固醇下降，提高血液中高密度脂蛋白的含量（这种脂蛋白有保护心脏作用），改善周围血管组织的血流和供氧能力。

长期体力活动和运动可增加心脏泵血功能、减慢心率，有利于预防和减轻糖尿病的血管并发症。因此，糖尿病肾病患者可根据个人情况、条件，自选运动方式，一般而言，DN患者不宜参加剧烈运动。

总之，体力活动不但为维持健康所必须，也是糖尿病肾病患者不可缺少的治疗方法之一，在主要从事脑力劳动的糖尿病肾病患者中，适当增加体力活动更是治疗糖尿病的一项重要措施。

2.糖尿病肾病患者运动疗法的原则

（1）轻度运动

体育锻炼应先从短时间的轻微活动开始，随着体质的增强，逐渐增加运动量，延长活动时间。每日锻炼1~3次，每次15~30min比较合适，不要过度劳累。体育锻炼的方式有多种多样，如散步、广播操、太极拳等。运动疗法宜在早、午饭后1小时左右开始。运动形式和程度可灵活掌握，但最好是不太剧烈的（特别是肾功能不全者）。

（2）有规律的并要长期坚持

糖尿病是终身性疾病，运动疗法是治疗糖尿病的基本方法之一。活动要持之以恒。如果血糖正常就停止锻炼，等于中断了治疗，势必会引起血糖升高，而带来一系列代谢紊乱。

（3）因人而异

运动方式要依病情、体质、兴趣爱好的不同选用。老年人可选用散步、慢跑、门球等运动，年轻人则可选羽毛球、划船、骑自行车等活动。勉强为之，达不到锻炼目的，还会产生抵触情绪，也不易坚持。

（4）循序渐进

以短时间的轻微活动即小运动量开始，逐渐增加运动量，延长活动时间。

3. 糖尿病肾病患者运动疗法的禁忌证

（1）绝对禁忌证

各种急性感染、肝肾功能衰竭、心力衰竭、轻度活动即发生心绞痛、新发生的心肌梗死（4星期以内）、心室壁动脉瘤、心律不齐（运动后室性早搏增多，Ⅱ、Ⅲ度房室传导阻滞，不能控制的房颤、房扑）、最近发作的血管栓塞、由肺心病引起的严重换气障碍、未控制的高血压以及严重并发足坏疽、视网膜病变眼底出血，急性酮症酸中毒者宜绝对禁止运动。

（2）相对禁忌证

代偿性瓣膜疾病、运动后加重的心律不齐、左束支传导阻滞、装有心脏起搏器者，有严重的静脉曲张、过去曾有血栓性静脉炎者，神经肌肉疾病或关节畸形有加重趋势，最近有暂时性脑缺血，极度肥胖，服用某些药物如洋地黄制剂及β受体阻滞剂者，宜相对禁忌。

4. 糖尿病肾病患者运动前注意事项

为了确保运动安全，防止意外事故，在运动前应作严格、详细的体格检查，以了解身体的健康状况，并决定运动量、运动方式。

心肺功能的检查：测血压、做心电图、运动负荷试验、心脏彩超、胸片、肺功能测定等以了解心肺功能。若患者有高血压或冠状动脉供血不足，就应避免剧烈运动，选择低强度的运动方式，以避免诱发心绞痛甚至心肌梗死。

糖尿病方面的检查：检查血糖、尿糖、尿酮体、尿蛋白、血肌酐、眼底等了解目前糖尿病的状况以决定是否运动及运动方式。必要时运动前应少量加餐，有低血糖倾向、超标准体重者，运动前可减少胰岛素用量约三分之一。运动使血压升高，增加视网膜和玻璃体出血的危险。故并发糖尿病肾病或视网膜变化者，应避免剧烈运动。

其他：做有关肝功能和运动器官情况的检查。

所有参加运动治疗的患者都应随身携带疾病卡，写明姓名、住址、所患疾病、就诊医院并携带少量糖块，以防运动中出现意外时能得到及时处理。

注意天气情况，穿着舒适，保暖等一般情况。

5. 糖尿病肾病患者运动中注意事项

先做简单的热身运动，减少肌肉骨骼受伤的危险，5~10min后逐渐加大运动量，使心率上升不致太快。

运动时运动强度相对均衡，不要忽高忽低，频繁变化。

运动中若有头晕、胸闷、恶心、心悸等不适感，要立即停止并对症处理；若有低血糖反应，可进食少量糖块；若有心绞痛症状，则应立即送到附近医院就诊。

末梢神经炎的患者，足部感觉不灵敏，运动时应避免局部碰伤。

避免活动胰岛素注射部位，以防胰岛素吸收过快而出现低血糖。

因为老年糖尿病肾病患者血液循环系统适应能力差，运动停止后血液分布在四肢，有可能因血压过低而发生晕厥，或发生心率异常。

运动中过热时可适当减少衣物，但不可减过多，以免受凉。

运动近结束时，应缓慢速度进行至少5分钟的减速管理运动。

6. 糖尿病肾病患者运动后注意事项

活动后应检查有无外伤、瘀斑和血疱，因为糖尿病肾病合并末梢神经炎者，肢体感觉迟钝，受外伤时不易及时感知，容易诱发感染，所以要及时检查，及时处理。出汗较多，不要随意脱衣贪凉；应注意皮肤卫生，但要避免用过热的水洗澡。有条件者应于活动后测血糖、尿糖。一方面了解是否有低血糖倾向以对症处理，另一方面了解机体对该运动量的反应，以利以后运动量调节。

7. 有氧运动

有氧运动（aerobic exercise）是指能够增强心、肺及上下肢活动的运动。加强这些组织器官的活动，可以改善其自身的血液供应，降低心脏病发作的危险性，并可以降低血压。糖尿病患者做有氧运动可以促进胰岛素更好更快地发挥作用，还可以降低血液中的低密度脂蛋白胆固醇和甘油三酯，升高高密度脂蛋白胆固醇。

在进行有氧运动时，会感觉到呼吸费力，心跳加快，这可增强耐力，增加功能。有氧运动还能够改善睡眠，减轻压力，调整情绪。可选用的有氧运动的项目包括：骑车、跳舞、慢跑、跳绳、划船、跑步、爬楼梯、游泳、散步、水上运动等。

8. 柔韧性运动

柔韧性是指肌肉未发生僵直、抵抗或疼痛时，围绕关节牵拉肌肉的最大程度。有柔韧性的肌肉和关节在运动时不易受伤。

增加肌肉及关节柔韧性的最佳方式之一就是坚持每日牵拉。每日略微牵拉一下即可缓解肌肉的紧张感。有多种不同的牵拉运动，可以从教科书、录像带和运动课上找到。重要的是要记住牵拉运动的规则：缓慢、平稳地进行；不要忘记呼吸；不要跳上跳下；松弛一下任何自己感受到的紧张；只要无痛感，只管尽可能地往下做。

小腿牵拉运动：面对墙，离墙约0.3米远，一只脚位于另一只脚前段，脚趾笔直冲向前方，保持双脚前后着地，然后弯曲前膝，缓慢前倾，将前臂靠在墙壁上，将后腿的脚后跟紧贴地面，随后用另一条腿重复此动作。

股四头肌（大腿前侧）牵拉运动：两腿站直或略微弯曲，一条腿向后卷起，足部离开地面，用一只手抓住一侧弯曲腿的踝部，可以抓住某物以站稳，然后将足部向上拽起，以致足跟靠向臀部抓紧、松开，用另一条腿重复此动作。

股二头肌（大腿后侧）牵拉运动：仰卧，弯曲双下肢，脚置桌底，抬起一条腿，用双手抓住小腿，继续抬高下肢，尽量拉直、松开，再拉直、再松开，然后用一条腿重复此动作。

背部及臀部牵拉运动：一条腿伸直坐于地上，使弯曲的大腿跨过伸直的大腿，使足部着地紧贴直腿的膝部，呼吸，保持肩部松弛，头部水平，通过将肘部紧靠在弯曲一侧大腿膝部的内侧面，拉直身体，然后缓慢松开，将双腿放于地面上休息一下，随后重复牵拉另一侧。

背部及臀部牵拉：背部下端牵拉运动，仰卧，抱双膝于胸前，用上肢紧抱膝部，在将膝关节抱向膝部时，用力将背部下端紧贴地面，松开上肢，放下双腿。

肩部及胸部牵拉运动：将十指缚于身后，上抬双臂，用力，呼吸，缓慢放下，松开。

9.锻炼的持续时间和间隔时间安排

很长时间极少运动或根本不运动者开始锻炼时，宜每次坚持锻炼5分钟，每日锻炼多次，累计时间至少为30分钟。例如，每日可以快走或跑楼梯3次，每次10分钟，也可以每日进行2次，每次15分钟。

每日锻炼不足15分钟不太可能会改善健康状况，应将每日连续的有氧运动持续时间逐渐增加至20~60分钟，每星期锻炼3~5次。这一有氧运动的持续时间不包括锻炼前的热身活动和锻炼后的恢复活动。

热身运动可以缓慢加快心率，增加肌肉产热，预防损伤。恢复活动可以降低心率，减慢呼吸。每次锻炼前应进行5~10分钟的热身活动，锻炼后应进行5~10分钟的恢复活动，在进行热身活动或恢复活动时，可以轻柔地舒展四肢散步或慢骑车。

10.各种运动的热量标准

轻度运动：行走（<60步/分钟）30分钟可消耗热量418.4KJ（100kcal）。

中度运动：快步走（>60步/分钟）每小时可消耗1255.2KJ（300kcal）；骑自行车每小时消耗1255.2KJ（300kcal）；自由式游泳每小时消耗1255.2KJ（300kcal）；跳舞每小时消耗1380.72KJ（330kcal）。

重度运动：球类运动每小时消耗1673.6-2092KJ（400-500kcal）；滑雪每小时消耗2510.4KJ（600kcal）；划船每小时消耗4184KJ（1000kcal），甚至更多。

11.根据血糖水平选择运动

临床上根据血糖水平高低将糖尿病分为轻中重3型，不同类型的糖尿病肾病患者对运动的反应不同，选择运动量也不同。

（1）轻度（血糖<11.1mmol / L）：正常体重型患者胰岛素相对缺乏运动时胰岛素分泌减少，肝糖原分解输出增多，肌肉利用糖增多。可选择中强度运动量，如散步、骑自行车、跳舞、球类、划船等。

（2）中度（11.1mmol / L≤血糖≤16.6mmol / L）：偏胖型患者，经运动，胰岛素受体增加，由对胰岛素不敏感转为敏感，且可降糖、降脂，有利于减肥。临床上可选择中、重度运动，如快步、跳舞、游泳、滑雪等。

（3）重度（血糖>16.6mmol / L）：偏瘦型患者，胰岛素严重缺乏者，运动时肝糖分解输出增加，而肌肉摄取和利用较差，于是血糖升高，加重病情。另外由于运动使激素（儿茶酚胺、皮质醇、生长激素）增加，促使游离脂肪酸增多，若供氧缺乏，酮体生成增加，乳酸生成增加而利用不足，可引起酮症酸中毒并乳酸性酸中毒，对这种患者，运动前可注射少量胰岛素，宜选择低度运动量，如散步、气功等。

（二）饮食指导

（详见糖尿病肾病患者的饮食护理）

（三）血糖监测指导

血糖监测是糖尿病管理中的重要组成部分，它有助于评估糖尿病患者糖代谢紊乱的程度，降糖治疗的效果并指导制订合理的降糖方案，及方案的调整。监测方法包括用血糖仪进行的毛细血管血糖监测、连续监测3天血糖的动态血糖监测（CGM）、反映2~3周平均血糖水平的糖化白蛋白（GA）和2~3个月平均血糖水平的糖化血红蛋白的检测等。其中毛细血管血糖监测包括患者自我血糖监测（SMBG）及在医院内进行的床边快速血糖检测（POCT），是血糖监测的基本形式。世界卫生组织规定，糖尿病诊断标准的血糖数值是血浆葡萄糖值，而血糖仪测的是末梢全血葡萄糖。但血糖仪操作简单，易于掌握，需血量少，反应时间短，并可随时随地了解到即刻血糖变化。所以，在亚太地区糖尿病政策组的原则上，肯定了血糖仪的价值，是作为自我监测的必备工具。

1. 自我血糖监测的好处

（1）掌握病情，调整治疗方案

气候变化、饮食种类、量、运动方式和时间、精神因素的变化都对血糖水平有影响，而相同的因素对不同病人的影响大小是不同的。同时也无法根据不适症状来精确反映血糖水平。

糖尿病病人自身调节代谢的能力降低或丧失，内外环境的微小改变都会导致血糖波动，血糖监测有助于病人对食物及运动量进行调整，医生能根据病人所提供的血糖监测结果判断现行的治疗是否正确，是否达标，以便修改治疗方案。因此，血糖监测必不可少。

（2）参与治疗，受到教育，把握知识

糖尿病教育是糖尿病防治工作中重要环节，糖尿病的自我血糖监测是实行糖尿病教育的最佳途径之一。糖尿病的自我监测的开始就意味着病人加入了自我保健队伍，就要义不容辞的配合医生、护士、营养师共同控制病情的发展，并接受监测意义、监测技术、结果分析和用药方法的培训，共同战胜疾病。

2. 哪些人群需要进行血糖监测

糖尿病病人，尤其是1型糖尿病，感知需要使用胰岛素治疗的2型糖尿病，妊娠糖尿病，对低血糖血糖波动特别大者，应该进行适时的血糖监测。对一般饮食控制，锻炼或服用口服降糖药的2型糖尿病病人，宽松的血糖监测也是必要的。

3. 血糖监测的频率

血糖监测的频率取决于病情，治疗目标，治疗方式及经济条件。胰岛功能很差、妊娠糖尿病、使用胰岛素以及要达到良好的血糖控制时，需要频繁地监测血糖。

（1）3餐前及睡前4次测定，或早上空腹加上3餐后2小时（从第一口饭记时算起）的4次测定。

（2）3餐前血糖、3餐后2小时、睡前血糖的7次测定。

（3）7次的基础上增加夜间2~3点的8次测定。

（4）胰岛素强化治疗、不稳定的1型和2型、改变治疗方案时：每日检测空腹、3餐后2小时和睡前血糖，必要时测凌晨3时和餐前血糖。

（5）稳定的1型糖尿病：每周检测1~2次空腹和餐后2小时血糖。

（6）稳定的2型糖尿病：每周至少检测1~2次餐前或餐后2小时血糖。

（7）有低血糖症状的要及时测定。

4. 血糖监测操作注意事项

①检量被测者的皮肤厚薄，以选择下针深浅，一般皮肤选1.5mm，厚一点的选2mm，再厚可以选2.5~3mm。

②扎手指前检查被测的手指血液是否充盈，如果不是，从手指根部往指尖挤一挤以让被测手指血液充盈以确保下针后轻轻一挤就能出来一滴血。

③先挤后消毒，消毒用75%酒精，待干后进针。

④准备血糖仪，用试纸放入血糖仪中等待血样本。

⑤被扎部位选择：避开指尖前端、手指两侧、宜选择指腹稍侧位置下针。

⑥下针后，尽量做到只挤一次血（一次到位）。

⑦挤出血后用血糖试纸取血样本一次到位，然后放平在桌上读数。

⑧记录。记录项目应该包含：①测定日期和时间；②血糖值；③可能影响血糖波动的因素：饮食的多少，运动是否过度，药物等。去医院复诊时，带上记录本，可以作为医生判断病情以及调整治疗方案的依据。

（四）胰岛素使用指导

1. 胰岛素的购买

胰岛素是处方药，患者须凭医生的处方在医院的药房取药或药店购买，并仔细核对是否与医生的处方相符。当需要再次购买胰岛素时，最好把上次的胰岛素包装盒带来，以便医生能准确地开处方。

2. 胰岛素的储存

不同胰岛素产品的有效期和储存要求不尽相同，须参照各自产品说明书保存。无论是未使用的胰岛素产品还是正在使用的胰岛素产品，超出有效期或使用期限必须丢弃，切勿使用。胰岛素为蛋白质类激素，其保存对温度的要求较为严格，适合的胰岛素保存温度为$2℃ \sim 8℃$。

外出旅游时携带胰岛素应避免过冷、过热及反复震荡，最好能随身携带一个保温箱。乘坐飞机旅行时，胰岛素和其他降糖药物应装入患者随身携带的包中，千万不可随行李托运，因为托运的行李容易丢失，托运舱温度过低，这样会使胰岛素变性。

3. 胰岛素注射技术

要达到胰岛素治疗应有的效果，掌握正确的胰岛素注射技术也是至关重要的。正确的注射技术包括选择合适长度的针头、注射部位的轮换、注射的角度、深度和捏皮肤的手法、避免肌肉注射、器具的合理处理方案等，这些对获得良好的血糖控制具有重要作用。因此在确认患者已经知道胰岛素的类型、注射剂量、注射时间等信息的同时，也必须要确认其掌握正确的胰岛素注射技术。

（1）注射部位

人体适合注射胰岛素的部位是腹部、大腿外侧、上臂外侧和臀部外上侧。

腹部：以一个拳头盖住肚脐（此处勿注射胰岛素，大约脐5cm以内），在肚脐两侧约一个手掌宽的距离内注射。在除此以外的腹部注射时，针头容易扎到肌肉，即便体重过重者，其皮下层越往身体两侧越薄。

手臂：应选择上臂外侧四分之一的部位（手臂三角肌下外侧）注射。

大腿：应选择前面或外侧面进行大腿注射，避免胰岛素针头刺伤血管及神经（因为大腿血管及神经多分布于内侧）。

臀部：注射部位是从髋骨上缘往下至少10 cm远处（臀部通常为外上方处）。

在腹部、上臂、大腿外侧和臀部这四个区域之间的轮流注射叫"大轮转"。在每个部位内的小范围轮转叫做"小轮转"。每次的注射点之间应相距1cm，尽量避免在一个月内重复使用一个注射点。

（2）进针角度与捏皮方法

进针角度

表7-6　进针角度

针头长度（mm）	进针角度（度）	是否捏起皮肤	适用人群
5	90	无需	所有人
8	90	需	所有人
12	45	需	所有人

捏皮方法　所有患者在起始胰岛素治疗时就应掌握捏皮的正确方法。捏皮时力度不得过大而导致皮肤发白或疼痛。禁止用整只手提捏皮肤，以避免将肌肉及皮下组织一同提起。捏皮注射的最佳步骤为：①捏起皮肤形成皮褶；②和皮褶表面呈90°进针后，缓慢推注胰岛素；③当活塞完全推压到底后，针头在皮肤内停留至少10s（采用胰岛素笔注射）；④拔出针头；⑤松开皮。

（3）消毒剂的选择

消毒胰岛素笔芯前端的橡皮膜、胰岛素的注射液瓶盖、皮肤，消毒液均选择75%酒精，且要等酒精待干后再行注射。

（4）胰岛素混匀方法

在使用混悬胰岛素之前，应将胰岛素水平滚动和上下翻动各10次，初次使用时，此动作至少重复20次，使瓶内药液充分混匀，直至胰岛素转变成均匀的云雾状白色液体。对于从冰箱中取出的胰岛素，应在室温下放置一段时间，以使胰岛素的温度恢复到室温再进行摇匀操作。

（5）注射后用物处理

将注射器或注射笔用针头放入专用废弃容器内再丢弃。如果没有专用废弃容器，也可使用加盖的硬壳容器等不会被针头刺穿。

（五）动静脉瘘的护理

动静脉瘘是在皮下将动静脉直接吻合，没有皮肤外露部分，减少了感染机会，血栓形成的发生率低，每次穿刺后也不需要结扎血管，成为维持性透析患者最安全，使用时间最长的血管通路。

对于刚刚做完动静脉瘘手术的病人来说，需要注意以下几个方面：①术后有无渗血：如渗血较少可轻压止血，压迫时注意保持血管震颤的存在；如有较多渗血需打开伤口，寻找出血点并结扎止血。②功能检查：术后静脉能触到震颤，听到血管杂音，表示内瘘通畅。术后早期应每日多次检查，以便早期发现血栓形成，并及时处理。③适当抬高内瘘手术侧肢体，可减轻肢体水肿；包扎敷料时不加压力；注意身体姿势及袖口松紧，避免内瘘侧肢体受压；术后始终避免在内瘘侧肢体输液，输血及抽血化验。④术后2周内手术侧上肢禁止缠止血带和测量血压，2周后可以在内瘘侧肢体测量血压，不但不会引起内瘘堵塞，相反可起到内瘘锻炼作用，但禁止在该侧长时间捆袖带进行血压监测。⑤内瘘成形术24小时后手部可适当做握拳动作或腕关节运动，以促进血液循环，防止血栓形成。⑥促使内瘘尽快"成熟"。为了让内瘘尽快成熟，通常在术后1周且伤口无渗血，无感染，愈合好的情况下，每天用术侧手捏握橡皮球或橡皮圈数次，每次3~5分钟，术后2周可在上臂捆扎止血带或血压表袖套，术侧手做握拳或握球锻炼，每次1~2分钟，每天可重复10~20次。内瘘成熟前，如患者病情危重需要行紧急透析时，可采用临时性血管通路或腹膜透析过渡。内瘘成熟至少需要4周，最好等待8~12周后再开始穿刺，以延长使用寿命。

动静脉瘘病人居家期间需要注意以下事项：①内瘘侧肢体不宜负重；②睡眠时注意不要使内瘘侧肢体受压；③内瘘侧肢体保持清洁干燥，不能穿袖口窄、紧的衣服，内瘘侧肢体不能佩戴手表或首饰等物品；④每次透析前用肥皂清洗穿刺部位皮肤，透析后当天不要清洗穿刺部位，以免感染，如果有内瘘切口局部出现红，热，肿，痛要及时通知医生；⑤要养成早、晚检查动静脉内瘘是否通畅的习惯，具体方法：将2~3个手指指腹放到内瘘吻合口近心端，感觉血管震颤是否存在，还可以用对侧耳朵听血管杂音，如果震颤或杂音消失，变弱，应立即通知医生。

（六）足部护理

糖尿病足是下肢远端神经异常和不同程度周围血管病变引起的足部感染、溃疡和（或）深层组织破坏。糖尿病足是导致糖尿病患者残疾和降低生活质量的主要原因。通过预防、早期诊断和积极管理，90%的截肢是可以预防的。

1.糖尿病高危足的防护

所有糖尿病患者至少每年应检查1次足部，同时检查鞋袜。

（1）鞋子的选择

鞋子的内部空间应宽大、鞋面柔软、鞋底防滑、鞋垫柔软、没有明显的接缝、有鞋带或胶贴。避免漏趾凉鞋、高跟鞋和尖头鞋。选择下午或傍晚时购买鞋子，双足同时试穿。鞋应长于脚1~2 cm，鞋的高度应给予足趾足够的空间。

（2）袜子的选择

穿无粗糙接口缝线的袜子；袜子不要太大，太大的袜子容易有折痕或滑移而造成擦伤；不穿太紧的袜子或高过膝的袜子；袜口不能太紧；透气的浅色棉袜，不能有织补的地方；如果患者有血液循环障碍，双足感觉冷，建议穿着保暖的羊毛袜，而避免使用热水袋、烤炉等其他取暖设备，以免烫伤。

（3）足部的日常护理

每日足部检查，观察是否有皮损、水疱，足趾间有否糜烂等，必要时可借助镜子。经常洗脚并擦干（尤其是趾缝）；水温低于37℃，一般主张由照顾者先用手试温，手感到水温合适即可，患者本人可用手肘试温。剪趾甲不要过度；使用趾甲剪沿直线将趾甲剪掉，不要剪得太短，或剪得有尖角。不要使用化学药物或膏药去除鸡眼和胼胝。干燥的皮肤应使用润肤液，但避免用于足趾间。每日检查鞋内有无异物。如果看不到或够不着趾甲，或趾甲有真菌，则让足病医生来剪。定期去医院检查足部；一旦出现青紫、刮伤或疼痛应及时就医。不要赤脚走路。

2.糖尿病足溃疡的处置

（1）减压以及对足部溃疡的保护，如使用特制鞋垫或拐杖等支具，减少站立和行走。

（2）恢复血流：进行血管重建手术、药物治疗改善血流灌注。

（3）感染的治疗：清创、外科引流、抗生素治疗。

（4）代谢控制和并发症的治疗：必要时使用胰岛素；治疗水肿和营养不良。

（5）局部创面处理：创面清创、控制渗出、保持创面湿润的环境、负压治疗。

（6）截肢。

（七）心理护理

糖尿病的发病已从单纯的生物学模式发展到现在的"生物-心理-医学"模式。研究发现，糖尿病的发病不仅与病毒感染、遗传基因障碍、胰岛素抵抗等因素有关，还与社会环境、心理因素有很大的关系。疾病不仅是对患者身体的伤害，同时也是对患者心理的磨砺。因为生活不能再像从前那般无忧无虑，患者或许变得急躁沮丧，或是多疑郁闷。这些不良的情绪不仅会对身体造成再次伤害，同时也易使患者丧失治疗的信心。在心理上战胜疾病是很重要的，心理治疗有助于促进康复。患糖尿病肾病会有多种多样的心理行为表现。病情比较轻微、症状不明显的患者可能会怀疑诊断的正确性，也可能会忽视其严重的后果，因而不注意控制饮食，生活上也不注意节制，认为"偶尔抽一两根烟没关系"，"多吃一点也没关系"。往往有了一次就会有两次、三次，到最后失去控制，出现严重的并发症。有些患者在得病后精神负担很大，十分害怕，对治疗失去信心，不积极配合；还有些糖尿病肾病患者错误地认为，多进食可通过增加药物剂量来控制血糖而不会加重病情。情绪的波动也会导致血糖的波动，针对性的心理安慰和心理教育，可有效降低血糖和尿糖，有利于糖尿病的治疗。

由此可见，糖尿病肾病患者了解心理情绪对血糖和病情的影响，树立战胜疾病的信心，并积极配合治疗是非常必要的。在治疗过程中锻炼自控能力，避免心理紧张和精神刺激，有利于病情的控制。

1. 糖尿病肾病患者易出现心理障碍的原因

糖尿病肾病患者由于遗传因素以及免疫功能不足等原因，素质柔弱、脏腑功能不足、心理承受力和容纳量不足，对内外环境刺激的适应能力下降，一旦遇到突发的生活事件或环境的突然改变或愿望受挫等应急情况，不能很好地适应和排解，容易引起心理创伤和不正常的心理冲突，而表现出相应的轻重不同的心理情感的异常。

（1）素质柔弱

一旦得病，由于体质虚弱、抵抗能力不足，机体对外来刺激的适应能力低下，患者心理容纳量和承受能力不足，所以在躯体病变的同时，也同样会表现出一些心理情感方面的异常。

（2）七情所伤

喜、怒、忧、思、悲、恐、惊是人体感受外界刺激而产生的心理活动的外在情志反映，称为七情。在正常情况下，七情对人体健康影响不大，也不会引起什么病变。但是内外环境的刺激引起的七情太过；或者是刺激过大过强，超过正常限度；或者刺激时间过久，就会导致阴阳失调，气血不和，经络堵塞，脏腑功能失常而发生种种变化，以及相应的大喜、大怒、忧愁、思虑不安等不正常的情志活动和心理变化。中医学认为"怒伤肝"、"喜伤心"、"悲伤肺"、"忧伤脾"、"恐伤肾"。都说明七情太过则易伤五脏而导致疾病的发生。过度的忧思、悲愤、恐惧等不良精神刺激，可以使体内某些升糖激素升高，从而诱发或加重糖尿病及其并发症，甚至出现某些急性并发症，如酮症酸中毒等。

2. 糖尿病肾病患者常见心理障碍

（1）情感异常

①忧思过度。有些患者不是积极想办法治疗，而是思虑重重，瞻前顾后，整日考虑治不好怎么办？出现并发症怎么办？陷入苦恼烦闷和抑郁之中，对疾病治疗很不利。

②心烦不安。有些患者对糖尿病缺乏正确认识，认为几剂药就能药到病除，一旦病情没有马上控制或出现并发症，就烦躁不安，夜不能寐，更不利于疾病的治疗。

③紧张恐惧。有的患者把糖尿病理解为不治之症，整天担心害怕，要是得了心脏

病怎办？要是得了肾脏病怎么办？越想越害怕，越感到恐怖，这些不良情绪反而会加重病情。

④急躁易怒。有些人得了糖尿病后，对周围事物和环境感到烦躁，遇人遇事易动肝火，总认为别人对自己照顾不周。这也是一种病态心理。

⑤悲伤易泣。有些糖尿病肾病患者，尤其是患各种并发症的患者，容易对前途丧失信心，对治疗感到无望，甚至产生轻生的念头。对这种患者一定要耐心劝导，只有排除心理障碍，才能取得较好的疗效。

（2）性格异常

①悲观型：心胸烦闷，心悸失眠，易惊多梦，食欲减退，双目呆滞无神，悲伤易哭，甚至不食不睡。

②易怒型：急躁易怒，失眠多梦，五心烦热，咽干口苦，胸闷胁痛，头晕头胀，每因生气后而病情明显加重。

③忧思型：忧愁思虑，愁容满面，胸闷气短，善太息，失眠多梦，纳食不香。

④气郁型：情绪不宁，纳食不香，对治好疾病信心不足，对医护人员的治疗不能积极配合，一般不易控制病情。

3. 心理治疗的一般原则

（1）树立正确的疾病观

"生老病死"是大自然万事万物发展规律。中医认为"邪之所凑，其气必虚"，尤其是老年人，机体功能减退，更易患各种各样的疾病，但患病后每个人的心态却大不相同。那么，患了糖尿病后应如何看待这种疾病呢？

①面对现实，泰然处之

既然已确诊为糖尿病，就应该对它有个全面、正确的认识。有人认为得糖尿病就如同感冒发烧一样，经过一段时间治疗就会痊愈，因而抱过分乐观的态度；有的人恰恰相反，过于悲观消沉，认为反正糖尿病无法根治，自暴自弃，因而产生抑郁、紧张、烦躁情绪。其实这些认识都是错误的。糖尿病是由多病因诱发的，以糖、蛋白质、脂肪代谢紊乱为特征的全身性代谢性疾病，它需要定期检测、终身治疗。非正规间断性地治疗是无益的，不积极治疗更是有害。

②豁达开朗，积极治疗

自行增减降糖药物或多年维持一个药量不变，一劳永逸式的治疗思想都是错误的。糖尿病需要定期检测，若病情有变化，应分析其产生的原因，从心理、饮食、运动、药物等方面加以调整，以达最佳疗效。有的患者觉得定期检测太麻烦，自己没有什么特别不适就不去医院复查，其实这是因小失大，因为有些并发症是在悄悄发展着，只

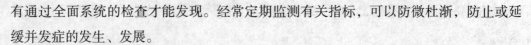

有通过全面系统的检查才能发现。经常定期监测有关指标，可以防微杜渐，防止或延缓并发症的发生、发展。

（2）坚持适当的学习和工作

糖尿病患者坚持适当的学习和工作，不仅可以使精神有所寄托，也是消除消极情绪的好办法。但要注意量力而行。

（3）培养一定的兴趣爱好

丰富多彩的生活使人心情舒畅，减少对疾病的紧张和烦恼，对良好地控制血糖是非常有益的。糖尿病肾病患者应该多参加一些有益的活动，即使得病后也要努力培养有兴趣的爱好，如养花、集邮、看书、下棋、听音乐、练书法、绘画等等，从而更好地调整糖尿病患者患病后的心理状态。

（4）糖尿病肾病患者需要克服"怕麻烦"的心理

治疗糖尿病肾病需要做许多的事情，比如严格地控制饮食，每日注意定时、定量吃饭；需要经常地、定期地测血糖和尿常规及其他理化检查等等，这些常常增加了糖尿病肾病患者的负担，更是以往生活从来没有的"额外的负担"。这样糖尿病肾病患者就会因为"怕麻烦"而不愿意去做。

只要好好想一想，如果不能坚持这样做，血糖就不能得到良好的控制，一旦出现了并发症，造成各种功能障碍，如致盲、致残，就会严重影响糖尿病肾病患者的生活质量，不仅会给糖尿病肾病患者带来痛苦，而且也给患者的家属带来负担，这些与现在需要做的事情比较起来，现在的"麻烦"是微不足道的。糖尿病肾病患者一定要把观念转变过来，把现在的"麻烦事"当成生活中必不可少的事，只要坚持下去养成习惯，也就不会觉得麻烦了。

（5）"三天打鱼，两天晒网"的做法不可取

有些糖尿病肾病患者在刚刚知道自己患有糖尿病肾病后很紧张，也很着急，因此能够认真地按照医生的要求做，比如注意在饮食上严格控制，定时服药，还注意定期对各项指标进行监测。但是，随着患病时间的延长，逐渐对自己疾病的重视程度淡漠了，饮食控制也不那么严格了，自我检测也不认真做了，药也不能按时吃了，甚至像没有得糖尿病肾病一样，一切都打算顺其自然，也不管不顾了。

这样做不但不能使血糖得到良好控制，还会加快糖尿病并发症的形成。一旦出现了明显的并发症，后悔也来不及了。因此，糖尿病肾病患者一定要克服对慢性病的麻痹思想，永远保持一种对疾病的重视程度，通过长期的医疗实践，更多地学会观察病情、了解病情，掌握相关的糖尿病肾病基础知识，把自己的命运掌握起来，提高自己的生活质量，避免悲剧的发生。

4.临床常用心理疗法

（1）说理开导法：又称言语开导治疗和行为诱导治疗，是对糖尿病肾病患者最基本的也是最常用的心理疗法。它是医生在给患者诊疗疾病过程中，用言语和行为影响患者的心理，使其不正常的心理得以调整，以达到治疗疾病的目的。

（2）转移注意法：是一种把患者的注意力从疾病上转移到其他方面去，以减轻病情或使疾病转向痊愈的心理治疗方法。

（3）情志相胜法：又称以情胜情治疗。

以喜胜悲，即以喜乐的言行、对悲忧者进行开导，使其心中欢快，重新振作精神。如讲故事、听相声、说笑话等皆能起这种作用，若能结合患者修养层次，效果更佳。对悲忧于内而不显的患者，可多次以诚挚之情与患者交谈，使患者吐露隐忧之情，然后再因势利导，让患者从苦闷状态中解脱出来，转悲为喜。

以思胜恐，即引导患者进行思考，以解脱恐惧之法。如对糖尿病肾病患者，怕病情加重出现并发症而恐惧，就可以给他讲解有关糖尿病及并发症的知识，引导患者思考并得出结论；原来不是每个糖尿病肾病患者都会患并发症，血糖控制良好就完全可以避免，那么我应该积极治疗，预防并发症的发生。这样患者的恐惧心理就消失了，代之以积极、正确的治疗思想。通过类似的方法，可使患者产生自控和克制，加快疾病的康复。

（4）静志安神法：又称定心定志治疗。它是一种以强调精神内守为核心的心理疗法。

（5）怡悦开怀法：又称想象畅怀治疗。它是一种通过言语诱导使患者精神振奋、心情舒畅、树立战胜疾病的信心，以防治疾病的心理疗法。

（6）导引行气法：又称气功吐纳或调神养心治疗。它是一种强调身心同治，并以调身、调息、调心为理论核心的心理疗法。

5.心理疗法的具体做法

（1）谈心：就是采取闲谈、聊天、摆家常、问病情等方式，接近患者，了解患者心理活动特点和心理状态，消除患者各种消极的思想，帮助患者建立良好的心理状态。为治好疾病做好心理上的准备。

（2）解释：就是根据患者存在的思想顾虑，讲述有关的医学科学知识，帮助他们消除顾虑，丢掉思想包袱，增强战胜疾病的信心。就是向患者讲解医学知识，讲解所患疾病的发生原因，讲解该病的发生、发展和转归，以及如何自我护理的方法。通过讲解，让患者知道如何防治疾病、如何自我调理、配合医护人员共同提高治疗的效果。

（3）说理开导：就是通过正面说理，让患者认识到"喜怒不节"的情志失调，是导致疾病的重要原因之一，而"喜怒有度"是养生长寿的根本，从而开导和引导患者自觉地戒除恼怒，调和情志。

（4）避免重复情志刺激：指在医护人员诊治患者的过程中，应尽量努力做到避免患者再次受到心理、社会的精神刺激，否则于病情不利。

6. 文娱康复法有利糖尿病

文娱康复法是指应用文娱活动方式，通过对人体形神的影响达到身心康复的一类方法，文娱活动是人的精神生活中不可缺少的内容，利用其正常的精神生活，有选择地安排项目而达到康复治疗的目的，是非常理想的疗法。凡能使人感到精神愉悦、身体轻松的文娱活动方式，糖尿病肾病患者均可选择采用。如：舞蹈、风筝、钓鱼、弹琴、书画、弈棋疗法等。也可结合自己的家庭生活情况采用不同的方法：如与孙子、孙女一起玩耍，接送孩子上下学等，既享受了天伦之乐，又达到了文娱康复活动的目的。

糖尿病肾病患者从采用文娱康复时应根据个人病情、体质、兴趣爱好不同而选择不同的娱乐。如：有下肢血管病变或末梢神经炎的患者应避免活动度大的运动，如舞蹈、放风筝等；喜欢户外活动的可选择钓鱼；喜欢音乐的可选弹琴、舞蹈等。但都应注意适可而止，不能认为自己喜欢就无所顾忌，或强度过大，或时间过长，都会对身体造成不同程度的损害。另外应保持心态平衡，不计得失、胜败，活动的目的在于身心愉快，不要因为一盘棋的胜负或书画水平的高低而斤斤计较。在活动过程中还要注意有无不良反应，一旦出现低血糖或其他不适。要及时对症处理。此外对不同的活动方式要采取相应的保护措施，户外活动要注意活动时间、天气情况、身体保暖等。

7. 音乐疗法有利于身心健康

糖尿病肾病患者常见的心理障碍有：忧思过度、心烦不安、紧张恐惧、急躁易怒、悲伤哭泣，因此凡是能缓解患者忧思、心烦、紧张、恐惧、急躁、悲伤的音乐疗法均可采用。如音乐安神疗法多选缓慢轻悠的旋律与柔绵婉转、曲调低吟、轻悠和谐的乐章、歌曲，以安神宁心，消除紧张、烦躁情绪。音乐开郁疗法多选节奏轻快、明快、优美动听的乐曲，以开畅胸怀，舒解郁闷。音乐喜乐疗法多选旋律悠扬、节奏多变，给人以轻松、欣快、喜乐之感，是最常用的治疗方法。

抑郁紧张的给予安神、解郁疗法，应尽量避免节奏过快、跌宕起伏的音乐，避免患者情绪波动频繁，也不宜选音调低沉、哀婉的乐曲，加重患者的抑郁情绪。根据患者不同的兴趣、欣赏能力选择乐曲。如普通百姓多选用大家熟悉、通俗乐曲，如民族乐曲等。而欣赏水平较高的可选用优美动听的世界名曲，使他们得到高层次的身心享受。同时，可事先对患者讲解有关乐曲的欣赏方法，做到引导、诱发作用，达到最佳疗效。

参考文献

［1］中华医学会糖尿病学分会微血管并发症学组.糖尿病肾病防治专家共识（2014年版）.中华糖尿病杂志.2014, 6（11）：792-801.

［2］中华医学会糖尿病学分会.中国2型糖尿病防治指南（2013年版）.中国糖尿病杂志.2014, 88（8）：26-89.

［3］孙子林，刘莉莉.2010年美国运动医学会／美国糖尿病学会糖尿病运动指南解读.中国医学前沿杂志（电子版）.2011, 03（4）：15-18.

［4］中华医学会糖尿病学分会中国医师协会营养医师专业委员会.中国糖尿病医学营养治疗指南（2013）.中国糖尿病杂志.2015,（2）：73-88.

［5］包玉倩.中国血糖监测临床应用指南.老年营养研究进展与老年营养供餐规范研讨会暨糖尿病肾病医学营养治疗进展学习班资料汇编.2011.

［6］葛兰君.维持性血液透析患者动静脉内瘘的护理.中国医药指南.2012, 10（2）：261-262.

（赵芳、武义华、冯晨秋、文玉敏、李平）

第八章　糖尿病肾病名医经验

第一节　时振声治验

时振声（1930~1998）是我国著名中医肾病专家，生前为中国中医研究院研究生部副主任，中国中医研究院西苑医院内科主任医师。时教授从医40余年，博采众长，对内科杂病的治疗，强调辨病与辨证相结合，重视证的动态变化。在诊治慢性肾小球肾炎的过程中发现，慢性肾炎也有证的转化，脾肾气虚证或肝肾阴虚证都可以转化为气阴两虚证。在慢性病的诊治中，强调还要把握正邪关系，特别是正虚邪实比较明显的疾病，如慢性肾功能衰竭等。慢性肾功能衰竭在病情稳定时以扶正为主，但也要兼顾祛邪；在邪实突出、病情有波动时，则以祛邪为主。慢性肾功能衰竭邪实在多数情况下是属于可逆性的加剧因素。如湿热、水湿、风寒、风热等，控制这些实邪，常可使病情转危为安。

一、病因认识

时振声教授认为，糖尿病肾病的病因可从素因、主因、诱因三方面认识。

（一）素因

时振声教授从多年临床实践总结出，糖尿病肾病的素因是五脏虚损，尤以肾虚明显。《灵枢·本脏》云："心脆则善病消瘅热中……肺脆则善病消瘅易伤……肝脆则善病消瘅易伤……脾脆则善病消瘅易伤……肾脆则善病消瘅易伤"；《灵枢·五变》篇亦谓"五脏皆柔弱者，善病消瘅"。五脏主藏精，精为人生之本，肾受五脏六腑之精而藏之。五脏之中肾为先天之本，元阴元阳之脏，水火之宅。肾主津液，肾藏精。五脏六腑之津皆赖肾精之濡养。若先天禀赋不足，或大病久病，房劳多产，则肾精亏虚，五脏失于肾精濡养而柔弱气血皆虚。饮食不节，或七情郁滞，六淫侵袭均可损伤正气，燥热内生耗气伤阴发为消瘅。复因调摄不适，精亏液耗，脏腑愈虚而致虚劳、水肿、关格。

（二）主因

饮食不节，劳倦内伤是糖尿病肾病发生的主因。《素问·奇病论》云，脾瘅"此肥之所发也，此人必数食甘美而多肥也"；《素问·通评虚实论》亦云"…消瘅……肥贵人，则膏粱之疾也"。时教授认为，膏粱厚味，肥甘美食同是糖尿病肾病的主因。饮食靠脾胃运化为水谷精微而营养五脏、洒陈六腑，维持人体脏腑功能的动态平衡。若长期恣食肥甘，醇酒厚味则损伤脾胃，蕴热化燥，胃火炽盛；或湿浊停滞，伤津耗液。胃火上耗肺津渴而多饮，发生消渴。消渴日久，下损肾阴而出现多尿、水肿。"起居有常，不妄劳作，故能形与神俱"，适度的劳动与休息，规律的生活方式，是维持脏腑功能，强身健体的关键。若房室不节，劳倦过度则肾精亏损，虚火内生，耗损真阴，积损正虚发为肾消、水肿。正如《三因极一病证方论》之谓"…消肾属肾，盛壮之时，不自谨惜，快情纵欲，极意房中，年长肾衰"之故也。

（三）诱因

诱因是感受外邪，情志不遂。《灵枢·五变》有："余闻百疾之始也，必生于风雨寒暑，循毫毛而入腠理，或复还，或留止，或为风肿汗急，或为消瘅"。素体正虚，五脏柔弱，易受六淫之邪侵袭，外邪犯肺化燥伤阴，阴液不能敷布而发生肺燥、胃热、肾虚，失治、误治、过服辛热大补之品等引发一系列病理变化。长期过度的精神刺激，郁久化火上灼胃津，下耗肾液，肾之闭藏失司，津液下泄而虚火上炎而成为消渴。另外，心气郁结，郁而化火，心火充盛致心脾精血暗耗，肾阴亏损，水火不济，亦可发为消瘅。消渴病日久不愈，化火伤阴，从而出现水肿、眩晕诸疾。正如《灵枢·五变》说："怒则气上逆，胸中蓄积，血气遂留，臌皮充肌，血脉不行，转而为热，热则消肌肤故为消瘅"。《临证指南医案·三消》有："心境愁郁，内火自燃，乃消渴大病"。

二、病机认识

时振声教授认为糖尿病肾病的中医病机可归纳为以下几个方面。

（一）脾肾气虚论

糖、脂肪、蛋白质代谢紊乱是糖尿病肾病的主要病因。糖、脂肪、蛋白质同属中医"精气"范畴，为水谷精微物质，水谷精微的正常代谢赖脾之化生、转输、布散，肾之固摄、蒸腾、气化。脾失健运则精微化生输布失常，肾失蒸腾气化致精微环流障碍。脾肾亏虚则肺失宣发肃降，肝失疏泄，气机不畅，三焦水道不利，加重代谢功能紊乱，津液输布障碍。由于糖尿病肾病多见于老年人，肾气亏虚，加之后天失养，饮食劳倦则脾肾愈亏。糖尿病肾病的发病机理以脾肾气虚为本，病位以脾肾为主，与肺、肝及三焦关系密切。《圣济总录》[9]云："消渴病多转变……此病久不愈，能为水肿"，"消渴病久，肾气受伤，肾主水，肾气虚衰，气化失常，开阖不利，水液聚于体内而出现水肿"也说明了这一点。糖尿病肾病的现代研究亦证实，其发生、发展与生长激素、皮质醇异常分泌、细胞免疫功能低下等有关，采用健脾补肾中药可提高糖尿病肾病患者的激素水平及免疫功能，为糖尿病肾病脾肾气虚是本质的论点提供了依据。

（二）肝肾阴虚论

肝藏血主疏泄，肾藏精主水液，肝肾同源，精血相生。肾精充盛，有赖于肝血滋养；肝血化生，依靠肾精气化。若肾精亏损则肝血不足，肝血不足则肾精愈损。情志失调，郁火伤阴致肝肾阴虚，阳失潜藏，相火内盛，湿热痰瘀内生，下劫肾阴而为腰膝酸软、尿浊或尿如膏脂（蛋白尿），湿热瘀浊下趋而出现尿频、尿急、尿痛，甚至少尿、无尿；肝阳上亢则头晕耳鸣，目睛干涩，也可出现手足心热，口干喜饮、咽干咽痛等阴虚内热症状。

（三）气阴两虚论

糖尿病肾病脾肾气虚或肝肾阴虚，日久阴虚耗气，气虚阴伤，转为气阴两虚。气阴两虚是糖尿病肾病的病机主线，在临床上最常见。根据时老师经验，气阴两虚介于气虚和阴虚之间，临床上既有脾气虚损表现，又有肾阴不足症状。病机是一个动态的演变过程，糖尿病肾病的病机基本按照气虚或阴虚→气阴两虚→阴阳两虚的规律动态发展。此外，本病尚兼挟瘀血、水湿、痰浊等标证，使病机更加错综复杂。临床上，认识到病机的动态演变规律才能掌握治疗的主动权。

综上所述，糖尿病肾病的病因病机有以下三个基本特征。

第一，脏腑虚损，诸邪诱发。脾肾气虚和肺、肝等脏腑不同程度的虚损是糖尿病肾病发生的素因；饮食不节，劳倦内伤，使机体代谢功能紊乱是发病的主因；外邪侵袭，情志失调等是发病的诱因。根据素因、主因、诱因，采取不同的预防措施，可减少糖尿病肾病的发病率。

第二，痰瘀互结，缠绵难愈。根据糖尿病肾病的表现，糖尿病肾病多发于中老年，《素问·上古天真论》中说："女子七七，任脉虚，太冲脉衰少，天癸竭……；男子五八，肾气衰；男子七八，肝气衰……天癸竭"。又如《素问·阴阳应象大论》中的描述"年四十，则阴气自半也。"从人的生理过程中，肾气亏虚，气为血帅，血行则气行，气虚则无力运血，血行缓慢，滞而成瘀；情志失调，气机郁滞，气郁而血滞，久而亦可成瘀；虚火旺煎熬津液，血津黏滞运行不畅而成瘀血；喜食肥甘厚味，遂生湿痰。津血同源，血瘀之后，津液运行不畅而生痰，痰病系血，血病系痰，痰瘀互结，络脉不畅，伤气耗阴，气阴两虚，瘀易生痰。患者既有腰膝酸软，头晕耳鸣，疲乏健忘等肾虚之症，又有皮肤粗糙、视物模糊（糖尿病眼病）、舌质紫暗或有瘀斑等瘀血症状，可见肾虚血瘀是其常见之证。理化指标检验，大部分患者伴有高脂血症、高血压、水肿等，充分显示了肾虚血瘀体质。糖尿病肾病患者脾肾气虚，阳不任气则清阳不布，以致于外感六淫、七情、劳倦等致脏腑功能失调则气血津液发生病变，因痰致瘀而痰瘀同病。糖尿病肾病脾肾气虚，水湿久聚生痰，痰凝日久阻络致瘀，痰瘀互结为其主要标证。症见面色暗黑，头晕恶心，心悸怔忡，腰腹胀痛，下肢浮肿等痰瘀互结之症。《关幼波临床经验选》曰："气属阳，痰与血同属阴，易于胶结凝固，气血流畅则津液并行，无痰以生，气滞则血瘀痰结，气虚则血涩而成痰"，堪称卓见。故糖尿病肾病以脾肾气虚为本，痰瘀互结为标。痰瘀互结使疾病缠绵反复，迁延难愈。现代研究表明，糖尿病肾病患者存在全血还原黏度、血浆比黏度、红细胞电泳、纤维蛋白增高、血流缓慢、管腔狭窄等微循环障碍的肾虚血瘀体质；糖尿病肾病患者肾组织基膜增厚，乙酰肝素糖蛋白（HSPG）和阴离子减少，滤过屏障功能缺陷，也佐证了痰瘀本质。

第三，气阴两伤，阴阳俱虚。糖尿病肾病病程较长，迁延日久，阴损及气，气损及阴，气阴两虚在临床尤为突出，晚期脾肾阳虚，阳损及阴，出现阴阳两虚之证，或气阴两虚转化为阴阳两虚。亦有初起即表现为气阴两虚者，临床辨证尤应重视。

糖尿病肾病的主要病因及病机演变过程见图8-1。

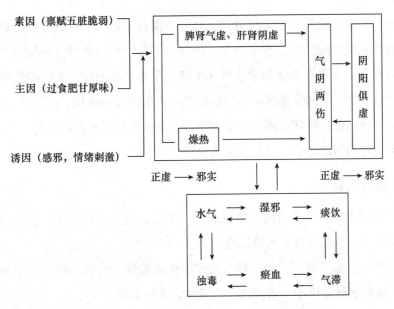

图8-1 糖尿病肾病病机演变示意图

三、辨证分型

时振声教授认为，糖尿病肾病的辨证分型，西医分为五期，但临床上所多见为Ⅲ-Ⅴ期，即早期糖尿病肾病、临床期糖尿病肾病及终末期肾功能衰竭，中医辨证也应结合三期分型。一般说来，早期糖尿病肾病的中医辨证可分为肝肾阴虚、脾肾气虚及气阴两虚三型。临床糖尿病肾病则以气阴两虚为主，此期肝肾阴虚或脾肾气虚，大多转化气阴两虚，可兼挟水湿湿热、气滞痰白等或正虚邪实并见。终末期肾功能衰竭，则以气阴两虚为主。故临床上应结合临床分期，予以辨证施治，总体辨证思路如下图所示。

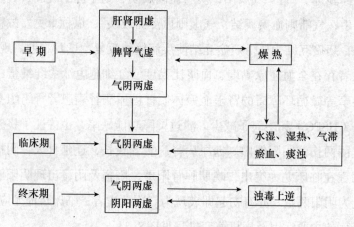

图 8-2　糖尿病肾病三期辨证

综上所述，参照现代医学进行分期，结合中医理论进行的辨证分型在临床及研究中比较符合糖尿病肾病的发生发展规律，体现出了科学和合理性。采用这一辨证分型治疗糖尿病肾病，不仅有利于糖尿病肾病患者的早期诊断治疗，把握病证的发生和发展规律，而且也便于及时掌握糖尿病肾病同期的患者的不同病机，借用现代检测手段，还能对糖尿病肾病做出早期诊断，并能在治疗方面发挥出中医药的优势。

根据上述三期辨证分型，其临床表现分述如下。

（一）正虚主证

①肝肾阴虚：症见头晕目眩、腰膝酸软、手足心热、燥热盗汗、口干喜饮、大便干结、脉象弦细、舌红无苔、舌体偏瘦。

②脾肾气虚：症见神疲乏力、纳少腹胀、腰膝酸软、四肢不温、夜尿频多、大便稀溏、或有水肿、脉象沉小、舌淡苔白、舌体较大有齿痕。

③气阴两虚：兼见脾肾气虚症状及肝脾阴虚症状，亦可有不典型的症状如畏寒，

手指、足趾发凉而手足心热、上半身燥热下半身凉、口干口渴喜凉饮但含漱不欲咽，或饮水不多，大便或干或稀或先干后稀，脉象沉细，舌红少苔，舌体稍大有齿痕，兼肝阳上亢者，可见头晕耳鸣，头目胀痛。

④阴阳两虚：多由气阴两虚进一步发展而来，除有气阴两虚的临床表现外，畏寒肢冷、腰背冷痛比较突出，舌胖嫩润，舌质稍红有齿痕。

（二）邪实兼证

①风寒：发热轻，恶寒重，鼻塞，流涕，咳嗽声重，舌淡，脉浮紧，风寒外感极易发热。

②风热：恶寒轻发热重，咽红咽痛，鼻鸣，鼻流黄涕，口干喜饮，舌红脉浮数。

③湿热：湿热在上焦如有痰热，可见咳嗽黄痰，胸闷胸痛，如无痰热则见胸闷憋气。湿热在中焦则有痞满纳差，呕吐频作，腹胀腹痛，口苦口黏，口干不欲饮水。湿热在下焦可见尿频尿急，尿热尿痛。

④水湿：轻则下肢水肿，重则全身水肿并有胸水，腹水。如水凌心肺则可喘急，不能平卧，病情危急。

⑤气滞：气滞则胸闷太息，两胁胀痛，肠鸣失气等。如气郁化火则又见心烦易怒，口苦口干，大便干结等热象。

⑥瘀血：因瘀血而脉络瘀阻，可见肢麻肢痛，或局部刺痛，或血不利而致水、瘀血内阻，还可见面色晦暗，唇黑舌暗，舌有瘀斑瘀点，肌肤甲错，月经血块较多。

⑦浊毒：浊毒上逆则口中有尿臭味，浊毒外溢肌肤则皮肤瘙痒。浊毒干于脾胃则不思饮食，呕恶频作，化生无权则贫血，浊毒蒙蔽则神昏，伤血则失血，内风扰动则颤动、痉厥。

四、治疗

时教授将糖尿病肾病中医辨证分为四种类型，即肝肾阴虚型、脾肾气虚型、气阴两虚型、阴阳两虚型，以治其本，把水湿、瘀血、湿热等标证与本证结合起来论治。

（一）肝肾阴虚型

主证：两目干涩，五心烦热，口干喜饮，腰酸腰痛，大便干结，舌红少苔，脉弦细。

治则：滋养肝肾为主。

方药：杞菊地黄汤、归芍地黄汤、一贯煎合二至丸、桑麻丸等加减。药用：女贞子、旱莲草、当归、赤芍、生地、生山药、丹皮、山萸肉、泽泻、茯苓、地骨皮等。

稍有乏力者可加太子参；有心悸怔忡者，可合用生脉饮；失眠者加柏子仁或酸枣仁；口燥咽干甚者加麦冬、五味子等；兼尿频、尿急、尿热、尿痛者，可用知柏地黄汤加滑石、车前子等。

（二）脾肾气虚型

主证：气短乏力，纳少腹胀，四肢不温，腰膝酸软，夜尿清长，舌淡胖大，边有齿痕，脉沉弱。

治则：健脾固肾。

方药：水陆二仙丹合芡实合剂加减。药用：金樱子、芡实、白术、茯苓、山药、黄精、菟丝子、百合、枇杷叶等。亦可用补中益气汤加金樱子、补骨脂、菟丝子等治疗。

（三）气阴两虚型

主证：神疲乏力，自汗气短，手足心热，咽干口燥，渴喜饮水，大便干结或先干后稀，舌红胖大少苔有齿痕或舌淡有齿痕，脉沉细或弦细。

治则：益气养阴。

方药：参芪地黄汤加减。药用：太子参、生黄芪、生地黄，山药、山萸肉、茯苓、丹皮等。偏气虚以五子衍宗丸加参芪；偏阴虚用大补元煎加减。

（四）阴阳两虚型

主证：面色㿠白，畏寒肢冷，腰酸腰痛，口干欲饮，或有水肿，大便或干或稀，舌红胖，脉沉细。

治则：阴阳双补。

方药：桂附地黄汤、济生肾气汤、大补元煎加减。药如：党参、熟地、山萸肉、山药、杜仲、当归、枸杞子、仙茅、仙灵脾、炙甘草、水肿加牛膝、车前子（包煎）、防己等。

时振声教授强调，糖尿病肾病虽以本虚为主，但临床所见以虚实挟杂为多，瘀血、水湿、湿浊为其最常见的兼挟之邪，治疗时必须在治本的基础上，重视治标祛邪以提高疗效。

挟瘀血：主要表现为肢痛肢麻，女性患者月经后期色暗有瘀块或痛经，口唇暗，舌暗有瘀斑或瘀点。可在扶正方中酌加丹参、鸡血藤、泽兰、桃仁、红花、川芎等活血化瘀之品。

挟水湿：主要表现为水肿，轻者仅下肢稍肿。可在扶正方中加牛膝、车前子、防己、赤小豆、冬瓜皮等；重者则宜温阳利水，可用实脾饮、济生肾气汤，或健脾利水，用防己黄芪汤合防己茯苓汤。根据时老师经验，我们常于利水方剂中加入木香、槟榔、陈皮、沉香等理气药，使气行水亦行，水肿迅速消退。

挟湿浊：如湿浊上逆而恶心、呕吐，舌苔黄腻，可在扶正方中加黄连、竹茹，甚则先清化湿热，用黄连温胆汤或苏叶黄连汤，俟呕吐止后再予扶正；舌苔白腻，可在扶正方剂中加陈皮、生姜、竹茹等；甚则先化浊降逆，用小半夏加茯苓汤以控制呕吐，呕止再予扶正之剂。若湿浊上逆而口中有尿臭明显者，可在扶正基础上加大黄，或合并使用大黄灌肠，使湿浊外泄，症状得以缓解。

五、治则研究

时振声教授治疗糖尿病肾病的经验可归纳为十法论治：

（一）滋养肝肾法

适用于糖尿病肾病早期，证属肝肾阴虚者，或辨证属气阴两虚以阴虚为主者，方选杞菊地黄汤、归芍地黄汤、一贯煎合二至丸、桑麻丸等加减。根据时老师经验，稍有乏力者可加太子参；有心悸怔忡者，可合用生脉饮；失眠者加柏子仁或酸枣仁；口燥咽干甚者加麦冬、五味子等；兼尿频、尿急、尿热、尿痛者，可用知柏地黄汤加滑石、车前子等。

（二）健脾益肾法

适用于糖尿病肾病早期证属脾肾气虚者，方选七味白术散、参苓白术散加菟丝子、补骨脂；兼自汗者可合用玉屏风散；兼腰膝冷痛者加狗脊、川牛膝；兼下肢水肿者，可合用防己地黄汤或防己茯苓汤；兼有纳少腹胀者可加砂仁、蔻仁；兼心悸气促者，可合用苓桂术甘汤、葶苈大枣泻肺汤等。

（三）益气养阴法

适于糖尿病肾病气阴两虚者。临床所见，糖尿病肾病以气阴两虚表现最多。气阴两虚是指肾气虚加肾阴虚，临床见症较为复杂，肾气虚可以同时兼见脾气虚，或同时兼见肺气虚，亦可肺脾气虚；肾阴虚亦可与肝阴虚兼见，或与肺阴虚兼见，或与心阴虚兼见，或与脾阴虚兼见等。方选参芪地黄汤为主，兼下肢肿加车前子、冬葵子、冬瓜皮、抽葫芦、防己；兼湿热者加白花蛇舌草、石韦；兼瘀血者加丹参、泽兰、红花；兼气滞者加广木香、槟榔、陈皮、大腹皮；气虚明显加入红参另煎兑服；阴虚明显加黄芪、石斛；兼阳虚加仙茅、仙灵脾等；兼浊毒者加入生大黄，或加用大黄灌肠；有痈疽者加金银花、蒲公英、野菊花、天葵子、败酱草等；尿中有酮体加黄芩、黄连、黄柏；合并周围神经病变加当归、菊花等。

（四）阴阳双补法

适于糖尿病肾病晚期阴阳两虚者，此为气阴两虚进一步发展而来。方选桂附地黄汤等。兼水湿用济生肾气汤，贫血明显者，以红参另煎兑服，浊毒盛加生大黄。

（五）祛风散热法

适于糖尿病肾病外感风热或风寒化热者，可用银翘散加减。阴虚者可用银翘汤，咽痛合银蒲玄麦甘桔汤（时老师经验方，由银花、蒲公英、玄参、麦冬、桔梗、甘草等组成）、升降散。热毒甚者可合用五味消毒饮、黄连解毒汤。

（六）清热利湿法

适用于糖尿病肾病兼湿热症状者。一般在扶正基础上加入清利之品。湿热重宜先清利湿热，上焦痰热可用贝母瓜蒌散、杏仁滑石汤；中焦湿热可用八正散去木通，或五麻散、石韦散、程氏萆薢分清饮。若湿热弥漫三焦可用三仁汤、蒿芩清胆汤等以清热除湿，宣畅三焦。

（七）渗利水湿法

适于糖尿病肾病挟水湿者。仅下肢浮肿，可于扶正方中加牛膝、车前子以渗利水湿。如水肿严重则宜先渗利水湿，脾虚明显者可用防己黄芪汤合防己茯苓汤、大橘皮汤；血瘀者可用桂枝茯苓丸、当归芍药散加减；水肿严重者，亦可前后分消，可用己椒苈黄丸、疏凿饮子；水凌心肺可用苓桂术甘汤合葶苈大枣泻肺汤。

（八）理气开郁法

适于糖尿病肾病兼有气郁症状者。糖尿病肾病气郁的产生可与情绪波动，焦虑忧郁，或水湿、湿热、瘀血等因素导致气机受阻有关。可于扶正方中加入调理气机之品。气郁严重者宜先理气开郁，用逍遥散、柴胡疏肝散、越鞠丸、四逆散等。水湿明显者，时老师常在渗利水湿方中加入陈皮、广木香、槟榔、大腹皮、沉香等理气之品，气行水亦行，有助于水肿消退。

（九）活血化瘀法

适用于糖尿病肾病瘀血症状明显或严重者，特别是合并其他血管病变者，常选桂枝茯苓丸、血府逐瘀汤、桃仁四物汤、桃核承气汤等方加减治疗。时老师认为，糖尿病肾病是由于糖尿病未得到有效控制发展而来，病程较长，正气亏虚，气机逆乱，血瘀证普遍存在，迁延难愈，因此活血化瘀法较为常用，一般可在扶正基础上加入活血化瘀之品。

（十）泄浊解毒法

适用于糖尿病肾病终末期，浊毒弥漫，阴阳俱虚。轻者可于扶正方中加入大黄以泄浊；重则可配合大黄牡蛎方、大黄穿心莲方等煎汁灌肠或肛门点滴。

时振声教授强调，以上10法可以单独使用，亦可视具体情况多法合用。必须观其脉证，知犯何逆，随证治之。

（倪青、冯建春、杨鑫）

第二节　吕仁和治验

吕仁和（1934-），北京中医药大学东直门医院糖尿病肾病研究室主任，国家中医药管理局中医内科内分泌重点学科建设单位和重点专科建设单位学术带头人，国家第三批名老中医药专家学术继承人导师。作为中医糖尿病事业开拓者和奠基人之一，在本领域具有很高的学术建树、声誉和影响力。吕仁和教授长期从事糖尿病及其并发症的临床防治及研究工作，总结出了针对糖尿病及并发症防治、调护、管理等多方面的方案，包括"二、五、八"方案、"六对论治"、"三字如意表"，被誉为"三件宝"。治疗糖尿病及其并发症系列中药制剂——止消通脉宁、肾病防衰液、益气止消丸、活络止消丸、通便止消丸等，临床上取得了良好疗效。

一、糖尿病肾病的病因病机

吕仁和教授将糖尿病肾病称为"消渴病肾病"。该病名提示糖尿病肾病病位主要在肾，病程中出现的尿浊、水肿、胀满、关格等一系列表现均属于肾病范畴，始终贯穿着肾元受损的病理；在临床治疗中，除应针对消渴病外，始终应重视护肾培元；概括糖尿病肾病发生发展的过程，经分期辨证可较好地阐明进展过程中出现的纷繁复杂的证候，便于指导临床防治。根据《黄帝内经》理论，吕仁和教授将糖尿病概括为脾瘅、消渴、消瘅三个阶段，脾瘅是为糖尿病前期，消渴为临床糖尿病期，消瘅则为糖尿病出现慢性并发症期。糖尿病肾病当归属于消瘅范畴。其发病因素除与长期高血糖有关外，与素体肾亏（禀赋不足，或后天劳倦过度伤肾）、情志郁结（郁怒不解，思虑过度）、饮食失宜（过食肥甘厚味、醇酒、辛辣、豆类或咸味）密切相关。基本病机为消渴日久，治不得法，伤阴耗气，复加以痰、热、郁、瘀互相积聚于肾之络脉，先形成"微型癥瘕"，逐步使肾体受损，肾用失司，肾元按虚、损、劳、衰规律发展。病本在肾，进而涉及肝、脾、肺、心，终致五脏俱病。病性多虚实夹杂。早期气阴两虚为主，中期常见痰、热、郁、瘀，晚期气血阴阳俱虚，肾元衰败，浊度内留，终致三焦壅塞，气机逆乱，而成关格危候。

二、糖尿病肾病诊治思路与经验

（一）糖尿病肾病的分期

吕仁和教授结合临床，充分参考丹麦学者Mogensen分期意见，提出了糖尿病肾病分期方案。

Ⅰ期：肾小球滤过率增高，肾小球滤过率（GFR）>150 ml / min，肾体积增大，尿无白蛋白，无病理组织学损害。肾血流量、肾小球毛细血管灌注及内压均增高，其初期改变为可逆性。

Ⅱ期：正常白蛋白尿期。尿白蛋白排泄率（UAER）正常。肾小球毛细血管基底膜（GBM）增厚，系膜基质增加，GFR多高于正常。

Ⅲ期：早期糖尿病肾病。UAER持续在20~200μg / min或30~300mg / 24h。GBM增厚，系膜基质增加明显，出现肾小球结节型和弥漫型病变及小动脉玻璃样变，肾小球荒废开始出现。

Ⅲ 1期：UAER ≥ 20 μg / min，而 ≤ 70 μg / min，或 ≥ 30 mg / 24h，而 ≤ 100mg / 24h；

Ⅲ 2期：UAER>70 μg / min，而 ≤ 200 μg / min，或 >100 mg / 24h，而 ≤ 300 mg / 24h。

Ⅳ期：临床糖尿病肾病或显性糖尿病肾病。UAER持续>200 μg / min或尿蛋白>0.5g / 24h，血压增高，水肿出现。肾小球荒废明显，GFR开始下降。

Ⅳ 1期：GFR<130 ml / min，而 ≥ 70ml / min；

Ⅳ 2期：GFR<70 ml / min，而 ≥ 30ml / min；

Ⅳ 3期：GFR<30 ml / min，而 ≥ 10ml / min。

Ⅴ期：终末期肾功能衰竭。GFR<10ml / min。肾小球广泛荒废，血肌酐、尿素氮增高，伴严重高血压、低蛋白血症和水肿等。

根据糖尿病肾病各期病机特点、证候表现、进展程度，将糖尿病肾病分为早、中、晚三期，每期又可分三度，称为糖尿病肾病三期九候。早期即Ⅲ期（早期糖尿病肾病），中期即Ⅳ1期（临床糖尿病肾病），晚期即Ⅳ2期、Ⅳ3期、Ⅴ期（糖尿病肾病肾功能不全）。又因糖尿病肾病的肾元受损特点按"虚、损、劳、衰"的规律发展，吕仁和教授将糖尿病肾病的早期称为"虚损期"，中期为"虚劳期"，晚期为"虚衰期"。三期各有不同的病机特点。虚损期血脉不行，转而为热，损伤络脉，病变程度轻微，临床症状较少，甚至没有明显的症状。虚劳期因蓄积之怒气，逆留之血气，形成癥瘕积聚为微小癥结损伤血脉，多个脏腑受伤。虚衰期癥结不化，积聚丛生，久劳不复转为衰，受损脏器终归衰败。

（二）糖尿病肾病疗效的判定

糖尿病肾病不同阶段临床表现、病机和治疗重点不同，病情轻重与预后转归差异很大，所以糖尿病肾病的临床疗效，也必须在分期的基础上进行评价。

1. 早期（糖尿病肾病Ⅲ期）

显效：临床症状积分降低≥50%；尿微量白蛋白排泄率减少≥50%，或恢复正常。

有效：临床症状积分降低≥30%，但未达到50%；尿微量白蛋白减少≥30%，但不足50%。

无效：未达到上述有效标准者。

2. 中期（糖尿病肾病Ⅳ 1期）

显效：临床症状积分降低≥50%；尿白蛋白或蛋白减少≥50%。

有效：临床症状积分降低30%，但未达到50%；尿白蛋白或蛋白减少≥15%，但不足50%。

无效：未达上述有效标准者。

3. 晚期（糖尿病肾病Ⅳ 2期、Ⅳ 3期、Ⅴ期）

显效：临床症状积分降低≥60%（必备）；同时Ccr提高≥20%：或血肌酐降低≥20%。

有效：临床症状积分降低≥30%，但未达到60%（必备）；同时Ccr提高10%，未达到20%；或血肌酐降低10%，未达到20%；或血肌酐的对数和倒数，用直线回归方程分析，其斜率有显著意义。

稳定：临床症状有所改善，积分降低未达到30%（必备）：同时Ccr无降低，或增加未达到10%；或血肌酐无增加，或降低未达到10%。

无效：临床症状积分无降低，或症状加重（必备）；同时Ccr降低；或血肌酐增高。

（三）糖尿病肾病的分期分型辨证方案

吕仁和教授主张分阶段、分层次对糖尿病肾病进行辨证论治。认为糖尿病肾病各阶段临床表现有别，病机特点不同，所以治疗重点也有不同。无论是辨证选方，还是饮食、运动、心理调摄方案的制定，均应以糖尿病肾病各期的具体病情和病机特点为根据。糖尿病肾病的病机特点是本虚标实，本虚证候常与标实证候同时存在。糖尿病肾病早中期患者普遍存在肾气不足，同时可兼有阴虚、阳虚，或阴阳两虚等本虚证，其中气阴两虚最为多见。标实证有血瘀、气滞、痰阻、热结、湿热、水湿、饮停之分，其中以血瘀、热结、痰阻为多见，普遍存在血瘀络脉病机。而糖尿病肾病中晚期肾元虚衰、湿浊毒邪内生，普遍存在气血亏虚，本虚证可兼有阴虚、阳虚，甚或气血阴阳俱虚。标实证有血瘀、气滞、痰阻、结热、湿热、水湿、湿浊、饮停、动风、动血之分，普遍存在湿浊邪毒内留病机。所以，糖尿病肾病不同阶段，辨证方案不同。

1. 早期糖尿病肾病（Ⅲ期）

（1）心理教育：应告知病情发展趋势，以引起患者和家属重视。

（2）活动：可进行轻度和中度体力活动，但应避免重体力和剧烈活动。

（3）饮食：宜限制蛋白总摄入量，并尽量减少主食。同时增加优质蛋白（牛乳、鸡蛋等）。早期DN蛋白质摄入量为0.8g／kg·d。每日大米、白面为主250~350g，肉类50~100g，豆类食品50g以下，若体重低于标准线者，可增加牛奶250~500 ml和鸡蛋蛋白1~2枚，胆固醇不高者也可吃鸡蛋黄1个，增加蔬菜摄入。

（4）中医辨证分型论治：早期糖尿病肾病，在糖尿病基础上，肾气已伤，气虚的同时，或兼阴虚、阳虚，甚或阴阳俱虚，均存在痰、热、瘀互结，"微型癥瘕"形成的病理。病位以肾为中心，常涉及肝、脾、肺诸脏，病性多虚实夹杂。结合脏腑定位，中医辨证根据本虚分为四型，同时根据患者常兼夹的标实证候分为五候。

◆本虚证（四型）：

①肝肾气阴虚

主症：腰膝酸软，疲乏无力，头晕目眩，烦热多汗，双目干涩，视物模糊，大便秘结等。舌红少苔，脉弦细数。

治法：益气养阴，兼补肝肾，佐以清热。

方药：益气养阴汤（验方）送服杞菊地黄丸或石斛夜光丸。益气养阴汤：黄精15g、生地黄20g、山茱萸10g、旱莲草20g、女贞子10g、枳壳10g、黄连10g、何首乌15g、牛膝20g。

②肺肾气阴虚

主症：胸背腰膝酸痛，神疲乏力，声低懒言，易于感冒或有咳嗽气短，手足心热，大便常干，舌红苔黄，脉象细数。

治法：益气养阴，兼补肺肾，少佐清热。

方药：补养肺肾汤（验方）送服麦味地黄丸。补养肺肾汤：沙参30g、麦门冬

10g、玄参20g、生地黄20g、山茱萸15g、黄连10g、地骨皮30g、枳实10g。

③肝脾肾气阴阳俱虚

主症：腰腿酸痛，神疲乏力，手足心热而手足背冷。舌胖有裂纹，舌苔或黄或白，脉滑细数。

治法：调补阴阳。

方药：调补阴阳汤（验方）送服金匮肾气丸。调补阴阳汤：党参15g、当归10g、生地15g、金樱子10g、芡实10g、旱莲草20g、女贞子10g、黄连6g。

④脾肾气阳虚

主症：腰背肢体酸痛沉重，肌瘦无力，纳后腹胀，手足浮肿，大便常溏等。舌胖嫩，苔白滑或腻，脉滑数。

治法：益气健脾，助阳补肾。

方药：健脾补肾汤（验方）送服济生肾气丸：生黄芪30g、苍术10g、猪苓20g、木香10g、黄连10g、陈皮10g、半夏10g、砂仁6g、厚朴3g、金樱子10g。

◆标实兼夹证（五候）

①血脉瘀阻

主症：腰背酸痛或刺痛，夜间加重，口唇紫暗等。舌暗或有瘀斑，脉沉紧甚则涩滞。

治法：活血通脉。

方药：桂枝茯苓丸加减。桂枝、茯苓、丹皮、桃仁、赤芍、丹参等。

②水饮停聚

主症：背部怕冷，水肿明显。

治法：利水化饮。

方药：五苓散加减。桂枝10g、茯苓15g、白术10g、泽泻15g。

③湿热阻滞证

主症：胸脘痞闷或腹部胀满，纳谷不香，时有恶心，身倦头胀，四肢沉重。舌胖嫩红，苔黄厚腻，脉滑数。

治法：健脾和胃，清热利湿。

方药：平胃散合茵陈五苓散加减，苍术、陈皮、桂枝、茯苓、猪苓、泽泻、白术、白豆蔻、砂仁等。若胸脘痞闷不重，腰腿沉重明显，症见湿热下注者，宜用化湿清利法，四妙散加狗脊15g、木瓜30g、续断10g、生大黄8g（后下）。

④肝郁气滞证

主症：胸胁苦满，口苦咽干，纳饮不香等。舌暗苔黄，脉弦。

治法：疏调肝脾，理气解郁。

方药：四逆散合加味逍遥散加减。

⑤外感热毒证

主症：咽喉肿痛，发热恶寒，汗出口渴，便干溲黄等。舌红苔黄，脉浮数。

治法：清热解毒。

方药：银翘解毒散（验方）：金银花20g、连翘20g、菊花10g、桑叶10g、黄芩10g、地丁20g、黄连10g、生大黄8g（后下）。

2. 中期糖尿病肾病（Ⅳ 1 期）

（1）心理教育：要引起患者重视，促使其认真配合医生治疗。

（2）活动：可进行轻体力活动，不能勉强行事。生活中坐、卧、立、走，以卧为优。

（3）饮食：总热量按体力活动强度及体型、标准体重计算。蛋白质摄入总量应该控制。忌食豆类食品，严格限制主食。优质蛋白应占蛋白质摄入总量50%以上，以牛乳和鸡蛋为最好；脂肪一般在25~40g／日，视体重增减。适当多给糖类食品，若血糖升高则调整胰岛素或降糖药用量。

（4）中医辨证分型论治：同早期，糖尿病肾病水肿表现突出者，可适当重用利水消肿之品。

3. 晚期糖尿病肾病（Ⅳ 2 期、Ⅳ 3 期、Ⅴ期）

（1）心理教育：应注意使患者克服悲观情绪，维持良好心态。

（2）活动：量力而行，最好平卧。

（3）饮食：蛋白质应以牛乳和鸡蛋蛋白为主，尽量减少植物蛋白的摄入。蛋白质供给量应根据内生肌酐清除率确定。Ccr 40~50ml／min：40~45g／日；Ccr 30~40ml／min：35~40g／日；Ccr 15~30ml／min：30~35g／日；Ccr 15ml／min以下：20~30g／日。适当增加糖类食品。

（4）中医辨证分型论治：糖尿病肾病晚期，肾脏损害日益严重，肾之元真之气由虚而衰，肾主一身气化功能严重失职，毒浊壅滞是此阶段患者的共同病机。一方面肾不藏精，精不生髓，髓不生血；一方面浊毒内停，可进一步更伤肾元，耗伤气血。所以气血亏虚病机也普遍存在。从本虚的角度来看，可表现为气血亏虚与阴虚并见、气血亏虚与阳虚并见，甚至表现为气血阴阳俱虚；从标实的角度来看，浊毒内留证候以外，尚可见浊毒伤血、肝胃结热、血虚生风等证候。所以结合脏腑定位，吕仁和教授习惯上把该期分为五型八候进行辨证论治，并把泻浊解毒、补肾培元、益气养血作为该期患者的共同治法，用药常加用当归补血汤，或红参以补气养血；加用陈皮、半夏、熟大黄各10g以和胃降浊。

◆本虚证（五型）：

①气血阴虚、浊毒内停证

主症：神疲乏力，面色苍黄，头晕目眩，五心烦热，纳谷不香，便干。舌淡胖，脉弦细数。

治法：益气养血，滋阴降浊。

方药：八珍汤合调胃承气汤加减煎汤送服杞菊地黄丸。太子参20g（或红参5g配黄连）、猪苓20g、白术6g、炙甘草6g、当归10g、川芎10g、白芍30g、牛膝30g、熟大黄10g、芒硝3g、生大黄（后下）8g。

②气血阳虚、浊毒内停证

主症：神疲乏力，面足浮肿，畏寒肢冷，肤色苍黄、粗糙，时有恶心。舌胖暗淡，边有齿印，苔白，脉细。

治法：益气养血，助阳降浊。

方药：八珍汤合温脾汤加减送服济生肾气丸。生黄芪20g、当归10g、红参5g、猪苓20g、苍术10g、生甘草6g、川芎15g、熟地黄15g、砂仁9g、赤白芍各15g、附片5g、冬虫夏草（另兑）2g、熟大黄8g。

③肝脾肾气血阴阳俱虚、浊毒内停证

主症：不耐寒热，面足浮肿，肤色苍黄，肌肤甲错，时有恶心，大便干稀无常。舌胖有裂纹，舌苔黄白，脉象弦滑。

治法：调补气血阴阳，降浊利水。

方药：黄芪30g、当归10g、白芍20g、熟地黄15g、红参6g、苍术6g、黄连6g、黄柏10g、猪苓20g、牛膝20g、山栀10g。

④肺肾气血阴阳俱虚、浊毒内停证

主症：腰腿酸痛，胸闷咳嗽，心悸气短，神疲乏力，不耐寒热，大便干稀无常。口唇舌暗淡，脉滑数。

治法：调补气血阴阳，清肺益肾降浊。

方药：清肺益肾降浊汤（验方）：桑白皮20g、沙参20g、黄芩20g、麦冬10g、五味子10g、当归10g、陈皮10g、桃仁10g、杏仁10g、熟大黄10g、冬虫夏草3g。

⑤心肾气血阴阳俱虚、浊毒内停证

主症：胸背腰酸腹胀，神疲乏力，心悸气短，时有心痛，全身浮肿，不能平卧，纳谷不香。口唇舌暗，脉数。

治法：益气养心、活血降浊。

方药：养心益肾降浊汤（验方）：太子参30g、当归10g、麦冬10g、五味子10g、丹参10g、川芎15g、泽泻20g、葶苈子20g、大枣5枚。

◆兼夹证（九候）：糖尿病肾病晚期除可见早期、中期常见的标实兼夹证外，还可常见以下证候。

①浊毒伤血证

主症：见有鼻衄、龈衄、肌衄等。

治法：解毒活血，凉血止血。

方药：犀角地黄汤加减，水牛角9g、生地黄30g、丹皮20g、赤芍15g、三七粉3g（分冲）。

②肝胃结热证

主症：胸胁苦满，大便秘结，口苦咽干，苔黄，脉数。

治法：和解肝胃，缓泻结滞。

方药：大柴胡汤加减。柴胡10g、黄芩10g、半夏10g、枳实10g、白芍30g、生姜3片、大枣3枚、生大黄10g（另包后下）。

③血虚生风证

主症：手颤、转筋、四肢酸痛，舌淡，脉弱。

治法：养血活血，熄风止痉。

方药：当归补血汤合四物汤加味。生黄芪30g、当归10g、生地黄20g、川芎15g、白芍40g、甘草6g、木瓜30g、陈皮10g。

（李靖、赵进喜）

第三节　王永钧教授治验

王永钧（1935~　），教授，主任医师，国内著名中西医结合肾病专家，全国第二批名老中医药专家学术经验继承工作指导老师。从医50年，积累了丰富的临床经验，尤其熟谙中医防治2型糖尿病的传统理、法、方、药，在治疗2型糖尿病肾损害方面有所发展和创新，率先应用雷公藤多苷治疗糖尿病肾病的微量蛋白尿，取得疗效，拓展了糖尿病肾病的中医药诊疗思路。现将王永钧教授治疗糖尿病肾病的临床经验和学术思想整理介绍如下。

一、2型糖尿病肾损害的病因及病机演变

王永钧教授认为，2型糖尿病不论有无"三消"证，随着疾病的迁延和发展，多数会导致"五脏之伤，穷必及肾"的结果。糖尿病累及肾的气化，则在其原有病证基础上，出现泡沫尿，并逐渐增多，将泡沫尿进行尿液检查，往往可见不同程度的尿微量白蛋白或尿蛋白；若有大量尿泡沫浮于尿容器表面历久难消，尿蛋白多呈强阳性（++~++++），定量显示≥1.0g／24 h，甚者血中白蛋白会因此而降低。所以，从中医理论而言，此泡沫尿乃肾失封藏、谷气与精微随尿下泄的病理现象。结合肾B超及肾小球滤过率（GFR）的动态观察，还可见肾体（形态）和肾用（功能）两个方面的规律性变化：双肾体积增大→复常→缩小，GFR增高→复常→降低，所以此"复常"实系一种病理改变的过程。诊断糖尿病肾病，应先排除糖尿病合并非糖尿病性肾病，因此在诊断困难的病例，应做肾活检以明确之。糖尿病肾病最常见的中医证候是肾虚证，其演变都循肾阴虚–肾气阴两虚–肾阴阳两虚的经过，但除肾虚证候外，尚可有各种复杂证候，特别需要重视的是风湿、肝风（肝气、肝火），痰瘀和溺毒，而以风湿和肝风尤为关键。风与湿均为六淫外邪，其中风为阳邪，其性开泄，善行数变；湿为阴邪，其性凝滞，缠绵难愈；若风湿合邪，乘虚袭人，循毫毛、腠理而内扰于肾，则不仅加重肾虚亏乏、封藏失职的病机，使尿泡沫增多，并可致病情迁延，难以速愈。肝风缘由内生，是水不涵木，使肝阴虚，肝火旺，肝气横逆，肝风内生，而肝的"疏泄"与风的"开泄"之性，均可干扰肾气的封藏，亦使泡沫尿增多，加重糖尿病肾病的病情。关于内、外风的关系，清·王泰林曾在《西溪书屋夜话谈》说："凡人必先有内风而后招致外风，亦有外风引动内风者，故肝风门中每多夹杂。"王永钧教授曾引证李文荣、黄坤载、郑钦安等中医前辈的见解。李氏在《论肝气》中说："人之五脏，唯肝易动而难静，……，又或火化为风，眩晕非常；又或上及巅顶，疼痛难忍；又或血不荣肝，液不荣筋，四肢搐搦，周身抽掣；又或疏泄太过，致肾不闭藏，而二便不调……，其变幻莫测，不能尽述"；黄氏在《四圣心源·消渴》说"消渴是厥阴之病也。厥阴风木与少阳相火为表里……凡木之性专欲疏泄……则相火失其蛰藏"，又在《素灵微蕴·消渴解》说"消渴之病则独责肝木，而不责肺气"；郑氏在《医学真传·三消病起何因》说"消症生于厥阴风木主气，盖以厥阴下水而上火，风火相煽，故生消渴诸证"。其实在糖尿病肾病出现头晕目眩、视物模糊、肢体麻木、或头痛、黑矇、甚而抽搐、血压明显升高，呈厥阴肝木风动者，并非罕见；唯在此之前因风湿或肝气干预肾的封藏职能，初始引发泡沫尿时，却每每因其症状隐匿而被忽视，直至尿泡沫明显增多，导致

尿少、水肿、血压增高、肾功能减低、溺毒内留时，始被重视，实属遗憾。至于痰湿，则既有先天禀赋因素，又有后天数食甘美多肥之过，因而此痰湿显然是指"肥人多痰湿"、"无痰不作眩"的无形之痰。其病机《三因极一病证方论》认为是"由荣卫不清，气血败浊，凝结而成也"，可见它实际上是一种痰瘀互结的现象。而风湿与痰瘀胶结，则不仅使肾络瘀痹，进而导致肾微癥积形成，而且还会发生心络痹阻等多种肾外并发症，甚至最终可成为糖尿病的直接死亡原因。

二、糖尿病肾病治疗时机的最佳选择

糖尿病肾病按照 Mogensen 分期可分为5期。最佳治疗时机宜在早期进行，即持续微量蛋白尿期（AER 20~200 μg / min 或 UAE 30~300 mg / 24 h）。研究已表明，糖尿病肾病一旦出现持续的蛋白尿，其肾功能将不可遏制地进行性下降，约50%病人在10年内、75%病人在15年内发展为终末期肾衰竭（ESRD），即便采用全方位的综合疗法，亦无法完全阻止其发展；但若在Ⅲ期糖尿病肾病及之前进行早期、积极、合理的干预治疗，有望阻止或延缓大量蛋白尿的发生。为此，对糖尿病肾病必须做到早诊断、早治疗。若以中医证候而言，治疗的最佳时间窗宜选择在阴虚燥热证时。但是，糖尿病大多起病隐匿，目前的大多数糖尿病肾病患者来肾科诊治时，基本上多数是在临床蛋白尿期及以后，因此极宜加大糖尿病与糖尿病肾病的健康教育与宣传，应在糖尿病患者开始初治时，就应将双肾大小、GFR、尿微量白蛋白、血压等纳入常规检查之列，并予动态观察。教会患者掌握对泡沫尿的认识、观察和检测。应认识到尿微量白蛋白在初始时可以呈间歇性，或只在运动后发生，继之才逐年加重，演变为持续性微量蛋白尿。因此，观察要细微，至少连续3次以上尿白蛋白排出量无增加才能排除糖尿病肾病。亦有文献认为：活检中约30%糖尿病肾病患者无微量蛋白尿，因而在下述情况下可考虑肾活检以便鉴别诊断：有明显蛋白尿但无视网膜病变者；曾有非糖尿病肾病者；短期内蛋白尿明显增加者；24小时尿白蛋白大于5g者；有肾炎性尿沉渣（畸形红细胞、多型性细胞管型）者。

三、糖尿病肾病的辨证分型

王永钧教授认为辨证既是辨别、认识、判断证候，因此必须充分应用中医理论，扩大视野，采用"四诊"以及其他一切可利用的手段，去搜集临床资料，然后进行去粗取精，去伪存真，辨证分析，结合具体条件下病证的本质，如病因、病机、病性、病位、病势等作出判断，为治疗提供正确的依据。王永钧教授还认为，在目前条件下，我们是在审病辨证，辨证论治，因此，对糖尿病肾病的辨证，必须在搜集、掌握和熟悉糖尿病肾病的所有临床资料基础上去进行。现介绍王永钧教授对糖尿病肾病的辨证及其临证思维。

（一）阴虚燥热证

头晕耳鸣，腰膝酸软，或口干、多饮、多食、多尿、舌红、干、少苔，脉细或细数，检查可见血糖、尿糖增高，肾体积增大，肾滤过率增高，或可见少量泡沫尿、或经检查发现运动后微量白蛋白尿或已现持续性微量蛋白尿，但尿常规尿蛋白阴性。

（二）气阴两虚证

腰膝酸软，或虚胖无力或日趋消瘦，自汗、盗汗，轻度泡沫尿，活动后泡沫增多，或有不同程度的三消症状（消渴、消中、消肾），或晨起眼睑轻度浮肿，或兼肢体麻木、舌下络脉瘀滞；舌红、苔薄，脉细微弦，或细滑、细数。检查可见血糖、尿糖增高，肾体积大小如常，肾滤过率基本正常，UAER>200μg / min，或可见临床蛋白尿，尿蛋白定量>500mg / 24h，或血压已从基础水平开始升高。

（三）阴阳两虚证

腰膝酸软，气短神疲、不耐劳累，夜尿增多，面色少华，晨起眼睑浮肿，傍晚足跗水肿，按之凹陷不起，泡沫尿增多，甚者历久难消，舌淡而胖，苔薄而腻，舌下络脉瘀滞加重，脉沉细，按之滑或弦，其严重者可出现纳呆、泛恶、胸闷、气促，呈现湿、瘀、浊、毒内留等兼夹证。检查可见尿蛋白阳性，且逐年增多，血压增高，肾滤过率降低，或血肌酐增高，肾体积趋向缩小。

王永钧教授认为上述辨证分型，只是驭简御繁的方式，从本虚证为中心的角度加以规范。其实，2型糖尿病的并发症繁多，不同并发症都有各自病期的病机和证候，在本文难以一一展开，唯前述厥阴肝木风动，以及风气（或风邪）与病体内无形之痰湿相互胶结为患，每每能够加重肾失封藏和肾络瘀痹的病机变化，进而对肾体和肾用两个方面加以干涉，在体则可使肾络瘀痹——肾"微癥积"形成——肾体缩小；在用则肾失封藏、精微下泄——泡沫尿增多——肾气进一步减退——尿少水肿——肾滤过功能下降——溺毒内留。因此，在辨证过程中必须十分重视这方面的影响。

四、治疗方案

糖尿病肾病的产生虽然涉及多个方面，但由高血糖诱导的反应性氧化产物（ROS）生成增加，则是其共同基础，因此平稳控制血糖浓度仍是治疗的基础。近年来，随着人们对糖尿病肾病发病机制的进一步认识，更确立了炎症反应在糖尿病肾病进展中的作用。因此，王永钧教授对糖尿病肾病的治疗方案，包括下述各点。

（一）合理饮食，适当运动

这在糖尿病肾病早期治疗中占有重要地位。传统中医一贯重视饮食和运动，认为在消渴病早期"能慎此者，虽不服药而自可无他，不知此者，纵有金丹，亦不可救，深思慎之"，王焘在《外台秘要》中还提出具体方案，主张"先候腹实，积饥乃食"，"食欲少而数，不欲顿而多"，宜食后"即须行步"，不宜"饮食便卧，终日久坐"，主张"人欲小劳，但莫劳疲极也"，很具积极意义。先生认为，饮食与运动疗法的要素有：①根据体质、体重、营养状况、劳动强度及病情，因人而异地规范每日摄入总热量；②饮食结构宜清淡合理，多样化，可少食多餐，规律进食；③散步，时间以餐后1 h为宜；④运动以太极拳为首选；⑤根据反馈，宜及时调整运动的时间、强度、频率。⑥一般可以靶心率（获得较好的运动效果，并能确保安全的运动心率）作为评定运动强度的初步指标，靶心率=170–年龄。⑦贵在坚持，并要有好的心态。王永钧教授还主张由于糖尿病肾病患者之间个体差异较大，所以在确诊之后便应向有专业知识的营养师咨询，定期评估、调整，以期获得实效。

（二）辨证使用中药

1. 主证

（1）阴虚燥热证：宜滋阴降火。

处方：生地黄20g，山药15g，炒山茱萸6~10g，茯苓30g，丹皮10g，知母10g，女贞子10g，旱莲草30g，丹参15g，桑枝30g，丝瓜络6g。

加减：火热较重者可选加黄连、黄柏、生石膏、制军。

（2）气阴两虚证：宜益气养阴，兼通络脉。

处方：生黄芪30g，太子参30g，淮山药15g，天冬10g，麦冬10g，五味子6g，知母10g，元参15g，丹参15g，地龙10g，金樱子10g。

加减：气虚明显者，生黄芪加量至45~60g；阴虚明显更增女贞子、旱莲草；兼轻度浮肿时加猪苓、茯苓、苡仁。兼有消中症状者加大黄。

（3）肾阴阳两虚证：宜滋阴补阳，兼予行瘀、消癥、泄浊。

处方：生黄芪45g，炒党参10g，山药15g，附子6~10g，淫羊藿10g，茯苓30g，女贞子10g，旱莲草30g，生熟地各15g，当归10g，丹参15g，川芎15~30g，地龙10g，桃仁10g，落得打30g，大黄6~10g。

加减：阳虚明显者，生黄芪加量至60g，冬虫夏草3g。

2. 兼证

（1）肝风证

症状：眩晕或头胀痛加重，或面潮红、目赤、口苦、尿现泡沫，或肢体麻木，甚则巅顶头痛难忍，黑矇，血压增高，甚至搐搦，抽掣者有之，舌红，苔薄或微黄，脉弦或细弦、弦滑、弦滑数。检查可见血压升高明显。

治法：育阴潜阳，平肝熄风。

处方：生白芍15~30g，干地黄20g，女贞子10g，地龙10g，桑枝叶各15~30g，汉防己10~15g，双钩藤（后下）15g，杜仲10g，丹参15g，生石决明（先煎）30g。

加减：若心烦、少寐多梦加夜交藤、茯神；头痛如掣、眩晕欲仆者加羚羊角粉吞服；兼腑热便秘者，可参考"厥阴不治，责之阳明"治则，加制军、玄明粉。

（2）风湿证

症状：在糖尿病肾病原有肾虚证基础上，出现：①泡沫尿（实验室检查可见尿微量白蛋白增多，甚至尿蛋白定量≥0.5g／24h）；②有泡沫尿但无肝风证候表现；③泡沫尿虽经益肾或平肝熄风中药治疗，但仍乏疗效；④尿检有致炎症细胞因子，如肿瘤坏死因子（TNF-α），尿单核细胞趋化蛋白（MCP-1）等水平增高；⑤尿足细胞阳性。其中①为必备条件，再具备②~⑤其中一项，即可诊断。

治法：祛风湿，调气阴（血）。

处方：汉防己10~15g，豨莶草30g，炒苍术10g，茯苓30g，生黄芪30g，当归10g，女贞子10g，旱莲草30g。

加减：若见口干、舌红、手足心热等肾阴虚症状，可去苍术，加知母；若兼舌淡、肢麻、乏力、头晕、眼睑稍苍白等气血不足症状，可增生黄芪用量，并加鸡血藤、地黄。若在典型的肾阴虚证、肾气阴两虚证或肝风证基础上兼见风湿证者，则可在肾阴虚方、肾气阴两虚方或肝风方基础上，选加祛风湿的中药提取物，如雷公藤多苷片，或盐酸青藤碱缓释片+白芍总苷胶囊。注意检查血常规、肝功能以及其他不良反应。

（3）痰瘀证

症状：在糖尿病肾病肾虚证（尤以肾气阴两虚证为多）的基础上，出现虚胖无力，不耐劳累，头身沉重，肢体麻痛，尿有泡沫，脉细而涩，舌胖，或紫暗，或有瘀斑。痰瘀证患者若予血凝、血脂检查，多数呈高脂血症及高凝血症。

治法：消痰脂，行瘀痹。

处方：生黄芪15~30g，姜半夏10g，陈皮6g，茯苓30g，姜竹茹10g，红曲10g，丹参10~15g，川芎15~30g。

加减：痰湿夹热，可仿黄连温胆汤意，更增黄连；若伴血脂增高时，可径用红曲制剂。红曲《本草纲目》谓其"甘温无毒",《本草备要》记载"入营而破血,燥胃消食,活血和血",近代研究红曲具调脂和降低糖尿病肾病患者微量白蛋白尿的作用。其提取物市售的有脂必泰胶囊、脂必妥片和血脂康胶囊。

（4）溺毒证

症状：溺毒证是指在糖尿病肾病肾虚证（尤以肾阴阳两虚证居多）基础上,发生尿毒素潴留为主的一组虚实兼夹、危重复杂证候,其发展呈渐进性。早中期除肾虚证的症状外,往往缺乏特征性表现,但检测肾功能,可见血肌酐已从正常高限开始逐渐升高,若以GFR分期则多在CKD 3期（GFR 30~59 ml / min / 1.73 m^2）及之前。至晚期则症见显著疲乏,贫血加重,少尿,夜尿,水肿,厌食,呕吐,胸闷,动则气促,呼吸深长。终末期时上述症状尤为明显,或有呕血,便血,喘促,心悸,甚而昏愦,抽搐。舌淡,苔薄或腻;脉细、弦或细滑、弦滑,常有数象,亦有脉结代者。

治法：终末期宜行透析和肾移植,并结合药物治疗;晚期宜中西医结合药物治疗的同时,做好透析 / 肾移植的相关准备。早中期宜在饮食治疗基础上,予益肾养血、消瘀泄浊为主的中西医结合治疗,以延缓其病情进展。

处方：复方积雪草方：积雪草30g、桃仁10g、制军3~10g、生黄芪30~60g、当归6~10g。

加减：若患者原系大便溏薄,便次增多者,可去制大黄。

参考文献

[1] 陈洪宇. 王永钧教授诊治2型糖尿病肾损害的临证经验. 中国中西医结合肾病杂志. 2008,9（9）:756-759.

（陈洪宇）

第四节　罗仁治验

罗仁（1952~）主任医师,教授,南方医科大学博士生导师,国家教育部中西医结合临床重点学科肾病专业学术带头人,国家中医药管理局中医内科肾病重点学科学术带头人。罗仁教授从事中西医结合肾病研究30余年,坚持以中医为主导的中西医结合,在医疗实践中,发挥两者之长。现将罗仁教授治疗糖尿病肾病的经验总结介绍如下。

一、常用治法

罗教授认为，糖尿病肾病发生发展始终贯穿3大病理要素：虚、水、瘀。三者相互交织，虚（脾虚、肾虚）为本，水（停积体内）、瘀（瘀入脉络）为标，本虚标实。根据病机总结如下治法。

（一）益气法

糖尿病肾病普遍存在气血虚损病机。消渴之病气虚既是因又是果，故应重视补气，大补元气不仅能使肺气温润肌腠皮肤，脾胃行其正常受纳腐熟水谷之功，且能使肾之气化功能正常，开合有度，固摄精微，减少尿蛋白的流失。

（二）温阳法

糖尿病肾病后期，往往有脾肾阳虚，运化水湿和气化功能障碍，出现水湿内停表现，应在益气养阴药中加温阳气化之品，即《景岳全书》曰："善补阳者，必于阴中求阳，则阳得阴助而生化无穷"，以益气温阳药能达到填充肾之阴精阳气的目的，同时也增强脾运化水湿和肾气化的功能。

（三）补肾法

糖尿病肾病是消渴病失治、误治，迁延不愈，燥热耗伤气阴，气阴两伤，甚则阴阳两伤，穷则及肾，肾元受伤而成。可见，肾元不足是糖尿病肾病发生及发展的内在基础和主要矛盾。《灵枢·五变》指出"肾脆""脾脆"等俱"善病消瘅易伤"，指出消渴病中何脏脆弱，则先病何脏，并进一步损伤该脏器，糖尿病"肾脆"，肾元不足，导致糖尿病肾病的发生、发展，肾脏受损，渐致肾元衰败，痰瘀浊毒泛逆。近年的研究表明遗传因素在糖尿病肾病的发生中起重要作用，与多组基因密切相关，也提示本病与先天禀赋不足，肾元不足密切相关，随着疾病的进展，肾虚之候愈加明显，肾之气化功能失常，水液代谢不利，各种病理产物积聚于体内，尿蛋白等精微物质大量丢失。肾脏真气受伤，所以其治疗当时刻注意护肾。此外，还强调禁用有损于肾的食物、药物。

（四）健脾益气法

脾气虚弱、脾失健运是糖尿病肾病转化及进展的关键因素，脾气虚弱者在糖尿病肾病各期都占很大比例，在发病过程及病机演变过程中具有重要的地位，如《素问·藏气法时论篇》云："脾病者，身重，善饥"，这里"脾病"即指脾气虚弱，脾为后天之本，脾之健运，以化生水谷精微；先天之精依赖后天之精的不断培育和充养，才能发挥其生理效应，脾气虚弱则水谷之精微化生不利，后天之肾精失养，脾失健运，继而津液代谢和输布失常，生成痰、湿、水、瘀等各种病理产物。近年来的研究表明，脾气虚弱作为本病重要的病理基础具有普遍性。因此，在治疗中时刻注意应用健脾益气之品助脾健运，以补后天而实先天之不足。

（五）活血化瘀法

研究表明糖尿病肾病的患者，常有血液流变学改变，血液呈高凝状态，存在明显的微循环障碍，并存在全身慢性微血管病变，这些都是中医瘀血证的微观指标，其阳性检测早于中医传统瘀血指征，故患者即使无面色黧黑、舌质暗或瘀斑等瘀血表现，仍存在潜在的瘀血指征，应早期用活血化瘀之品，并将其贯穿于糖尿病肾病中医治疗之始终。

（六）和胃泄浊法

糖尿病肾病肾功能衰竭进入失代偿以后，肾元已严重受损，肾体劳衰，肾用失司，气化不行，浊毒内生，水湿浊毒泛滥，常见恶心、呕吐、大小便闭、水肿等症状。故治疗当重视和胃气、泄浊毒，常用方可选温脾汤、香砂六君子汤、苏连饮、黄连温胆汤等化裁治疗。

二、辨证论治

针对糖尿病肾病本虚标实的特点，罗教授主张"以虚为纲，兼顾标实，分期分型，辨证论治"。临床常见证型、治法总结如下：

（一）早期

1.气阴两虚证

主症：疲倦乏力，自汗气短，手足心热，咽干口燥，渴喜饮水，大便干结，或先干后稀，尿浊，舌红胖大，或舌淡边有齿痕，或舌瘦，少苔，脉沉细。

治法：益气养阴清热。

方药：生脉散合玉女煎加减。西洋参10g，黄芪30g，麦冬18g，五味子10g，生地24g，牛膝18g，山药30g，天花粉、知母、玄参各10g，生石膏30g（先煎）。

临床应用：若胸闷胸痛者加川芎10g，赤芍15g，枳壳10g；纳呆腹胀者加陈皮10g，砂仁6g（后下）；腰痛者加杜仲、菟丝子各30g；尿赤涩者加竹叶、黄连各10g；合并白内障、视力下降者加麦味地黄丸或石斛夜光丸。

2.肝肾阴虚证

主症：尿频量多，混浊如膏，头晕头痛，急躁易怒，面红目赤，耳鸣，五心烦热，口干，腰酸膝软，舌红，苔少或薄黄，脉弦细。

治法：滋补肝肾，养血润燥。

方药：六味地黄丸加减。生地20g，山茱萸10g，山药30g，枸杞子30g，丹皮、泽泻各10g，麦冬、沙参各15g，丹参25g。

临床应用：若阴虚火旺、五心烦热、盗汗者加知母15g，黄柏10g；若尿频尿急尿痛者加通草10g，白茅根30g，淡竹叶10g。

3.脾肾气虚证

主症：气短乏力，纳呆，腹胀，腰膝酸软，耳鸣耳聋，夜尿多而清长，大便溏薄，面色无华，舌淡胖大，边有齿痕，苔白，脉沉弱或虚细。

治法：补益脾肾。

方药：水陆二仙丹合四君子汤加减。党参25g，黄芪30g，炒白术15g，金樱子30g，芡实30g，茯苓15g，淮山药30g，菟丝子15g，仙鹤草30g。

临床应用：纳呆腹胀明显者加神曲12g，山楂15g，厚朴10g；腰膝酸软，耳鸣者加杜仲15g，川断15g。

4.瘀血阻滞证

主症：口干，尿频量多，混浊如膏，面色晦暗，腰背手足酸痛或刺痛，夜间加重，肢体麻木，唇紫，舌暗或有瘀斑，脉沉紧，甚则涩滞，或舌下脉络迂曲。

治法：活血化瘀，滋阴生津。

方药：降糖活血方。丹参20g，川芎、赤芍、陈皮各10g，黄精、葛根、黄芪各30g。

临床应用：若见气阴两虚者，加生脉散，红参6g，五味子9g，麦门冬15g；若见阴虚阳亢者，加麦门冬、天门冬各15g，生牡蛎30g（先煎），石决明30g（先煎）。

（二）中期

1.脾肾阳虚证

主症：面目浮肿、腰以下尤甚，形寒肢冷，腹胀便溏，纳呆，或小便频数清长，或浑浊如脂膏，或少尿，或面色苍白，晦滞无华，舌质淡胖或暗淡，苔白腻，脉沉迟而无力，或脉细滑。

治法：温肾健脾利湿

方药：温脾汤合吴茱萸汤加减。制附子10g（先煎），干姜10g，党参30g，甘草6g，大枣3枚，大黄10g，吴茱萸10g，生姜3片。

临床应用：若见大便溏泄者，加炒扁豆15g，炒薏苡仁15g；若见失眠者加柏子仁12g，炒枣仁15g，胸痹者加丹参18g。

2.阴阳两虚证

主症：多饮多尿，尿液浑浊如脂膏，面色㿠白，畏寒肢冷（下半身常有冷感），腰酸脚软，或烦热不得卧，口干欲饮，或有水肿，小便不利，大便硬或稀，甚则五更泄泻，或阳痿早泄，舌淡胖，苔白而干，脉沉细无力。

治法：温阳滋阴，固肾摄气。

方药：金匮肾气丸加减。制附子10g（先煎），肉桂3g（焗服），熟地、山药各25g，山茱萸、泽泻、五味子各10g，肉苁蓉15g，桑螵蛸30g，赤芍15g。

临床应用：若虚烦不眠者加炒枣仁、柏子仁各10g，黄连5g；浮肿者加白茅根30g；心胸闷痛者加桂枝10g，降香9g。五更泄泻者合用四神丸。

（三）晚期

1.阳虚水泛证

主症：尿少或尿闭，周身浮肿，腰以下为甚，按之凹陷不起；神疲乏力，面白肢冷，口淡不渴，腰部冷痛酸重，或纳呆吐涎，腹痛腹泻，大便溏薄；舌质淡胖，苔白滑，脉微细或沉迟。

治法：温肾健脾，化气行水。

方药：真武汤加减。制附子10g（先煎），黄芪、白术、茯苓各15g，桂枝、泽泻各10g，丹参18g，赤芍、苍术各15g，生姜3片。

临床应用：若便溏者加干姜10g，补骨脂15g；呼吸急促，咳吐痰涎，心慌心悸，眩晕者，为水凌心肺者，加葶苈大枣泻肺汤以泻肺逐饮。

2.阴阳俱虚证

主症：神疲乏力，头晕耳鸣，心悸气短，咽干口燥，口中尿味，心烦失眠，腰膝酸冷，手足心热或手足背寒，自汗盗汗，夜尿频多，或尿少水肿，厌食，恶心呕吐，大便时干时稀，舌体胖大，暗淡有齿痕，舌苔黄或灰腻，脉沉细或沉细而数。

治法：滋阴助阳，益气养血，补肾培元。

方药：当归补血汤合金匮肾气丸加减。黄芪30g，生地黄20g，山茱萸10g，山药30g，制附子10g（先煎），肉桂3g（焗服），当归10g，白术15g，茯苓15g，陈皮10g，大黄10g。

临床应用：若见脾虚湿停、脘腹胀痛、食欲不振者，加苍术10g，白术10g，苏叶10g，砂仁6g（后下）；若见阳虚水饮内停、呕吐痰涎或水肿者，可用五苓散，猪苓12g，泽泻12g，桂枝10g，白术12g。

三、专方应用

罗仁教授在多年临床实践中，根据糖尿病肾病本虚标实的病机特点，探索总结了1首治疗糖尿病肾病的专方：小四五汤。该方由小柴胡汤、四物汤、五苓散合并化裁而成。所含小柴胡汤能疏通三焦、理气和解，五苓散能通阳化气、利水渗湿，四物汤具养血活血去瘀之功，其中又寓四君子汤，起益气作用。全方具有脾肾双补、攻补兼施、阴阳相济的特点，可气行瘀去，清升浊降，水湿归于正化，使尿量、尿蛋白排泄率减少，肾功能得到改善。

方中熟地、人参、柴胡为君药，熟地甘温入肾，滋阴补肾，填精养血；人参甘温益气，两者相合补气养血，健脾滋肾；柴胡入肝胆，疏泄三焦气机，和解少阳，与人参、熟地相合，有益气理气，通补相须之妙。臣药为当归、白术、桂枝，其中当归补血化瘀，辅助熟地养血之功；白术益气健脾，加强人参益气之效；桂枝温通血脉，通阳化气，以助柴胡疏畅三焦之功。佐药为川芎、白芍、猪苓、泽泻、茯苓、半夏、黄芩，其中川芎、白芍养血活血，猪苓、泽泻、茯苓淡渗利水，半夏和胃降浊，黄芩清热燥湿，以防水湿或瘀阻化热。大枣、生姜、甘草同为使药。生姜合大枣和胃健脾；甘草合白芍则酸甘化阴，合桂枝则辛甘化阳，使阴生阳长。总体上，本方具有寒热并用，脾肾双补，攻补兼施，阴阳相济的特点，共奏益气养血，滋肾利水，理气化瘀之效。

临床和实验研究表明，小四五汤虽然没有直接的降血糖功效，但对糖尿病肾脏损害具有明确的防治作用，具有减少尿蛋白排泄、延缓肾功能衰竭进展的作用。早期（微量白蛋白尿期）应用小四五汤，能有效延缓糖尿病肾病进展。该方已被制成中药颗粒剂（小四五颗粒），方便临床应用。小四五颗粒的动物实验研究显示，通过观察小四五颗粒对糖尿病大鼠模型的肾功能影响，表明小四五颗粒对血糖和尿糖无影响，但可以改善基本状况、肾功能、减少尿蛋白及尿白蛋白排泄，对肾脏形态学损害也有一定保护作用。通过观察小四五颗粒对糖尿病大鼠肾脏肾素－血管紧张素系统的影响，表明小四五颗粒治疗糖尿病肾损伤的机制可能与其对糖尿病肾脏内RAS活化具有一定调节作用有关。另外，小四五颗粒治疗慢性肾病蛋白尿的临床研究显示，小四五颗粒能降低24小时尿蛋白，升高血浆蛋白，证明了该方的有效性及安全性。

四、药食结合

罗教授认为，糖尿病肾病患者要重视药膳治疗。药膳治疗与西医饮食控制有所联系，但又有明显区别。西医饮食控制讲究营养物质，尤其是糖分的摄入，而药膳治疗则更讲究气血脏腑调理。针对糖尿病肾病的分期分型特点，常用如下药膳处方。

（一）山药枸杞粥

配方：枸杞子30g，山药30g，大米50g。

功效：补肾益精。

制作：①将枸杞子、山药洗净，山药切成薄片，大米洗净。②把大米放入锅中，放入山药、枸杞子，加水500ml。③把锅置武火上烧沸，再用文火煮35~40分钟即成。

食法：每日1次，早餐服用，每次吃粥50g。注意不可多食，并且监测血糖。

（二）山药黄芪炖母鸡

配方：山药30g，黄芪30g，母鸡1只，葱10g，姜5g，盐5g，绍酒10g。

功效：滋补气血，生津止渴。

制作：①把山药润透切片，黄芪切片，母鸡宰杀后去毛及内脏，姜拍松，葱切段。②把葱、姜放入鸡腹内，绍酒、盐擦在鸡身上，放入炖锅内，加水2000ml，放入山药和黄芪片。③把炖锅置武火上烧沸，再用文火煮炖至熟透即成。

食法：每日1次，佐餐食用，每次吃鸡肉30~50g，喝汤。

（三）西洋参茶

配方：西洋参10g，枸杞子15g。

功效：补肾益气，生津止渴。

制作：①把西洋参洗净切片，枸杞子洗净去杂质。②将西洋参、枸杞子放入炖杯中，加沸水200ml。③把炖杯放置中火上烧沸，文火煎煮10分钟即成。

食法：代茶饮用。

五、综合治疗

在临床上，罗教授主张"综合治疗，以人为本"。医生给病人的不仅仅是一张处方，而应该给病人一套切实可行有效的方案。

（一）治疗方案

针对病人情况，具体要求：①保持身心愉快。②坚持适当运动（具体指导病人）。③坚持清淡饮食。④有效控制血糖及血压（用西药）。⑤中药内服。⑥饮食汤水疗法辅助。⑦定期复查。

（二）单双日疗法

糖尿病肾病病人由于病程长、病情复杂，多为虚实夹杂，多种病机与多种证型并见，难以一药一方奏效。故罗仁教授运用《孙子兵法》思想，总结出单双日阴阳分治疗法，可达到较好效果。单日以补肾养阴活血为主，基本方：熟地，山茱萸，淮山，柴胡，丹参，泽泻，赤芍，牡蛎等。双日以健脾温阳降浊为主，基本方：黄芪，当归，桂枝，牡蛎，海藻，陈皮，首乌，川朴等。

（三）汤水疗法

罗仁教授按《周易》的思想应用于糖尿病肾病，采用每日饮食汤水疗法辅助，深受病人欢迎。

（1）星期一：山药30g

（2）星期二：百合30g

（3）星期三：石斛10g

（4）星期四：田七10g

（5）星期五：熟地30g

（6）星期六：黄精30g

每日一味中药，加适量瘦肉炖汤服。

参考文献

［1］魏敏，赵晓山，戴红芳，等.罗仁教授治疗糖尿病肾病的经验.第21次中华中医药学会肾病分会学术会议论文汇编.

（雷作熹，戴红芳）

第五节　仝小林治验

仝小林（1956~），主任医师，教授，国家中医药管理局内分泌重点学科带头人。仝小林教授根据多年临床经验，将糖尿病肾病治疗总结为辨型审因、分期论治、症证病合参、把握三关、随症施量、守法守方等要点。辨型审因，区别和联系脾瘅肾病和消瘅肾病及其发展规律，以图分期论治。分期论治过程中，Ⅲ、Ⅳ、Ⅴ期根据主症、病机和疾病特点不同而分论，即每一时期症、证、病不同而三者既区别又有联系，以症为靶、以证为基、以病为参，三者从点到面的结合，症证病合参辨治。把握三关，即兼顾胃关、前关、后关，三者是糖尿病肾病治疗的关键，尤其是慢性肾功能衰竭期。随症施量，有是症，用是量，同一药根据病情而调整剂量，又因不同配伍治法而决定剂量。守法守方，糖尿病肾病是一个持久战，病机相对稳定，治疗当守法守方，长期治疗过程中，可以选择丸散膏丹等剂型。此六个要点相互联系，辨型审因、分期论治是辨症、证、病的基础，症证病辨治是辨型审因、分期论治的体现；症证病合参辨治是把握三关、随症施量的方法；把握三关、随症施量、守法守方是治疗的手段。

一、辨型审因

肥胖2型糖尿病属"脾瘅"，以多食肥美而发，肥胖为其始动因素，中满内热为其核心病机，病情发展分为"郁热虚损"四个阶段，多伴有高血脂、高尿酸、高血压等（膏浊病），发展至损阶段主要表现为脉络和络脉的损伤，即大血管和小血管并发症。"脾瘅肾病"为脾瘅络脉损伤所致，为其常见并发症。1型糖尿病及消瘦2型糖尿病属"消瘅"，以素体"五脏皆柔弱者"而发病，以气阴两虚为基本病机，发展多见络脉损伤，即小血管并发症。"消瘅肾病"为消瘅络脉损伤所致。在糖尿病肾病Ⅲ期，"脾瘅肾病"仍然存在痰热、湿热等证候，或见脾虚胃热证等，其络损是在此基础上的兼症，治疗当治疗"脾瘅"之实热或虚实夹杂，配合通络之法；而"消瘅肾病"以气阴两虚为基础，治疗当益气养阴治疗"消瘅"加通络之法，二者同为通络，但其基础不同而辨治各异。二者继续发展，在糖尿病肾病Ⅳ期，"脾瘅肾病"气虚加重成为主要矛盾，"消瘅肾病"气虚进一步发展，二者均以气虚精微渗漏为核心病机。至糖尿病肾病Ⅴ期，气虚发展为阳虚，以脾肾阳虚为基本病机，阳虚不化浊毒，而导致浊毒内蕴，是其最终结局。至后期，出现浊毒犯肺、犯胃、犯脑、凌心。从Ⅳ期以后，二者发展结局基本类同。

二、分期论治

仝小林教授主张按照西医的糖尿病肾病分期进行中医辨证论治。糖尿病肾病西医分期明确，对于糖尿病肾病Ⅲ期，微量蛋白尿出现，治疗为可逆性；糖尿病肾病Ⅳ期以大量蛋白尿出现为主；糖尿病肾病Ⅴ期（慢性肾功能衰竭期）以肌酐、尿素氮的升高为主，其发展过程中，肾小球滤过率逐渐下降。糖尿病肾病Ⅲ期以络瘀为主，络脉损伤而致少量精微渗漏，气虚证或不明显，属于糖尿病肾病的早期，治疗以活血通络，修复络脉为治则；糖尿病肾病Ⅳ期气虚和络损进一步加重，以气虚精微渗漏为主，当益气固涩为重点；糖尿病肾病Ⅴ期以脾肾阳虚、浊毒内蕴为主，当温阳泄浊；至后期发生浊毒犯胃，犯胃以治疗呕吐为主，凌心以温阳利水强心为主等。

三、症证病合参

以症为靶，辨症治疗主要是针对主症论治，针对性强，易于操作。症包括患者的症状、体征、理化指标。以证为基，辨证论治体现整体观，是运用古方治疗今病、经方新用的理论依据和基础。以病为参，辨病应辨西医之病，对疾病的认识具体化、细致化。三者从点到面的结合，使辨治更加准确。

（一）辨症论治

现代科技的理化检查促进了我们对症状的认识，糖尿病肾病的症状主要表现为早期微量蛋白尿、大量蛋白尿、水肿、呕吐、便秘、肾功能衰竭（血肌酐、尿素氮等升高）、高脂血症、高血压、高尿酸等。蛋白尿主要为肾络损伤、精微外漏所致，治疗可选用酒军、水蛭粉（抵挡汤）活血通络；黄芪益气固涩；芡实、金樱子（水陆二仙丹）补肾固涩；大黄、制附片温阳化浊。水肿为主症，气血不利，聚而成水，治疗选用茯苓、泽泻健脾渗湿；益母草（茺蔚子）、泽兰活血利水；桂枝、制附片温阳化气；葶苈子、大枣宣肺利尿；黄芪健脾益气利尿等。呕吐为主症，胃气上逆而成呕吐，治疗选用半夏、生姜（小半夏汤），或加茯苓（小半夏加茯苓汤），苏叶、苏藿梗、黄连（苏连饮）辛开苦降；旋覆花、代赭石重镇降逆；制附片、干姜、红参、炙甘草、炒白术（附子理中汤）温中降逆；半夏、黄连、黄芩、干姜、红参（半夏泻心汤）和胃消痞等。对高血压主症，选用天麻、钩藤熄风定眩，益母草、牛膝、地龙活血利水，夏枯草、黄芩清肝胆热，生牡蛎养阴定惊。大便秘结，选用酒大黄、生大黄、芒硝通腑泻浊，麻子仁、瓜蒌仁润肠通便，肉苁蓉、锁阳温阳通便。皮肤瘙痒，为浊毒侵犯肌肤，可以选用白鲜皮、苦参等，或选用泡澡方（生麻黄、川桂枝、川芎、艾叶、透骨草、生姜、葱白）。贫血选用丹参、黄芪（丹参补血汤）益气养血，又丹参对血管并发症有较好的防治作用。高血脂选用红曲、绞股蓝、制首乌调脂。高尿酸血症选用秦皮、威灵仙、防己等降酸治疗。

（二）辨证论治

全小林教授认为糖尿病肾病病机相对单一，主张抓住基本病机进行辨证治疗，以化繁为简。糖尿病肾病Ⅲ期、Ⅳ期以气虚络瘀为基本证型；糖尿病肾病Ⅴ期脾气虚发展为脾肾阳虚，阳虚不化浊毒，致其堆积而形成浊毒内蕴，故其以脾肾阳虚、浊毒蕴

结为基本证型。把握了各期的基本病机，就掌握了治疗的主体方向，即以证为基。

（三）辨病论治

糖尿病肾病的基本病机为瘀、虚、毒，虚是基本条件，瘀是核心病机，浊毒是最终结局。故对糖尿病早期没有出现蛋白尿或者间断蛋白尿患者，当化瘀通络以防为主；对于持续性蛋白尿患者也应当予活血通络法，使旧血得去，新血得生，络脉通畅，同时针对虚证这一基础，予健脾益气，固涩精微。而针对脾肾阳虚、浊毒内蕴给予温补脾肾、通腑泻浊。

四、把握三关

三关是指胃关、前关、后关。胃关指胃腑的收纳，胃气的调畅功能。脾胃为后天之本，糖尿病肾病治疗中调胃是治疗的重点之一，Ⅲ期、Ⅳ期调理脾胃的气机，以辛开苦降为基本治法，以半夏泻心汤、生姜泻心汤、甘草泻心汤，大黄黄连泻心汤及干姜黄芩黄连人参汤为代表方剂。Ⅴ期出现呕吐症，以止呕、调理饮食、增加营养为治疗目的，预防和治疗低蛋白血症，以苏连饮、小半夏汤辛开苦降调畅气机，以附子理中汤温胃止呕，旋覆花代赭石汤重镇降逆止呕。前关是指膀胱气化，小便的排出及其伴随的浊毒的排泄通道。正常情况下，肾主水，主膀胱气化和小便排出，同时排出机体的代谢产物。肾脏功能失常，肾阳不足则不能化气，水液代谢失常伴有代谢产物堆积，导致水肿、肌酐升高、尿素氮升高等，形成浊毒内蕴的病机。故治疗当温补肾阳，增加膀胱气化功能，温阳化气，温阳利水，以五苓散、真武汤、苓桂术甘汤为代表方；又健脾而能利水，以茯苓、黄芪为代表药物；又有利水渗湿之法，以车前子、泽泻为代表；又有活血利水法，以益母草、茺蔚子、泽兰为代表。后关指大便排出，同时伴有浊毒的排出。当肾脏排泄浊毒之力减弱，可以增加肠道排毒以代偿，主要运用于慢性肾功能衰竭的阶段。且慢性肾功能衰竭阶段，常伴有便秘主症，故运用通便法既可通腑，又能排泄浊毒，当出现呕吐时还可以促进胃气的和降。运用酒大黄、生大黄通腑泻浊，又大黄能活血化瘀而保护肾络；以麻子仁、瓜蒌仁润肠通便；以肉苁蓉、锁阳温肾通便；以当归补血通便；以生白术健脾益气通便等。

五、随症施量

病情有轻重缓急之别，症状有先后主次之分，用药有配伍用法之不同，故同一药物，在不同病情、针对不同的症（包括患者的不适症状和理化指标等）、在不同配伍情况下用量是不同的。而把握了病机，有是症，就得用是量，同时还当注意药物的炮制等。在糖尿病肾病的治疗中，有许多针对专病的专药，其用量也当注意。现举例如下：水蛭粉，当用粉剂冲服或装胶囊服用，不入煎剂，以生用为佳，针对肾络瘀滞和损伤而设，用量3~6g，为治疗糖尿病肾病全程通络之要药，近代张锡纯在《医学衷中参西录》说："总论破瘀血之药，当以水蛭为最。然此物忌炙，必须生用之方有效。当于服汤药、丸之外，每用生水蛭细末五分，水送服，日2次"。大黄，糖尿病肾病Ⅲ、Ⅳ期用量3~6g，宜用酒大黄，大便秘结者加重剂量或用生大黄。糖尿病肾病Ⅴ期用量10~30g，以大便1~2次／日为度。大黄既可以通便，又能活血通脉，为治疗糖尿病肾病之要药。与水蛭配伍，为抵当汤之意，活血通络；与制附片配伍，为大黄附子汤之意，温阳通腑。制附片，温补脾肾的主药，糖尿病肾病期用量15~60g，以阳虚程度定量。伴有心衰患者与生晒参、山萸肉合用（参附汤）。呕逆与生姜或干姜、红参合用（附子理中汤）。用药当注意其安全性，以先煎2~4小时，患者口不麻为安全，尤其当注意用生附子者当先煎4~8小时，以保证安全。黄芪，益气健脾，能固涩精微，又能利尿消肿，针对糖尿病肾虚的病机而设，用量30~180g，舌苔厚腻者配苍术、荷叶、佩兰清化湿热。又与丹参配伍（丹参补血汤）益气养血，为慢性肾功能衰竭肾性贫血的专药，丹参用量30~60g。茯苓，健脾渗湿，为治疗水肿专药，用量30~240g；呕吐见胃中振水声，30~60g，与小半夏汤合用（小半夏加茯苓汤）；小便不利，30~60g，五苓散、苓桂术甘汤。半夏，止呕专药，与生姜合用（小半夏汤），辛开苦降，半夏用量15~30g，生姜用量30~50g。半夏与黄芩、黄连、人参合用（半夏泻心汤）和胃消痞。半夏还能化痰，治疗痰浊内蕴，与瓜蒌仁、黄连（小陷胸汤）等配伍使用。黄连，降糖专药，与苏梗、藿梗配伍，辛开苦降，降逆止呕，用量1~6g；与半夏合用降糖，用量15~30g，又与肉桂合用，比例为6∶1或1∶6（交泰丸／反交泰丸），交通心肾安神。

六、守法守方

糖尿病肾病Ⅲ期、Ⅳ期治疗降低尿微量白蛋白，并预防病情进一步进展，需长期治疗。糖尿病肾病Ⅴ期通过长期治疗，稳定病情，提高生活质量。出现呕吐、水肿等不适主诉，当急则治标。因糖尿病肾病Ⅲ期、Ⅳ期、Ⅴ期分期明显，病机明确，治疗的法则也相对固定，又病情属于长期存在致病因素（高血糖、高血压、高血脂等），又不断进展，故需要长期而持久的治疗，当守法守方。在长期治疗中，可以选用丸剂、散剂缓图稳定病情。

参考文献

［1］仝小林，周强.临证糖尿病肾病的辨治要点.第五届国际中医糖尿病大会暨国际中医药糖尿病临床研究联盟成立大会，2011.

［2］周强，仝小林，赵锡艳，等.仝小林教授治疗糖尿病肾病门诊病历数据挖掘.中医药信息.2013，30（1）：37-41.

（文玉敏，严美花）

第六节　王耀献治验

王耀献（1966~），教授，主任医师，博士生导师。王耀献教授通过不断总结探索糖尿病肾病的发病规律与治疗方法，提出辨病、证、症三位一体综合辨治，以及从热邪分期辨治糖尿病肾病的思路。并强调临床上要注意分期用药，尤重视热邪在糖尿病肾病病程发展中的作用。治疗宜早期清热、中期透热、晚期化热。糖尿病肾病属于临床的常见病与难治病，系统的中医治疗在改善糖尿病患者的症状、延缓病情进展、提高生存质量等方面，具有一定的优势。现将王耀献教授对糖尿病肾病的临床辨治思路介绍如下。

一、三位一体辨治

"三位一体辨治"包括辨病、辨证、辨症治疗。辨病治疗主要针对具有明确疾病诊断的患者，可指导疾病的转归和预后。辨证治疗要从临床思辨出发，根据病情特点，采用多种辨证方法，或传统的病性、病位辨证，或本伪辨证，或体质辨证，并结合肾脏病理微观辨证。辨症论治主要包括对症状，对指标，对病理三个层次辨识和治疗。

（一）辨病治疗

西医辨病治疗首先须明确疾病诊断，包括临床诊断、病因诊断、病理诊断、肾功能诊断、并发症诊断，对疾病的发生、发展、转归和预后进行判断。临床糖尿病患者合并蛋白尿可见于三种情况：糖尿病肾病、糖尿病合并非糖尿病肾病、糖尿病肾病合并非糖尿病肾病。临床上当糖尿病患者出现短期内肾功能进行性恶化、镜下或肉眼血尿、大量蛋白尿而肾功能正常、无糖尿病其他并发症出现时，应除外非糖尿病肾病，必要时行肾穿刺检查，以明确诊断，以免延误病情。对于确诊的糖肾患者，应当遵循现代医学的基础治疗，根据蛋白尿、血肌酐水平制定低盐饮食方案、有效控制血压、血脂、血尿酸等加重肾损害的危险因素。

中医方面：辨病即是遵循糖尿病阴虚燥热的基本病机，正如刘完素在《三消论》中指出消渴的病机特征为："消渴之病者，本湿寒之阴气极衰，燥热之阳气太甚"，临床用药勿忘其燥热之本性，故多用黄芩、黄连苦寒清热以坚阴。

（二）辨证治疗

辨证，即辨当下之证候，从临床思辨出发，根据病情特点，采用多种辨证方法，或传统的病性、病位辨证，或本伪辨证，或体质辨证，并结合肾脏病理微观辨证，随证处方，不拘一格。若气虚表现明显，可加四君子汤健脾益气；若肾阴虚表现较明显，可加二至丸（女贞子、旱莲草）补益肾阴；若肾阳虚表现较明显，可加三仙汤（仙茅、仙灵脾、仙鹤草）。

（三）辨症治疗

辨症治疗主要包括对症状、对指标、对病理三个层次。症状是疾病的早期信号，也是患者最能感受到的不适和最为关注的疗效指标。有效的辨症治疗，是提高患者生活质量、坚定治病信心的第一步。

（1）对症状：糖尿病肾病患者临床常会出现一些水肿、腰痛、便秘、恶心、失眠等症状，故当在辨证治疗的基础上选用一些小方或者是药物组合，如水肿选用猪苓、泽泻、泽兰等扶正利水或活血利水之品；腰痛常选用狗脊、川断、杜仲、牛膝；便秘常用熟大黄、生大黄、生白术、枳实；对于失眠患者，常选用酸枣仁、首乌藤、灵芝等药物，根据失眠严重程度，酸枣仁用量由30~100g不等，有效改善患者的失眠症状。

（2）对指标：对于血糖控制不佳者，加用黄连、荔枝核改善胰岛素敏感性、降低血糖。对于蛋白尿常以益气固涩为法，药常选用金樱子、芡实。血肌酐升高者，常配伍六月雪、积雪草、熟大黄泄浊解毒。

（3）对病理：王耀献教授继承和发展了吕仁和教授治疗糖尿病微血管并发症的"微型癥瘕形成"的病机理论，认为糖尿病肾病等并发症实质上是消渴病久治不愈，伤阴耗气，痰郁热瘀互相胶结于络脉，形成微型癥瘕。它的形成是一个由气及血，由功能性病变到器质性损伤的慢性病理过程，现代医学认为糖尿病肾病由于高血糖等原因，形成高灌注、高压力、高代谢，从而导致胶原合成增加，肾小球上皮及内皮细胞表面屏障被破坏以及刺激细胞外基质增多，最终发展为肾小球硬化，即肾络微型癥瘕形成。故治疗上多加用消癥散结之品，如海藻、昆布、牡蛎、夏枯草等。

二、分期治疗

根据糖尿病肾病的病情发展，将其临床治疗分为3期，强调分期论治。王耀献教授认为热邪为糖肾病机发展的关键病机要素，贯穿于病程的始终，在不同分期表现为不同形式，据此制定出分期论治热邪的方案。在实践中发现常规的补益脾肾等治法疗效欠佳时，主张根据分期采用不同的除热之法。

（一）早期——伏热伤阴，穷必及肾

早期即微量白蛋白尿期。该期的临床表现与糖尿病类似。糖尿病肾病即三消中的肾消，正如叶天士在《临证指南医案》中也提出："三消之症，虽有上、中、下之分，其实不越阴亏阳亢、津涸热淫而已。"所以阴虚燥热为其基本病机，此类病人多为阴虚燥热之体，加之饮食不节，伤于食郁，内伤七情，郁久化热，燥热日久则"穷必及肾"，耗伤肾之气阴，肾失固涩，水谷精微下泄，故见小便浑浊，泡沫较多，可形成微量蛋白尿，可见热邪是糖尿病肾病病机的始动因素。西医学认为糖尿病肾病由于高血糖等原因，形成高灌注、高压力、高代谢，从而导致胶原合成增加，肾小球上皮及内皮细胞表面屏障被破坏以及刺激细胞外基质增多，最终发展为肾小球硬化，表明首先有一个代谢亢进的过程，相当于中医所说的燥热标实。

本期为正邪相争的初始阶段，邪气虽盛，正气不虚，故治疗可清其火而救其已耗之气阴，解除肾络气血停滞的状态，以期逆转其病情。当从清源、促排、清热三个角度给热以出路，即严格糖尿病饮食，切断热邪来源，加强运动，促进热的消耗，并结合这个时期患者多有食欲旺盛，烦渴多饮，多食善饥，口干舌燥等阳明胃热之象，临证常用"葛根芩连汤"清热，早期强调剂量宜大，以起到正本清源、釜底抽薪的功效。葛根芩连汤源自汉代张仲景《伤寒论》，方由葛根、黄芩、黄连、甘草4味药组成，用来治疗湿热所致腹泻的经典方剂，临床上可用于治疗早期糖尿病肾病，清代王子接深得此方立方之旨，云："是方即泻心汤之变，其义重在芩、连肃清里热，虽以葛根为君，再为先煎，无非取其通阳明之津；佐以甘草，缓阳明之气，使之鼓舞胃气，而为承宣苦寒之使"。根据葛根芩连汤成方结构来看，具有清热生津的功效，正好切中糖尿病燥热伤津兼有湿热的病机。其中葛根既可解肌热，又可清肠热，并且可升脾胃清阳，载津液上行，用量常在10~30g；黄连，《名医别录》载有"止消渴"的功效，早在金元时期即被刘河间誉为治消渴病的圣药，用于糖尿病肾病治疗有清热坚阴之功，临床上用量宜大，常用量可达15~30g，以力挽狂澜；黄芩，《本草经疏》载"其性清肃，所以除邪；味苦所以燥湿；阴寒所以胜热，故主诸热"，与黄连配伍，增强其清热

之功，用量在10~15g。现代研究发现葛根芩连汤具有磺脲类药物的降糖作用，并具有抗氧化活性，能够清除自由基，并能够改善糖尿病慢性并发症。亦有研究发现葛根素可显著升高早期DN大鼠肾组织BMP-7蛋白、mRNA表达，改善肾功能。黄芩、黄连等清热解毒化湿药具有肯定的醛糖还原酶活性抑制作用，可减少尿蛋白，延缓糖尿病肾病的进展。值得注意的是该方可厚肠止泻，故大量应用亦可致便秘、腹胀，可酌情配伍大黄、枳壳等品，以大便通顺为度。临床口干口渴严重者，可配合知母、生石膏、天花粉养阴清热之品，伴有高脂血症者可加用三七、红曲等活血消脂。早期治疗的目的在于逆转病机，防患于未然。

（二）中期——热附痰瘀，肾络癥瘕

中期，相当于临床期糖尿病肾病，即尿白蛋白排泄率持续大于200ug/min或24小时尿蛋白定量大于0.5g/24h。本期肾功能开始进行性下降，但血肌酐大多维持在正常水平或轻度升高。若糖尿病肾病早期肾络燥热内伤的状态不能得到改善，而肾络络脉细小，络道狭窄，具有易入难出、易滞易瘀、易息成积的特点，使得病情进一步加重，血凝成瘀。燥热炼液为痰、痰瘀互相胶结，无形之热附着有形之痰瘀，导致微型癥瘕结聚成形。微型癥瘕形成之后，一则损伤肾体，而致肾用失司，精微物质下泄，发为蛋白尿；二则"癥坚之处，必有伏阳"，微型癥瘕往往与热邪相搏结，既使癥瘕难于消散，又可为新的癥瘕形成作引。热邪又常常与湿邪交蒸，弥漫三焦，致水道不通而发为水肿。现代病理研究发现糖尿病肾病中晚期系膜溶解以及毛细血管袢内皮细胞与GBM分离，导致胶原纤维、脂质颗粒和细胞碎片等在系膜基质沉积，逐渐形成结节性肾小球硬化，典型者可见K-W结节，相当于肾络癥瘕。此期病机与外科瘰病形成病机相类似，都具有因火热耗灼，阴虚津亏而生痰生瘀，导致痰瘀凝结的病机特点。治疗上借用外科"透热散结"之法，常用的清热药多具有凉而不滞，透而不守，散而不凝的特性，方用《疡医大全》"消瘰丸"和"仙方活命饮"加减，以黄芪、玄参、牡蛎、夏枯草、连翘、丝瓜络、海藻、皂刺为基础方加减，以起到益气透热，消癥散结之功效。临证黄芪多用生黄芪，用量30~120g，以托邪外出；连翘透热外出，以打断热邪传导的恶性链条；方中牡蛎、玄参、海藻性寒，能滋阴降火、润燥软坚；夏枯草、浙贝母清热化痰、开郁散结；丝瓜络引药入络，皂刺溃坚消癥，常用量达20~50g，共起到透热外出、消癥散结之功效，使已有之癥瘕逐渐消溃，并防止新的癥瘕形成。临床上若水肿较重，则合用五皮饮利水消肿；若有血瘀表现者，可加用三七、桃仁、红花、益母草、泽兰等活血以利水。

（三）晚期——肾气衰败，余热次生

晚期主要表现为水肿、高血压加剧，血肌酐进行性升高，逐渐进展至终末期肾病。糖尿病肾病进展至晚期，微型癥瘕坚固不移，肾体受损严重，肾元衰败。邪正相争，此消彼长，痰饮、水湿、瘀血、邪热、浊毒内停，终见三焦壅塞，气机逆乱，而成关格危候。临床表现为血肌酐升高、贫血、严重高血压以至尿毒症。本期热邪已非主要病机，但余热未清，临床多与湿邪等其他邪气相兼，次生诸多症状，如湿热浊毒阻碍脾胃升降而见呕恶、便秘，外溢肌肤而见皮肤瘙痒，上熏口鼻而见口中秽臭或有尿味，上攻清窍而见神识不清，湿阻肌肉可见抽搐、震颤。本期邪实已极，正气势微，治疗已不能力挽狂澜，故本期的治疗重点在紧抓病机，缓解症状，提高生活质量。根据晚期患者可见恶心呕吐、肌肉痉挛抽搐等湿热内蕴、浊毒上犯的病机表现，临证多用"蚕矢汤"加减。蚕矢汤源于清朝王孟英的《霍乱论》，由晚蚕砂、生薏仁、木瓜、大豆黄卷、黄连、半夏、黄芩、通草、焦山栀、吴茱萸组成，具有清热利湿、升清降浊的功效，主治湿热内蕴之霍乱吐泻。根据"异病同治"之理，将此方用于糖肾晚期的治疗。方中蚕沙具有辟秽泄浊、宣畅和中之性，可以引浊下趋，化浊归清为君药；木瓜性酸涩，既疏湿热，又敛耗损，化湿和中，舒筋活络；大豆黄卷、生薏仁化湿利湿，升发脾胃清阳之气，三药共为臣药。佐以黄连、黄芩、焦山栀清化湿热，使以半夏、吴茱萸辛开苦降，降逆止呕，诸药合用，共奏除湿热、复升降、止吐泻、舒转筋骨之效。值得注意的是，此期因患者小便量少，渗湿效果不佳，故多不用通草，以宣化湿热为主，晚期黄连、黄芩用量宜小，多3~5g，以免伤脾胃阳气。伴有皮肤瘙痒者，加用荆芥、防风、地肤子、川芎等疏风止痒，若呕逆较重，则加用竹茹、大黄清热降逆止呕，反酸、烧心者加用煅瓦楞、乌贼骨以制酸和胃。

参考文献

［1］王耀献.糖尿病肾病的临床辨治思路.2011，中华中医药学会第二十六次肾病分会学术交流会议.

［2］王珍，王梦迪，刘笑慈，等.王耀献教授从热邪论治糖尿病肾病经验.中国中西医结合肾病杂志.2014，15（5）：379-380.

［3］王耀献，刘尚建，付天昊，等.肾络微型癥瘕三态论探析.北京中医药大学学报（中医临床版.2010，17（3）：17-18.

［4］王耀献.糖尿病肾病中医基础与临床.北京：北京科学技术出版社，2014.

（文玉敏，严美花）

第七节　刘宝厚治验

刘宝厚（1932~），教授，从事肾脏病研究30余年，在中西医结合诊治肾脏病方面，提出了创新性的观点和方法，积累了丰富的临床经验。在糖尿病肾病的诊疗中，刘教授从祖国医学"未病先防，既病防变"的原则出发，针对肾虚之本，血瘀湿热之标，分期辨证论治，强调早期治疗，取得了较好的疗效。现介绍如下。

一、糖尿病肾病病机

刘教授认为糖尿病肾病属"消渴"之"下消"范畴，病机为本虚标实。《灵枢·五变》云："五脏皆柔弱者，善病消瘅"，《圣济总录》记载："消渴病久，肾气受伤，肾主水，肾气虚衰，气化失常，开阖不利，能为水肿"，"消肾者，……房事过度，精血虚竭，石热孤立，肾水燥涸，渴引水浆，下输膀胱，小便利多，腿胫消瘦，骨节疼，故名消肾"。消渴初期为肺胃阴虚燥热、肺脾气虚，日久生化之源不足，先天之本无所充养，加之肾元禀赋素亏，肝木失养，致肝肾阴虚，阴伤不止，气随液耗，形成肾之气阴两虚；随着病情进一步发展，阴损及阳，而出现脾肾气（阳）虚、阴阳俱虚之变化。可见本病肺、脾、肝、肾皆虚，而以肾虚为本。脾胃化源不足，阴虚津血不充，可致血虚、气虚，渐至血行不畅，因虚致瘀（气虚、阳虚、阴虚、血虚），瘀由虚生，瘀阻肾络。由于肺虚不调，脾虚不运，肾虚不化，加之血瘀阻滞气机影响水谷精微和津液输布，湿邪乃盛；瘀血化热，则湿热瘀结。瘀血湿热又可致病，日久化毒，毒伤肾络，加重病情。本虚与标实互为因果，相互为病，但在不同阶段，病机重点不同。

二、糖尿病肾病的治疗

刘宝厚教授主张中西医结合治疗糖尿病肾病，在西医严格控制血糖、降压、降脂及饮食控制等治疗的基础上，配合中药治疗，可减轻患者的自觉症状、改善精神状态，从而提高患者的生存质量。中医治疗须遵循"未病先防、既病防变、愈后防复"的原则，进行病证结合，分期论治。

（一）未病先防

根据《黄帝内经》记载，消渴的发生与人体先天不足、禀赋虚弱、饮食不节、情志失调具有密切关系。先天禀赋不足、五脏虚弱是消渴发病的内在因素。后天过食肥甘厚味，脾胃运化失司，或长期精神过度紧张，气机郁而化火，进一步耗伤气阴，是为消渴发病的外在因素。消渴病情迁延日久，脏腑功能失调，津液进一步亏损，气血运行受阻，水湿、痰浊、瘀血等病邪内生，小便不利，发为下消。在消渴初期，病情尚轻浅，可通过生活习惯调理配合药物，以达到预防疾病发生发展的目的。

（1）节制饮食，忌肥甘之品，尤其是肥胖或超重人群。

（2）戒烟、戒酒。

（3）长期坚持有规律的体育锻炼。

（4）保持乐观的情绪，避免精神过度紧张。

（5）监测血糖。

（6）根据体质进行药物调补：多选用成方。阴虚体质者，服用六味地黄丸；阳虚体质者，服用金匮肾气丸；气虚体质者，服用补中益气丸；血虚体质者，服用当归补血丸；痰湿体质者，服用金水六君丸。

（二）既病防变

消渴病未及时防治，病情发展常可并发多种病症。糖尿病肾病如未经及时有效的治疗，常常向下一分期进展。刘教授认为糖尿病肾病中医病机的进展和变化主要包括两个方面：一是阴损及阳，轻者表现为气阴两虚，重者表现为阴阳俱虚；二是长期阴虚内热，耗伤津液，血脉运行不畅而致血脉瘀组，即久病入络，血脉瘀滞。临床应根据发病不同阶段的特点，采用辨病与辨证相结合的方法，分期论治。

1. 早期（Mogensen 分期的 I、II 期）——肝肾阴虚证

本期为糖尿病初期和隐匿期，证候肝肾阴虚的表现为多见。

主症：头晕耳鸣，视物模糊，五心烦热，口干舌燥，腰膝酸软，舌红少苔，脉象细数。

治则：滋养肝肾，清热明目。

方药：生地 30g，玄参 20g，麦冬 15g，山茱萸 12g，山药 15g，枸杞子 15g，野菊花 15g，决明子 10g。燥热者加知母、生石膏；阳亢者加生石决明、钩藤、磁石。

2. 早期肾病期（Mogensen 分期的 III 期）——气阴两虚证

本期临床出现持续的微量白蛋白尿，即早期肾病期，中医证型由阴虚逐渐进展为气阴两虚。

主症：倦怠乏力，口干咽燥，手足心热，腰膝酸软，舌质暗红，少苔，脉象细数

治则：益气养阴。

方药：黄芪 30g，太子参 30g，生地 30g，山茱萸 12g，麦冬 15g，山药 20g，葛根

15g，五味子10g。热盛者加知母、黄柏、黄连；血瘀加丹参、当归、桃仁、红花；湿浊较甚加茯苓、泽泻、车前子、大黄。

3. 临床肾病期（Mogensen 分期的Ⅳ期）——脾肾气（阳）虚

本期出现浮肿、蛋白尿、肾功能减退，辨证为脾肾气（阳）虚证。

主症：倦怠乏力，面浮肢肿，腹胀纳差，四肢不温，腰膝酸软，夜尿清长，舌淡体胖，脉象虚弱。

治则：培补脾肾，益气活血。

方药：黄芪30g，党参20g，黄精15g，生地20g，山茱萸12g，葛根15g，当归15g，广木香10g，桂枝10g，车前子15g。有阳虚表现者，加制肉苁蓉、菟丝子；腹胀者加炒白术、茯苓、大腹皮。若见畏寒肢冷，腰膝酸软，面浮肢肿，神疲纳差，夜尿多，舌质紫暗，脉沉弱等症，病已阴损及阳，而成阴阳两虚证，治当阴阳双补，温肾利水。药用制附子10g，肉桂5g，熟地黄15g，山茱萸12g，山药15g，茯苓30g，泽泻15g，仙灵脾15g，巴戟天15g，当归12g，车前子15g。水肿重者加水蛭粉；恶心呕吐者加苏梗、黄连、半夏、煅瓦楞。

4. 肾衰竭期（Mogensen 分期的Ⅴ期）

随着肾脏病变的加重，逐渐发展至晚期糖尿病肾病，血肌酐、尿素氮升高，血压升高，Ccr下降，逐渐发展为尿毒症，则需做透析治疗。

（三）愈后防复

在糖尿病肾病病情稳定阶段，须加强生活护理，其生活规律调整原则基本同"未病先防"阶段，刘宝厚教授提倡《儒门事亲》三消之说当从火断的调护方案："不减滋味，不戒嗜欲，不节喜怒，病已而复作。能从此三者，消渴亦不足以忧矣"。同时可配合茶饮方：黄芪50g、当归15g，分2次水煎服，功效益气活血，可长期服用。

三、临证经验

（一）湿热不除，蛋白难消

蛋白尿是糖尿病肾病早期的主要临床表现，也是影响疾病进展和预后的重要因素。临床多认为蛋白尿产生的病机为肾失封藏，固摄不足，精微物质下注，从小便排出，治疗则多以补肾固摄为基本原则。而刘宝厚教授认为湿热的病因可归为三点：感受外湿，湿邪郁而化热；劳倦过度，脾虚湿热内生；素体阴虚或久病体弱，复感风热，内外合邪，湿热丛生。以上多种因素可形成湿浊或湿热交织，伤津耗气，使脾肾失于滋养，虚损更甚。脾虚则统摄失司，清浊不分，谷气下流，精微下注。肾受邪热熏灼而失统摄之能，致精关开多合少，使精微物质从小便漏出，形成蛋白尿，可见湿热可导致肾病蛋白尿的发生。故蛋白尿的病性属湿热，病位在脾肾，常涉及肺。湿为阴邪，其性重浊黏腻，湿热之邪黏滞，病势往往缠绵不愈，使尿蛋白不易消退，湿热未尽而蛋白尿迁延不愈或反复出现也是肾病的一大特点。

糖尿病肾病患者，特别是大量蛋白尿患者，常合并反复感染。刘宝厚教授通过临床总结，发现肾脏病证属湿热者，大多存在继发感染。上焦湿热者，常并见急性咽炎、扁桃体炎、上呼吸道感染及皮肤疮疡；中焦湿热者，多并见胃肠炎、胆囊炎等消化系统疾病；下焦湿热者，则常合并尿路感染、男性前列腺炎、女性盆腔炎等疾病。其病机为气虚不固，血虚不荣，阴虚失润，阳虚失煦，又因瘀血化热，而有湿热蕴结，临床常见感染病灶持续存在。湿热与血瘀互为因果，导致病情加重，加重肾功能损害。因而湿热是蛋白尿形成的基本病机，刘教授概括为"湿热不除，蛋白难消"。治疗上根据湿热证的轻重缓急，或芳香化湿，或清热燥湿，或温阳化湿，彻底清除湿热，才能取得较好疗效。

刘宝厚教授对大量临床资料研究发现，蛋白尿的上升多与湿热证候有关，清利湿热可以明显降低蛋白尿，24 h尿蛋白定量指标可作为无症状型肾病湿热证型的微观辨证参考指标。治疗上应从三焦分消湿热：若为上焦湿热，应疏风清热为主，常用鱼腥草30g，黄芩10g，金银花15g，荆芥10g，桔梗10g，生甘草6g等；皮肤感染用紫花地丁30g，蒲公英30g，蚤休30g，赤芍15g等；中焦湿热者，应加用化湿泄浊之品，如大黄10g，藿香15g，佩兰15g等。下焦湿热者，宜清热利湿，用土茯苓30g，萹蓄15g，瞿麦15g，龙葵15g，地榆30g，海金沙15g等治疗。

（二）瘀血不祛，肾气难复

刘宝厚教授将西医肾脏病理与中医病机相结合，认为糖尿病肾病的病理特征是微血管基底膜增厚，微血管瘤形成和微循环障碍，符合中医"久病入络"、"血液停滞"、"污秽之血为血瘀"等血瘀证的"浓、黏、聚、凝"特征。王清任说："元气既虚，必不能达于血管，血管无气，必停留而瘀。"临床可见身痛麻木，痛处固定，肌肤甲错或瘙痒，自觉时时腹满，口渴漱水不欲咽，舌质紫暗，或有瘀点瘀斑，脉涩或结代等瘀血症状。说明血瘀在该病病程中始终存在，只是程度不同。所以刘教授指出："瘀血不祛，肾气难复"，活血化瘀应贯穿于治疗的全过程。临证选加水蛭、三七、莪术、丹参、川芎、红花、泽兰等活血化瘀药，并兼顾本虚病机，澄清血瘀之源流，消除相干因素，如气虚者加黄芪、党参；阳虚者配锁阳、巴戟天；阴虚者配生地、丹皮、地骨皮；血虚者配以当归、鸡血藤。加水蛭粉冲服以活血散结通络，《本经》云："水蛭……主逐恶血、瘀血、月闭、破血瘕积聚……利水道。"临床观察到该药不仅能提高降糖效果，而且能减少尿蛋白，对肾功能具有一定的保护作用。

参考文献

［1］甘培尚，丁健文.刘宝厚肾脏病临证精要.北京：人民军医出版社，2014.

［2］刘宝厚.刘宝厚诊治肾脏病经验.兰州：甘肃科学技术出版社，2008.

［3］薛国忠，戴恩来.刘宝厚教授治疗糖尿病肾病经验.中国中西医结合肾病杂志，2007，8（6）：314-315.

［4］商俊芳.运用刘宝厚教授"湿热不除，蛋白难消"思想治疗肾脏病的体会.内蒙古中医药，2015.10：31-32.

［5］商俊芳，刘宝厚.刘宝厚从湿热论治肾脏病经验.山西中医，2015，31（6）：6-11.

［6］刘宝厚.临床医学开展中西医结合的思路与方法.中国中西医结合杂志，2013.33（9）：1273-1275.

（文玉敏　严美花）

第八节　名医治疗糖尿病肾病医案选介

一、吕仁和治疗糖尿病肾病蛋白尿验案

程某，男，62岁，1994年10月16日初诊。患者有糖尿病病史10年余，形体肥胖，长期服用优降糖控制血糖，近期腰酸疲乏加重，伴见咽干，视物模糊，双下肢轻度浮肿，时有麻木，大便干燥，舌淡暗，舌苔腻，脉细弦，血压160/90mmHg，化验尿蛋白（+++），诊断为糖尿病肾病，并糖尿病视网膜病变、周围神经病变、高血压病。辨证为气阴两虚，痰热郁滞，络脉瘀结，治拟益气养阴，清热化痰，化瘀散结。处方：黄芪12g、沙参10g、生地12g、丹参12g、鬼箭羽15g、莪术6g、夏枯草15g、枳实9g、三七粉3g（冲）、猪苓25g、茯苓25g，14剂。并嘱其服用硝苯地平缓释片控制血压。二诊：1994年11月1日。服药后双下肢浮肿明显减轻，疲乏、视力也见好转，原方去猪苓、茯苓，14剂。四诊：1998年11月15日。复查血糖空腹6.7mmol/L，餐后7.9mmol/L，尿蛋白（++）。守方服药2月余，诸症均减，复查尿蛋白（+）。后长期坚

持服用中药治疗，2002年11月15日来诊，仍为尿蛋白（＋），肾功能检测血肌酐、尿素氮均在正常范围。跟踪治疗至今，病情平稳。

按语： 糖尿病肾病早中期，肾气虚的同时，或兼阴虚，或兼阳虚，或阴阳俱虚，其中气阴两虚者，最为多见。其发病有所谓久病入络，痰、热、郁、瘀互结，"微型癥瘕"形成的病理。本患者即存在以上病理机转，所以治疗当在益气养阴的基础上，化瘀散结。药用黄芪益气健脾，生地滋阴补肾，沙参益气养阴，丹参活血化瘀，鬼箭羽活血化瘀，功擅通经散结，莪术破血行气，功擅化瘀散结，夏枯草清热凉肝，可化痰散结，兼可明目，枳实行气宽中，可消痞散结，三七粉既可活血，又可止血，兼可去瘀生新，补虚疗伤，大黄既可凉血，又可活血，兼可消瘀散结，泄浊解毒，"推陈致新，安和五脏"，更加猪苓、茯苓利水消肿，实为对证良方，所以取得了较好疗效。成功经验，在于坚持中药治疗，长期守方是取效的关键。

二、张琪治疗糖尿病肾病重度水肿验案

患者，男，42岁，2004年5月初诊。糖尿病病史20余年，反复水肿半年余，加重4个月。患者周身高度水肿，按之没指，身体困重，胸闷气短，难以平卧，腹部膨隆，食少纳呆，口渴，尿少，便秘，舌质淡，舌体胖大、边有齿痕，苔白厚，脉沉细。查：体重较病前增加30 kg，BP 155／100mmHg，胸水、腹水征（＋），右侧肢体较左侧肿甚，尿蛋白"++"，空腹血糖7.39 mmol／L，白蛋白18.7g／L，血肌酐298.1μmol／L，血尿素氮14.85mmol／L。心脏彩超：左心增大，心包积液。眼底检查：双眼糖尿病视网膜病变。西医诊断：糖尿病肾病，慢性肾功能衰竭（氮质血症期）。经降糖、降压、扩容、抗凝、利尿、改善微循环等中西医结合治疗半月余，疗效不显。张琪教授根据其大腹水肿不能转侧、小便不利、大便秘、舌苔白厚、脉象沉滑有力，认为属于气滞水蓄、三焦气化不通致水肿，必须治以软坚行气、攻逐利水之法，使水肿消、水气去则脾气得以健运。拟方如下：海藻30g，牡蛎20g，牵牛子10g，槟榔20g，郁李仁20g，泽泻15g，猪苓20g，茯苓30g，车前子30g，王不留行20g，肉桂10g，枳实15g，厚朴15g，木香10g。每日1剂，水煎分2次服。服用40剂后，尿量增至2000~3000 ml／24 h，水肿基本消退，体重由85 kg降至56 kg，唯腹部气胀，双下肢轻度水肿。又在原方基础上加减，连服10余剂，水肿尽消。门诊随访病情稳定。

按语： 该患者高度水肿，病程日久，病机错综。虽以脾虚为本，但水湿泛滥，大腹水肿，一般健脾利水之药很难取效。其病机之焦点在于气滞水蓄，三焦气化受阻，水湿不得输布，水瘀互结，水肿日见加重，病趋恶化。此时，必须急夺其水为首务，

当以软坚开郁、行气利水，辅佐以健脾温阳之剂，方能取效。上方软坚化湿、开瘀利水，适用于水湿壅结三焦所致慢性肾脏病，症见水肿日久不消、周身浮肿、面目肿、重者皮毛出水、手按其肤如泥、喘息口渴、口干咽干、小便不利、大便秘结、脘腹胀满、舌苔白厚、脉象沉或沉滑有力。方中海藻为治腹水之要药，《千金方》治大腹水肿、气息不通、危在旦夕之大腹，千金散即以此药为君。海藻、牡蛎、牵牛子软坚散结、攻逐水饮，治大腹水肿，其效甚佳；槟榔、郁李仁下气利水；泽泻、猪苓、茯苓、车前子清热利水使水从小便而出。水与气同出一源，气滞则水停，气顺则水行，故用木香、枳实、厚朴行气导滞利水；王不留行善于通利血脉，行而不住，走而不守，且有利尿作用，故有活血利尿消肿之功；茯苓、泽泻淡渗健脾利湿，水气除、脾气健，则运化功能复常，水湿得以正常分布，自无停蓄为患之虑；辅以肉桂温肾阳，肾阳充则恢复其开阖功能，小便自利。诸药相伍，消中寓补，邪去正安，水湿除则脾气健。

三、陈以平治疗糖尿病肾病水肿验案

赵某，男，58岁，2006年12月6日初诊。主因"多饮多尿14年，反复双下肢浮肿9个月"来诊。患者自1992年发现糖尿病，口服降糖药血糖控制欠佳，2001年开始胰岛素治疗；2006年3月双下肢浮肿明显，查肾功能：Scr 200μmol / L，2006年4月行肾穿刺示：糖尿病肾病。B超示：左肾104 mm×48 mm×50 mm，右肾103 mm×38 mm×50mm。就诊当日复查血浆白蛋白31.6g / L，Scr 240μmol / L，UA 630μmol / L，24h尿蛋白定量7.88g。既往史：高血压病史10年，血压最高200 / 100 mmHg，目前口服硝苯地平，血压控制可。刻下症：双下肢浮肿，腰酸不适，平素畏寒肢冷，动辄气喘，面色萎黄，纳可眠差，大便干结，2~3日一行，夜尿增多；舌淡、苔薄黄腻，脉细沉。中医诊断：肾消，瘀浊内蕴、水湿泛滥型；西医诊断：慢性肾脏病Ⅳ期，糖尿病肾病Ⅳ期。治以活血化瘀、温阳利水。处方：黄芪45g，黄精20g，灵芝30g，葛根20g，川芎15g，山萸肉20g，红花10g，鸡血藤30g，蝉花30g，山药15g，积雪草15g，制大黄10g，丹参30g，鹿角霜15g，苍术12g，土茯苓30g，牛蒡子30g。并辅以活血通脉胶囊活血化瘀，黑料豆丸益气提升血浆白蛋白。

患者服上方3个月后复诊，查血浆白蛋白升至34.2g / L，Scr降至221μmol / L，24 h尿蛋白降为5.355g。原方加用白僵蚕20g。1个月后复诊，24 h尿蛋白降为1.8g，血浆白蛋白33.9g / L。患者诉反复双下肢肿，原方中加用桂枝6g，巴戟天15g。服药1个月后复诊，浮肿减轻。此后随访，患者病情稳定，尿蛋白约1.2g，Scr约230μmol / L，血浆白蛋白34g / L。

按语：该患者证属瘀浊内蕴，水湿泛滥。药用黄精、山萸肉滋阴，生黄芪益气，葛根生津，川芎、红花、丹参活血，鹿角霜、巴戟天、桂枝温通经脉，制大黄通腑泻浊，牛蒡子清热，蝉花护肾。全方共奏益气养阴、温通经脉之效。黑料豆丸是陈以平教授治疗肾病综合征的常用方，主要组方为黑料豆、黄芪等，功能益气健脾。临床研究表明，黑料豆丸具有降低患者尿蛋白、升高血白蛋白、调节免疫功能、降低血脂的的作用。

四、黄文政治疗糖尿病肾病水肿验案

王某，女，52岁。患糖尿病20余年，已明确诊断为糖尿病肾病，高血压3年。诊见：气短乏力，腹胀纳差，双下肢中度水肿，少尿，舌质黯淡，苔薄白，脉细弱。尿检尿蛋白+++，血压170/100mmHg。辨证以脾肾亏虚为主。药用：黄芪30g，茯苓30g，白术30g，枳壳30g，丹参30g，泽泻30g，党参15g，山萸萸15g，山药15g，熟地黄25g，丹皮10g，肉桂10g，桃仁12g，砂仁10g，炙甘草10g。7剂，水煎服。二诊见：下肢水肿减轻，气短乏力有所恢复，但尿蛋白未有变化。本案糖尿病性肾病日久则血伤入络，邪结肾络中隐曲之处，使瘀血凝痰，混处络脉，以至痼结难解，必须用虫类药物治疗。故原方中加入穿山甲10g，炙水蛭10g，鬼箭羽10g，䗪虫10g。继服7剂，下肢水肿减轻，纳可。效不更方，经2个月治疗，尿检尿蛋白（±），症状明显减轻。

按语：患者因糖尿病肾病导致大量蛋白尿，以脾肾亏虚为主，如脾胃虚弱，胃纳失常，则腹胀纳差。脾虚不能运化水湿，水湿下注，则表现下肢水肿。辨证为脾肾亏虚，方中以黄芪、党参、白术补益中气；山药、茯苓健脾渗湿；泽泻利水渗湿；桃仁、丹参、鬼箭羽活血化瘀；穿山甲、炙水蛭、䗪虫搜剔化瘀通络。因糖尿病肾病日久则血伤入络，故以虫蚁辛咸之品，深达络脉以搜剔顽痰死血。水蛭善于搜剔络脉瘀滞，具有缓解蛋白尿和减轻肾实质损伤的作用，而䗪虫逐瘀通络以增强水蛭搜剔络中之瘀。

五、孙郁芝治疗糖尿病肾病水肿验案

张某，男，68岁，主因间断乏力、口渴、多汗10余年，伴双下肢浮肿8个月来诊。患者10年前诊断为糖尿病，近1年注射胰岛素治疗，空腹血糖控制在9.8mmol/L。8月前出现双下肢浮肿，查尿蛋白持续弱阳性，偶尔尿蛋白+~++，肾功能正常，血压、血脂正常。现症见：倦怠乏力，腰膝酸软，烦热多汗，耳鸣，口干口苦，小便多泡沫，大便秘结，舌体瘦，舌质暗红，有瘀点，苔薄黄，脉细数。实验室检查：空腹血糖控制在9.8mmol/L，尿蛋白+~++。辨证分析：患者消渴久病耗伤气阴，病程日久，穷必及肾，终致肾阴亏耗。气虚不能固摄精微，机体失于濡养，故见倦怠乏力；脾气虚不能摄精，肾虚不能泌别清浊，上为烦热多汗，下为精微外泄；肾阴亏虚，腰为肾之府，腰失所养，故见腰膝酸软；肾开窍于耳与二阴，肾虚故见耳鸣，阴虚火旺，灼伤阴液，机体失于濡养故见口干、口苦。舌体瘦，舌质暗红，有瘀点，苔薄黄，脉细数当系气阴两虚、湿热瘀阻之舌脉。诊断：消渴气阴两虚、湿热瘀阻证。治法：益气养阴、清热祛湿、活血化瘀。处方：黄芪15g，白术15g，枸杞子15g，女贞子15g，丹参30g，赤芍15g，黄芩10g，石韦30g，薏苡仁30g，杜仲15g，生龙牡各30g，熟地12g，山萸肉10g，土茯苓30g，丹皮15g，旱莲草12g，砂仁（后下）6g，浮小麦15g，桃仁15g，红花15g，川芎15g，焦三仙各15g。14剂，水煎服，日一剂，早晚空腹温服。西药继予胰岛素治疗，并嘱其优质低蛋白、低盐、低糖饮食，慎起居、适劳逸、避风寒、畅情志、防感冒。

复诊：服药后，患者症状有所减轻，乏力减轻，尿中有泡沫，大便正常。尿蛋白定性（＋）。效不更方，14剂，水煎服，日一剂。

三诊：服药后，患者症状大幅好转，乏力消失，精神食欲好转，尿中有少量泡沫，大便正常。化验：空腹血糖7.8mmol／L，尿蛋白（±），继予上方为主，略有加减，坚持守方治疗3月余，定期监测血糖、尿常规、尿微量白蛋白、24小时尿蛋白定量，继予中药补肾益气养阴、清热祛湿、活血化瘀，以巩固治疗，随访6月病情稳定。

按语： 该患者患消渴病，久病伤及气血阴阳，病程日久及肾，终致气阴两虚，肾阴亏耗，先天禀赋不足，脾胃虚弱，气血亏虚，易感外邪，耗伤气阴故感乏力、倦怠；脾气虚不能摄精，肾虚不能泌别清浊，上为表虚自汗，下为精微外泄。治疗以补肾健脾养阴、活血化瘀为法。本案中以黄芪益气为君，党参、白术健脾益气为臣，川芎理气，山萸肉、熟地、山药、旱莲草滋阴为使药。患者为本虚标实之证，气虚之体夹有血瘀之症，故以赤芍、桃仁、红花、活血化瘀。坚持在大方向基本不变的前提下，根据临床证候的变化随症加减，邪实得去，正气得复，获得了较好的临床疗效。

六、聂莉芳治疗糖尿病肾病水肿验案

李某，女，50岁，2006年10月16日初诊。主因"多饮、多尿10年，间断双下肢浮肿2年，加重伴周身浮肿3天"入院。患者2年前无明显诱因出现双下肢浮肿，2005年10月因周身浮肿，胸水、腹水，在北京某三甲医院住院，并行肾穿诊断为糖尿病肾病，对症治疗后效果不理想。11月转入另一家大型医院，予多次静脉滴注白蛋白、低分子右旋糖酐、利尿、超滤及抗凝、降压、降糖对症治疗，出院时水肿略有减轻，但

24 h尿蛋白定量仍为10.92g。症见：乏力、纳差、腹胀，眠差，双下肢重度水肿，24小时尿量700 ml。舌质淡，苔白，脉沉细。既往2型糖尿病10年，血糖控制不佳。高血压病史1年余，最高210/103 mmHg，血压控制不理想。双下肢动脉及双侧颈动脉硬化病史。查体：右下肺呼吸音消失，右第7肋叩诊浊音，腹水征（+），双下肢重度指凹性水肿。辅助检查：24 h尿蛋白定量10.92g，生化Scr 76μmol/L，Alb 20.3g/L；血常规：Hb 88g/L，Hct 26%；缺铁贫血6项：血清铁蛋白101.6 mg/dl，转铁蛋白饱和度7.6%。入院诊断：中医辨证：水肿，属气阴两虚，兼气滞水停。西医诊断：1.糖尿病肾病Ⅳ期，肾性高血压；2.2型糖尿病，糖尿病性视网膜病变；3.双下肢动脉及双侧颈动脉硬化；4.子宫肌腺瘤；5.缺铁性贫血。入院后予降糖、降压、补血对症。入院初仅用白蛋白10g扩容利尿1次，但利尿效果欠佳。该患者以水肿为突出表现，中医辨证分型属中期，急则治其标。针对气滞水停，以导水茯苓汤加减行气利水，兼以益气补血。处方：茯苓、大腹皮各20g，麦冬、白术、苏梗、当归各12g，槟榔、泽泻、桑白皮、猪苓、生黄芪各15g，冬瓜皮、车前子各30g，广木香、砂仁各10g，灯心草2g；配合黄芪鲤鱼汤每周1次。黄芪鲤鱼汤方：鲤鱼250克（1尾）、黄芪30克、赤小豆30克、砂仁10克、生姜10克。以适量水煎诸药30分钟后，将已去内脏并洗净的鲤鱼入药同煎，不得入盐，沸后以文火炖40分钟。吃鱼喝汤。

服药7剂后患者尿量大增，水肿明显消退，体重较入院时减轻6 kg，乏力好转，但仍腹胀、纳差，此系湿邪久羁，脾胃运化无权，前方加厚朴、苍术、陈皮各10g以增健脾行气除满之功。7剂后患者体重再次减轻6 kg，双下肢水肿消退，腹胀减轻，遂于上方去厚朴、苍术、大腹皮、槟榔以防过度行气利水而耗伤阴液，并加太子参15g、白芍12g、丹参30g、芡实20g以益气养阴和血兼以涩精。7剂后患者腹胀明显减轻，纳食好转，眠可，二便调，效不更方，继服7剂。2006年11月20日出院时患者无水肿，一般情况良好，复查胸水、腹水均消失，24 h尿蛋白定量降至2.3g，血浆白蛋白升至22.4g/L。出院后一直门诊服中药调理，病情稳定，水肿未复发，肾功能正常，Scr维持在100 μmol/L左右，尿蛋白维持在2g左右。

七、王永钧治疗糖尿病肾病蛋白尿验案

谢某，男，69岁，2003年10月28日初诊。主因"口渴、多饮、多食、多尿10个月，尿中泡沫增多6个月"来诊。10月前体检发现血糖升高，自觉仅轻微口渴，以后又发生多饮、多食、多尿症状，诊断为2型糖尿病，先后口服美吡达、糖适平、拜糖平等降糖药，结合饮食管理，曾经使空腹及餐后血糖均控制在正常水平。近半年来，

血糖显著增高，餐后2 h在12~19 mmol／L左右，先后换用瑞易宁、诺和龙等，均未奏效，且出现尿泡沫增多，乃来我院治疗。5年前发现血压增高，最高达160／90 mmHg，后服洛汀新控制。1年前发生两眼视物模糊，经专科诊断为白内障，予眼药水滴眼，无明显改善。不嗜烟酒，父母已故，未问出明确的遗传病史。实验室检查：空腹血糖9.6 mmol／L，餐后2小时血糖20.8 mmol／L；血空腹C肽3.2 ng／ml，胰岛素11 mU／ml；餐后2小时C肽>7.0 ng／ml，胰岛素61.6 mU／ml，糖化血红蛋白7.5%。尿蛋白定性（－），尿蛋白定量620 mg／24 h，尿微量白蛋白164 mg／L，尿α-微球蛋白27.5 mg／L，尿IgG 28.9 mg／L，尿转铁蛋白12.9 mg／L，尿渗透压861 mOsm／kg·H_2O；Scr 72μmol／L，Ccr 83.4 ml／min，Alb 43 g／L，TC 5.09 mmol／L，TG 1.63 mmol／L。脉弦细，舌淡红，苔薄白。诊断：中医诊断：消渴病肾病，肾气阴两虚，脉络瘀痹。西医诊断：2型糖尿病，糖尿病肾病Ⅲ期，糖尿病视网膜病变；高血压2级。拟予益气阴，行瘀痹方；处方：生黄芪30g，干地黄20g，当归10g，女贞子10g，旱莲草30g，生山楂12g，葛根12g，桃仁10g，红花6g，7剂。降糖药改用诺和灵30R皮下注射，早晚各1次，拜糖平口服，继服洛汀新。

11月6日二诊：调整降糖药后血糖有下降趋势，尿泡沫仍多，尿微量白蛋白亦明显增高，舌脉如前，提示肾虚之外，更有风湿之邪内扰，使"开泄"之性，致肾失蛰藏之能。拟予益肾、调气阴、和血络、祛风湿方。处方：生黄芪30g，太子参30g，淮山药15g，天麦冬各10g，五味子6g，金樱子10g，元参15g，丹参15g，广地龙10g，女贞子10g，旱莲草30g，14剂。另用雷公藤多苷片30 mg／d，分3次于餐后服，并嘱查血常规、肝功能观察。

11月19日三诊：前方药后，精神有好转，尿泡沫减少，日前复查尿蛋白定量190 mg／24 h，尿白蛋白31.6 mg／L，尿α-微球蛋白28 mg／L，尿IgG 7.36 mg／L，尿转铁蛋白2.78 mg／L，空腹血糖6.3~8.8 mmol／L，餐后2小时血糖7.4~10.8 mmol／L，均较前显著改善，肝肾功能及血常规无异常，前方既效，原方继服。以后患者在继续治疗中，病情稳定，于服药2个月后，改雷公藤多苷片为间歇服用（服2周，停2周），每月查肝功能、血常规、尿蛋白定量，每日自测血糖，6个月后停用雷公藤多苷片，继续观察18个月，病情稳定。

按语： 王永钧教授善用雷公藤治疗糖尿病肾病蛋白尿。他认为蛋白尿产生的病机是风湿之邪内扰于肾，导致肾失封藏，不能正常主宰水液输布，精微下注。雷公藤具有祛风除湿、解毒消肿，用于治疗风湿热瘀，毒邪阻滞所致的蛋白尿效果显著。现代医学研究证实，雷公藤除具有免疫抑制作用外，尚有维持肾小球滤过膜阴电荷屏障完整性，降低肾脏合成血栓素B_2水平，减少尿蛋白的作用，从而抑制糖尿病肾病的发生发展。雷公藤的主要有效成分——雷公藤甲素还可以抑制多种细胞因子和黏附分子的表达，对足细胞的损伤具有预防和修复作用。与糖皮质激素相比，雷公藤还具有不会导致糖和脂质的代谢紊乱的优势。

八、刘宝厚治疗糖尿病肾病肾功能不全验案

严某，男，54岁，初诊日期：2009年5月20日。患糖尿病7~8年，胰岛素治疗2年，血糖控制不良，近半年来出现疲乏无力，不思饮食，食后腹胀，腰膝酸软，夜尿清长，有时面部浮肿，舌质淡红，舌体胖大，边有齿痕，苔白厚，脉沉弦。检查：血压156/95mmHg。，空腹血糖9.3mmol/L，糖化血红蛋白8.5%，尿白蛋白308mg/24h，24小时尿蛋白定量2.1g，肌酐清除率28.50ml/min，血肌酐158μmol/L，尿素氮9.2mmol/L，血浆总蛋白82.3g/L，白蛋白32.6g/L，总胆固醇7.21mmol/L，甘油三酯2.46mmol/L，低密度脂蛋白5.15mmol/L，高密度脂蛋白2.14mmol/L。眼科检查：糖尿病眼底病变。中医诊断：消渴病肾病，脾肾阳虚，脉络瘀阻。西医诊断：糖尿病肾病CKD4期。方药：补阳健肾汤（经验方）合桃红四物汤加减。黄芪90g，当归15g，锁阳15g，肉苁蓉15g，菟丝子15g，女贞子15g，山药30g，茯苓20g，白术20g，桃仁15g，红花10g，莪术15g，黄连6g，地龙15g，乌梅30g。水煎2次兑服，分3次服用，14剂。芪龙通络胶囊，每次6粒，每日3次。西药：科索亚50mg，每日1次；波依定10mg，每日1次；氟伐他汀20mg，每日1次；诺和锐30皮下注射，早18U，晚12U。嘱控制饮食，戒烟酒。

二诊：精神稍好，腹胀减轻，舌质淡红，舌体胖大，边有齿痕，苔白厚，脉沉弦。检查：BP 150/90mmHg，空腹血糖7.3mmol/L，尿蛋白（+）。原方去白术，加炒苍术15g，14剂。其他治疗同前。

三诊：精神食欲明显增进，已无腹胀，大便通畅，每天步行1小时，无明显不适，舌质暗红，舌体胖大，边有齿痕，苔白稍厚，脉弦。检查：BP 135/75mmHg，空腹血糖6.3~7.0mmol/L，尿蛋白（+）。原方去泽兰，继服28剂。诺和锐减量为早14U，晚10U。

7月30日复诊：病情稳定，无明显症状，体重增加1.5kg，舌质暗红，舌体稍胖，边有齿痕，苔薄白，脉弦。检查：BP 135/75mmHg，空腹血糖6.3mmol/L，糖化血红蛋白6.2%，尿蛋白定性正常，24小时尿蛋白定量0.2g/24h，尿微量白蛋白185mg/24h，肌酐清除率31.0ml/min，血肌酐125.5μmol/L，尿素氮8.6mmol/L，总胆固醇5.8mmol/L，甘油三酯1.8mmol/L，低密度脂蛋白3.12mmol/L，高密度脂蛋白

1.92mmol / L。中药原方加减连服6个月。诺和锐减量为早10U，晚8U。停氟伐他汀。

2010年2月8日复诊：病情稳定，无症状，舌质红，舌体胖嫩，苔薄白，脉弦，血压正常，尿检正常。予补阳健肾胶囊，每次6粒，每日3次，西药继服。

2011年5月13日复诊：病情稳定，无症状，舌脉同前。血压正常。尿蛋白定量0.12g / 24小时，尿微量白蛋白78mg / 24h。中药继服，西药同前。

按语：该患者疲乏、食欲不振、腹胀等症状提示脾阳不振，腰酸、夜尿多、浮肿则为肾阳虚衰之相，治疗宜温补脾肾。因糖尿病肾病为微血管病变，病理改变上有微血管瘤形成和局部血液循环障碍，故瘀血在其发病中具有重要意义，治疗中当兼顾活血，加用活血通络药物，常用方剂为桃红四物汤。糖尿病肾病是一个慢性病程，治疗过程中应做到效不更方，在原方基础上进行少量辨证加减。

九、叶景华治疗糖尿病肾病肾功能不全验案

王某，男性，62岁。糖尿病病史15余年，发现高血压10年，平时使用胰岛素、洛汀新等西药治疗，血压、血糖控制接近正常，近2年来发现尿蛋白增加，血肌酐逐渐升高至263μmol / L，尿素氮15mmol / L。刻下：精神差，胃纳差，口不干，大便1次，小便尚多，双下肢轻度浮肿，舌苔薄，质暗红，脉细弱。中医诊断：虚劳，气阴亏虚，瘀浊蕴阻。西医诊断：糖尿病肾病CKD4期。治以益气养阴，活血化瘀泄浊。处方：黄芪30g，灵芝30g，制首乌15g，女贞子10g，桃仁10g，当归10g，红花10g，制大黄20g，川芎6g，天麻6g，川萆薢30g，枸杞10g，葫芦巴10g。同时在两肾区敷红花酊再加微波照射，每次20分钟，每天1次。另外予肾衰膏脐疗，每日1次。肾衰膏制作：丁香、肉桂、生大黄、炮山甲、水蛭、留行子按1∶1∶2∶2∶2∶2量研末，甘油调糊，搓成桂圆大小，其功能：扶正解毒，利湿、泄浊、化瘀、解毒。二诊：经上述内服外敷治疗1月后，症状好转，舌较红，苔厚，脉细有力，血肌酐降至145μmol / L，尿素氮14.6mmol / L，尿蛋白（＋）~（＋＋），于上方中去除熟女贞、枸杞子，加入葛根15g，留行子30g，土茯苓30g，皂角刺30g，鬼箭羽30g。此后上方随证加减连服1年余，间断施以肾区照射和脐疗，病情稳定，血糖血压控制在正常范围，血肌酐维持在150μmol / L左右，尿蛋白（＋）。

按语：叶景华教授认为脾肾亏虚是糖尿病肾病发病的内在原因，又因病程日久，迁延难愈，必然导致瘀血阻滞。病机上属"虚实夹杂，病本于脾虚，脾虚伤肾，因虚致实，湿瘀阻络化聚成积"。据此病机，以"益气扶正，解毒泄浊，软坚散结"立法，拟定治疗中晚期糖尿病肾病的基本方剂——肾衰方：黄芪30g，当归10g，灵芝30g，

葫芦巴10g，黄连5g，制大黄30g，土茯苓30g，皂角刺30g，留行子30g，徐长卿15g等。叶老还强调以内服方剂配合外治法，从多种途径治疗糖尿病肾病。肾区微波以增加肾区血供，改善局部血液循环。脐部中药外敷，可通利经脉，软坚散结。肚脐即神阙穴，是神气通过的门户，脐（神阙）与经脉关系非常密切，尤其是与奇经八脉的任脉、督脉、冲脉和带脉直接关联。神阙穴位于任脉，而任脉属阴脉之海，与督脉相表里，共同司管人体诸经之百脉，所以脐和诸经百脉相通。从西医角度，脐部表皮角质层最薄，脐下腹膜有丰富静脉网，这一特殊的结构有利于药物迅速吸收。

十、于家菊治疗糖尿病肾病肾功能不全验案

李某，男，62岁，2002年5月11日就诊。主诉间断乏力、口渴13年伴双下肢浮肿2周。患者有糖尿病病史13年。刻下症：乏力腰酸，下肢浮肿，纳差，大便干结，面色少华，舌淡暗，苔腻，脉沉弦。实验室检查：Hb 100g/L，尿蛋白（++）、24小时尿蛋白定量2.1g，空腹血糖9.7mmol/L，糖化血红蛋白7.8%，肾功能Scr 258μmol/L。中医诊断：消渴病水肿。西医诊断：2型糖尿病，糖尿病肾病。中医辨证为消渴日久，脾肾两虚，湿瘀互阻，浊毒内停。治以健脾补肾，活血利水泄浊。处方：黄芪30g，当归10g，肉苁蓉30g，茯苓15g，薏苡仁30g，土茯苓30g，鬼箭羽30g，酒大黄10g，车前子30g，桑寄生30g，川牛膝18g，丹参30g，红花10g，泽兰15g。14剂，水煎服，日1剂。西药加胰岛素治疗，并嘱低糖、低盐、低脂、低蛋白饮食。二诊：患者服药后，精神好转，浮肿有减，大便2~3次/日，继以上方为主，略有加减，坚持守方治疗3月余。复查Hb 110g/L、24小时尿蛋白定量1.6g/24h、糖化血红蛋白6.9%，Scr 212μmol/L，继以中药调补脾肾，活血化瘀，以巩固疗效。随访3个月病情稳定。

按语： 于家菊教授治疗糖尿病肾病，辨证与辨病相结合，活血化瘀法贯彻治疗全过程，注重早期治疗，截断病势，治病求本，补肾健脾。同时配合血管紧张素转化酶抑制剂或血管紧张素受体拮抗剂及降压，降糖，调脂综合治疗。于教授认为肾虚是糖尿病肾病产生的重要内因，而血瘀既是糖尿病肾病进程逐渐形成的一个病理因素，同时又是一个致病因素。因此在治疗上，于教授重视补肾健脾，同时配合以活血化瘀。上方以肉苁蓉、桑寄生，温补肾阳；黄芪健脾益气；当归、川牛膝、丹参、红花，养血活血；茯苓、薏苡仁、鬼箭羽、车前子、泽兰，利水消肿；土茯苓、酒大黄，泄浊解毒。

十一、杜雨茂治疗糖尿病肾病肾功能不全验案

乔某，男，43岁，干部。1996年11月22日初诊。身困乏力、烦渴、消瘦1年余。1995年8月开始出现心烦、口渴、乏力，查尿糖（++++），空腹血糖12.25mmol／L，血甘油三酯2.2mmol／L。B超提示早期脂肪肝改变，肾脏未见异常。先后口服拜糖平、达美康及双嘧达莫，尿糖及空腹血糖降低，餐后血糖控制不良，15.2mmol／L左右。烦渴减轻，身困乏力仍存在，且感腰困，足趾发麻。1996年11月19日经西安第四军医大学附属唐都医院检查：血清糖尿病系列：Iac 4.3mmol／L、GSP 2.3mmol／L、GHb 8.1mmol／L（三项均高于正常值），餐后血糖10.3mmol／L；尿白蛋白80.6mg／L；肾功能：肌酐254μmol／L、尿素氮11.1mmol／L、血尿酸541.0μmol／L。刻下症：形体消瘦，倦怠乏力，右足趾发麻，口干喜饮，尿频，夜尿2~3次。脉沉弦细、尺弱，舌暗红、苔白厚。中医诊断：消渴病，肺肾气阴亏虚，瘀组络脉证。西医诊断：糖尿病肾病肾功能不全失代偿期。治法：补肺益肾，生津止渴，化瘀通络，固摄精微。方药：黄芪40g，西洋参6g，黄精15g，生地15g，山茱萸10g，山药15g，丹皮10g，茯苓15g，泽泻15g，沙苑蒺藜18g，知母10g，葛根12g，怀牛膝12g，桑寄生15g，芡实15g，炒草决明15g，丹参18g，川芎10g，赤芍10g。每日1剂，水煎，早晚分服。西药拜糖平继服。

1996年12月22日复诊：服药30剂，自觉身困乏力改善，口渴、尿频较前减轻，腰困明显减轻。脉沉弦而不柔和，舌红暗、苔薄白。治宗前法，用初诊方，加太子参10g，红花6g，女贞子12g，去西洋参。每周服6剂，间歇1天，水煎，早晚分服，并嘱节制饮食，每天进主食180~240g，优质低蛋白摄入0.8g／（kg·d）。

1997年2月28日三诊：上方共服60剂，已不觉乏力，劳累后腰困，口干但饮水不多，尿量略多，夜尿2次，余无明显不适，体重增加。脉沉弦，舌红略暗，苔薄白。复查：空腹血糖6.6mmol／L，餐后血糖9.8mmol／L，糖化血红蛋白7.25%，肌酐145.0μmol／L，尿素氮9.1mmol／L，总胆固醇4.6mmol／L，甘油三酯3.1mmol／L。患者病情明显好转，肾功能恢复，治疗宗前法，增强益阴生津，制成浓缩丸剂以缓调善后。方药：黄芪600g，太子参100g，金石斛30g，黄精400g，生地300g，知母200g，麦冬200g，五味子200g，山药500g，天花粉400g，南苦瓜500g，葛根500g，丹参300g，川芎150g，炒草决明400g。上药经水醇提取及制粉，精制为小丸，每日早晚各服8g。

上述丸药连续配制3料，服至5月30日，精神体力恢复正常，除有口干和腰困外，余无不适，复查肾功能各项指标均在正常范围，遂停服中药，仍服拜糖平及注意饮食控制，并进行柔和体育运动。

2001年1月及2007年1月复查，肾功能均在正常范围，空腹血糖波动在8~10mmol／L之间，糖化血红蛋白波动在5.6%~7%，尿白蛋白3.62~62.5mg／L。眼底检查示早期白内障。

按语： 此病属消渴，侧重于上消和下消。其肺肾气阴亏虚为主，迁延日久，肺气虚则血行迟滞而生瘀，络脉瘀阻，故见足趾麻木；肺失布津，肾水不能上承，故口渴喜饮，饮水不解渴；肾虚气化不及州都，下窍失于固摄，水液及精微下泄过度而尿频与蛋白流失；肺肾两亏，久之筋肉失于充养而身体消瘦、腰腿酸困、乏力倦怠。方中黄芪、西洋参、黄精、桑寄生、生地、山茱萸、山药、丹皮、茯苓、泽泻，合为参芪地黄汤，益气养阴，补益肺肾；知母、葛根、芡实、草决明，清热止渴；沙苑蒺藜、怀牛膝、丹参、川芎、赤芍活血化瘀。患者经治疗有效，后治疗多宗此法，并变更剂型为丸剂，以缓补气阴。

十二、黄春林治疗糖尿病肾病蛋白尿验案

袁某，男，73岁，2010年9月2日初诊。主诉"发现蛋白尿3个月"。既往有糖尿病病史20余年，口服降糖药（拜糖平50mg，每日3次）并使用皮下注射胰岛素控制血糖，自诉血糖控制尚可。有高血压病10余年，冠心病史。3个月前患者在外院住院期间发现尿蛋白阳性，24小时尿蛋白定量为1.72g，血肌酐117μmol／L，为进一步求治来诊。来时患者精神疲惫，面色少华，自觉乏力，偶有心悸，纳食尚可，夜间眠差，夜尿频（3~4次／晚，泡沫多），大便调，颜面、双下肢无浮肿，四末欠温，舌暗，苔薄黄，脉沉且时有结代。中医诊断：消渴，脾肾两虚、湿浊瘀阻。西医诊断：2型糖尿病，糖尿病肾病Ⅳ期，肾功能不全代偿期，冠心病、频发室性早搏，心功能Ⅱ级。方药以健脾益肾、活血化瘀、通腹泄浊为法：黄芪25g，淫羊藿15g，盐杜仲20g，菟丝子15g，女贞子15g，枸杞子15g，芡实25g，丹参25g，大黄3g，麦冬15g，五味子5g，太子参25g，甘草5g。

以此方维持治疗，受补则加盐金樱子、黄精、益智仁等补益脾肾之品。每2周复诊1次，患者精神状态逐渐转佳，心悸少发，纳眠满意，仍有夜尿及泡沫尿，期间定期查尿常规，尿蛋白稳定在1个"＋"，间或呈阴性。2011年4月24小时尿蛋白定量1.104g，血肌酐108μmol／L。随访1年余，肾功能及尿蛋白水平均稳定。

按语： 该患者老年男性，脏腑功能衰退，其人疲倦乏力，面色少华，四末欠温，乃是脾虚运化无力，以致气血生化乏源，不足以濡养周身。脾虚无力固摄精微，以致大量蛋白随尿漏出，形成蛋白尿。夜尿频、夜眠差为肾虚不固、元阳失于涵养之征象。

心悸、眠差为心神失养、心气不足的表现，其本在于脾虚，上不能养心神，下不能固肾精。故治疗以健脾益肾为主。太子参、黄芪、甘草以健脾益气；淫羊藿、菟丝子、盐杜仲以温阳补肾；女贞子滋补肾阴，防药性过偏；佐以芡实、五味子助肾精之固摄。患者既往有胸痹之疾，其舌质晦暗、脉结代为瘀血内阻、血脉不通之征，加丹参以活血化瘀；患者老年，脏腑渐衰，浊邪有日渐蓄积之势，故虽其大便通畅，仍以少量大黄入药。患者服药后自觉舒适，症状好转，复诊时酌情加盐金樱子、黄精、益智仁等补益脾肾之品以图增效。

十三、赵进喜治疗糖尿病肾病肾功能不全验案

李某，女，67岁。2001年1月16日初诊。患者有糖尿病病史10余年，近期发现糖尿病肾病，肾功能不全。既往有脑梗死病史。自述食欲不振，舌淡，苔薄，脉沉。查快速血糖7.1mmol/L；血生化检查：肌酐180μmol/L、尿素氮7.84mmol/L；尿蛋白1+，尿糖2+；处方：生黄芪18g，当归12g，蝉衣6g，僵蚕9g，姜黄9g，大黄12g，川芎15g，土茯苓30g，生地15g，山萸肉12g，苏梗6g，香橼6g，佛手6g。14付。

2001年2月5日复诊：偶有咳嗽，纳谷不香，大便不畅，查血压140/70mmHg，快速血糖8.4mmol/L，原方去生地、山萸肉，大黄改为15g，加百合25g，枳壳6g，陈皮6g，桔梗6g，甘草6g。14付。2001年1月16日复诊：自述视物模糊，大便1~2次，多睡，舌淡，苔薄，脉沉。查空腹血糖5.72mmol/L，肌酐163.9μmol/L，尿素氮9.42mmol/L；尿蛋白1+，尿糖1+；血红蛋白110g/L，处方：生黄芪18g，当归12g，蝉衣6g，僵蚕9g，姜黄9g，大黄15g，川芎15g，百合15g，苏梗6g，香橼6g，佛手6g，枳壳6g，陈皮6g，桔梗6g，甘草6g，草决明15g。28付。后规律服用中药，原方基础上进行辨证加减。2001年12月11日复诊：查快速血糖7.5mmol/L，尿检白细胞8~10个/HP，尿蛋白1+，BP 160/86mmHg，舌略红，脉沉弦。处方停中药，改百令胶囊合新清宁内服，土茯苓30g泡水当茶饮。西药用氟哌酸0.2g，一日3次，硝苯地平缓释片10mg，一日2次，口服。其后，多次复查肾功能血肌酐、尿素氮指标未再升高。

按语： 此案患者症见食欲不振，舌淡苔偏少，是胃阴先伤，故治疗方面，在当归补血汤合升降散的基础上，更加入百合、香橼、佛手、苏叶之类。当归补血汤可益气养血，重在治后天，也针对气血不足证候而用；升降散升清降浊，顺升降，调气机，兼可泄浊毒。治用百合、香橼、佛手、苏叶之意，即重视"和胃气即所以护肾元"之意。一般说来，治疗食欲不振，醒脾开胃之药，砂仁最好，但砂仁性温燥，可以止泻，久用难免伤阴，在许多情况下不适合于糖尿病肾病肾功能不全患者。而香橼、佛手等，

轻清灵动，平和中正，理气化痰，调肝和胃，最为适宜。

十四、孙伟治疗糖尿病肾病蛋白尿验案

李某，女，65岁，2013年5月21日初诊。糖尿病10余年，近半年来夜尿频数而量多，腰膝酸软，倦怠乏力，时有双下肢浮肿，服用各种降糖药物，血糖控制不佳，空腹在10~15mmol/L之间，近来反复感冒而加重，空腹血糖最高至18.2mmol/L，尿中偶出现蛋白（+）伴随出现腰酸痛，夜尿频繁，头晕目眩，心烦，口干欲饮，疲劳纳呆，腰膝酸冷，双下肢轻度浮肿。舌暗红，苔薄黄腻，脉沉细。就诊时查：空腹血糖15.6mmol/L，尿糖（3+），尿蛋白（2+），Scr 187μmol/L。诊断为糖尿病肾病，辨证为脾肾气虚，湿浊瘀毒内结。治宜健脾益肾，解毒泄浊，活血通络。处方以经验方糖肾1号方加减：生黄芪30g、炒白术15g、山茱萸15g、仙灵脾10g、菟丝子10g、丹参15g、川芎15g、鬼箭羽15g、石斛10g、土茯苓30g、益母草30g、石韦15g。每日1剂，水煎分2次服用，降糖西药续按原量服用。

5月28日二诊：服药至3剂时尿频减，腰酸怕冷改善，至1周时腰酸痛，乏力，下肢浮肿等症状缓解，血糖降至13.5mmol/L，尿糖（2+），以原方去土茯苓、加杜仲15g，再服2周，血糖降至10.1mmol/L，尿糖（2+），尿蛋白（+），续上方加减服用近2个月，血糖为8.1mmol/L，尿糖（+）、尿蛋白（+），自觉症状明显减轻，但仍时有头晕目眩，前方加熟地20g，陈皮6g，每日1剂，水煎分2次服。

7月10日三诊：病人双下肢无浮肿，前述诸症状基本消失，唯感轻度腰酸，平素易感冒，就诊时查空腹血糖8.7mmol/L，尿蛋白（+），尿糖（+），Scr 137.6μmol/L，上方去石韦加防风6g，每日1剂，水煎分2次服，后逐渐减少西药用量，病情基本稳定。

9月19日四诊：病人诸症皆缓，近见胃纳不佳，脘腹胀满，大便偏干，查舌暗红，苔白腻，脉弦细。空腹血糖10.5mmol/L，尿蛋白（2+）。此为湿毒蕴结，阻塞气机，以糖肾1号方加减：生黄芪30g、炒白术15g、制苍术15g、仙灵脾10g、菟丝子10g、丹参15g、川芎15g、鬼箭羽15g、土茯苓30g、苏梗15g、制首乌15g、谷麦芽各15g。7剂水煎日分2次服。

9月26日五诊：病人前述诸症状基本消失，偶感腰酸，舌淡红，苔薄白，脉缓。空腹血糖7.1mmol/L，尿蛋白（-），Scr 136.9μmol/L。后随访病情稳定。

按语：糖肾1号方以黄芪、白术为君药，黄芪为补肾脏元气之要药，是上、中、下、内外三焦之药，方中取其补气以扶正祛邪之功效，白术健脾培土。二者配伍使用，共奏健脾益肾之效。加以山茱萸、山药以收固肾健脾，秘藏精微，收涩蛋白之功。丹

参、川芎活血通络；鬼箭羽、地骨皮、土茯苓解毒泄浊；天花粉、石斛滋阴生津，使解毒活血时不伤阴液。全方健脾益肾，固本培元，活血泄浊，祛邪而不伤正，扶正而不敛邪。

参考文献

［1］赵进喜，王耀献.吕仁和临床经验集.北京：人民军医出版社，2009.

［2］黄彦彬，张佩青，张玉梅，等.张琪辨治泌尿系疾病经验举隅.中国中医药信息杂志.2009，16（7）：84-85.

［3］张先闻，陈以平.陈以平辨治糖尿病肾病经验撷要.上海中医药杂志.2008，42（6）：6-7.

［4］尹绍峰，田虎，林燕，等.黄文政治疗糖尿病性肾病经验.辽宁中医杂志.2007，34（10）：1366.

［5］邢建月.孙郁芝教授治疗糖尿病肾病临床经验.中华中医药学会第二十六次肾病分会学术交流会议.

［6］孙红颖.聂莉芳教授辨治糖尿病肾病经验.中国中西医结合肾病杂志.2009，10（5）：380-381.

［7］陈洪宇.王永钧教授诊治2型糖尿病肾损害的临证经验.中国中西医结合肾病杂志.2008，9（9）：756-759.

［8］甘培宁，丁健文.刘宝厚肾脏病临证精要.北京：人民军医出版社，2014.

［9］路建饶，王新华，张彤，等.叶景华教授对糖尿病肾病的认识及用药经验.中国中西医结合肾病杂志.2012，13（11）：944-945.

［10］韩履祺，宋跃飞，高峰，等.于家菊教授治疗糖尿病肾病经验.中国中西医结合肾病杂志.2011，12（7）：569-570.

［11］刘旭生，卢富华.黄春林教授肾病医案医话集.广州：广东科技出版社，2012.

［12］黄伟杰.孙伟教授治疗糖尿病肾病的临床经验整理研究.南京中医药大学.2014.

（文玉敏、李平）

展望篇

第九章　糖尿病肾病基础研究进展

第一节　糖尿病肾病临床代谢组学研究

糖尿病肾病（diabetes nephropathy，DN）是糖尿病微血管严重并发症之一，由它引发的 ESRD 正成为威胁糖尿病（diabetes mellitus，DM）患者生命的主要原因。微血管病变而导致肾小球血管硬化出现肾小球排泄蛋白和滤过异常，逐渐发展为尿毒症。胰岛素依赖型糖尿病和非胰岛素依赖型糖尿病均可发生糖尿病肾病。糖尿病肾病发病机制复杂，影响因素众多，研究发现 DM 患者存在多种 DN 的危险因素，代谢紊乱可能是导致糖尿病肾病发生、发展的重要因素，同时也是糖尿病肾病引起的必然结果。因此，通过研究糖尿病肾病的代谢情况可以帮助我们了解发病机理，并有可能指导我们对糖尿病肾病的预防和治疗。

中医药以其独特的治疗方法在延缓糖尿病肾病病程的进展和控制疾病恶化方面取得了一定的疗效，并已显示出独特优势。但中医辨证论治研究的瓶颈问题在于其过于依赖中医医师的主观判断和经验，可重复性较差，不好量化，限制了其更广泛地理解和推广应用。当务之急是要发展既能够反映中医整体观和辨证论治特色又能体现现代生物学基础的可量化、重复性好的客观性评价方法。我们课题组在 21 世纪初注意到以后基因组时代快速发展起来的系统生物学方法，其以系统论为指导与中医的整体观可能具有相通之处，有望成为东西方医学沟通的桥梁。为此，我们先后了开展了包括心脑血管疾病、代谢综合征、糖尿病肾病等多因素复杂性疾病的临床系统生物学研究，并提出了整合生物标志物体系（如图 9-1 所示）等新理念来表征和阐释中医辨证论治的生物学基础（科学内涵）。整合生物标志物体系体现了整体表征与局部特征的整合、定性分析与定量测定的整合、多层面指标体系的整合和聚焦，对多因素复杂性疾病的诊断和疗效的综合评价具有优势并能够被现代医学所理解和接受，对整合医学研究具有重要的借鉴意义。相关工作在中国科学出版社和美国 Wiley 出版社已分别出版了中医药系统生物学研究专著[1, 2]。限于篇幅，本节仅简要介绍糖尿病肾病临床代谢组学研究工作。

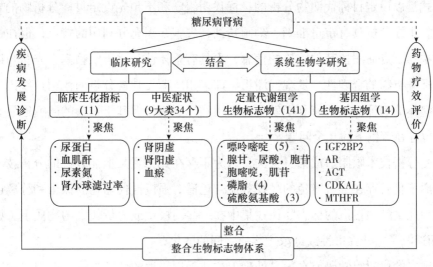

图 9-1　糖尿病肾病整合生物标志物体系示意图

对于疾病与代谢相关性的研究，传统的方法是基于代谢物靶标的检测，即根据文献和经验选定几种目标化合物进行检测，比较研究疾病组和对照组的差异。这种方法也取得了一定的成功，发现和报道了一些有价值的疾病代谢标志物。对于糖尿病肾病这样可能存在复杂的多系统代谢紊乱情况，更期望尽可能地对多个代谢网络同时进行全面的研究，从而揭示不同代谢循环及多个代谢标志物之间的内在联系。代谢组学的发展为这类研究提供了方法学的支持。

代谢组学是通过研究生物体受外界刺激或扰动（如疾病、基因变异、药物干预或环境变化）后所有低分子量的代谢物随时空变化的情况，来探明生物体系代谢途径及代谢规律的一种技术。新陈代谢是生命活动的基本形式。一切生命活动最终都会体现到一定的代谢状态中，因此代谢状态可以看作生理和病理状态的综合反映。通过对代谢物组的检测可以反映一定的生理病理状态，对一定条件下的代谢物组的时空研究，也就可以揭示一定的生命活动过程和规律。代谢状态可以是遗传和环境相互作用的最终结果，疾病的发生、发展会反映到代谢状态的差异，药物干预发挥疗效自然也会反映到代谢状态的差异。因此代谢组学的研究既可以应用于疾病的发生、发展机制的研究，也可以为药物的疗效评价提供有效的方法。代谢物组学是一种系统研究手段，数据采集得到的是多维、大量的信息，必须应用化学计量学和生物信息学的手段对这些信息进行提取，得到有用的信息。

代谢组学的最高目标是定性和定量测定一个特定系统的全部代谢物及其动态变化，但受分析技术的限制，这个目标目前来看是难以实现的。现阶段代谢组学应用的两种主要模式是以设定目标代谢物分析的靶标代谢组学和不预先设定目标分析物的发现代谢组学。靶标分析具有定量准确、刻画精细、先验知识充分利用的特点，但往往只观注于其中的一点而漏掉其他重要的信息，不具有整体性，过于依赖基于先验知识所预设的目标分析物的合理性。发现代谢组学即采用所谓无歧视分析的代谢指纹谱，它属于面向整体的表征方法，有利于发现未知生物标志物，但基于过去的研究进展看，这个方法也存在着以下的几个问题：

①受分析技术限制造成信息丢失，因为不存在真正意义上无歧视的分析技术，例如质谱离子化就存在不可避免的歧视效应，色谱对强极性代谢物的保留和分离也极为困难，因此文献中报道的标志物往往集中在一些弱极性或含量较大的物质上（如脂类等），而遗漏了一些强极性或低浓度物质之间的变化；

②现在的代谢组学研究在信息处理上往往采用线性的处理方法，但很多物质的响应都是非线性的，这也造成信息的丢失；

③分析方法未针对特定的目标分析物进行优化，难以做到准确的定量分析，过去大部分代谢组学得出的结果大都是半定量的测算，影响了得出的结果的可靠性；

④发现代谢组学不需要预设假说，反过来也对先验知识利用率低，对于不同的疾病和代谢网络研究针对性较差，得出结果缺乏特异性。从这几方面来看，代谢指纹谱只是一个模糊的全景模式。

因此，对于生物复杂系统的表征需要将代谢指纹谱分析（发现代谢组学）与多靶标代谢物定量分析（靶向代谢组学）相结合，整体表征与局部表征相结合，定性与定量分析相结合，代谢分析与临床生化分析相结合，构建多学科参与、多种分析方法整合、大数据分析的定量代谢组学平台[1, 2]。定量代谢组学平台既具有全局的视野和对代谢轮廓谱的整体把握，又能实现对特定的代谢途径和生物标志物的精准分析，在多因素复杂疾病和生物复杂系统的研究中具有广阔的应用前景。

糖尿病肾病是一种多基因多代谢循环异常的疾病，涉及到了多个代谢通路。现有研究表明脂肪酸代谢循环、磷脂代谢循环、氨基酸代谢循环、核苷/尿酸/肌苷代谢循环等多个代谢循环网络均可能与糖尿病肾病的发生和进展密切相关（图9-2）。从图中可见，首先是磷脂代谢，糖尿病状态下继发性的细胞内高糖激活AR，经过一系列反应导致细胞内二酰甘油DG从头合成（de novo）增多，激活PKC，从而引起磷脂类物质的变化。其次是脂肪酸代谢，IR和脂肪酸释放入血有关，反过来，脂肪酸通过影响胰岛素分泌和代谢而影响糖类代谢，而且游离脂肪酸作为毒性分子，直接造成或协同其他因素造成了细胞内部环境损伤，进而影响了肾小球纤维化进程。另一个与疾病相关的代谢是嘌呤嘧啶代谢循环，其中的腺苷具有调节肾脏血流，控制肾素释放，调节肾小球反馈系统等作用，血清尿酸水平可能是糖尿病的一个有力的生物标记物和预后独立指标[3]，而胸腺嘧啶核苷浓度过高会引起DNA损伤，可能会引起糖尿病和糖尿病肾病的发生。另外，低分子量的硫醇氨基酸也在糖尿病肾病等许多生理和病理过程中起着非常重要的作用。

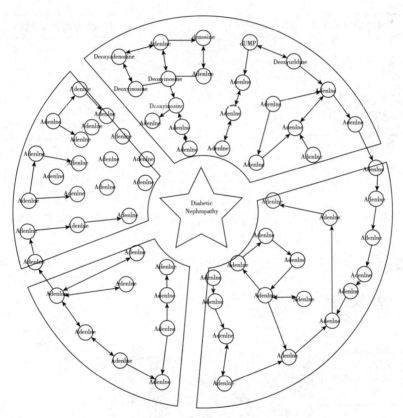

图 9-2　与糖尿病肾病相关的代谢物与代谢循环

对于糖尿病肾病这样一个复杂的疾病，应用所建立的定量代谢组学平台技术（图9-3）具有突出优势。以对一个大象的观测作个比方（图9-4），发现代谢组学研究好像是全景模式，利用无歧视分析的超高压液相色谱-飞行时间质谱仪（ultra performance liquid chromatography-tanderm mass spectrometer，UPLC-Q-TOF）建立了一个代谢指纹谱分析方法，反映代谢物的整体信息，看的比较完整但是比较模糊；同时对于磷脂、脂肪酸、嘌呤嘧啶和硫醇氨基酸等特定通路，分别建立了精确定量的方法，对其中的重要代谢物进行分析，就像是对大象的各个局部进行聚焦分析。整合的定量代谢组学平台结合了模糊的全局分析和精确的局部分析，从而实现对糖尿病肾病这头"大象"进行了整体而细致的研究，有可能避免"盲人摸象"的错误。

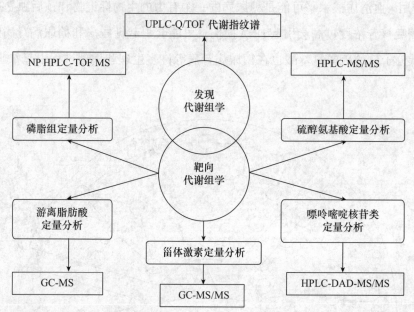

图 9-3　基于多种方法整合的糖尿病肾病定量代谢组学研究平台示意图

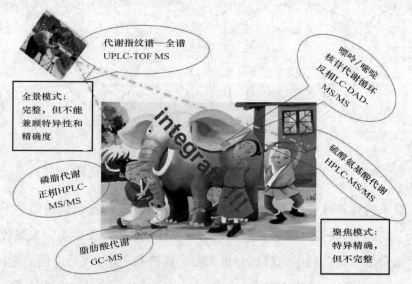

图 9-4　糖尿病肾病研究与盲人摸象示意图

在国家973项目的支持下，清华大学与中日友好医院牵头的多中心临床研究团队合作，基于课题组所创立的临床定量代谢组学平台技术，率先开展了糖尿病肾病代谢组学方面的探索性研究工作。临床样本包括350例横断面病例开展的诊断代谢组学研究和180例多中心、随机双盲、安慰剂平行对照临床试验开展的糖肾方治疗糖尿病肾病疗效评价的代谢组学研究。按照中医辨证分型和糖尿病肾病病理分期分别进行了分组比较研究，其中按照中医辨证分型结果，分为正常组、气阴两虚组、阴阳两虚组，为进一步考察阴阳辨证差异，又将气阴两虚组分为气阴两虚偏阴虚组和气阴两虚偏气虚组。另一方面，按照Mogenson病理分期进行分组：正常组，糖尿病组，糖肾III期，糖肾IV期，糖肾V期。具体实验方法请参考相关文献[1, 2]，本节仅对主要研究结果做一介绍和讨论。

一、糖尿病肾病代谢指纹谱的分析

依据西医分期研究，使用代谢指纹谱的分析方法对各组样本进行分析，所得的各期的代表性样本图谱如下图9-5所示：

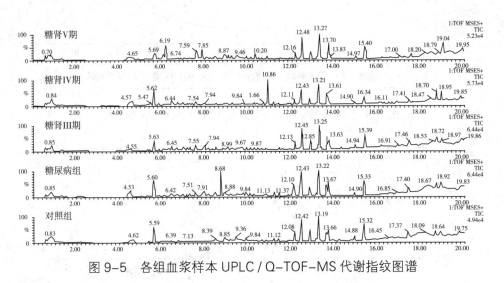

图9-5 各组血浆样本 UPLC / Q-TOF-MS 代谢指纹图谱

将所有血清样本的超高效液相色谱串联质谱法（ultra performance liquid chromatography-tandem mass spectrometer，UPLC-MS / MS）数据导入Waters公司的MarkerLynx软件，对数据进行峰匹配、峰对齐、峰提取和归一化处理后，将MarkerLynx处理后的数据导入SIMCA-P可以进行主成分分析法（principle component analgsis，PCA）分析或偏最小=乘判别分析（parlial least squares-discriminate analysis，PLS-DA）分析。PCA 分析各组样本有一定的聚集成群的趋势但是比较分散，PLS-DA分析结果聚类趋势更为明显。

首先将所有样本代谢指纹谱数据放在一起分析，由图9-6可以看出，糖尿病肾病V期能够和其他4组样本完全区分开，而糖尿病组和糖尿病肾病III期以及IV期3组样本区分不是很好。如果剔除掉高分散的糖尿病肾病V期样本，单独对这其他组样本进行了分析，聚类结果区分非常明显（如图9-7所示）。

从糖尿病肾病代谢指纹谱分析鉴定发现的潜在代谢标志物如表9-1所示。

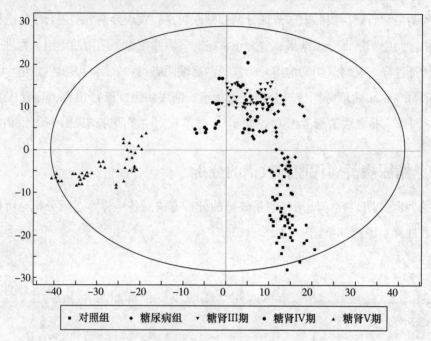

图 9-6　所有血浆样本 PLS-DA 分析结果 Scores 图

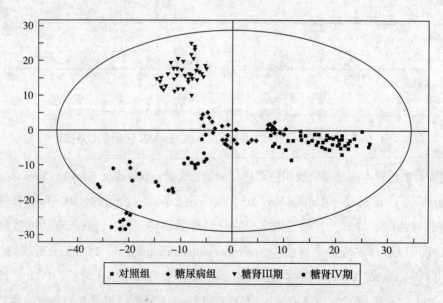

图 9-7　对照组、糖尿病、糖肾 III&IV 期样本 PLS-DA 分析结果 Scores 图

表9-1　糖尿病肾病潜在生物标志物鉴定结果

NO.	m/z	元素组成 [M+1] $^+$	鉴定结果
1	496.34	C24H51NO7P	Lyso-PC（16：0）
2	251.06	UN	UN
3	331.22	C21H31O3	脱氧皮质酮
4	520.34	C26H51NO7P	Lyso-PC（18：2）
5	524.37	C26H55NO7P	Lyso-PC（18：0）
6	522.36	C26H53NO7P	Lyso-PC（18：1）
7	347.22	C21H31O4	皮质酮
8	130.05	C5H8NO3	氧脯氨酸
9	209.12	C10H13N2O3	L-犬尿氨酸
10	544.34	C28H51NO7P	Lyso-PC（20：4）
11	546.35	C28H53NO7P	Lyso-PC（20：3）
12	568.34	C30H51NO7P	Lyso-PC（22：6）

潜在生物标志物相关生物学意义有以下几方面：

（一）Lyso-PC类化合物

溶血卵磷脂是一组含有仅一个脂肪酸的磷脂，其含量虽然很小，但功能上却很重要。与含有两个脂酸、具有高度亲脂性的磷脂不同，溶血卵磷脂的亲脂性和亲水性是平衡的，并有分布在水-非水相面间的倾向。这种磷脂的特殊溶解性增强了它的净化性质和加速胞膜与胞浆间交换的速度。所以，溶血卵磷脂对红细胞具有潜在的损害作用。Lyso-PC与许多疾病的发生有关，可促进炎症反应。Lyso-PC可以与细胞膜上的葡萄糖转移蛋白结合，抑制葡萄糖转运。而且，通过激活PKC-α通路，Lyso-PC能够抑制胰岛素激活的葡萄糖代谢（insulin-stimulated glucose metabolism），促进血内过氧化物离子的生成，促进氧化应激。已有研究[4, 5]表明，氧化应激对肾组织的损伤如下：攻击体内的不饱和脂肪酸，产生脂质过氧化产物，导致肾组织细胞膜的生理状态破坏；导致肾细胞及线粒体DNA损伤；使红细胞膜脂质过氧化，降低膜的流动性，增加其对内皮细胞的黏附性；可导致氧化损伤连锁反应，结缔组织中透明质酸含量降低并失去黏性，破坏细胞间的填充黏合质，使血管通透性增加。另有报道称Lyso-PC可以通过激活JNK或者PKC抑制酪氨酸磷酸化，进而抑制胰岛素信号传导。PKC活性升高，引起肾小球高灌注、高滤过，肾小球细胞外基质合成增加。近年研究发现，PKC激活后可上调细胞黏附因子在肾小球膜细胞中的表达，促进肾小球处白细胞黏附聚集，加速肾小球损伤[6]。Lyso-PC还可以抑制Na$^+$，K$^+$-ATPase的活性，进而使细胞结构和功能异

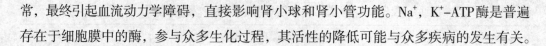

常，最终引起血流动力学障碍，直接影响肾小球和肾小管功能。Na^+，K^+-ATP酶是普遍存在于细胞膜中的酶，参与众多生化过程，其活性的降低可能与众多疾病的发生有关。

（二）皮质激素

脱氧皮质酮是一种典型的盐皮质激素，皮质酮则兼有盐皮质激素和糖皮质激素的作用。盐皮质激素有保钠排钾的作用，能够促进肾小管对钠的重吸收和排钾的作用，从而维持血浆中钠、钾的适当浓度。脱氧皮质酮分泌过多，可因体内保留钠和水超过限度而导致水肿，血量增加、血压升高、高血糖、低血钾等。研究报道[7]，持续肾小球内高压，可损害肾小球毛细血管内皮细胞，滤过膜通透性增加，血浆大分子物质渗出系膜区增加，且患糖尿病时系膜细胞清除大分子物质的能力降低，致系膜区阻塞；另外，大分子物质在系膜区积聚过多可刺激系膜细胞增殖，促进系膜基质产生，引致系膜区扩大，加速肾小球硬化。另外，持续肾小球内高压还可刺激肾小球滤过膜上皮细胞胶原合成增加，致肾小球毛细血管基底膜增厚，同时亦刺激系膜区系膜细胞基质产生增加，最终促进肾小球硬化。糖皮质激素是一种胰岛素反调节素，能够影响机体对胰岛素的敏感性，即具有胰岛素抵抗作用；另外，糖皮质激素还可直接作用于胰岛β细胞，抑制葡萄糖刺激的胰岛素释放。

（三）支链氨基酸

由于体内胰岛素缺乏，致使三大物质（糖、脂质、蛋白质）的代谢由合成代谢转为分解代谢，使得大量的蛋白质分解为氨基酸。支链氨基酸（缬氨酸、亮氨酸、异亮氨酸）主要通过在骨骼肌中氧化代谢为机体提供能量，而胰岛素能够促进这一代谢的进行。胰岛素的相对或绝对缺乏，促进了蛋白质分解，抑制了支链氨基酸的吸收，最终使体内的支链氨基酸水平升高。随着病程的延长，肾脏的损伤加剧，蛋白质的合成与分解被打乱，导致支链氨基酸水平下降。其趋势与Lyso-PC类化合物相似。

（四）L-色氨酸和犬尿氨酸

研究还发现L-色氨酸和犬尿氨酸的水平在糖尿病肾病Ⅴ期发生了显著的改变，其他几组样本之间基本无区别。L-色氨酸通过犬尿氨酸代谢途径代谢成为L-犬尿氨酸，L-色氨酸-2，3-双加氧酶和犬尿氨酸酶是该代谢途径中主要的酶。有研究发现，肾脏功能损伤会增强L-色氨酸-2，3-双加氧酶的活性，抑制犬尿氨酸酶的活性。前者活性增强使更多的L-色氨酸代谢成为L-犬尿氨酸，后者活性降低抑制了L-犬尿氨酸的分解代谢，最终导致L-色氨酸水平降低，而L-犬尿氨酸水平增加。

依据中医辨证分型的研究，与Mogensen分期的样本分析相似，将所有样本数据导入SIMCA-P进行PLS-DA分析（图9-8）。

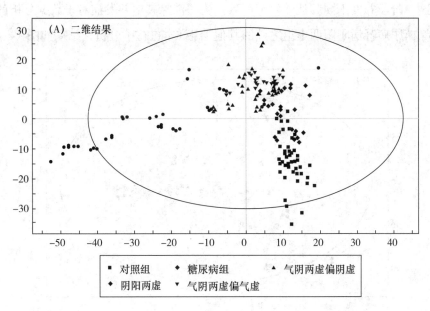

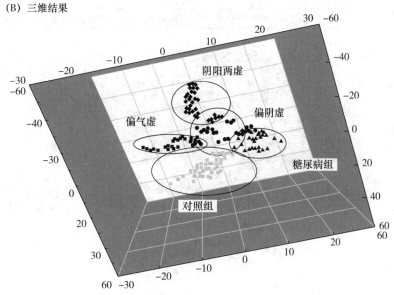

图 9-8　中医分型 PLS-DA 分析结果图

由分析结果可以看出，采用PLS-DA对中医辨证分型的样本进行分析，在二维空间中，糖尿病组和糖尿病肾病各组之间重合严重。进而对所有样本在三维空间的分布进行分析，结果发现基本能够实现在三维空间进行分离，且样本分布呈螺旋状，病情越严重，样本距离对照组越远。这一结果充分说明不同证候之间的差异能够通过代谢物组的差异体现出来。

由图9-8（A）可以看出，糖尿病肾病阴阳两虚组的样本很分散，可能是由于疾病发展到这一阶段并发不同其他并发症所致。为了消除其他并发症对于数据分析的干扰，本文对除糖尿病肾病阴阳两虚组之外的其他4组样本进行了分析，结果如图9-9所示。

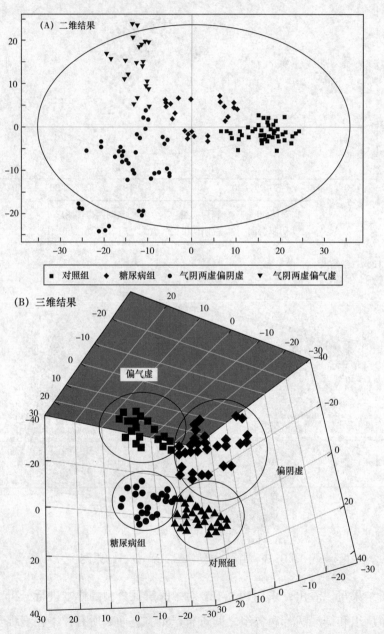

图 9-9　对照组，糖尿病组和气阴两虚组数据 PLS-DA 分析结果图

本节还对糖尿病肾病三个中医辨证分型进行了对比，分析结果如图9-10所示，三个中医分型的样本分别聚集成群，且完全分离。

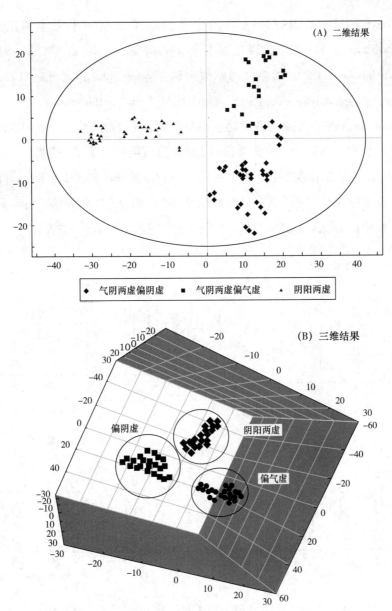

图 9-10　糖尿病肾病各中医辨证分型的 PLS-DA 分析结果图

　　以上各组分析结果均说明，中医辨证分型与代谢状态是相关的，不同分型之间的代谢状态确实存在差异，中医辨证分型是具有其代谢物质基础的。

二、糖尿病肾病靶标代谢组学定量分析

（一）磷脂代谢通路的定量研究

采用正相色谱-串联质谱联用技术（normal phase high performance liquid chromatography-mass spectronetry，NP HPLC-MS/MS）精确定量测定了血浆中七大类磷脂酰乙醇胺（phosphatidyl ethanolamine，PE），磷脂酰甘油（phosphatidylglycerol，PG），磷脂酰胆碱（phosphatidy lcholine，PC），溶血性磷脂酰胆碱（lysophosphatidy chdine，Lyso-PC），磷脂酰丝氨酸（phosphatidylserine，PS），磷脂酰肌醇（phosphatidylinositol，PI），神经鞘磷脂（sphingomyelin，SM）共20种磷脂化合物的含量。通过对各临床分组中磷以上7大类磷脂化合物的总量以及20种化合物含量的统计学分析结果，发现总磷脂总量，PE、PG、PC、Lyso-PC等各类磷脂量以及几种PE m/z750、PG m/z747、PC m/z854等特定磷脂化合物的含量在糖尿病肾病不同西医分期具有规律性，部分有望作为糖尿病辨证分型或疾病进展和疗效评价的辅助生物标志物，部分代表性结果列示如下（图9-11）。

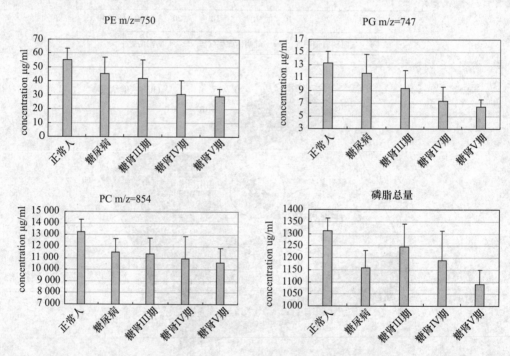

图9-11 代表性磷脂化合物 PE m/z750、PG m/z747、PC m/z854 及
七大类20种磷脂化合物总量在各组间的比较

在图9-11中可以看出，糖尿病肾病患者血磷脂总量均低于正常人。说明蛋白激酶通路的活化引起磷脂酶活性的增高，从而加快了对质膜磷脂的水解，致使病人体内的磷脂含量降低。同时由于多元醇通路的激活，大量的山梨醇也破坏了细胞原有的结构，细胞膜的组成发生变化。

磷脂是细胞膜的主要组成部分，直接影响着细胞的生理功能。病人体内磷脂浓度的降低，会改变细胞膜的组成和通透性，将影响细胞正常生理功能。所以磷脂含量的变化很好地反映了糖尿病以及糖尿病肾病患者体内的脂质代谢紊乱，是一个反映糖尿病疾病机理的非常重要的生物学指标。

（二）脂肪酸代谢通路的定量研究

采用GC-MS联用技术精确定量测定了血浆中15种脂肪酸。统计分析发现，从正常对照到糖尿病，再发展到糖尿病肾病，血浆中四种脂肪酸物质（C20：4、C18：2、C20：2和C20：3）的含量显著增高并随疾病恶化进程呈上升趋势，按照"脂毒性假说"，可能这些脂肪酸浓度的增高造成了内皮细胞受损，从而对肾小球、肾小管和肾脏小血管造成损害，破坏肾脏正常功能，诱发糖尿病肾病。其中，体内类花生酸代谢物（即C20族脂肪酸，主链烃基部分为20个碳原子的脂肪酸，如C20：4、C20：3、C20：2）是糖尿病和糖尿病肾病相关的重要物质。它们主要来源于细胞膜磷脂分解、亚油酸（C18：2）合成及食物摄入，进而合成重要炎症介质和信号物质［如前列腺素（PG类），白三烯（LT类），凝血烷酸（TX类），过氧化花生四烯酸（HETE类）］等。花生四烯酸（C20：4）本身也是重要的炎症介质。健康状态下，组织中的花生四烯酸主要以脂肪酰基，即结合状态的形式（EFA）储存在质膜磷脂中。糖尿病肾病状态下，大量花生四烯酸解离释放出非酯化花生四烯酸（NEFA的形式），同时体内其他类花生酸总量增加，造成炎症介质代谢紊乱。炎症介质对肾脏Ca^{2+}离子转运的调节作用紊乱，内皮细胞功能受到影响，组织纤维化进程加速[8]。C18：2是C20：4的前体物质和其他炎症介质的代谢初始原料，其浓度升高使C20：4及其他C20族脂肪酸的合成增加，促进炎症反应的发生。我们的研究结果血浆脂肪酸浓度变化较好的支持了脂毒性学说：游离脂肪酸作为毒性分子，直接或协同其他因素造成了细胞内部环境损伤，进而影响肾小球纤维化进程。

（三）嘌呤嘧啶循环的定量研究

采用HPLC-DAD-MS／MS联用技术建立了血浆中21种嘌呤嘧啶类物质同时准确定量测定的分析方法应用于上述临床样本分析并进行统计学处理。

按照西医病理分期进行分组统计分析，从21种代谢物中发现尿酸、黄嘌呤、肌苷、腺苷、胞嘧啶、胞苷及胸腺嘧啶核苷等在组间有显著性差异。腺苷在肾脏中有很重要作用，它是肾脏水、电解质代谢中的重要角色，与肾素释放、肾血流都相关，所以与糖尿病肾病的发生发展有很重要关系[9]，而现在糖尿病肾病治疗的主要靶点是阻塞肾素-血管紧张素系统（RAS）。因为腺苷是一种免疫抑制剂，其含量过高会导致免疫缺陷综合征。而在2型糖尿病的发生过程中，胰岛素抵抗也会造成免疫系统紊乱，这说明腺苷含量升高造成免疫缺陷很可能会加重糖尿病病情的发展，导致并发症的发生。从结果中可以看出，腺苷的含量有升高的趋势，尤其是到了V期，含量有明显升高。而在细胞外，腺苷的主要代谢途径是在腺苷脱氨酶的作用下代谢为肌苷，腺苷脱氨酶活性的降低会使得腺苷含量升高，因此腺苷脱氨酶活性的降低很可能是疾病发生发展的一个重要的机理。尿酸在机体内既有有益作用（作为一种还原性物质，参与氧化还原反应，有抗氧化、抗DNA损伤作用），但它也有有害作用（促进血管平滑肌增生，导致内皮功能紊乱等）。有研究表明，尿酸与低肾脏血流相关，使血管收缩变缓，激活RAS，若尿酸含量过高，会导致血管平滑肌细胞增殖，可对肾小管带来不可逆转的伤害。而且尿酸水平升高将促进低密度脂蛋白胆固醇的氧化，进而导致脂类过氧化[10]。在尿酸含量变化上可以看出，随着病情的发展，尿酸的含量逐渐升高。胸腺嘧啶核苷的含量有递增的趋势，且在V期有明显升高，究其原因，可能是dTMP含量的升高导致的。在人体代谢循环中，存在一种可以保护肾脏的氨甲蝶呤[11]，在糖尿病肾病发病过程中，氨甲蝶呤的量会减少，作为一种二氢叶酸还原酶的竞争性抑制剂，它的减少导致了四氢叶酸水平会升高，进而引起了dTMP增多[12]，而胸腺嘧啶核苷由dTMP转化生成，胸腺嘧啶由胸腺嘧啶核苷转化生成，所以胸腺嘧啶核苷的量有增高。另外，从代谢途径中酶活性的变化来考虑，可以看出，胸腺嘧啶核苷的含量主要是有三个酶的活性来决定，文献对于其中的两个酶都有报道，报道称在病变过程，5'-nucleotidase活性降低，thymidine kinase活性升高[13]，这两个变化都不会产生胸腺嘧啶核苷含量升高的结果，而研究发现，胸腺嘧啶的含量不变，这说明催化胸腺嘧啶核苷变为胸腺嘧啶的酶thymidine phosphorylase活性降低，这可能是导致胸腺嘧啶核苷含量升高的又一原因。同时，有文献报道胸腺嘧啶核苷含量的升高可导致内皮细胞DNA损伤，这是肾病发生的一个重要机理。胞苷和胞嘧啶的含量均有逐步升高的趋势。在本研究室以前关于磷脂的变化的研究中，发现随着肾脏病变的发生发展，PC与PE均逐渐下降，文献普遍推测的机理是由于PKC活化导致的磷脂酶的激活，而胞苷与胞嘧啶与磷脂代谢，尤其是PC与PE的合成代谢有密切关系，又由于cytidine是核苷酸补救途径的底物，所以根据本实验结果推测，磷脂变化的另一个可能原因是核苷酸补救途径的异常。上述代谢物可能作为区分糖尿病病理分期的潜在生物标志物。

依据中医症候分型研究，发现从正常对照、气阴两虚到阴阳两虚，肌酐、尿酸、黄嘌呤、肌苷、腺苷、胞苷等代谢物都呈递增的趋势，且各组之间都有显著性差异。肌酐的含量随着病情的发展有逐渐升高的趋势，正常对照组、气阴两虚、阴阳两虚各组之间均有显著性差异（$p<0.05$）。但在气阴两虚组中，偏阴虚和偏阳虚之间无显著性差异（$p=0.22$）。尿酸含量随着病情的发展有递增趋势，尿酸含量在正常对照和病人组间有显著性差异（$p<0.05$），气阴两虚到阴阳两虚尿酸含量均值有所上升但差异

不显著。黄嘌呤的含量随病情发展有递增趋势，正常对照、气阴两虚和阴阳两虚各组间有显著性差异（$p<0.05$）。气阴两虚中偏气虚和偏阴虚两组由于标准偏差大导致差异无显著性。肌苷含量随病情发展有逐渐升高趋势，正常对照、气阴两虚和阴阳两虚各组间有显著性差异（$p<0.05$）。气阴两虚中偏气虚和偏阴虚两组亦具有显著性差异（$p<0.05$），但是气阴两虚中偏阴虚组与正常对照组差异不显著，提示肌苷含量很可能作为阳虚辨证的一个有意义的标志物。腺苷含量随病情发展有逐渐升高趋势，正常对照、气阴两虚和阴阳两虚各组间有显著性差异（$p<0.05$）。但气阴两虚中偏气虚和偏阴虚无显著性差异。胞苷含量随病情发展有逐渐升高趋势，正常对照、气阴两虚和阴阳两虚各组间有显著性差异（$p<0.05$）。但气阴两虚中偏气虚和偏阴虚无显著性差异。胞嘧啶含量随病情发展有逐渐升高趋势，正常对照、气阴两虚和阴阳两虚各组间有显著性差异（$p<0.05$）。但气阴两虚中偏气虚和偏阴虚无显著性差异。从中医辨证来看，筛查出的代谢物浓度对于正常对照组、糖尿病与阴阳两虚组来说规律性明显，且各组之间均具有显著差异，气阴两虚偏阴虚组和偏气虚组在肌酐、胸苷、胞苷、胞嘧啶等指标上无显著性差异，但是肌苷、腺苷、黄嘌呤等代谢物含量上差异显著，可以很好的辅助辨证分型。

（四）硫醇氨基酸代谢的定量研究

采用HPLC-MS／MS联用技术建立了血浆中8种硫醇氨基酸类代谢物的同时定量测定方法并应用于上述临床研究。

根据西医分期，通过对正常人及病人血浆中的硫醇氨基酸的含量测定，发现同型半胱氨酸（homocysteine，Hcy）、腺苷甲硫氨酸（s-adenosy methionine，SAM）、腺苷同型半胱氨酸（s-adenosyl homocys teine，SAH）的含量随着糖尿病肾病的加重逐渐升高。在糖尿病和糖尿病肾病患者中，半胱氨酸（cysteine，Cys）有升高的趋势，而半胱酰基甘氨酸（in acyl glycine，Cys-gly）、甲硫氨酸（methionine，Met）和谷胱甘肽（glutathione，GSH）有降低的趋势。

肾损伤病人血浆同型半胱氨酸显著升高是由于其血浆在肾脏的清除率降低。当血浆不再滤过，肾脏的实质细胞也不再对同型半胱氨酸进行新陈代谢。按照同型半胱氨酸循环所示，甲硫氨酸是同型半胱氨酸通过叶酸辅酶体系，例如甲基四氢叶酸，或者是已经形成的甲基供体的甲基化过程而形成的。因此，同型半胱氨酸的蓄积影响了甲硫氨酸的转化形成，使甲硫氨酸的含量降低。另外，腺苷甲硫氨酸是甲基四氢叶酸还原酶的变构象抑制剂，当SAM的浓度升高，合成甲基四氢叶酸的过程就会被抑制，从而导致同型半胱氨酸的蓄积和抑制了甲硫氨酸的生成。一般来说，对于同型半胱氨酸的蓄积有以下几点的推测：①通过转硫作用的清除率降低；②转甲基作用的产物增加；③重甲基化生成甲硫氨酸的速率降低；④降低了肾脏对同型半胱氨酸的摄取和新陈代谢。

腺苷同型半胱氨酸的血浆浓度在糖肾病人中也有显著的升高。有报道说肾脏是腺苷同型半胱氨酸从体内清除的唯一途径。另外，受到同型半胱氨酸代谢循环中甲硫氨酸生成的影响，蓄积的同型半胱氨酸导致腺苷同型半胱氨酸的二次蓄积，从而腺苷同型半胱氨酸的血浆浓度有显著升高[14]。

同时，增加的血浆腺苷同型半胱氨酸的浓度会抑制细胞的甲基转移酶活性，使腺苷甲硫氨酸的浓度升高。并且，与腺苷甲硫氨酸相关的甲基化是许多细胞生物合成的重要参与过程，例如肌酸、肾上腺素、肉毒碱、磷脂、DNA和RNA。

谷胱甘肽能够保护机体抵抗氧化应激和具有对外源性化学物质刺激的解毒作用。肾损伤病人的体内谷胱甘肽含量相对较低。正常人体内保持较低浓度的同型半胱氨酸，它是依赖于将半胱氨酸存储为谷胱甘肽。如上所述，肾损伤病人的半胱氨酸代谢异常，这也可以解释病人血浆同型半胱氨酸浓度产生变化的原因。谷胱甘肽以及它的代谢产物——半胱酰基甘氨酸是半胱氨酸通过γ-谷氨酰转肽酶和二肽酶的作用转化而来的，因此，与谷胱甘肽代谢途径相关的酶也是影响体内硫醇氨基酸变化的重要物质[15]。

根据中医症候分型，Cys-gly和GSH随着病程的加重，含量逐渐降低；而SAH、SAM、Hcy、Cysta和Cys则有逐渐增高的趋势。气阴两虚偏阴虚组患者体内Cys-gly、SAH、SAM、Hcy和GSH含量与健康组相比有显著性差异，提示可应用于辅助糖尿病肾病中医辨证的早期诊断。其中，SAM和Hcy能显著区分气阴两虚偏阴虚与阴阳两虚组。另外气阴两虚偏阴虚组、气虚组患者体内的SAH含量与阴阳两虚组相比有显著性差异，说明SAH能较好的反映疾病发展的过程，对糖尿病肾病的中医辨证分型具有重要意义。

对照和气阴两虚偏阴虚组之间有显著性差异的是Hcy、SAH、SAM、Cys-gly和GSH，气阴两虚偏气虚组与阴阳两虚组之间有显著性差异的是SAH。其中，体内Hcy升高的中医病机可以归于痰浊、血瘀范畴。而血瘀是在多种致病因素作用下而产生的一种病理状态，会导致"血行失度"，从而"血脉瘀阻"，与血管内皮细胞损伤密切相关[16]。痰浊阻滞血气的运行，从而会引起血瘀；血瘀阻滞则会使津液停蓄化而为痰，痰瘀相互搏结，导致体内Hcy的蓄积。肾脏是体内Hcy排出体外的重要场所，肾脏内皮细胞的损伤，导致Hcy的清除率下降，以至于体内Hcy含量升高。体内SAH含量的升高，对肾脏造成损害有两方面的可能。第一，从Hcy代谢通路来讲，SAH通过SAH水解酶的作用转化为Hcy，从而Hcy的蓄积必定会引起SAH体内含量增高。第二，SAH和Hcy对肾脏有一定的毒性，必定会损害肾脏功能。中医认为肾元亏虚，毒损肾络，肾之体用俱病所致糖尿病肾病发生发展，而毒损肾络是糖尿病肾病的核心。这在一定程度上揭示了SAH和Hcy体内含量与中医辨证分型具有较好的相关性的原因。

三、糖尿病肾病代谢组学数据的整合研究

从上述研究可以看出，对于糖尿病肾病这样多因素复杂疾病，即使是完全相同的临床样本开展所谓的代谢组学研究，但是按照不同的研究设计分组、采用不同研究方法、关注检测不同的目标代谢通路甚至是所谓的无歧视代谢指纹谱分析，都会得到不同的结果，可能报道发现不同的潜在代谢标志物（如图9-12所示），这也是现在众多的代谢组学研究存在的共性问题，即存在研究的碎片化倾向，结果重复性和一致性不理想，造成这种现象的很重要原因就在于大部分研究都是从各自的角度开展的研究，获得的是某一个侧面的信息，也就是存在盲人摸象的问题。

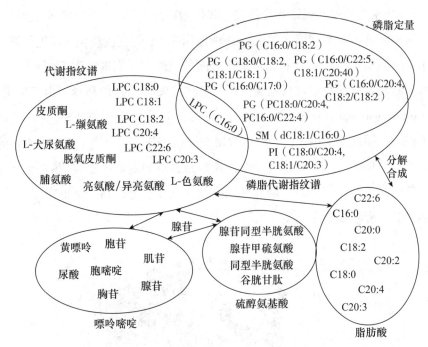

图9-12　采用不同途径和方法分析研究所发现和鉴定的潜在生物标志物

因此对于糖尿病肾病这样复杂的多因素疾病，不适宜仅用某一部分研究所得的潜在标志物就将其进行表征。只有将这几部分研究所得的标志物进行整合才可能获得对这类疾病更全面的认识，对疾病的诊断或其他研究提供更有力的帮助。以疾病诊断为例，把所研究的临床病例中随机选取一半作为训练集建立判别模型，另一半作为测试集测试采用不同范围的标志物群建立判别模型所预测诊断的准确率，分析结果如表9-2所示：

表9-2 使用不同范围潜在标志物群的建立判别模型所预测诊断的准确率

潜在标志物群的选择	对不同组临床样本的预测准确率（%）					
	Control	DM	DN III	DN IV	DN V	All cases
嘌呤嘧啶标志物群	86.7	65.2	55.6	94.1	83.3	78.0
硫醇氨基酸标志物群	60.0	27.3	43.8	70.0	80.0	57.4
脂肪酸标志物群	73.3	47.8	52.9	72.7	53.3	59.5
磷脂标志物群	56.7	39.1	33.3	31.3	76.0	50.0
整合标志物群	100.0	86.4	100.0	100.0	96.0	96.0

将定量的含量测定数据与代谢指纹谱的数据进行整合之前还需要进行特殊的处理，而不能只是将两部分数据单纯的合并。因为定量数据给出的是代谢物真实的含量（浓度），指纹谱数据给出的是代谢物峰强度，跟代谢物浓度具有一定的函数关系，但是属于不同层次的物理量，不同层次数据的量纲也不同，不能直接放在一起进行聚类分析。我们提出了对数据进行同趋化和无量纲化等前处理的方法实现两类不同来源数据的整合，并可以对整合后的数据进行聚类分析，聚类结果如图9-13所示。由于采用正交信号校正（orthogonal signal correction，OSC）的方法对数据进行预处理，指纹谱数据质量得到了提高，即使仅采用代谢指纹谱数据五个临床分组也得到了基本上不错的分离，但是显而易见，依据代谢指纹谱与四个代谢通路含量测定数据整合后的完整数据进行的聚类，各组分离趋势更明显，因此判别准确性也会显著提高，这也充分显示了整合代谢组学数据分析的必要性。

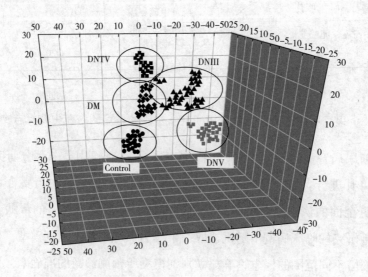

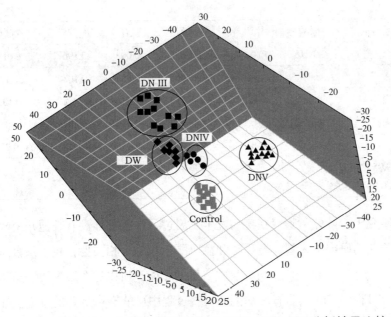

图 9-13　不同临床分组样本 OSC-PLS-DA 分析结果比较

（上图：仅采用代谢指纹谱数据；下图：依据代谢指纹谱与四个代谢通路含量测定数据整合后的完整数据）

四、代谢组学数据与临床数据的整合研究

将嘌呤代谢循环内的六种物质尿酸、次黄嘌呤、黄嘌呤、肌苷、腺嘌呤和腺苷的量与临床研究的数据进行了相关性的分析，相关系数如表9-3所示。从表中可以看出，尿酸、黄嘌呤和腺苷的量与收缩压、血肌酐呈正相关，而且黄嘌呤和腺苷的含量与尿素氮呈正相关。这也在一定程度上说明本研究寻找到的潜在标志物是有意义的。

表9-3　代谢物含量与临床数据的相关系数

	尿酸	次黄嘌呤	黄嘌呤	肌苷	腺嘌呤	腺苷
BMI	0.006	0.042	0.150	0.007	0.155	0.256
糖尿病患病时间	0.120	0.032	0.227	−0.101	0.153	0.092
年龄	0.190	−0.030	−0.172	0.006	0.136	0.124
收缩压	0.392**	0.206	0.292*	0.084	0.065	0.485**
舒张压	0.055	0.065	0.117	−0.127	−0.077	0.240
尿素氮	0.204	0.386**	0.410**	0.207	0.286**	0.658**
血肌酐	0.330**	0.394	0.443**	0.112	0.185	0.699**
糖化血红蛋白	0.273	−0.048	−0.240	0.043	−0.172	0.240

续表

	尿酸	次黄嘌呤	黄嘌呤	肌苷	腺嘌呤	腺苷
总胆固醇	−0.218	−0.173	0.018	−0.003	−0.196	0.010
甘油三酯	−0.288*	−0.114	−0.008	−0.052	−0.108	−0.127
高密度脂蛋白胆固醇	0.027	−0.035	−0.134	0.019	0.050	0.135
低密度脂蛋白胆固醇	−0.167	−0.136	0.081	−0.030	−0.201	−0.049
空腹血糖	−0.262*	−0.118	−0.210	−0.135	−0.117	−0.238

* 在置信水平为0.05时相关性显著

** 在置信水平为0.01时相关性显著

在前面的研究中，虽然黄嘌呤在疾病发生发展过程中的差异没有其他几个标志物明显，但从相关性的研究上来看，黄嘌呤和血肌酐存在显著相关性，相关系数超过了0.4。因为血肌酐的量在一定程度上可以反映肾脏的功能，所以这个结果说明黄嘌呤在疾病的发生发展过程中，尤其是肾脏功能的损害过程中可能有更重要的意义。在人体中，黄嘌呤是黄嘌呤氧化酶的底物，能促使过氧化物的产生。次黄嘌呤在黄嘌呤氧化酶的作用下转换为黄嘌呤是一个重要的代谢过程，在这个过程中过氧自由基得到释放，因此，活性氧簇产生，它能够造成脉管机能的紊乱而产生直接的组织损伤，并能引起脂质过氧化、蛋白变性和DNA的氧化[17]。以往的许多相关研究也说明，活性氧簇的产生是糖尿病肾病发病的一个重要的机理。但是还有一个疑问就是，在黄嘌呤和黄嘌呤氧化酶中，到底哪一个才是导致肾脏受损的最重要因素，许多的研究对此也有不同的意见。第一种假说认为：黄嘌呤会增加氧自由基的产生，损害肾脏功能；第二种观点认为黄嘌呤氧化酶的消耗（降低）加重了肾脏功能的紊乱和损伤。在本研究中从代谢的角度进行分析，尿酸与黄嘌呤的比值可以反映黄嘌呤氧化酶的活性，来考察它在病程发展过程的变化，研究发现在正常对照组，单糖尿病组和糖尿病肾病组中，反映黄嘌呤氧化酶活性的数值分别为139.5 ± 46.96，141.2 ± 25.49和131.5 ± 31.22，没有显著性差异，而黄嘌呤的含量具有显著性差异，这说明黄嘌呤与黄嘌呤氧化酶相比，前者含量的升高更有可能对肾脏造成损伤，即我们的代谢组学临床数据分析支持第一种观点。

将嘧啶代谢循环内的六种物质胞嘧啶、胞苷、尿苷、胸腺嘧啶、脱氧尿苷和胸腺嘧啶核苷以及肌氨酸的量与临床研究的数据进行了相关性的分析，相关系数如表9-4所示。从表中可以看出，胞嘧啶、胞苷和胸腺嘧啶核苷的量与血肌酐和尿素氮呈显著的正相关。

表9-4　代谢物含量与临床数据的相关系数

	肌氨酸	胞嘧啶	胞苷	尿苷	胸腺嘧啶	脱氧尿苷	胸腺嘧啶核苷
年龄	0.039	−0.105	−0.047	−0.103	0.170	−0.076	−0.048
BMI	0.066	0.021	0.082	−0.168	−0.017	−0.120	−0.130
空腹血糖	−0.152	−0.123	−0.284*	0.040	−0.165	−0.260*	−0.106
糖化血红蛋白	−0.523**	−0.129	−0.073	−0.081	0.016	−0.135	−0.020
血肌酐	0.370**	0.590**	0.801**	0.113	0.468**	0.241	0.537**
尿素氮	0.302	0.422**	0.705**	0.017	0.214	0.302*	0.388**
总胆固醇	−0.209	−0.154	0.015	−0.014	−0.208	0.064	0.181
甘油三酯	−0.147	0.067	−0.054	0.099	−0.119	−0.121	0.015
高密度脂蛋白胆固醇	−0.141	−0.076	0.062	0.019	−0.138	0.323**	0.015
低密度脂蛋白胆固醇	−0.157	−0.294*	−0.061	0.023	−0.142	0.001	0.104
收缩压	0.111	0.302*	0.418**	−0.093	0.286*	0.081	0.237
舒张压	−0.024	0.145	−0.022	−0.041	−0.039	−0.032	−0.132

* 在置信水平为0.05时相关性显著
** 在置信水平为0.01时相关性显著

　　通过代谢物的组间对比，胞苷被看做是一个潜在的生物标志物，在与临床研究数据的相关性分析中可以看到，胞苷与血肌酐和尿素氮的相关系数最高，都超过了0.7。胞苷是三磷酸胞苷的前体物质，而胞苷三磷酸是磷脂酰胆碱和磷脂酰乙醇胺生物合成途径中的重要物质。我们的研究发现，随着糖尿病肾病的发展，这两种磷脂的含量不断降低。造成此种情况的一个最主要的原因是磷脂酶的激活，造成大量磷脂被催化分解，变为游离的脂肪酸。从代谢途径可以看出，胞苷是嘧啶核苷酸，如三磷酸胞苷合成补救途径的底物，而胞苷含量的变化即能引起此补救途径的异常，导致磷脂含量的降低。另外，胞苷可以在胞苷脱氨酶的作用下被水解脱氨生成尿苷，在疾病发展过程中，尿苷的含量没有发生变化，所以尿苷与胞苷的比例（可在一定程度上反映胞苷脱氢酶的活性）降低，也就是胞苷脱氢酶的活性降低导致胞苷含量升高。这也可能是糖尿病肾病发病的一种机制。

　　在检测指标中，肌氨酸是氨基酸类物质的一种，广泛存在在脊椎动物的组织和尿液中。在人体中，肌氨酸主要在肝脏中合成，而主要以肌氨酸酐的形式排出。因为血液中肌氨酸酐的含量与肾功能相关，所以人们会比较关心血液中生成肌氨酸酐的肌氨酸的含量。但从实验结果来看，肌氨酸在疾病发展过程中没有明显变化，而从相关性研究的结果来看，肌氨酸的含量与血肌酐的含量没有相关性，这就会让人产生疑问。分析其原因，是因为血肌酐含量的上升是肾脏病变导致的一个结果，而不是肾脏病变的一个诱因。所以，在病理状态下，血肌酐的量的升高在很大程度上是因为肾脏功能严重损伤，而导致血肌酐未能得到有效的清除，所以随着病情的加重，含量不断上升。而这跟生成它的肌氨酸本身的量没有关系。

五、中药糖肾方治疗糖尿病肾病疗效评价的代谢组学研究

在本研究中，对于符合西医糖尿病肾病的诊断及分期标准的糖尿病肾病患者，按照Mogensen分期的判断标准，选取糖尿病肾病中期（III期和IV期）的病人进行药物治疗的研究，并在不同病理分期的病人中再分成两个组别，一个只进行西医基础治疗，一个加入中药干预，治疗6个月，分别在0、3个月、6个月时取样本，观察治疗效果。就这样按照治疗时间、治疗方式不同，将样本共分为5组，分别为：未治疗组（0个月）、西医治疗3个月组、西医治疗6个月组、中医治疗3个月组、中医治疗6个月组。

蛋白尿、肾功能等临床指标证实糖肾方在治疗糖尿病肾病降低尿蛋白、改善肾功能等方面具有显著的疗效。（图9-14）

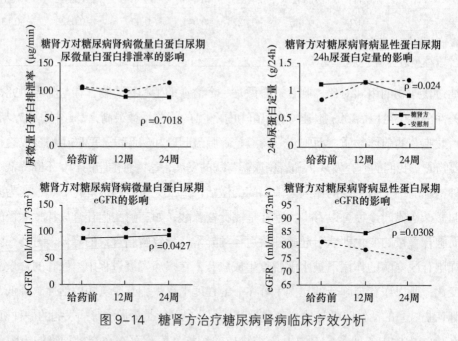

图9-14 糖肾方治疗糖尿病肾病临床疗效分析

采用代谢指纹谱的分析方法对中医治疗和对照组的疗效进行比较分析。从图9-15可看出，经过六个月的西医基础治疗和中药糖肾方药物干预后，糖尿病肾病患者均出现好转趋势，且随治疗时间延长，偏离疾病状态越大，代谢轨迹显示了疗效向好的变化趋势。图9-16是把治疗两个时间节点分别拿出来比较分析，可以看出两种治疗方案导致代谢变化的幅度有明显差异，中药糖肾方治疗较西医基础治疗有明

显优势，治疗后更远离疾病组趋势，提示疗效更明显。这种代谢指纹谱的评价方式虽然体现了机体整体代谢状态的变化趋势，但是它只是给出一种定性的趋势判定，缺乏定量的比较分析。

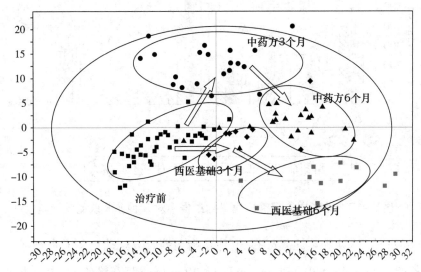

图 9-15　糖尿病肾病治疗组 OPLS –DA 聚类图

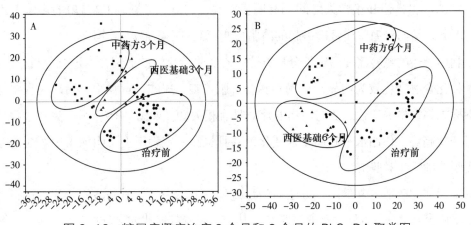

图 9-16　糖尿病肾病治疗 3 个月和 6 个月的 PLS–DA 聚类图

靶标定量代谢组学的研究有利于弥补这一缺陷。以前述研究确定的糖尿病肾病相关的9种潜在生物标志物（PC m／z=792、m／z=826、m／z=830、m／z=854、m／z=802；PE m／z=750；PI m／z=885；SM m／z=747；Lyso–PC m／z=54）为例，对糖尿病肾病病人样本进行了定量分析。图9-17是四组中九种化合物的定量结果。

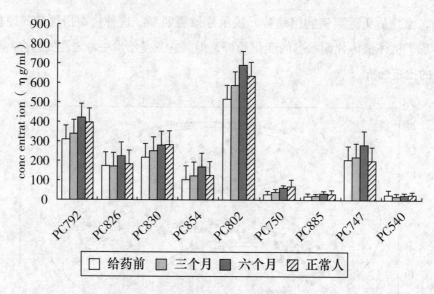

图 9-17　糖肾方治疗糖尿病肾病过程中对 9 种血浆磷脂的影响

在糖尿病肾病 3 期和 4 期病人中，9 种磷脂在糖肾方给药后均有所改善。给药后 PC m／z=792，PC m／z=830，PE m／z=750 和 PI m／z=885 在给药 6 个月后得到了明显的改善，接近正常人水平；PC m／z=826，PC m／z=854，PC m／z=802 在给药后虽然得到一定的改善，但和正常人之间仍有明显差异；另外，给药对 LPC540 的影响并不显著。因此，给药对糖尿病肾病引起的磷脂代谢紊乱有一定的改善作用。

利用所述的嘌呤嘧啶的定量分析方法，对药物治疗组的血浆样本进行分析。其中，有四种化合物变化较为明显，分别为胸苷、胞嘧啶、尿酸、黄嘌呤，治疗过程中这些代谢标志物含量的变化趋势与药物的疗效具有相关性。如图 9-18 所示，治疗过程显示向好变化趋势，代谢水平趋向正常变化，并且也在一定程度上说明加入中医药治疗优于西医基础治疗对照组。

采用前述硫醇氨基酸测定方法对治疗过程中血浆中硫醇氨基酸的变化也进行了研究。本研究共测定了 8 种含硫醇氨基酸，其中，谷胱甘肽代谢循环中的 Cys-gly、GSH，同型半胱氨酸代谢循环中的 Hcy、SAH 和 Met 在体内的含量具有较显著的变化，而 Cys 以及 Cysta 变化不显著（如图 9-19 所示）：

由上述结果可以看出，无论是糖肾方还是西药的治疗都能有效的改善三、四期糖肾病人体内谷胱甘肽代谢和同型半胱氨酸代谢水平，但是仅从该代谢通路看，两种干预方案的差异不显著。

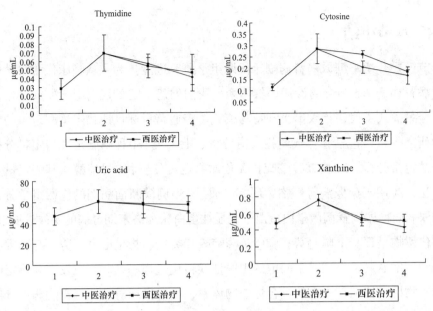

图 9-18　临床治疗过程中血浆胸苷、胞嘧啶、尿酸、黄嘌呤的含量变化
（1、2、3、4分别代表正常对照、治疗0个月、3个月和6个月）

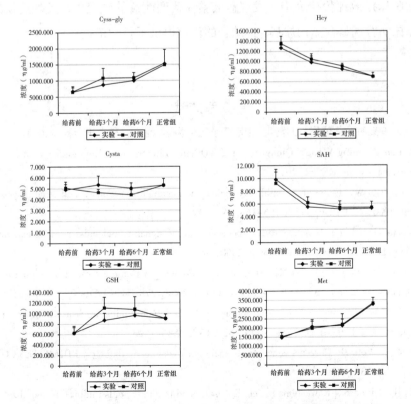

图 9-19　实验组与对照组在给药后的各硫醇氨基酸的浓度变化

六、本节小结

本节简要介绍了糖尿病肾病临床代谢组学研究进展。为了从临床代谢组学研究建立糖尿病肾病病-证结合的诊疗评价体系，我们创建了定量代谢组学研究策略，建立了整合全景模式（代谢指纹谱）和特写模式（多通路目标代谢物定量测定）的定量代谢组学研究平台，包括整体代谢指纹谱分析、七大类180种磷脂定性与定量分析、15种脂肪酸定量分析、21种嘌呤嘧啶相关代谢物定量分析和8种硫醇氨基酸定量分析的系列方法，应用于糖尿病肾病临床研究。通过350例横断面病例的代谢组学分析，发现从糖尿病向糖尿病肾病微量白蛋白尿、显性蛋白尿和终末期肾病的疾病进展过程中，磷脂类代谢物呈逐步下降趋势；嘌呤/嘧啶核苷类代谢物呈上升趋势，与正常组到阴虚血瘀到气虚血瘀、再到阴阳两虚的中医证候转化过程一致。研究发现和鉴定的潜在生物标志物群，特别是提出的整合标志物体系，可以实现对糖尿病肾病病理分期和中医辨证分型的准确判别。通过相关性分析，这些代谢标志物的变化在中医证候和西医常见的临床指标之间密切相关，在此基础上，将此指标体系应用到了180例糖肾方的循证医学临床疗效评价研究中，发现血液整体代谢轨迹的改变可以反映药物的整体疗效，为糖尿病肾病显性蛋白尿病-证结合的诊疗提供了科学依据。

参考文献

［1］罗国安，王义明，梁琼麟，刘清飞. 中医药系统生物学. 北京：科学出版社，2010.

［2］Guoan Luo, Yiming Wang, Qionglin Liang, Qingfei Liu. Systems Biology for Traditional Chinese Medicine. John Wiley &Sons, 2012.

［3］Cirillo P, Sato W, Reungjui S, et al. Uric acid, the metabolic syndrome, and renal disease J Am Soc Nephrol. 2006, 17（12suppl 3）: 165-168.

［4］Hunjoo HA, Hibahl LE. Reactive oxygen species asglucose signaling molecules in mesangial cells cultured under high glucose. Kidney Internationall. 2000, 58（77）: 19-25.

［5］Seivittano V, Ganz MB, Weiss MF. AGEs induce oxidative stress and activate protein kinase C beta（Ⅱ）in neotal mesangial cells. AM J Physiol Renal Physiol. 2000, 278（4）: F676.

［6］Okada S, Shikata K. Intercellular adhesion molecule-1-deficient mice are resistant against renal injury after induction of diabetes. Diabetes. 2003, 52（10）: 2586-2593.

［7］Anderson S, Vora JP. Currents concepts of renal hemodynamics in diabetes. J DIABETES COMPLECAI. 1995, 9（4）: 304-307.

［8］Kuroda R, Hirata K, Kawashima S, et al. Unsaturated free fatty acids inhibit Ca^{2+} mobilization and NO release in endothelial cells. Kobe Journal of Medical Sciences. 2001, 47（5）: 211-219.

［9］Xia JF, Liang QL, Liang XP, et al. Ultraviolet and tandem mass spectrometry for simultaneous quantification of twenty-one pivotal metabolites in plasma from patients with diabetic nephropathy. Journal of Chromatography B. 2009，877（20）：1930-1936.

［10］Ioachimescu AG，Hoogwerf BJ Brennan DM，et al. Serum uric acid，mortality and glucose control in patients with type 2 diabetes mellitus：a PreCIS database study. Diabetic medicine. 2008，25（4）：1369-1374.

［11］Stefek M，Tribulova N，Gajdosik A，et al. The pyridoindole antioxidant stobadine attenuates histochemical changes in kidney of streptozotocin-induced diabetic rats. Acta Histochemica. 2002，104（4）：413-417.

［12］Yamada N，Li W，Ihaya A，et al. Platelet-derived endothelial cell growth factor gene therapy for limb ischemia. Journal of Vascular Surgery. 2006，44（6）：1322-1328.

［13］沈稚舟，吴松华，等. 糖尿病慢性并发症. 上海：上海医科大学出版社. 1999：139.

［14］Ehrlich M.Expression of various genes is controlled by DNA methylation during mammalian development. Journal of Cellular Biochemistry. 2003，88（5）：899-910.

［15］Himmelfarb J，Stenvinkel P，Ikizler TA，et al. The elephant in uremia：Oxidant stress as a unifying concept of cardiovascular disease in uremia. Kidney International. 2002，62（5）：1524-1538.

［16］刘铜华，郑鸿雁. 中医药防治糖耐量异常的思路与方法. 国际中医中药杂志. 2006，28（5）：313-316.

［17］Dowell FJ，Hamilton CA，McMurray J，et al. Effects of a xanthine oxidase hypoxanthine free radical and reactive oxygen species generating system on endothelial function in New-Zealand white rabbit aortic rings. J Cardiovasc Pharmacol. 1993，22（6）：792-797.

（梁琼麟、罗国安、王义明）

第二节　糖尿病肾病动物模型研究进展

DN作为糖尿病最常见也是最严重的微血管并发症之一，在多数国家已成为导致终末期肾病（end stage renal disease，ESRD）的主要原因。但是，由于DN发病机制复杂，目前尚未完全阐明，缺乏有效的治疗药物与措施。比较生物学方法为DN研究提供了一个非常重要的技术平台，它可以突破和克服临床研究中诸多因素的限制，通过建立合适的DN动物模型，不仅有助于揭示DN的病因及发病机制，同时也为DN治疗药物的发现和作用机制研究提供了重要的研究工具。国内外学者在DN动物模型研究领域开展了大量工作，建立了多种DN动物模型。特别是近年来，一些研究已经建立了部分模拟人类DN晚期病变的动物模型，然而，到目前为止，还没有任何一种DN动物模型能够完全地模拟人类DN，特别是进展到ESRD的模型[1]。

为了推动DN动物模型的发展，美国国立卫生研究院成立了糖尿病并发症动物模型协会（Animal Models of Diabetic Complications Consortium，AMDCC），并在其出版物中发布了DN动物模型实验质量控制标准：（1）模型动物GFR减少50%以上；（2）尿微量白蛋白与正常对照动物相比应升高10倍以上；（3）用于正常对照的小鼠年龄、性别及遗传背景应匹配；（4）病理检查应包括肾小球系膜基质扩张的评价，最好表现出肾小球系膜溶解和结节性硬化，肾小球基底膜增厚50%以上；伴有小动脉透明变性；（5）DN模型动物晚期应包括肾小管间质纤维化病变[1]。然而达到AMDCC标准的DN动物模型很少。常见的DN动物模型有如下几类：

一、诱发性DN动物模型

诱发性DN动物模型指通过使用物理的、化学的和生物的致病因素作用于动物，造成动物血糖水平的异常升高并进一步进展为DN，出现类似于人类DN的病变，其具有造模方法简单，费用相对低廉，条件易于控制等特点，因此在国内外应用广泛。

（一）类似于1型DN的动物模型

常用造模药物为链脲佐菌素（streptozotocin，STZ）和四氧嘧啶，通过一次性大剂量注射或多次小剂量注射的方式破坏动物的胰岛β细胞，使其分泌胰岛素的功能完全或绝大部分丧失[2]，从而产生类似于1型DN的疾病特征。造模动物有大鼠、小鼠、家兔等，以大鼠、小鼠应用最多，模型动物从诱导高血糖3周起出现早期肾脏病变，表现为肾小球肥大，基底膜轻度增厚及系膜基质增多；12周时上述病变加重并出现肾小管肥大，空泡变性，管腔变窄，肾间质小血管玻璃样变等，24周时表现出肾小球节段性硬化。配合单侧或部分肾切除，可加速DN发病的进程及肾脏病理改变的程度。该模型操作相对比较简单，成模率较高，在DN的药效学研究及机理探讨中有着广泛应用；但其不足在于动物死亡率较高，肾脏病变并不严重，且药物本身的肾毒性会对DN的肾脏病理改变造成干扰，因此选择剂量不宜过高，或以小剂量多次注射为宜。

（二）类似于2型DN的动物模型

通过给予动物高能量饮食（高糖、高脂、高糖高脂及高热量饮食）诱发胰岛素抵抗，然后注射小剂量的STZ破坏胰岛β细胞的部分功能，使胰岛素分泌减少，发生类似于2型DN的病变。造模动物有大鼠、小鼠、家兔等，以大鼠应用最为广泛，品系为Wistar和SD为主，给药剂量多在15~40mg/kg之间，给药方式以腹腔注射为主，尾静脉注射也较为常用。模型动物在STZ诱导DM4周后，发生的早期肾脏病变为肾小球增大，髓袢腔扩张，12周时出现肾小球系膜区增宽，基底膜增厚，肾小管上皮细胞出现脂质空泡，多数可见透明管型；24周时上述病变加重，肾小球囊壁及肾小管基底膜也明显增厚。同时可见内皮细胞泡沫样变；单肾切除可缩短造模时间，加重肾脏病理改变程度，在37周时出现肾小球结节性硬化、肾小管间质纤维化等类似人类DN晚期的典型病变[3]。

最近研究发现，沙鼠给予高能量饮食后可诱发DN，动物出现高血糖8周时，GFR升高54%，16周时GFR下降47%，尿蛋白排泄升高5倍以上，肾脏出现肾小球体积增加、基底膜增厚等病变。

二、自发性 DN 动物模型

自发性DN动物模型是指实验动物未经任何有意识的人工处理，在自然情况下，发生染色体畸变、基因突变，并通过定向培育而保留下来的DN模型，这类动物价格来源有限，价格昂贵，对饲养和繁殖条件要求较高，其造模周期较长，其对DN的病因学研究有较高的应用价值。

（一）类似于1型DN动物模型

1.NOD 小鼠

NOD小鼠能产生自发性胰岛素依赖型DN，是研究1型DN的良好模型。随着胰岛β细胞破坏的加重，NOD小鼠进行性发展为显著的DM，同时也会发生典型的DN，如：尿蛋白排泄进行性加重，系膜细胞增生，细胞外基质增多，肾小球和肾小管基底膜增厚，免疫球蛋白沉积增加，并出现明显的肾小球硬化，血肌酐水平升高[4]。

2.BB 大鼠

BB大鼠是由Wistar大鼠筛选得到的一种自身免疫性胰岛素依赖性DM模型，动物尿蛋白及白蛋白排泄率未出现明显改变，但GFR显著增加，肾脏病理改变比较轻微且周期较长，18个月才出现系膜基质增加，肾小球基底膜增厚。

3.Akita 小鼠

Akita小鼠是C57BL／6小鼠常染色体胰岛素Ⅱ基因显性突变引起胰岛B细胞缺乏，导致胰岛素分泌大量减少的类似于1型DN的模型。其早期表现为足细胞凋亡增加，随之进展为轻度蛋白尿、系膜扩张、基底膜增厚及肾小管间质纤维化等改变。其缺陷在于该模型不发生结节性肾小球硬化和系膜溶解等DN典型病变，且系膜区存在不明原因的IgA沉积[5]。

（二）类似于2型DN动物模型

由于2型DN所占比例较高，因此相关自发性模型研究也相对较多，现对常见的几种2型DM发生DN动物模型特点及应用现状进行介绍。

1.Zucker fa / fa 大鼠

Zucker大鼠受编码瘦素受体遗传基因（fa基因）影响，表现出高血糖、肥胖、胰岛素抵抗、高血脂和中度高血压等特征。动物10周龄起即出现尿白蛋白排泄率的异常，40周龄时出现局灶性节段性肾小球硬化和肾小管肥大、扩张、阻塞及伴随的间质纤维化等病理损害[6]。

2.db / db 小鼠

Db / db小鼠是C57BLKS / J或C57BL / 6小鼠瘦素受体基因G-T点突变所致的肥胖性2型DM模型。为常染色体隐性遗传，8周龄时血糖明显升高，GFR升高，出现白蛋白尿，12周龄起出现肾肥大，肾小球增大，系膜基质扩张，基底膜增厚等肾脏病变，28周龄时还可出现局灶性肾小球硬化，其病程进展与人类比较相似，但人类DN晚期的肾脏病变如结节性肾小球硬化症和肾小管间质纤维化不易观察到[7]。

3.OLETF 大鼠

OLETF大鼠为Long-Evans大鼠杂交筛选而得到的一种2型DM动物模型，该模型动物胆囊收缩素（CCK）-A受体mRNA表达完全缺失，表现为肥胖，高血糖，高血脂，胰岛素抵抗。23周龄时出现肾小球肥大，系膜基质增生，基底膜增厚，30周龄出现尿蛋白排泄率增加，晚期出现肾小管间质纤维化及与人类DN病变类似的结节性肾小球硬化。

4.KKay 小鼠

KKay小鼠是KK小鼠编码调节皮毛颜色的agouti基因突变而培育的一种自发性2型DN模型，16周龄起出现明显的肥胖、高血糖，高血脂，并伴有蛋白尿和肾小球系膜增生，24周龄时肾小球细胞外基质增加，基底膜增厚，出现结节性肾小球硬化。是研究2型DN早期病变的良好动物模型[8]。后期出现肾盂积水，骨盆极端膨大，死亡率高，因此不适用DN晚期病变研究。

5.GK 大鼠

GK大鼠是由在远交系Wistar大鼠中筛选对葡萄糖不耐受的个体进行多次传代而成，主要用于非肥胖的2型DM研究，随着高血糖发生，肾脏出现肾小球肥大、局灶性肾小球硬化、肾小管间质纤维化及炎细胞浸润等形态学变化[9]。

6.BTBR ob / ob 小鼠

Ob / ob小鼠是一种由于瘦素基因发生点突变所致的一种肥胖型2型DM小鼠，但其肾脏病变十分轻微，在与BTBR小鼠杂交后所产生的BTBR ob / ob小鼠能发生高血糖，蛋白尿，肾小球结节性硬化、系膜溶解及小动脉透明样变等与人类DN晚期相似的典型病变，其肾功能和病理改变几乎能完全满足AMDCC所列出的DN模型质量标准，且其病程与其他DN模型相对较短，是用来评价药效的一种非常有前途的良好模型[8]，但由于BTBR ob / ob小鼠不能繁育，限制了其进一步的应用。

7. T2DN Mcwi 大鼠

Nobrega MA等将雄性DMGK大鼠与雌性高血压FHH大鼠杂交培育出一种2型DN模型——T2DN Mcwi大鼠（简称T2DN大鼠）。T2DN大鼠在3月龄时出现空腹血糖升高；6月龄发生尿蛋白和局灶性肾小球硬化，系膜基质增宽，基底膜增厚等早期肾损害；18月龄出现血清肌酐明显升高，弥漫性肾小球硬化，肾小球结节形成和小动脉玻璃样变等晚期DN典型肾脏病变。

8. 新西兰肥胖小鼠（NZO 小鼠）

N20小鼠是从新西兰小鼠筛选得到的一种多基因改变的DM肥胖小鼠，其肾脏病变主要表现为肾小球细胞增生，系膜物质沉积、轻微的基底膜增厚及嗜酸性结节形成等，这些改变与狼疮性肾炎病变更为接近，而非DN的典型病变[8]。

9. 自发性 DM Torii 大鼠（SDT 大鼠）

SDT大鼠是由SD大鼠杂交筛选而培育的一种非肥胖2型DM模型，20周龄时出现高血糖，24周龄出现肾小球毛细血管袢增厚，肾小管上皮细胞扩张及透明管型，68周龄出现肾小球结节样改变和严重的肾小管糖原沉积，尿蛋白从24周龄起呈渐进性升高。

三、转基因技术产生的 DN 动物模型

转基因技术可以在动物原来遗传背景的基础上，通过改变某种基因的表达水平以建立人类疾病的动物模型。这种模型由转入的外源基因引起，产生疾病的原因清楚，模型动物的症状单一。但其技术水平要求较高，操作比较复杂，费用较高，所以使其应用受到一定限制。

（一）转基因GLUT-1小鼠

Heilig等建立了一种GLUT-1过表达的转基因小鼠模型，该模型小鼠的肾小球系膜细胞和微血管高表达GLUT-1，但不发生DM，肾脏病变表现为弥漫性的肾小球系膜基质扩张，26周龄发展为中等程度的肾小球硬化，并可见结节样改变，但与Kimmelstiel-Wilson结节并不相似。

（二）Integrin α1 / Akita 双重基因敲除小鼠

将Integrin α1基因敲除小鼠和Akita基因敲除杂交后得到的Integrin α1 / Akita双重基因敲除小鼠出现自发性DM，6月龄时尿白蛋白升高了16倍，GFR降低，肾小球系膜基

质明显扩张，基底膜增厚2倍，并出现弥漫性结节性肾小球硬化[10]。

（三）转基因Hp 2-2 DM小鼠

Farid等为了研究触珠蛋白（haptoglobin，Hp）多态性与DN易感性的关系，建立了Hp2-2纯合子转基因小鼠，利用STZ诱导高血糖，发现与Hp1-1纯合子DM小鼠相比，其白蛋白排泄、肌酐清除率及肾小球肥大程度明显增加、足细胞数目显著减少。

（四）转基因ICER Iγ小鼠

Akari等将大鼠ICER Iγ基因转入C57BL / 6小鼠身上使其在胰岛细胞过度表达，8周后GFR升高，肾小球肥大，20周后GFR到达峰值，尿蛋白排泄率明显增加，40周后出现弥漫性肾小球硬化病变，肾小球基底膜明显增厚，此时GFR减少，尿蛋白排泄率增加，该模型生存周期长，其肾损害进展与人类相似，是一种较好的研究DN的动物模型[11]。

（五）转基因TGF-β₁小鼠

Krag等将转化生长因子β₁转入小鼠使其过度表达TGFβ₁，利用STZ诱导高血糖8周后，转基因小鼠尿白蛋白排泄率明显增高，肾脏病变可见肾小球肥大，系膜区增宽，基底膜增厚[12]。

（六）转基因RAGE小鼠

将人类RAGE基因转入1型DM小鼠使其血管内皮细胞过度表达RAGE，4个月后，RAGE转基因DM小鼠出现尿白蛋白排泄增加，血清肌酐水平增高，肾脏出现体积增大，肾小球肥大，基底膜增厚，肾小球硬化等改变[13]。

（七）转基因NOX2 Akita小鼠

Hajime等将NOX2转基因小鼠与1型糖尿病Akita小鼠杂交后得到NOX2 转基因Akita小鼠，与野生型Akita小鼠相比，NOX2 转基因Akita小鼠在6周龄即表现出尿白蛋白排泄水平增加，肾小球活性氧水平升高，系膜基质扩张也更为显著。

（八）转基因OVE26 小鼠

OVE26 小鼠是胰岛β细胞钙调蛋白表达异常的一种Ⅰ型DM转基因动物模型，该模型从 2.5 月龄起出现肾小球肥大，肾小球膜基质扩张，基底膜增厚，随着病程的延长，出现弥漫性和结节性的肾小球硬化，类似于典型的Kimmelsteil-Wilson结节样损害，晚期出现肾小管扩张、萎缩、蛋白管型等小管间质性改变，单侧肾切除可加重肾脏病变的发生[14]。

（九）eNOS基因缺失的db / db小鼠

Nakagawa利用基因敲除和杂交筛选的方法建立了eNOS基因缺失的db / db小鼠模型，发现该模型在出现高血糖、高血压的同时，也表现出明显的白蛋白尿，肾脏出现肾小球膜基质扩张、小动脉透明样变、系膜溶解及Kimmelstiel–Wilson结节改变等DN特征性病变[15]，在AMDDC 2009年的综述中，eNOS基因敲除的db / db小鼠被评价为目前最好的复制人类DN晚期结构和功能病变的动物模型。

（十）megsin RAGE iNOS三重转基因小鼠

为研究多种基因改变在DN进程中的作用，将转基因RAGE / iNOS小鼠与转基因megsin小鼠杂交后得到megsin、RAGE及iNOS均高表达的三重转基因小鼠，动物16周龄后表现为类似于1型DN，出现血尿素氮和肌酐水平的异常升高，尿白蛋白排泄率增加，肾脏病变表现为肾小球肥大，严重的肾小球系膜扩张，基底膜增厚，Kimmelstiel–Wilson结节样损害，小管间质性病变包括肾小管间隙扩张、炎症细胞浸润等。

四、结语

实验动物模型的使用为DN研究提供了非常有价值的信息，目前已经建立了一些经典的DN模型。然而，这些模型难以完全复制人类晚期DN的特征性病变，而且关于GFR信息也比较欠缺，AMDCC研究人员和其他研究者通过遗传筛选或基因工程技术建立了一些DN特征性病变突出的模型，提示遗传背景在肾脏病的易感性中发挥着关键作用。同时，AMDCC也建立了一个网站提供DN动物模型建立方法及最新进展。目前尽管在DN模型研究中取得了一些进步，但仍存在着诸多不足，需要研发更好的动物模型以满足DN发病机制和干预措施的研究。

参考文献

[1] Schlondorff D. Choosing the right mouse model for diabetic nephropathy. Kidney Int, 2010, 77（9）: 749–750.

[2] Betz B, Conway BR. An update on the use of animal models in diabetic nephropathy research. Curr Diab Rep, 2016, 16（2）: 18.

[3] Sugano M, Yamato H, Hayashi T, et al. High–fat diet in low–dose–streptozotocin–treated heminephrectomized rats induces all features of human type 2 diabetic nephropathy: a new rat model of diabetic nephropathy. Nutr Metab Cardiovasc Dis, 2006, 16（7）: 477–484.

[4] Alpers CE, Hudkins KL. Mouse models of diabetic nephropathy. Curr Opin Neprol Hypertens, 2011, 20（3）: 278–284.

［5］Chang JH, Gurley SB. Assessment of diabetic nephropathy in the Akita mouse. Methods Mol Biol, 2012, 933: 17-29.

［6］Gassler N, Elger M, Kranzlin B, et al. Podocyte injury underlies the progression of focal segmental glomerulosclerosis in the fa / fa Zucker rat. Kidney Int, 2001, 60（1）: 106-116.

［7］Sharma K, McCue P, Dunn SR. Diabetic kidney disease in the db / db mouse. Am J Physiol Renal Physiol, 2003, 284（6）: 1138-1144.

［8］Soler MJ, Riera M, Batlle D. New experimental models of diabetic nephropathy in mice models of type 2 diabetes: efforts to replicate human nephropathy. Exp Diabetes Res, 2012: 616313.

［9］Janssen U, Vassiliadou A, Riley SG, et al. The quest for a model of type II diabetes with nephropathy: thegoto Kakizaki rat. J Nephrol, 2004, 17（6）: 769-773.

［10］Yu L, Su Y, Paueksakon P, et al. Integrin alpha1 / Akita double-knockout mice on a Balb / c background develop advanced features of human diabetic nephropathy. Kidney Int, 2012, 81（11）: 1086-1097.

［11］Inada A, Nagai K, Arai H, et al. Establishment of a diabetic mouse model with progressive diabetic nephropathy. Am J Pathd, 2005, 167（2）: 327-336.

［12］Krag S, Nyengaard JR, Wogensen L. Combined effects of moderately elevated blood glucose and locally produced TGF-beta1 onglomerular morphology and renal collagen production. Nephrol Dial Transpl, 2007, 22（9）: 2485-2496.

［13］Yamamoto Y, Kato I, Doi T, et al. Development and prevention of advanced diabetic nephropathy in RAGE-overexpressing mice. J Clin Invest, 2001, 108（2）: 261-268.

［14］Zheng S, Huang Y, Yang L, et al. Uninephrectomy of diabetic OVE26 mice greatly accelerates albuminuria, fibrosis, inflammatory cell infiltration and changes ingene expression. Nephron Exp Nephrol, 2011, 119（1）: e21-32.

［15］Nakagawa T, Sato W, Glushakova O, et al. Diabetic endothelial nitric oxide synthase knockout mice develop advanced diabetic nephropathy. J Am Soc Nephrol, 2007, 18（2）: 539-550.

（张浩军）

第十章　糖尿病肾病的治疗进展

第一节　最新药物进展

糖尿病肾病通过生活方式干预、营养治疗、控制血糖、控制血压、调节血脂等强化传统危险因素的控制，疾病进展在一定程度上有所缓解，但并不能改变其最终结局。因此在针对糖尿病肾病发病机制治疗的靶点，涌现出一系列新的治疗药物，有些已应用到临床并取得了一定的效果，但不少仍处在试用和探索阶段，甚至部分在动物实验中很有"前景"的候选药物在临床实践中并没有得到预期效果，本节综述近年来治疗糖尿病肾病的最新药物。

一、葡萄糖胺聚糖：舒洛地特

糖尿病肾病的基本病变与肾小球毛细血管及基质中的葡萄糖胺聚糖浓度降低有关。葡萄糖胺聚糖浓度降低导致肾小球滤过屏障发生障碍，使白蛋白漏出，最终发生肾小球硬化引起ESRD。舒洛地特（sulodexide）属于糖胺聚糖类，其有效成分含80%的低分子肝素和20%的皮肤素，临床已广泛用于血栓形成的血管疾病。2002年一项多中心、随机、双盲、安慰剂对照的临床试验（DiNAS研究）[1]证实，比较150mg / d的剂量，口服舒洛地特200mg / d 4个月后能够显著改善糖尿病肾病患者微量或者大量蛋白尿，停药后疗效一直持续到随访第8个月，疗效与剂量呈依赖关系，且与ACEI / ARB联用有协同降蛋白尿作用，副作用少。但此后包括Sun-MICRO、Sun-MACRO两项循证等级较高的临床研究在内[2, 3]，未能证明额外的应用舒洛地特能够使患者受益。国内也有很多单中心关于舒洛地特联合ACEI / ARB的研究，主要集中在早期糖尿病肾病亦或处于微量蛋白尿期的患者，大多得到较好的临床疗效。

对于舒洛地特可以降低糖尿病肾病微量蛋白尿和大量蛋白尿，延缓肾功能的进展的结论有学者提出质疑：2015年发表的一篇舒洛地特在高血压治疗方面的荟萃分析[4]

得出对于收缩压和舒张压基线值较高的患者，即高血压患者，其血压的降低幅度比血压正常的患者更大，且收缩压与舒张压的降低与蛋白尿的减少显著相关，这与舒洛地特改善血管内皮功能和钠平衡作用有关，因此有学者认为舒洛地特的降低蛋白尿、延缓肾功能进展的作用与其降低血压的作用有关。

综上所述，在合并高血压的早期糖尿病肾病患者，可以考虑联合应用舒洛地特，可能得到更好的降压、降蛋白尿的临床疗效。

二、抗纤维化药物：吡非尼酮、多西环素、阿利吉仑

肾小球及肾间质纤维化加速了糖尿病肾病的进展，阻止其纤维化进程是防治糖尿病肾损害的又一干预措施。抗纤维化药物吡非尼酮（pirfenidone）被证实在动物模型 db / db 小鼠中通过抑制 TGF-β 的表达，减轻了其肾脏的纤维化。2011年，Sharma K 等[5]完成了77例吡非尼酮治疗糖尿病肾病的随机、双盲、安慰剂对照临床试验。纳入患者的 eGFR 在 $20\sim75$ ml / min·1.73 m^2，经过1年的随访，与2400mg / d 的剂量相比，吡非尼酮 1200mg / d 组平均 eGFR 较安慰剂组上升 [3.3 ml / min·1.73 m^2 vs. -2.2 ml / min·1.73 m^2，p=0.026]，且随访一年未有病例进入透析，显示了吡非尼酮 1200mg / d 较理想的治疗效果。

多西环素（doxycycline）也被临床用来评价其对肾功能及尿蛋白缓解方面的作用。Aggarwal HK[6]等将40例糖尿病肾病患者随机分成两组，A组在常规降糖基础上应用了 ACEI / ARB，B组在A组的基础上联用多西环素 100mg / d。观察3个月后，B组的尿蛋白水平较基线水平明显下降，且与A组有显著差异（B组 1.22g / d vs. A组 1.50g / d；p<0.05）。随访至第6个月时，两组尿蛋白水平没有显著差异，患者对药物的耐受性较好。以上两种药物仅是单中心研究，例数少，其确切的临床疗效还需进一步验证。

阿利吉仑（Aliskiren）是第二代肾素抑制剂，能在第一环节阻断 RAS 系统，是新一代抗高血压药物，同时阿利吉仑也可通过抑制 TGF-β 的表达发挥抗纤维化作用。AVOID[7]研究是一项随机、双盲、安慰剂对照临床研究，纳入599例2型糖尿病肾病患者，共随访6个月。阿利吉仑组在接受 100mg / d 氯沙坦钾的基础上，予 150mg / d 的阿利吉仑治疗3个月，而后将剂量增至 300mg / d 再观察3个月，发现该组尿 ACR 降低 20%（P<0.001），不良事件的发生率两组之间没有差别。ALTITUDE研究[8]是一项多国参与、随机、双盲、安慰剂对照临床试验，该研究在 ACEI 或 ARB 治疗基础上联用阿利吉仑或安慰剂，目的是比较传统的 AECI / ARB 治疗以及 AECI / ARB 联用阿利吉仑是否能够降低心血管和肾脏疾病的发病率及死亡率。然而，经18~24周治疗后，由于阿利吉仑组的非致命性中风、肾脏并发症、高钾血症和低血压的发病率高于预期，因

此提前终止了ALTITUDE研究，并提出该药不能再与ACEI或ARB合用，应改用其他降压策略。

三、抗氧化炎症调节剂：Bardoxolone methyl、普罗布考、己酮可可碱

高血糖作为糖尿病并发症的启动因素，导致活性氧产生增多，氧化应激水平升高，并且在2型糖尿病的发生发展中，炎症因子可能具有重要作用，炎症因子与氧化应激共同作用，最终损伤肾脏。Bardoxolone methyl是一种抗氧化炎症调节因子，2011年发表的BEAM研究[9]纳入了227例eGFR在20~45 ml /（min·1.73 m^2）的2型糖尿病合并慢性肾脏疾病的成年患者，进行一项为期52周的2期、双盲、随机、安慰剂对照临床试验，观察Bardoxolone methyl不同剂量（25mg、75mg、150mg）与安慰剂对照相比对患者eGFR的影响。结果显示随访24周后，与安慰剂相比，Bardoxolone methyl可以改善进展期糖尿病CKD患者的eGFR水平，且该水平可持续至52周，显示了Bardoxolone methyl较好的应用前景。然而，2013年发表的一项纳入2185例糖尿病CKD4期患者的临床3期BEACON研究[10]却因其心血管不良事件发生率增加而提前终止，共随访9个月，治疗糖尿病肾病的新药Bardoxolone methyl宣告失败，这可能与其激活过氧化物酶体增殖剂激活受体γ从而导致液体潴留和心衰的发生有关。

普罗布考（Probucol）临床用于降低胆固醇，自他汀类药物上市后普罗布考便较少应用，但近几年对其药理作用认识的不断深入，发现其有较强的抗氧化及肾保护的作用。2006年Endo K[11]等对142例DN患者进行随机开放性对照研究，所有患者均未接受AECI / ARB，予钙离子拮抗剂或α受体阻滞剂控制血压，结果显示接受普罗布考500mg / d的患者在随访结束后HDL-C水平、尿蛋白水平明显下降，其中10例患者在平均随访20.7个月后进入透析，而在非普罗布考治疗组中，13例患者在平均随访11.3个月后进入透析；此外，SCr ≥ 2.0 mg / dl的40例患者中，接受普罗布考治疗的患者其血肌酐值明显低于非普罗布考治疗组（4.66 mg / dl vs. 6.04 mg / dl，p<0.05），本研究显示了普罗布考具有较好的延缓DN进展的作用。另一项随机、双盲、安慰剂对照研究[12]纳入了160例2型糖尿病合并蛋白尿的患者（24小时尿蛋白定量0.5~3g），共随访48周，在应用替米沙坦80mg / d的基础上联合应用普罗布考500mg bid，24周后剂量减为250mg bid，研究发现在基线24小时蛋白定量小于1.0g的患者中，替米沙坦联合普罗布考比单用替米沙坦有更好的降尿蛋白作用，而在基线水平24小时蛋白定量大于1.0g的患者中，只有联合应用普罗布考组才有显著降低尿蛋白的作用，该研究在心血管事件及其他不良事件发生率上无显著差别，展示了普罗布考较好的应用前景。

己酮可可碱（Pentoxifylline）临床已应用于缺血性脑血管病后脑循环的改善，及伴有间歇性跛行的慢性闭塞性脉管炎等的治疗，而一些基础研究显示了己酮可可碱在抗氧化应激及炎症反应方面的作用。早在1987年就有学者探索己酮可可碱在改善DN患者肾血流动力学，减少尿蛋白，改善和延缓肾功能进展方面的作用。近年己酮可可碱在肾保护方面的作用又引起国内外学者的兴趣。2015年发表的一项多中心、前瞻性、随机、双盲对照临床研究[13]涉及174例2型糖尿病合并蛋白尿的患者（尿白蛋白/肌酐>30mg/g，血肌酐<2.0mg/dl），在服用ACEI/ARB类降压药6个月的基础上，比较己酮可可碱1200mg/日与安慰剂组在降低尿蛋白、血糖控制、肾功能、炎症因子等各方面的差异，结果提示己酮可可碱能够降低糖尿病肾病患者的尿蛋白、改善患者的血糖控制及胰岛素抵抗，但血浆TNF-α、Hs-CRP两组之间没有显著差异，因此，己酮可可碱有望成为治疗糖尿病及糖尿病肾病的候选药物。

四、维生素 D 及衍生物

研究证实大部分的糖尿病患者存在维生素D缺乏或不足，并且与糖尿病肾病的存在有相关性。维生素D除了在骨代谢方面是重要的调节因子之外，还是肾素-血管紧张素系统的负性调节因子，减少肾脏表达肾素、血管紧张素和AT1受体，炎症抑制，而这些作用都与糖尿病肾病的发生及进展密切相关。在近年的临床进展方面，2010年发表的VITAL研究[14]发现糖尿病肾病患者在应用RAS阻断剂治疗的基础上口服2ug/d的帕立骨化醇（Paricalcitol）具有降低蛋白尿的作用，提出活性维生素D可以作为治疗糖尿病肾病的新方法，但仍需要注意其低水平骨转化风险，以及发生血管钙化、肾结石、肾钙化的可能。Kim MJ等对63例2型DN患者随访了7个月，证实在RAS阻断剂治疗的基础上口服维生素D_3可以降低2型DN患者的尿ACR及尿TGF-β_1水平，观察期间未发现有不良反应，但该研究观察的病例数少，时间短[15]。对于维生素D及衍生物的肾保护作用，尚需要大规模、更长时期、并选择合适的肾脏终点事件的随机对照临床研究来证实。

五、AGE 抑制剂：维生素 B 及衍生物

由于糖尿病患者长期血糖控制不佳、血脂异常和氧化应激导致了AGEs形成并在肾脏积聚，并与晚期糖基化终产物受体（RAGE）相互作用形成AGE-RAGE系统，共同影响肾脏的生长因子和细胞因子的表达，在糖尿病肾损害中发挥重要作用。对AGE-RAGE系统的抑制已经在动物模型中被证实可以延缓肾病的进展。AGE-抑制性

维生素，即维生素 B 及衍生物吡哆胺（Pyridoxamine）是目前治疗糖尿病肾病比较有前景的药物之一。早在 2007 年发表为期 24 周的 2 期临床试验中未能显示出吡哆胺能够减少 1 型糖尿病、2 型糖尿病合并 CKD 患者的尿蛋白排泄，但可改善患者的肾功能，为进一步评价吡哆胺在肾功能方面的作用，Lewis EJ[16] 等进行了一项随机、双盲、安慰剂对照的 RCT 研究，纳入了 317 例 2 型 DN 患者，随访 52 周后并未显示吡哆胺在改善肾功能方面有疗效，但对于肾损害较小的患者可能受益。

六、内皮素受体拮抗剂：阿伏生坦、阿曲生坦

血管活性肽内皮素 –1 通过与 ETα 受体结合，促进细胞增生、肥大，刺激细胞外基质的合成并抑制其降解，介导炎症反应。2010 年 ASCEND 研究[17]，是一项多国、多中心、随机、双盲对照 RCT，1392 例糖尿病肾病患者（ACR ≥ 309 mg / g，SCr 1.2~3.0mg / dl）在接受最大剂量 AECI / ARB 治疗基础上口服阿伏生坦（avosentan）（25~50mg / d）或者安慰剂，以血肌酐翻倍、ESRD、死亡为主要终点，ACR 及心血管事件为次要观察指标，计划随访 42 个月。在患者随访时间中位数为 4 个月（最长为 16 个月）时，虽然 avosentan 可以减少尿蛋白 44.3%~49.3%，安慰剂组为 9.7%，但由于严重不良反应，包括肺水肿、充血性心力衰竭，终止了 ASCEND 研究。

另一个内皮素受体拮抗剂阿曲生坦（atrasentan），在一项多国参与、平行、双盲研究中，共纳入 211 例 2 型糖尿病合并蛋白尿患者（ACR 300~3500 mg / g，eGFR 30~75 ml / min · $1.73m^2$），比较了在 RAS 最大耐受剂量基础上加用 atrasentan 可否进一步降低患者的尿蛋白，随访 12 周后结果显示：与安慰剂组相比，0.75mg 及 1.25mg / d 的治疗剂量降低尿蛋白的幅度分别为 35% 和 38%，同时治疗组的血压、LDL–C、甘油三酯的水平下降，但较高剂量可造成液体潴留相关的副作用，停用 atrasentan 30 天后水平可恢复至基线水平[18]。

以上两项研究提示我们，也许降低治疗的剂量，或许会带来更好的药物风险 / 效益比，这为下一步研究者进行深入研究提供了基础。

七、蛋白激酶 C 抑制剂：Ruboxistaurin

研究表明，细胞内蛋白激酶 C 信号转导系统参与一系列生理生化进程，包括对血流的调节，血管通透性改变，基底膜更新，细胞生长和增殖，激素信号传递等。而这些方面正参与了糖尿病肾病的发生发展。研究发现将 PKC–β 敲除可以减轻 STZ 诱导的糖尿病模型小鼠肾小球肥大，因此 PKC 抑制剂治疗糖尿病肾病的基础及临床研究正广泛开展。研究发现，Ruboxistaurin 可降低 2 型糖尿病肾病患者尿液的 TGF–β 浓度，并

且在一项123例2型糖尿病合并蛋白尿的随机、双盲、安慰剂对照RCT研究中[19]，在ACEI / ARB治疗基础上予以Ruboxistaurin 32mg / d或者安慰剂，随访1年，发现可以显著降低ACR（-24%，p=0.020），并且GFR无显著降低（-2.5%，p=0.185），而严重不良事件发生率两组之间无差异，显示较好的治疗效果。当然研究者也提出需要更长时间的随访以及扩大样本量才能对药物的安全性及有效性下可靠的结论，进一步的研究令人期待。

八、钠－葡萄糖共转运蛋白2（SGLT-2）抑制剂：恩格列净

SGLT-2是一个新型糖尿病治疗靶点，SGLT-2抑制剂主要通过抑制表达在肾脏的钠－葡萄糖共转运蛋白2，减少肾小管对葡萄糖的重吸收，增加尿液中葡萄糖的排泄，从而达到降低血糖的作用。2015年发表的EMPA-REG OUTCOME研究中，恩格列净能够降低2型糖尿病患者的心血管不良事件、改善患者的糖化血红蛋白、降低患者血压，奠定了恩格列净的降糖地位[20]。2016年该EMPA-REG研究小组比较了糖尿病标准治疗加安慰剂和在标准治疗基础上加用恩格列净后患者的肾功能进展的情况，研究发现安慰剂组与恩格列净组分别有18.8%和12.7%的患者发生了肾脏病加重（风险比0.16，95%CI，0.53~0.70，P<0.001）；而在安慰剂组有2.6%患者出现了肌酐翻倍，而恩格列净组只有1.5%，相对风险下降了44%；同样在安慰剂组有0.6%患者进行了肾脏替代治疗，而恩格列净组只有0.3%，相对风险下降了55%；而蛋白尿的发生两组无显著差异，该研究得出对于高心血管风险的2型糖尿病患者，在标准治疗基础上联合应用恩格列净可延缓肾脏病的进展[21]。

表1 经大型临床试验验证得到阳性结果的治疗药物

临床研究	药物	研究人群	结果
2005年Tuttle等研究	Ruboxistaurin	DM2，大量蛋白尿	蛋白尿减少，肾功能稳定
2011年SharmaK等研究	吡非尼酮	DM2，eGFR20~75ml / min / 1.73 m^2，大量蛋白尿	eGFR升高，尿蛋白无减少
2015年NCT01382303	己酮可可碱	DM2，高血压，SCr<2mg / dl，UACR>30 mg / g	尿蛋白减少、改善血糖及胰岛素抵抗
2014年SONAR研究	阿曲生坦	CKD2~4期，高血压，UACR30~5000mg / g	随访12周后结果显示尿蛋白减少，低剂量安全性好
2016年EMPA-REG研究	恩格列净	DM2，eGFR ≥ 30ml / min / 1.73 m^2，	延缓肾病的进展，降低临床相关肾脏事件发生率

DM：糖尿病；ACR：尿白蛋白 / 肌酐；SCr：血肌酐；UAER：尿白蛋白排泄率；eGFR：肾小球滤过率；CKD：慢性肾脏病。

综上所述，针对糖尿病发病机制的各个环节的基础干预研究虽说取得了理想效果，但大多动物实验的结果都不能在临床实际应用中得到验证，提示我们需要客观认识和对待RCT研究的结果，但在未来的研究中，需要予以设计更好的临床对照试验，即采用大样本量、随访更长时间的RCT研究，来进一步验证这些药物的有效性及安全性。

参考文献

[1] Gambarog, Kinalska I, Oksa A, et al. Oral sulodexide reduces albuminuria in microalbuminuric and macroalbuminuric type 1 and type 2 diabetic patients: the Di.N.A.S. randomized trial. J Am Soc Nephrol. 2002, 13（6）: 1615–1625.

[2] Lewis EJ, Lewis JB, greene T, et al. Sulodexide for kidney protection in type 2 diabetes patients with microalbuminuria: a randomized controlled trial. Am J Kidney Dis. 2011, 58（5）: 729–736.

[3] Packham DK, Wolfe R, Reutens AT, et al. Sulodexide fails to demonstrate renoprotection in overt type 2 diabetic nephropathy. J Am Soc Nephrol. 2012, 23（1）: 123–130.

[4] Olde Engberink RH, Rorije NM, et al. The blood pressure lowering potential of sulodexide--a systematic review and meta-analysis. Br J Clin Pharmacol. 2015; 80（6）: 1245–53.

[5] Sharma K, Ix JH, Mathew AV, et al. Pirfenidone for diabetic nephropathy. J Am Soc Nephrol. 2011, 22（6）: 1144–1151.

[6] Aggarwal HK, Jain D, Talapatra P, et al. Evaluation of role of doxycycline (a matrix metalloproteinase inhibitor) on renal functions in patients of diabetic nephropathy. Ren fail. 2010, 32（8）: 941–946.

[7] Parving HH, Persson F, Lewis JB, et al. Aliskiren combined with losartan in type 2 diabetes and nephropathy. N Engl J Med. 2008, 358（23）: 2433–2446.

[8] Parving HH, Brenner BM, McMurray JJ, et al: Aliskiren Trial in Type 2 Diabetes Using Cardio–Renal Endpoints (ALTITUDE): rationale and study design. Nephrol Dial Transplant. 2009, 24（5）: 1663–1671.

[9] Pergola PE, Raskin P, Toto RD, et al. Bardoxolone methyl and kidney function in CKD with type 2 diabetes. N Engl J Med. 2011, 365（4）: 327–336.

[10] Bardoxolone Methyl Evaluation in Patients With Chronic Kidney Diease and Type 2 diabetes (BEACON). www. clinical trials.gov. Accessed March 2. 2012.

[11] Endo K, Miyashita Y, Sasaki H, et al. Probucol delays progression of diabetic nephropathy. Diabetes Res Clin Pract. 2006, 71（2）: 156–163.

[12] Zhu H, Chen X, CaiG, et al.Telmisartan combined with probucol effectively reduces urinary protein in patients with type 2 diabetes: a randomized, double–blind, placebo–controlled, multi–center clinical study. J Diabetes. 2016, 8（5）: 677–685.

[13] Han SJ, Kim HJ, Kim DJ, et al. Effects of pentoxifylline on proteinuria and glucose control in patients with type 2 diabetes: a prospective randomized double–blind multicenter study. Diabetol Metab Syndr. 2015 Jul 19; 7: 64.

[14] De Zeeuw D, Agarwal R, Amdahl M, et al. Selective vitamin D receptor activation with paricalcitol for reduction of albuminuria in patients with type 2 diabetes (VITAL study): a randomised controlled trial. Lancet. 2010, 376（9752）: 1543–1551.

[15] Kim MJ，Frankel AH，Donaldson M，et al. Oral cholecalciferol decreases albuminuria and urinary TGF-beta1 in patients with type 2 diabetic nephropathy on established renin-angiotensin-aldosterone system inhibition. Kidney Int. 2011，80（8）：851-860.

[16] Lewis EJ，greene T，Spitalewiz S，et al. Pyridorin in type 2 diabetic nephropathy. J Am Soc Nephrol. 2012，23（1）：131-136.

[17] Mann JF，green D，Jamerson K，et al. Avosentan for overt diabetic nephropathy. J Am Soc Nephrol . 2010，21（3）：527-535.

[18] de Zeeuw D1，Coll B2，Andress D2，et al. The endothelin antagonist atrasentan lowers residual albuminuria in patients with type 2 diabetic nephropathy. J Am Soc Nephrol. 2014，25（5）：1083-1093.

[19] Tuttle KR，BakrisgL，Toto RD，et al. The effect of ruboxistaurin on nephropathy in type 2 diabetes. Diabetes care. 2005，28（11）：2686-2690.

[20] Zinman B，Wanner C，Lachin JM，et al. empagliflozin，cardiovascular outcomes，and mortality in type 2 diabetes.N Engl J Med. 2015；373（22）：2117-2128.

[21] Tikkanen I，Narko K，Zeller C，et al. empagliflozin reduces blood pressure in patients with type 2 diabetes and hypertension.Diabetes Care. 2015；38（3）：420-428.

（刘沫言、谢院生）

第二节　中药治疗进展

中医药治疗糖尿病肾病有独特的理念和优势，在长期的实践中积累了丰富的经验。在此基础上开展的一些遵循循证医学原则的临床试验研究，为中药治疗糖尿病肾病提供了高质量证据。同时，基于临床疗效进行的常用中药机制研究也取得了一定进展，充分体现了中药转化研究优势。本节主要从我国糖尿病肾病的中药治疗进展进行归纳。

一、治疗糖尿病肾病药物专利申请

2014年1月至2016年10月在中华人民共和国国家知识产权局网站检索显示，有关中医药治疗糖尿病肾病药物的发明专利申请有130项，其中发明授权44项。药物种类有中药复方汤剂、中药复方提取物、单味药物及其提取物、中药单体组合物、灌肠药等，其中以中药复方汤剂为主，占一半以上。

中药复方汤剂专利中以益气滋阴通络为主要治法的专利有34项，以补肾固精为主要治法的有14项，以清热活血为主要治法的有15项。此外，还有5项专利主要针对糖尿病肾病的合并症状，包括用于治疗中晚期糖尿病肾病合并少尿、中晚期糖尿病肾病合并心悸、中晚期糖尿病肾病合并贫血、中晚期糖尿病肾病合并恶心呕吐和糖尿病肾病合并动脉粥样硬化。

中药单体组合物有8种，包括黄芪多糖、三七总皂苷；小檗碱、双乙酰大黄酸；三七总皂苷、黄连生物碱；黄芪多糖、丹参总酚酸［和（或）红花苷］；辣木叶总黄酮、二苯乙烯苷、人参皂苷Rb1、人参皂苷Rg1、人参皂苷Rd、人参皂苷Re、银杏内酯、山奈酚和槲皮素；金松双黄酮、矮紫堇、斑唇马先蒿、桑橙酮、木香烃内酯、番荔枝碱；原薯蓣皂苷、甲基原薯蓣皂苷、纤细皂苷、原纤细皂苷、薯蓣皂苷和薯蓣皂苷元；桑叶黄酮、枸杞多糖、银杏叶黄酮。这些组合物大多数处于动物实验阶段，两种或多种单体间的最佳比例等仍待探索，亦需要临床研究来进一步验证这些药物的有效性及安全性。

1.以益气滋阴通络为主要治法的专利

药物组成

①辣木叶、党参、延胡索、川芎、槐角、白芷、鲜地黄、牡蛎、黄瓜子和甘草。

②黄芪、生地黄、熟地黄、丹参、川芎、黄精、地龙、水蛭、全蝎、茜草、郁金、牛膝、姜黄、延胡索、山药、白术、沙参、百合、龟甲、鳖甲、枸杞子、炙甘草。

③艾叶18~25份、天麻15~20份、玉米须13~18份、苦瓜子10~17份、人参叶8~15份、刺人参7~12份、泽泻5~12份、川芎5~12份、山药8~13份、淫羊藿5~10份、黄芩5~15份、甘草7~13份。

④老虎姜5~10份、麦冬12~20份、葛根10~16份、穿心莲3~9份、白术4~12份、茯苓5~11份、沙苑子6~13份、巴戟天2~6份、白花蛇舌草7~15份、毛诃子3~7份、龙血竭1~5份、川楝子3~10份、红芪10~18份、北刘寄奴5~13份。

⑤肉苁蓉6~20份、牡荆10~20份、黄芪6~20份、丹参9~15份、当归6~12份、红花6~12份、附子6~12份、牛蒡6~15份、山药6~20份、肉桂1~5份、甘草1~15份。

⑥银杏叶10~30份、黄芪10~30份、党参10~20份、红景天10~20份、川芎10~20份、陈皮8~15份、黄连10~20份、白芷12~20份、麦冬4~10份、熟地8~15份、甘草5~15份。

⑦鸡血藤、黄芪、丹参、山楂、红花、黄连、牛蒡、枸杞子、肉桂、甘草。

⑧马齿苋10~28份、黄芪10~29份、党参10~18份、红景天10~18份、川芎10~19份、枸杞8~14份、黄连10~17份、白芷12~18份、麦冬4~8份、丹参8~12份、甘草5~15份。

⑨肉苁蓉6~20份、麦冬6~20份、黄芪6~20份、丹参9~15份、当归6~12份、红花6~12份、山茱萸6~12份、牛蒡6~15份、枸杞子6~12份、肉桂1~5份、甘草1~15份。

⑩黄芪、当归、灵芝、威灵仙、红花、干姜、水蛭、伸筋草。

⑪肉苁蓉、辣木叶、黄芪、丹参、当归、赤芍、山茱萸、牛蒡、杜仲、山药、枸杞子、淫羊藿、何首乌、肉桂、甘草。

⑫鹰嘴豆豆芽提取物、黄芪、党参、红花、川芎、牛膝、黄连、白芷、麦冬、熟地、黄瓜子、甘草。

⑬龟甲胶、远志、龙骨、灵芝、五味子、麦冬、石菖蒲、党参、人参、茯苓及辅料。

⑭当归、黄芪、蓝布正、益母草、赤芍、四叶草、地柏枝、三加皮、竹叶兰、金樱子、黑芝麻、墨旱莲、明党参、姜黄、金钱草、山茱萸、白芍、沙苑子。

⑮青风藤、沙苑子、黄芪、黄连、红花。

⑯黄芪100重量份、女贞子20~40重量份、白术25~45重量份、金樱子40~60重量份、黄蜀葵花40~60重量份、绵萆薢30~50重量份、赤芍35~55重量份、黄连15~35重量份。

⑰太子参、黄芪、麦冬、玉竹、参须、百合、天花粉、石斛、白花蛇舌草、甘草。

⑱黄芪10~20份、人参5~16份、川芎12~25份、侧柏叶11~21份、泽泻12~24份、黄连14~28份、熟地9~19份、麦冬11~23份、白术20~30份、蒲公英14~28份、半夏12~27份、栀子7~17份、茵陈10~25份、枸杞子9~18份、墨旱莲11~24份、白芍6~16份、甘草20~30份。

⑲黄芪300份、桃仁180份、莪术180份、大黄20份、土茯苓240份、薏苡仁400份、益母草300份、夏枯草300份、肉桂120份、北豆根180份、桔梗180份、川牛膝180份制成的黄葵胶囊。

⑳苍术8份、玄参8份、芝麻8份、蚕茧8份、西黄芪胶15份、山药15份、当归10份、喜马拉雅紫茉莉15份、川芎8份、鲨鱼肝8份、滴血根6份、金樱子12份、滇茜草10份、滴滴花6份、山鸡椒5份。

㉑生黄芪2~8份、太子参1~4份、生地1~4份、山萸肉1~4份、当归1~4份、丹参1~4份、生苡仁2~6份、地龙1~4份、茯苓1~4份、泽泻1~4份、所述1重量份为5克。

㉒党参10~50份、白花蛇舌草10~20份、蛇床子5~20份、半枝莲5~15份、黄芪5~15份、泽泻1~10份、大蓟5~15份、马齿苋9~15份、远志9~15份、茯苓5~15份、百合1.5~9份、甘草5.5~15份。

㉓野菊花4份、蚌壳草8份、甘草8份、丹参8份、黄芪8份、桑枝10份、桑椹子13份、三七13份、山药8份、野灵芝15份、黄连6份、五味子6份、石膏5份、生地8份、玉竹10份、茯苓13份、地骨皮8份。

㉔黄芪20~35份、荆芥5~10份、苏叶5~15份、生地榆5~15份、炒槐花5~15份、丹参5~15份、茜草5~15份、大腹皮5~15份、大黄1~5份。

㉕黄芪、太子参、黄连、苦瓜、生地、苍术、玄参、知母、葛根、丹参、鬼箭羽、地骨皮、桑皮、夏枯草、仙鹤草、荔枝核、翻白草。

㉖黄芪、太子参、熟地、山芋、车前子、生大黄、山药、丹皮、牛蒡子、积雪草、水蛭、仙灵脾、茯苓、当归、葛根。

㉗生黄芪10~50份、鸡血藤10~50份、熟地10~50份、山药5~20份、山萸肉5~20份、芡实5~30份、金樱子5~20份、制水蛭1~5份、熟军2~15份、翻白草5~30份、茯苓10~50份、车前子10~50份。

㉘赤芍、黄芪、生地黄等12味中药组成。

㉙番石榴50~100份、仙人掌15~45份、桑白皮15~30份、葛根8~35份、黄精15~25份、人参8~24份、苦瓜4~25份、洋葱30~60份、大蒜5~10份、紫薯10~25份。

㉚当归6克、川芎5克、红花6克、黄芪8克、制大黄6克、枸杞12克、薏米9克、杜仲10克、党参8克、茯苓15克、炒白术10克、山药15兑、陈皮9克。

㉛黄芪50~500份、黄蜀葵花100~600份、制何首乌30~300份、玉竹100~400份。

㉜鬼箭羽300~900份、水蛭100~600份、黄芩100~500份、黄芪300~900份、女贞子100~400份、五味子40~400份。

㉝黄芪15~25份、金樱子7~13份、川芎7~13份、黄蜀葵花10~20份、大黄2~8份、葛根7~13份、倒扣草10~20份。

㉞骨碎补、断节参、泽泻实、伸筋藤、柠条、黑阳参、硬飘拂草、刺楸树根、凌霄花、小红参。

2.以补肾固精为主要治法的专利

药物组成

①艾叶、黄连、白芷、熟地、黄瓜子、山茱萸、牛蒡、枸杞子、杜仲、山药、麦冬、淫羊藿、甘草。

②生黄芪15~28g、鸡血藤10~20g、肉苁蓉10~16g、熟地黄12~32g、山药15~35g、枸杞10~20g、山萸肉8~18g、芡实16~32g、金樱子9~16g、沙苑子10~16g、制水蛭2.5~20g、熟军3~30g、翻白草15~26g、茯苓15~26g、车前子8~16g。

③辣木叶10~25份、黄连10~20份、苦参8~15份、熟地8~15份、黄瓜子8~15份、枸杞子6~12份、牛蒡6~12份、牡蛎6~12份、续断3~9份、山药3~9份、麦冬3~9份、甘草1~10份。

④艾叶10~22份、熟地8~20份、山茱萸8~18份、荔枝核8~16份、杜仲6~16份、白芷6~18份、虎杖8~14份、玉米须6~16份、葛根4~16份、麦芽4~14份、甘草4~8份。

⑤葛根5~15份、黄芪10~20份、红花10~25份、川芎12~24份、银杏叶10~25份、益智仁20~30份、金樱子8~15份、黑芝麻10~20份、生地黄10~20份。

⑥杜仲15~30份、山萸肉15~25份、艾叶15~25份、知母10~15份、川芎15~25份、云茯苓7~15份、黄连12~19份、石斛12~20份、麦冬6~10份、丹参9~14份、夏枯草5~15份。

⑦红参10~20质量份、炒山药10~20质量份、桑椹15~20质量份、沙苑子15~20质量份、雷公藤10~20质量份、全蝎10~15质量份、藏红花10~20质量份、龙葵15~30质量份、芡实15~30质量份、鬼箭羽20~30质量份、叶下珠12~20质量份、土茯苓20~30质量份、绞股蓝15~30质量份、八月札12~20质量份、刘寄奴15~30质量份。

⑧毛冬青叶27~36份、西河柳27~36份、桔梗9~15份、大黄9~15份、苎麻根11~20份、生牡蛎27~36份、荠菜花27~36份、鹿含草9~15份。

⑨黄芪30g、太子参20g、山药20g、茯苓20g、枸杞子20g、车前子20g、半边莲20g、土茯苓40g、熟地25g、泽泻15g、山萸肉15g、菟丝子15g、首乌15g、金樱子15g、鹿茸15g、丹参15g、桃仁10g、红花10g、大黄10g。

⑩黄芪30g、山药20g、生地20g、茯苓20g、枸杞子20g、菊花20g、益母草20g、泽泻15g、山萸肉15g、石韦15g、白茅根15g、淫羊藿15g、附子15g、肉桂15g、丹参15g。

⑪生补骨脂4份、巴戟天8份、甘草8份、丹参8份、补骨脂8份、桑枝10份、水蛭13份、泽泻13份、山药8份、金钱草15份、黄连6份、五味子6份、石膏5份、生地8份、玉竹10份、茯苓13份、枸杞子8份。

⑫柯子肉25~80份、白茅根20~50份、益母草20~80份、白花蛇舌草35~100份、炒杜仲10~15份、桃仁10~25份、红花10~30份、大黄5~15份、当归10~25份、川芎10~25份、麦芽5~25份、炙黄芪20~50份、天花粉15~35份、紫花地丁10~30份。

⑬枸杞子15~25份、金荞麦15~25份、熟地黄5~15份、紫荆皮5~15份、覆盆子5~15份、络石藤7~17份、木蝴蝶5~15份、广郁金5~15份、白茅根10~20份、五倍子5~11份、穿山甲4~9份、马勃3~8份。

⑭左卡尼汀0.5~1.5g、黄芪20~40g、白术20~40g、丹参10~30g、肉桂10~30g、桑寄生5~25g、桑螵蛸5~25g、沙苑子5~25g、茯苓5~25g、煅龙骨5~25g、煅牡蛎5~25g、红花2~15g、泽泻2~10g。

3.以清热活血为主要治法的专利

药物组成

①荸荠、白僵蚕、千屈菜、糯米、莱菔、桑椹子、豇豆、知母、麦饭石、菟丝子、苦瓜、火麻仁、丹参。

②蛇莓、葡萄籽、锯叶棕果、水蛭、韩国白人参、荨麻、橄榄叶、板蓝根、南瓜籽、番茄红素、西芹籽、葛仙米冻干粉、玛咖粉。

③桑叶、花生枝叶、地骨皮、潺槁树根、棕榈子、海带、芥菜茎叶、马齿苋、翻白草、桑橙酮。

④鸡血藤9~15份、五味子8~12份、丹参10~15份、山楂3~10份、红花3~10份、黄连3~10份、麦冬6~12份、枸杞子6~15份、肉桂3~10份、知母6~12份。

⑤桑叶、黄芪、知母、川芎、枸杞、黄连、白芷、槐花、丹参、甘草。

⑥杠香藤、枣叶、桑枝、地灵根、蚕豆花、鹿含草、扁豆衣、山药。

⑦莲座蓟、格蓬酯、破布木果、木蝴蝶苷B、肉珊瑚苷元、蛇鞭菊素为原料药。

⑧水蛭6份、丹参15份、川芎20份、赤芍10份、山萸肉15份、牛膝12份、泽兰15份、葶苈子15份、车前子15份。

⑨虎杖6~10份、车前草5~8份、女贞子5~8份、蜂房1~4份。

⑩大黄10%~12%、黄芪20%~25%、酒萸肉10%~12%、熟地黄10%~12%、茯苓20%~25%、泽泻15%~20%。

⑪竹节参、香橼、肥皂核、峨三七、三白草根、白云花根、黄精、竹荪、枸骨子、菜头肾、珍珠菜、花椒籔、红枫荷、丹参、大黄、红根草、猪苓、草薢、半边莲、车前子、荸荠、红紫珠、苦菜、天荞麦根、百味参、甘草。

⑫僵蚕、三棱、生黄芪、山茱萸、天花粉、苍术、莪术、白蒺藜。

⑬生大黄6~10g、炒槐花30~35g、败酱草30~35g、薏苡仁30~35g、煅牡蛎30~35g、制附片6~10g、姜半夏6~10g。

⑭黄芪10~30份、黄精10~30份、绞股蓝9~30份、桑螵蛸10~30份、益智仁10~30份、金樱子10~30份、三七5~20份、鬼箭羽5~20份、地锦草10~30份、路路通5~15份、玉米须10~50份。

⑮豆蔻20~40份、车前草20~40份、桂枝20~30份、黄精10~20份、党参10~20份、郁金10~20份、龙眼肉5~15份、熊胆5~15份、葶苈子10~15份、丹参5~10份。

二、治疗糖尿病肾病新药的机制研究[1-12]

近年来开展的中药单体及其活性成分防治糖尿病肾病的实验研究十分广泛，取得了一定的成绩。

（一）黄芪

黄芪是治疗糖尿病肾病的最常用中药，体内外实验均证实黄芪及其提取物可从抗

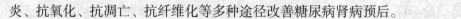

炎、抗氧化、抗凋亡、抗纤维化等多种途径改善糖尿病肾病预后。

1. 抗炎作用

黄芪提取物黄芪甲苷Ⅳ可显著地下调糖尿病肾病大鼠肾脏NF-κB的mRNA、蛋白表达水平及降低其生物活性，进一步抑制血清及肾组织中TNF-α、MCP-1、ICAM-1的表达，有效改善炎症反应。黄芪的另一提取物黄芪多糖可通过调节AMPK活性，诱导一些抗炎基因（如IL-10、巨噬细胞甘露糖受体、Dectin-1、精氨酸酶等）的表达，同时抑制一些促炎基因（如IL-1β、iNOS、MCP-1、IL-6和CD11c等）的表达。

2. 抗氧化作用

黄芪可改善糖尿病大鼠血糖波动引起的氧化应激，从而预防糖尿病肾病的发生发展。黄芪甲苷Ⅳ通过NADPH氧化酶/ROS/AKT/NF-κB通路抑制高糖诱导的系膜细胞增殖，从而减轻糖尿病肾病早期肾小球肥大和超滤过状态，延缓糖尿病肾病进展。

3. 抗凋亡作用

黄芪甲苷Ⅳ降低糖尿病肾病尿蛋白排泄量的机制，可能与减轻内质网应激介导的足细胞凋亡相关。黄芪甲苷Ⅳ还可通过抑制p38介导的MAPK通路，以及抑制HGF产生过多，降低$TGF-\beta_1$表达，发挥抑制人肾小管上皮细胞凋亡的作用。

4. 抗纤维化作用

黄芪注射液连续干预KKAy小鼠24周后，可显著减轻肾脏纤维化，其机制与抑制纤维化经典途径TGF-β/Smad信号通路密切相关，黄芪注射液可下调$TGF\beta_1$的mRNA表达水平，抑制TGFβR-1与Smad3的表达和磷酸化，同时上调Smad7的表达水平。

（二）黄连

黄连广泛应用于糖尿病及其并发症的治疗，研究数据表明其活性物质黄连素，通过降血糖、调脂、减少炎症反应、减缓肾纤维化等途径起到保护肾脏的作用。糖尿病肾病患者使用黄连素后，可改善肾脏血液动力学，减少尿液中肾损伤标志物骨桥蛋白和KIM-1的排泄率。黄连素可通过调节MMPs/TIMPs系统，抑制RhoA/ROCK信号，阻断S1P/S1P2受体通路等多种途径，显著抑制细胞外基质在肾脏中的积累。黄连素可以通过调节EP4/Gαs/AC/cAMP信号通路上的多个靶点，减轻肾组织病理损害及超微结构变化，保护糖尿病肾病肾脏功能[16]。还可阻断促炎性细胞因子（IL-11β，TNF-α）和趋化因子的上调（MCP-1），调控TGF-β/Smad3信号通路，抑制肾纤维化。

（三）大黄

大黄是治疗糖尿病肾病常用的药物，尤其对于肾功能受损的患者。蒽醌类的大黄酸和大黄素是大黄的主要活性化合物。大黄酸通过下调wnt/β-catenin信号通路，上调沉默调节因子1来减轻肾损伤，还可减轻肾小管上皮-间充质转分化，改善血脂异常，此外，大黄酸还具有抗炎及抗纤维化的作用。大黄素的治疗作用主要体现在有效减少系膜细胞增殖，其机制主要是通过下调cFLIP和TGF-β_1的表达水平以及调节p38MAPK通路来实现。

（四）雷公藤

雷公藤及其主要活性成分雷公藤甲素是治疗蛋白尿的常用药物，具有免疫抑制和抗炎的功效。雷公藤和厄贝沙坦联合使用可以减少糖尿病肾病病人尿液中足细胞排泄，下调CTGF和TGF-β_1的表达水平。雷公藤可以降低db/db小鼠尿蛋白排泄量、改善血脂紊乱、减轻肾脏病理损伤，其对抗炎症和抗氧化应激的作用优于缬沙坦。药理研究表明，雷公藤甲素的抗炎作用与抑制巨噬细胞浸润有关，还可通过抑制NF-κB活性降低炎症因子TNF-α、IL-1β、IL-6、INF-γ的表达。

（五）冬虫夏草

冬虫夏草的水提物或乙醇提取物治疗2型糖尿病肾病大鼠模型，均可促进葡萄糖代谢、调节血脂紊乱，并且降低血清GSH-Px水平，升高血清SOD水平，显著抑制氧化应激。冬虫夏草还可以通过下调HIF-1α和VEGF的表达水平，有效防止慢性缺氧所致的肾脏损害。此外，冬虫夏草和雷公藤联合用药可进一步减轻糖尿病肾脏损害，其机制可能与减轻足细胞损伤相关。

（六）姜黄

姜黄提取物姜黄素具有抗纤维化，抗氧化应激，抗炎症作用。

（1）抗纤维化作用：姜黄素能下调CTGF、PAI-1和FN-1的表达水平，抑制糖尿病相关的JNK活化和降低HAT活性，P300/CBP的表达和组蛋白的乙酰化，抑制肾脏纤维化，减轻糖尿病小鼠肾损伤和功能障碍。

（2）抗氧化应激作用：姜黄素可增加抗氧化剂的水平，降低丙二醛（malondialdehyde，MDA）、GGT和NO的含量，提高EPO水平，减轻足细胞结构损伤。

（3）抗炎作用：姜黄素通过逆转caveolin-1 Tyr14的磷酸化影响TLR4的激活来抑制炎症基因的表达，改善组织学异常和肾脏纤维化，改善糖尿病肾病进展。

（七）丹参

丹参的提取物主要是丹酚酸A和丹酚酸B，它们和丹参具有抗氧化应激和抗纤维化作用。

（1）抗氧化应激作用

丹酚酸B可增加胰岛素敏感指数，降低TG和MDA含量，提高超氧化物歧化酶活性。同时还可升高GSH含量，抑制胰岛β细胞的凋亡，通过抗氧化应激和抗细胞凋亡发挥抗糖尿病活性。丹酚酸A通过改善线粒体功能，增加ATP产生，并经由CaMKKβ / AMPK信号通路减少线粒体膜电位，减轻糖尿病损害。

（2）抗纤维化作用

丹参注射液可减轻肾小球肥大、基质扩张和纤维化等超微结构异常，降低TGF-β_1的表达、AGEs和脂质过氧化物的积累，增加糖尿病大鼠肾脏SOD和GSH-Px活性，但没有显著影响其血糖水平。降低巨蛋白在肾小管表达和肾小管白蛋白重吸收功能指数，保护肾小管结构功能，改善由于异常分泌的细胞因子、氧化应激、晚期糖基化压力和巨蛋白表达缺失引起的高血糖毒性有关的肾损害。

（八）葛根

葛根提取物葛根素具有抗凋亡、抗氧化应激、抗炎症以及抗纤维化的作用。

1.抗凋亡作用

葛根素具有降低糖尿病大鼠体重，恢复其正常的血糖水平，提高糖耐量的作用；通过上调GLP-1R和pancreatic and duodenal homeobox 1的表达，随后激活 Akt蛋白，灭活forkhead box O1，保护β细胞的功能。葛根素不仅可直接保护胰腺β细胞功能，也可通过PI3K / Akt通路抑制胰腺β细胞的凋亡。

2.抗氧化应激和抗炎作用

葛根素通过下调ICAM-1和TNF-α表达水平，抑制蛋白质的非酶糖基化，并减轻氧化应激或炎性反应，显著改善糖尿病大鼠早期肾损害。还可减轻肾脏肥大及系膜扩张，降低尿蛋白排泄率和减轻足细胞损伤，上调足细胞裂隙膜蛋白如nephrin和足蛋白的表达水平。明显抑制糖尿病肾脏诱导氧化应激的产物和蛋白质的S-亚硝基化。抑制由氧化应激和蛋白质的S-亚硝基化激活的MMP-9的表达。葛根素能改善糖尿病大鼠肾脏超微结构变化，减少eNOS表达，保护肾脏功能。葛根素降低MDA水平，增加SOD、CAT、GSH-Px和NO的水平。

3.抗纤维化作用

葛根素显著降低肾脏指数，下调IFN-γ和IFN-γ / IL-4表达水平，上调FPI、IL-4表达水平，改善肾功能，同时下调TGF-β_1、Smad2、CTGF 及 FN的表达，发挥抗纤维化的作用。

（九）地黄

地黄降低糖尿病大鼠体重，改善肾功能和病理变化，降低 Ang II、TGF-β_1、

CTGF、FN、IV型胶原的表达，减少ECM积聚，减轻糖尿病肾损害。

（十）丹皮

1.抗氧化应激作用

丹皮提取物在高糖刺激的系膜细胞中降低NADPH活性，降低ROS、TGF-β_1和FN水平，发挥抗氧化及抗纤维化的作用。丹皮可降低DN大鼠血糖，血清肌酐和尿蛋白排泄率；显著提高SOD、GSH-Px、CAT的活性，降低MDA含量，下调肾脏组织中TGF-β_2的表达，发挥抗氧化应激作用。

2.抗炎作用

丹皮下调IL-6、MCP-1、TGF-β1、ICAM-1和RAGE的表达水平，也可以下调促炎细胞因子蛋白表达，发挥抗炎作用。

（十一）山茱萸

山茱萸可增加胰岛素控制血糖，降低血清TG水平；也可减少在STZ诱导的糖尿病大鼠的血糖、甘油三酯和尿总体积，下调肾脏α-SMA的表达水平，通过控制高血糖保护糖尿病胰脏以及减轻肾脏的损害。从山茱萸及其衍生物提取的马钱苷在高糖刺激系膜细胞中可降低FN和IL-6的表达，发挥抗纤维化的作用。

（十二）白芍

白芍具有抗炎和免疫调节活性，其提取物白芍总皂苷可显著降低糖尿病大鼠24小时尿白蛋白排泄率，下调TLR2、TLR4、MyD88、p-IRAK1、NF-κBp65、p-IRF3、TNF-α和IL-1β的表达，抑制巨噬细胞浸润；在体内通过选择性地阻止Toll样受体延缓糖尿病肾病的进展。还减轻肾小管间质损伤，明显降低α-SMA表达，升高E-cadherin的表达，通过抑制巨噬细胞浸润和下调TLR2的表达防止糖尿病大鼠肾小管间质损伤。

（十三）杨桃

1.抗凋亡作用

阳桃根提取物可以下调凋亡相关因子（如caspase-3、caspase-8和caspase-9）及凋亡诱导的蛋白Bax的表达，而上调抗细胞凋亡蛋白Bcl-2的表达，保护STZ诱导的糖尿病小鼠胰岛β细胞功能。杨桃提取物Lyoniresinol 3α-O-β-D-glucopyranoside 1（LGP1）可降低高血糖和相关蛋白如NF-κB，caspase-3，caspase-8，caspase-9，和BAX蛋白的表达。减轻肾小球肥大，ECM过度的积累，降低肾小球和肾小管基底膜厚度，升高Bcl-2的表达，延缓糖尿病肾病进展。

2.抗氧化应激作用

杨桃提取物2-十二烷基-6-甲基环-2，5-二烯-1，4-二酮可明显降低高血糖及肾晚期AGE的形成和相关蛋白（如AGE受体，NF-κB，TGF-β₁等）的表达；升高SOP、GSH-PX的活性，发挥抗氧化应激的作用，减轻糖尿病肾损害。

（十四）红景天

红景天提取物红景天苷可逆转高糖诱导的AMP激活的蛋白激酶活性下降和Src激酶的增多，抑制上调的小窝蛋白1（CAV-1）磷酸化，减少线粒体产生超氧阴离子，抑制肾小球内皮细胞白蛋白胞吞发挥其降低尿蛋白排泄量作用。红景天水提取物通过增加肾上腺β内啡肽分泌，改善高血糖，激活μ阿片受体，改善STZ诱导的糖尿病大鼠肾损害。

（十五）银杏

银杏叶提取物可以降低SCr、尿素氮、尿蛋白、相对肾重量；通过抑制Akt / mTOR信号通路减少糖原和胶原的积累、肾皮质IV型胶原蛋白和层黏连蛋白的表达水平，降低糖尿病肾皮质E-cadherin和α-SMA和Akt的表达、mTOR和p70S6K的磷酸化，防止糖尿病肾病大鼠肾纤维化。

（十六）鱼腥草

鱼腥草逆转各种葡萄糖稳态酶的基因（如GLUT-2，GLUT-4，和caspase-3）的表达水平，但不会影响PPAR-γ蛋白表达。还可积极调控糖尿病大鼠线粒体膜电位和琥珀酸脱氢酶的活性，通过上调GLUT4和发挥抗氧化活性来延缓糖尿病肾病的进展。

（十七）人参

人参提取物人参皂苷Rg1显著增加微管相关蛋白1轻链3β（microtubule associated proteinl light chain 3 beta, LC3）-I到LC3-II的转化，自噬基因Beclin-1的表达和自噬体形成；缓解氧化应激和在早期升高的T-SOD活性，并降低足细胞自噬；还能通过间接抑制醛固酮诱导的足细胞自噬有效地解除醛固酮诱导的氧化应激。

（十八）金樱子

金樱子下调IL-6、IL-1和MCP-1的水平以及活性氧和MDA的水平，提高糖尿病肾病大鼠血清和肾组织中SOD活性，通过调节fNrf2 / ARE信号通路及增加抗氧化因子HO-1、γ谷氨酸合酶的表达发挥抗氧化和抗炎作用。

（十九）红杉

红杉提取物红杉醇可提高糖尿病肾病大鼠抗氧化能力，降低 ROS、MDA 水平和 p22phox、p47phox、NF-κB、TGF-β$_1$ 的表达，通过其降糖和抗氧化活性作用和调控 TGF-β$_1$ 的表达，改善糖尿病肾病。

三、治疗糖尿病肾病新药的临床试验研究[13-15]

糖肾方是治疗糖尿病肾病显性蛋白尿期的中药复方制剂，其组方是中日友好医院李平教授在传承名老中医经验基础上，结合文献研究、德尔菲法专家问卷调查研究及横断面研究等成果，针对糖尿病肾病显性蛋白尿期基本病机——肾肝脾气机瘀滞，络脉闭阻所拟定的，功效益气柔肝、活血通络。一项6家中心、随机双盲、安慰剂平行对照临床试验，在 ACEI / ARB 常规治疗基础上以安慰剂为对照，给予糖肾方。结果显示，经过24周治疗，糖肾方作用明显优于单独使用 ACEI / ARB 类药物，使治疗显性蛋白尿有效率提高30%，使治疗肾小球滤过率有效率提高了11%。为了客观评价糖肾方治疗糖尿病肾病的临床疗效，采用代谢组学与靶标代谢组学整合一体的定量代谢组学研究模式，建立了"病–证"相关的判别模式，为糖尿病肾病显性蛋白尿期的证候判别提供了客观化方法。进而利用相关性分析发现了阴虚血瘀证、气虚血瘀证和阴阳两虚证的代谢标志物群。其中肌苷、黄嘌呤、胞嘧啶等是糖尿病肾病显性蛋白尿期对应的气虚血瘀证代表性标志物。用上述关键指标评价了糖肾方治疗糖尿病肾病显性蛋白尿期的代谢物变化，发现药物治疗后代谢物质逐渐接近正常，创建了糖尿病肾病"病–证结合"临床诊断与疗效评价的整合生物标志物体系。在国际通用的四种糖尿病肾病动物模型研究中，糖肾方的治疗作用得到进一步证实，在减少尿蛋白排泄、改善肾脏组织病理损害方面优于国际公认的一线治疗药物（ACEI / ARB），其作用机制与调控血管生成、脂代谢、炎症与氧化应激反应等多方面有关。进一步研究发现：方药中的卫矛醇抑制了 NF-κB 信号通路，毛蕊异黄酮苷和大黄酸下调了 JAK / STAT 信号通路，柚皮苷调控了 TGF-β / Smad 信号通路，起到抗炎和抗纤维化作用。

止消通脉宁、止消温肾宁、止消保肾宁是根据知名内分泌专家吕仁和教授经验所拟定的治疗糖尿病肾病的中药方剂，分别针对阴虚、阳虚、阴阳俱虚证。一项多中心、分层、随机对照试验，将315例糖尿病肾病患者随机分为A组157例、B组158例，A组辨证给予止消通脉宁颗粒剂、止消温肾宁颗粒剂、止消保肾宁颗粒剂；B组给予厄贝沙坦片及安慰剂。治疗3个月后进行24个月随访观察，记录两组患者发生终点事件——Ⅲ期进展为Ⅳ期，Ⅳ期患者 Scr 水平上升1倍或需要透析治疗的例数及时间。结果显示中药治疗组终点事件发生率显著低于西医治疗组（4.5% vs 13.3%）。该研究结果还显示辨证中药治疗可显著提高患者生存质量。

芪药消渴胶囊是治疗非胰岛素依赖型糖尿病的中成药，由西洋参、黄芪、山药、生地黄、山茱萸、枸杞子、麦冬、知母、天花粉、五味子、五倍子、葛根等药物组成，益气养阴，健脾补肾。目前已有4项针对芪药消渴胶囊治疗糖尿病肾病的RCT研究报道，均显示治疗效果优于基础治疗或单用西药治疗。其中方法学质量较高的是一项干预146例糖尿病肾病Ⅲ-Ⅴ期患者的多中心RCT研究，结果显示干预3个月后，与安慰剂相比芪药消渴胶囊可改善血糖、血脂水平，同时降低尿蛋白排泄及保护肾功能。动物试验结果显示芪药消渴胶囊可减轻DN模型大鼠肾脏损伤，抑制氧化应激标志物MDA、GHb增加和升高SOD水平。细胞试验表明芪药消渴胶囊可抑制高糖诱导肾小球系膜细胞增殖。

根据中国临床试验中心注册平台和国家食品药品监督管理总局药品审评中心的药物临床试验登记与信息公示平台的信息，多项中药治疗糖尿病肾病临床试验研究在开展（见表4），其中芪黄胶囊、糖降肾康颗粒两个药物，进入临床Ⅲ期。

表4　已注册的中药治疗糖尿病肾病临床试验研究

药物	研究所处阶段	研究对象	干预措施	试验状态
益肾固精方颗粒	I期临床	DN-CKD1	基础干预+缬沙坦+益肾固精方颗粒剂或安慰剂	结束征募研究对象
益肾泄浊方颗粒剂	I期临床	DN-CKD2~3	基础治疗+缬沙坦+益肾泄浊方颗粒剂或安慰剂	结束征募研究对象
肾炎康复片	上市后药物	糖尿病肾病CKD1~3A	肾炎康复片 vs.肾炎康复片模拟剂+氯沙坦钾片 50mg+氯沙坦钾片模拟剂 vs.肾炎康复片模拟剂+氯沙坦钾片 50mg×2 vs.肾炎康复片+氯沙坦钾片 50mg+氯沙坦钾片模拟剂 vs.肾炎康复片+氯沙坦钾片 100m 联合用药	暂停或中断征募研究对象
桂附地黄丸	上市后药物	糖尿病肾病Ⅲ期	桂附地黄丸联合 ACEI / ARB vs. ACEI / ARB	结束征募研究对象
芪丹地黄颗粒	其他	糖尿病肾病Ⅲ期	芪丹地黄颗粒联合 ACEI / ARB vs. ACEI / ARB	结束征募研究对象
双黄二仙颗粒	预试验	糖尿病肾病	双黄二仙处方汤剂 vs.双黄二仙颗粒（10g tid）vs.双黄二仙颗粒（20g tid）vs.厄贝沙坦 150 mg qd	结束征募研究对象
六味地黄丸	上市后药物	糖尿病肾病Ⅲ期	六味地黄丸联合 ACEI / ARB vs. ACEI / ARB	结束征募研究对象
芪黄胶囊	Ⅲ期临床	糖尿病肾病	--	招募中
糖降肾康颗粒	Ⅲ期临床	糖尿病肾病	--	已完成

四、小结

中医药在治疗糖尿病肾病中的作用越来越受到重视，相应的中药新药研发，有效中药的机制研究等方面也取得一定的成果。但是仍然缺乏设计严谨、大样本、长时间随访的RCT研究，来提供中医药治疗糖尿病肾病的高质量循证医学证据；中医药治疗糖尿病肾病的作用靶点、途径的研究亦需要深入。

参考文献

［1］Lu J，Chen X，Zhang Y，Xu J，Zhang L，Li Z，Liu W，Ouyang J，Han S，He X.Astragalus polysaccharide induces anti-inflammatory effects dependent on AMPK activity in palmitate-treated RAW264.7 cells.Int J Mol Med.2013 Jun；31（6）：1463-70.

［2］Ni WJ，Ding HH，Tang LQ. Berberine as a promising anti-diabetic nephropathy drug：An analysis of its effects and mechanisms. Eur J Pharmacol. 2015；760：103-12.

［3］Duan S，Wu Y，Zhao C，Chen M，Yuan Y，Xing C，Zhang B. The wnt／β-catenin signaling pathway participates in rhein ameliorating kidney injury in DN mice.Mol Cell Biochem. 2016，Jan；411（1-2）：73-82.

［4］Ma R，Liu L，Liu X，et al. Triptolide markedly attenuates albuminuria and podocyte injury in an animal model of diabetic nephropathy. Exp Ther Med. 2013；6：649-56.

［5］Hao L，Pan MS，Zheng Y，et al. Effect of Cordyceps sinensis and polyglycosidium on podocytes in rats with diabetic nephropathy. Exp Ther Med. 2014；7：1465-70.

［6］Wang Y，Wang Y，Luo M，et al. Novel curcumin analog C66 prevents diabetic nephropathy via JNK pathway with the involvement of p300／CBP-mediated histone acetylation.Biochim Biophys Acta. 2015 Jan；1852（1）：34-46.

［7］Raoufi S，Baluchnejadmojarad T，Roghani M，et al. Antidiabetic potential of salvianolic acid B in multiple low-dose streptozotocin-induced diabetes.Pharm Biol. 2015；53（12）：1803-9.

［8］Yang L，Yao D，Yang H，et al. Puerarin protects pancreatic beta-Cells in obese diabetic mice via activation of GLP-1R Signaling.Mol Endocrinol. 2016 Mar；30（3）：361-71.

［9］Z. Dong and C. X. Chen. Effect of catalpol on diabetic nephropathy in rats. Phytomedicine，2013，20（11）：1023–1029.

［10］Sun M，Huang L，Zhu J，et al. Screening nephroprotective compounds from cortex Moutan by mesangial cell extraction and UPLC.Arch Pharm Res. 2015；38（6）：1044-53.

［11］Han Y，Jung HW，Park YK. Selective therapeutic effect of cornus officinalis fruits on the damage of different organs in STZ-induced diabetic rats.Am J Chin Med. 2014；42（5）：1169-1182.

［12］Zhang W，Zhao L，Su SQ，et al. Total glucosides of paeony attenuate renal tubulointerstitial injury in STZ-induced diabetic rats：role of Toll-like receptor 2.Pharmacol Sci. 2014；125（1）：59-67.

［13］Li P，Chen Y，Liu J，et al. Efficacy and safety of tangshen formula on patients with type 2 diabetic kidney disease：a multicenter double-blinded randomized placebo-controlled trial．PLoS One. 2015，10（5）：e0126027.

[14] 李景，赵进喜，王世东，等．中医药综合治疗方案全程干预对糖尿病肾病终点事件的影响．中医杂志，2012，53（7）：568-571.

[15] 倪青，姜山，肖月星，等．芪药消渴胶囊联合西药治疗糖尿病肾病146例临床观察．中医杂志，2013，54（6）：484-487.

（刘鹏、文玉敏、严美花）

附　录

缩略语表

英文缩略语	英文全称	中文名称
AACE	American Association of Clinical Endocrinologists	美国临床内分泌学家学会
AHA/ ACC	American Heart Association/American College of Cardiology	美国心脏学会/美国心脏病学会
ACCORD	Action to Control Cardiovascular Risk in Diabetes	控制糖尿病患者心血管疾病风险性行动
ACE	angiotensin converting enzyme	血管紧张素转化酶
ACEI	angiotensin converting enzyme inhibitor	血管紧张素转换酶抑制剂
ACR	albumin−creatinine ratio	白蛋白肌酐比
ACRP30	adipocyte complement related protein 30	脂肪细胞相关补体蛋白30
ADA	American Diabetes Association	美国糖尿病学会
ADIPORs	adiponectin receptors	脂联素受体
ADVANCE	Action in Diabetes and Vascular Disease: Preterax and Diamicron modified release Controlled Evaluation	糖尿病和心血管行动：百普乐和达美康缓释片对照评估研究
AER	albumin excretion rate	白蛋白排泄率
AGEs	advanced glycation end products	晚期糖基化终末产物
AGT	angiotensinogen	血管紧张素原
AGTR	angiotensin receptor	血管紧张素受体
Akt	serine−threonine kinase	丝苏氨酸蛋白激酶
ALLHAT	The Antihypertensive and Lipid−Lowering Treatment to Prevent Heart Attack Trial	降血压降脂预防心脏病发作的研究

英文缩略语	英文全称	中文名称
ALT	alanine aminotransferase	谷丙转氨酶
AMPK	AMP-activated protein kinase	腺苷酸活化蛋白激酶
Ang-Ⅰ	angiotensin-Ⅰ	血管紧张素-Ⅰ
Ang-Ⅱ	angiotensin-Ⅱ	血管紧张素-Ⅱ
Angpts	angiopoietins	血管生成素
AOPPs	advanced oxidation protein products	晚期蛋白氧化产物
AP-1	activator protein 1	激活剂蛋白-1
APP	alanine aminopeptidase	丙氨酸氨基肽酶
AR	aldose reductase	醛糖还原酶
AR	attributable risk	特异危险度
ARB	angiotensin-Ⅱ receptor antagonist	血管紧张素受体拮抗剂
ASCVD	arteriosclerotic cardiovascular disease	动脉粥样硬化性心脏病
ASH/ISH	American Society of Hypertension/International Society of Hypertension	美国高血压学会/国际高血压学会
AT1R	human angiotensin II receptor 1	血管紧张素II1型受体
AT2R	human angiotensin II receptor 2	血管紧张素II2型受体
ATP	adenosine triphosphate	腺嘌呤核苷三磷酸
BH4	tetrahydrobiopterin	四氢生物蝶呤
BMI	body mass index	体质指数
BMP	bone morphogenetic protein	骨形成蛋白
CAD	coronary artery disease	冠心病
CAKUT	congenital anomalies of the kidney and urinary tract	肾输尿管先天异常
CAP	cb1-associated protein	Cb1相关蛋白
CAPD	continuous ambulatory peritoneal dialysis	持续不卧床腹膜透析
CARDS	Collaborative Atorvastatin Diabetes Study	阿托伐他汀糖尿病协作研究

续表

英文缩略语	英文全称	中文名称
CAT	catalase	过氧化氢酶
CCB	calcium channel blockers	钙通道阻断剂
CC-GFR	Cystatin C-GFR	胱抑素 C-肾小球滤过率
CCR	C-C chemokine receptor/chemotactic cytokine Receptor	C-C 族细胞趋化因子受体
CGM	continuous glucose monitoring	动态血糖监测
CHILLAS	China intensive lipid lowering with statins in acute coronary syndrome	中国急性冠脉综合征他汀强化降脂研究
CHIP	chromatin immunoprecipitation	染色质免疫共沉淀
CREB	cAMP-response element-binding protein	环磷酸腺苷反应元件结合蛋白
ChREBP	carbohydrate response element binding protein	糖反应元件结合蛋白
CK	creatine kinase	肌酸激酶
CKD	chronic kidney disease	慢性肾脏病
cNOS	constitutive NOS	结构型一氧化氮合酶
Cox-2	cyclooxygenase-2	环氧化酶-2
CREB	cAMP-response element-binding protein	环磷酸腺苷反应元件结合蛋白
CSF-1	colony stimulating factor-1	集落刺激因子
CTGF	connective tissue growth factor	结缔组织生长因子
CVD	cardiovascular disease	心脏病
CYP4A	cytochrome P450, family 4, subfamily A	细胞色素 P450 4A 家族
Cys	cysteine	半胱氨酸
Cys-gly	l-cysteine-l-glycine	半光酰基甘氨酸
D	deletion	缺失
DAG	triacylglycerol	二酰基甘油
DAIS	the Diabetes Atherosclerosis Intervention Study	糖尿病动脉粥样硬化干预研究

英文缩略语	英文全称	中文名称
DAMPs	pathogen-associated molecular patterns	损伤相关分子模式
DBP	diastolic blood pressure	舒张压
DG	diabetic glomerulopathy	糖尿病肾小球病
DKD	diabetic kidney disease	糖尿病肾脏疾病
DN	diabetic nephropathy	糖尿病肾病
DNA	deoxyribonucleic acid	脱氧核糖核酸
DPI	diet protein intake	饮食蛋白摄入量
DPP-4	dipeptidyl peptidase-4	二肽基肽酶IV
DR	diabetic retinopathy	糖尿病视网膜病变
DYSIS-China	Dyslipidemia International Survey-China	血脂异常国际研究-中国
EBM	evidence-based medicine	循证医学
ECM	extracellular matrix	细胞外基质
EDC	Pittsburgh Epidemiology of Diabetes Complications	匹兹堡糖尿病流行病学
eGFR	estimated glomerular filtration rate	估算肾小球滤过率
EMT	epithelial to mesenchymal transformation	上皮间充质转分化
eNOS	constitutive nitric oxide synthase	内皮型一氧化氮合酶
EPO	erythropoietin	红细胞生成素
ERA-EDTA	European Renal Association -European Dialysis and Transplant Association	欧洲肾脏学会-欧洲透析和移植学会
ERK1/2	extracellular signal-regulated kinase1/2	细胞外信号调节激酶1/2
ESC/EAS	European Society of Cardiology/European Atherosclerosis Society	欧洲心脏病学会/欧洲动脉硬化学会
ESRD	end-stage renal disease	终末期肾病
ET-1	endothelin-1	内皮素-1
EXAMINE	Examination of Cardiovascular Outcomes with Alogliptin versus Standard of Care	阿格列汀心血管安全性研究

英文缩略语	英文全称	中文名称
FABP	fatty acid-binding protein	脂肪酸结合蛋白
FADH2	flavin adenine dinucleotide	还原型黄素腺嘌呤二核苷酸
FGF-23	fibroblast growth factor-23	成纤维细胞生长因子23
FIELD	Fenofibrate Intervention and Event Lowering in Diabetes	非诺贝特干预及减少糖尿病心脏事件研究
FN	fibronectin	纤维连接蛋白
FXR	farnesoid X receptor	法尼醇受体
G-6-P	glucose-6-phosphate	葡萄糖-6-磷酸酶
G6PDH	glucose-6-phosphate dehydrogenase	葡萄糖-6-磷酸脱氢酶
GA	glycated albumin	糖化血清白蛋白
β-GAL	β-Galactosidase	β-半乳糖苷酶
GBM	glomerular basement membrane	肾小球基底膜
GC	guanylate cyclase	鸟苷酸环化酶
GC-MS	gas chromatography mass spectrometer	气相色谱-质谱联用仪
GDF	growth differentiation factors	生长分化因子
GFR	glomerular filtration rate	肾小球滤过率
GGT	glut amyl transferase	谷氨酰转移酶
GI	glycemic index	血糖生成指数
GK	glucokinase	葡萄糖激酶
GLP-1	glucagon-like peptide-1	胰升血糖素样肽-1
Glut-1	glucose transporter-1	葡萄糖转运蛋白-1
GLUT4	glucose transporter type 4	葡萄糖转运蛋白4
GPNMB	glycoprotein non metastatic melanoma B	非转移性黑色素瘤糖蛋白B
GSH	glutathione	谷胱甘肽

英文缩略语	英文全称	中文名称
GSH-Px	glutathione peroxidase	谷胱甘肽过氧化物酶
GSK-3	glycogen synthase kinase 3	糖原合成酶激酶-3
GWAS	genome-wide association study	全基因组关联研究
H4TF-1	H4 gene specific transcription factor-1	H4基因独特性转录因子1
HAT	histone acetyltransferase	组蛋白乙酰化酶
HbA1c	hemoglobin A1c	糖化血红蛋白
Hcy	homocysteine	同型半胱氨酸
HD	hemodialysis	血液透析
HDAC	histone deacetylase	组蛋白脱乙酰酶
HDAC-2	histone deacetylase-2	蛋白去乙酰化酶-2
HDL-C	high-density lipoprotein cholesterol	高密度脂蛋白胆固醇
H-FABP	heart fatty acid-binding protein	心脂肪酸结合蛋白
HGF	hepatocyte growth factor	肝细胞生长因子
HIF-1α	hypoxia-inducible factor-1 α	低氧诱导因子1α
HMGB1	high-mobility group box 1	高迁移率族蛋白
HMG-CoA	3-hydroxy-3-methyl glut aryl coenzyme A	3-羟基-3-甲基戊二酰辅酶A
HMT	histone lysine methyl transferase	组蛋白赖氨酸甲基化酶
HO	heme oxygenase	血红素加氧酶
HPLC-DAD-MS/MS	high performance liquid chromatography-diode array detection - electrospray ionization tandem mass spectrometer	高效液相色谱-二极管阵列检测-电喷雾离子化串联质谱法
HPLC-MS/MS	high performance liquid chromatography-tandem mass spectrometry	高效液相色谱-串联质谱联用技术
HR	hazard ratio	风险比
I	insertion	插入
ICAM-1	intercellular adhesion molecule-1	细胞间黏附分子-1

英文缩略语	英文全称	中文名称
IDNT	Irbesartan Diabetic Nephropathy Trial	厄贝沙坦治疗2型糖尿病肾病研究
IFN-γ	interferon-γ	干扰素-γ
IGF-1	insulin like growth factor-1	胰岛素样生长因子-1
IgG4	Immunoglobulin G 4	免疫球蛋白G4
IκKβ	IκB kinase β	IκB激酶β
IL-1	interleukin-1	白细胞介素-1
IL-18	interleukin-18	白细胞介素-18
IL-6	interleukin 6	白细胞介素-6
IL-8	interleukin 8	白细胞介素-8
IMPROVE-IT	Improved Reduction of Outcomes: Vytorin Efficacy International Trial	进一步降低终点事件："葆至能"疗效国际试验
IMT	intima-media wall thickness	动脉内膜中层厚度
iNOS	induced NOS	诱导型一氧化氮合酶
InsR	insulin receptor	胰岛素受体
IP-10	interferon inducible protein-10	干扰素-γ诱导蛋白-10
IR	insulin resistance	胰岛素抵抗
IRE-1α	inositol requiring enzyme-1 α	肌醇需求酶
IRS	insulin receptor substrate	胰岛素受体底物
ITT	intention to treat analysis	意向性分析
JAK2	janus protein tyrosine kinase 2	Janus蛋白酪氨酸激酶2
JNC8	The Eight Joint National Committee	美国预防、检测、评估和治疗高血压委员会第8次报告
JNK1	c-jun n-terminal kinase-1	c-Jun氨基末端激酶1
JSDT	Japanese society for dialysis therapy	日本透析治疗协会
KDIGO	Kidney Disease: Improving Global Outcomes	改善全球肾脏病预后组织

英文缩略语	英文全称	中文名称
KDM	histone lysine demethylase	组蛋白赖氨酸去甲基化酶
KDOQI	Kidney Disease Outcomes Quality Initiative	肾脏疾病患者生存质量
KIM-1	kidney injury molecular-1	肾脏损伤分子-1
KIM-1	kidney Injury Molecular 1	肾脏损伤分子1
LC3	microtubule-associated protein 1 light chain 3 beta	微管相关蛋白1轻链3β
LDL-C	low density lipoprotein cholesterol	低密度脂蛋白胆固醇
LFA-1	lymphocyte function associated antigen-1	淋巴细胞功能相关抗原-1
L-FABP	liver-type fatty acid-binding protein	肝型脂肪酸结合蛋白
LIFE	Losartan intervention for endpoint reduction in hypertension study	氯沙坦高血压患者生存研究
LNA	locked nucleic acid	锁定的核苷酸
lncRNA	long non-coding RNA	长非编码RNA
LXR	liver X receptor	肝X受体
LYS	lysozyme	溶菌酶
Lyso-PC	lysophosphatidylcholine	溶血性磷脂酰胆碱
Mac-1	macrophage differentiation associated antigen -1	巨噬细胞分化相关抗原-1
MAPK	mitogen activated protein kinases	分裂原激活的蛋白激酶
MARCH	Metformin and AcaRbose in Chinese as the initial Hypoglycaemic treatment	中国二甲双胍和阿卡波糖作为初始降糖治疗
MCP-1	monocyte chemotactic protein 1	单核细胞趋化蛋白-1
MDA	malondialdehyde	丙二醛
Met	methionine	甲硫氨酸
MIF	macrophage migration inhibitory factor	巨噬细胞游走抑制因子
MIP-1	macrophage inflammatory protein-1	巨噬细胞炎性蛋白-1
miRNA	micro RNA	微RNA
MM	meta nephric mesenchyme	后肾间充质

续表

英文缩略语	英文全称	中文名称
MMP	matrix metalloproteinase	金属基质蛋白酶
MODY-2	maturity-onset diabetes of the young-2	青少年起病的成年糖尿病-2
mRNA	messenger ribonucleic acid	信使核糖核酸
MTHFR	methylenetetrahydrofolate reductase	亚甲基四氢叶酸还原酶
mTOR	mammalian target of rapamycin	雷帕霉素受体蛋白
MyD88	myeloid differentiation primary response gene 88	骨髓分化原发性反应基因88
MYH9	non-muscle myosin heavy chain 9 gene	非肌性肌球蛋白重链9基因
NADH	nicotinamide adenine dinucleotide	烟酰胺腺嘌呤二核苷酸
NADPH	nicotinamide adenine dinucleotide phosphate	烟酰胺腺嘌呤二核苷酸磷酸
NAG	N-acetyl-β-D-glucosaminidase	N-乙酰-β-D-氨基葡萄糖苷酶
ncRNA	non-coding RNA	非编码RNA
NDRD	non diabetic renal disease	非糖尿病肾病
NFAT	nuclear factor of activated T-cells	活化T细胞核因子
NF-κB	nuclear factor-κB	核因子-κB
NGAL	neutrophil gelatinase-associated lipocalin	中性粒细胞明胶酶相关脂质运载蛋白
NGC	National Guideline Clearinghouse	国家临床指南交换所
NHANES	National Health and Nutrition Examination Surveys	全民健康和营养调查
NHMRC	National Health and Medical Research Council	国家卫生与医学研究委员会
NKF	National Kidney Foundation	美国肾脏病基金会
nNOS	neuronal nitric oxide synthase	神经元型一氧化氮合酶
NO	nitric oxide	一氧化氮
NOS	nitric oxide synthase	一氧化氮合酶
NOX-4	NADPH oxidase-4	NAPDH氧化酶-4

英文缩略语	英文全称	中文名称
NP HPLC-MS/MS	normal phase performance liquid chromatography mass spectrometer	正向色谱-串联质谱联用技术
OSC	orthogonal signal correction	正交信号校正
PAI-1	plasminogen activator inhibitor 1	纤溶酶原激活物抑制剂1
PAMPs	pathogen-associated molecular patterns	病原体相关分子模式
PANDA	Protection Against Nephropathy in Diabetes with Atorvastatin	阿托伐他汀对糖尿病肾病的保护作用
PCA	principal component analysis	主成分分析法
PDGF	platelet-derived growth factor	血小板源性生长因子
PE	phosphatidyl ethanolamine	磷脂酰乙醇胺
PEPCK	phosphoenolpyruvate carboxykinase	磷酸烯醇式丙酮酸激酶
PG	phosphatidylglycerol	磷脂酰甘油
PGF/PIGF	placenta growth factor	胎盘生长因子
PGK	phosphoglyceric kinase	磷酸甘油激酶
PI	phosphatidylinositol	磷脂酰肌醇
PI3K	phosphatidylinositol 3-kinase	磷脂酰肌醇-3-激酶
PKA	protein kinase A	蛋白激酶A
PKB	protein kinase B	蛋白激酶B
PKC	protein kinase C	蛋白激酶C
PLS-DA	partial least squares-discriminate analysis	偏最小二乘判别分析
PPAR-α	peroxisome proliferator-activated receptor -α	过氧化物酶增殖物激活受体α
PPAR-γ	peroxisome proliferator- activated receptor-γ	过氧化物酶增殖物激活受体γ
PROGRESS	Perindopril protection against recurrent stroke study	培哚普利预防脑卒中再发研究
PS	phosphatidylserine	磷脂酰丝氨酸

英文缩略语	英文全称	中文名称
RAAS	renin angiotensin aldosterone system	肾素-血管紧张素-醛固酮系统
RAG1	recombination activating gene 1	重组激活基因1
RAGE	receptor for advanced glycation end products	糖基化终末产物受体
RAS	renin-angiotensin-system	肾素-血管紧张素系统
RBP	retinol-binding protein	视黄醇结合蛋白
RCT	randomized controlled trial	随机对照临床试验
RENAAL	Reduction of Endpoints in NIDDM with the Angiotensin II Antagonist Losartan	氯沙坦肾脏保护研究
RNS	reactive nitrogen species	活性氮簇
ROS	Reactive oxygen species	活性氧
RR	relative risk	相对危险度
RRR	relative risk reduction	相对危险度降低
SAH	S-adenosylhomocysteine	腺苷同型半胱氨酸
SAM	S-adenosyl methionine	腺苷甲硫氨酸
SAVOR-TIMI53	Saxagliptin Assessment of Vascular Outcomes Recorded in patients with diabetes mellitus-thrombolysis in myocardial infarction	伴心肌梗死并进行溶栓治疗的糖尿病患者中评价沙格列汀心血管转归研究
SBP	systolic blood pressure	收缩压
SGK1	serum and glucocorticoid induced protein kinase-1	血清和糖皮质激素诱导的蛋白激酶
SGLT-2	sodium-glucose cotransporter-2	钠-葡萄糖协同转运蛋白2
Shc	src homology domain 2 containing protein	Src同源区2结构域蛋白c
SM	sphingomyelin	神经鞘氨醇
SMBG	self-monitoring of blood glucose	自我血糖监测
SMD	standardised mean difference	标准化的均数差值
SMR	standardised mortality ratio	标准化死亡比

英文缩略语	英文全称	中文名称
SNP	single nucleotide polymorphisms	单核苷酸多态性
SOCS	suppressor of cytokine signaling	细胞因子信号转导抑制蛋白
SOD	superoxide dismutase	超氧化物歧化酶
Sp1	stimulating protein 1	刺激蛋白1
SREBP-1c	sterol regulatory element binding protein-1c	固醇调节元件结合蛋白-1c
STAT	signal transducer and activator of transcription	信号转导与转录激活因子
sTNFR-1,2	soluble tumor necrosis factor receptor1,2	可溶性肿瘤坏死因子受体1,2
STZ	streptozotocin	链脲佐菌素
TDT	transmission disequilibrium test	传递不平衡检验
TECOS	Trial Evaluating Cardiovascular Outcomes with Sitagliptin	评估2型糖尿病口服药物西格列汀心血管安全性的临床研究
TG	triglycerides	甘油三酯
TGF-β	transforming growth factor-β	转化生长因子-β
THP	Tamm-Horsfall Protein	T-H糖蛋白
TIA	transient ischemic attack	短暂性脑缺血发作
TIMP	tissue inhibitor of metalloproteinases	金属蛋白酶组织抑制因子
TLRs	toll-like receptors	Toll样受体
TNFα	tumor necrosis factor-α	肿瘤坏死因子α
TRAF2	TNFR-associated factor 2	肿瘤坏死因子受体相关因子-2
Treg	regulatory T cells	调节性T细胞
TRF	transferrin	尿液转铁蛋白
TRPC6	transient receptor potential channels	瞬时受体电位通道-6
TZDs	thiazolidinediones	噻唑烷二酮类
UAER	urinary albumin excretion rate	尿白蛋白排泄率

续表

英文缩略语	英文全称	中文名称
UB	ureteric bud	输尿管芽
UKPDS	United Kingdom Prospective Diabetes Study	英国前瞻性糖尿病研究
UKPDS-PTM	United Kingdom Prospective Diabetes Study-post trial monitoring	英国前瞻性糖尿病研究后续追踪研究
UPLC/MS	ultra performance liquid chromatography-tandem mass spectrometer	超高效液相色谱串联质谱法
UPLC-Q-TOF	ultra performance liquid chromatography coupled to quadrupole time-of-flight	超高效液相色谱飞行时间质谱仪
UPR	Unfolded protein response	未折叠蛋白反应
USAG-1	uterine sensitization-associated gene-1	子宫敏感性相关基因1
USF1	upstream stimulatory factor	上游刺激因子
USRDS	United States Renal Data System	美国肾脏数据系统
UTR	untranslated region	非翻译区
VCAM-1	vascular cell adhesion molecule-1	血管细胞黏附分子-1
VDR	vitamin D receptor	Vitamin D 受体
VEGF	vascular endothelial growth factor	血管内皮细胞生长因子
VEGFR2	vascular endothelial growth factor receptor 2	血管内皮细胞生长因子受体2
VLDL	very low density lipoprotein	极低密度脂蛋白
VNTR	variable number of tandem repeats	可变数目串联重复序列多态
VPF	vascular permeability factor	血管通透因子
WMD	weighted mean difference	权重的均数差值
α1-MG	α_1-microglobulin	α_1-微球蛋白
α-SMA	α-smooth muscle actin	α-肌动蛋白
β2-MG	β_2-microglobulin	β_2-微球蛋白
β-CTNNB-1	β-catenin-interacting protein-1	β-连环蛋白相互作用蛋白-1
20-HETE	20-hydroxyeicosatetraenoic acid	20-羟基二十碳四烯酸